AF322404

NOUVELLE BIBLIOTHÈQUE

DE

L'ÉTUDIANT EN MÉDECINE

PUBLIÉE SOUS LA DIRECTION DE

L. TESTUT

Professeur à la Faculté de Médecine de Lyon.

PHYSIQUE BIOLOGIQUE

PRINCIPALES PUBLICATIONS

DU MÊME AUTEUR

Précis d'électrothérapie. Un vol. de 600 pages avec 146 figures, préface du professeur d'Arsonval. Paris, 1897.

De la sensibilité électrique de la peau, conditions physiques de son exploration. Un vol. de 180 pages et 20 figures (*Prix Godard de 2000 fr.*). Paris, 1897.

Etude graphique de la contraction musculaire produite par l'étincelle statique. *Archives d'Électricité médicale*, 1894.

De l'acuité visuelle, étude physique et clinique. 1 vol. de 170 pages et 25 figures. Paris, 1893.

Les actions moléculaires dans l'organisme. Un vol. de 100 pages. "*Scientia*". Paris, 1899.

PRÉCIS

DE

PHYSIQUE BIOLOGIQUE

PAR

H. BORDIER

Professeur agrégé et Chef des Travaux de physique
à la Faculté de Médecine de Lyon.

Avec 278 figures dans le texte dont 20 tirées en couleurs.
ET UNE PLANCHE CHROMO-LITHOGRAPHIQUE HORS-TEXTE

PARIS

OCTAVE DOIN, ÉDITEUR

8, PLACE DE L'ODÉON, 8

1899

Tous droits réservés.

PRÉFACE

La réforme des études médicales et, en particulier, celle des études préparatoires que l'étudiant doit faire avant d'entrer à la Faculté de Médecine, a modifié complètement l'enseignement de la Physique médicale. Cette branche de la Science est maintenant exigée au deuxième examen de Doctorat.

Le bagage scientifique que l'étudiant en médecine apporte à son entrée à la Faculté permet de commencer d'emblée l'enseignement de la Physique biologique, sans que le professeur ait à revenir sur les lois générales auxquelles l'élève a été initié à la Faculté des Sciences.

Dans un livre comme celui-ci, il nous paraît donc inutile de traiter les questions de Physique générale, comme on était autrefois obligé de le faire, lorsque les étudiants ne possédaient que le baccalauréat restreint : aussi, avons-nous supprimé de notre ouvrage à peu près toutes les parties qui doivent être connues du lecteur au moment où il aborde l'étude de la Physique biologique.

La même observation doit s'appliquer aux données anatomiques relatives aux organes dont le fonctionnement mécanique ou physique est du ressort de la Physique biologique, le muscle, l'œil, l'oreille, le larynx, etc. ;

car les candidats au deuxième examen ont suivi pendant deux ans les cours d'Anatomie et d'Histologie.

Autrefois, l'enseignement de la Physique était presque la répétition des leçons suivies par les élèves pendant leur préparation au baccalauréat. Cette science fondamentale faisait alors partie de ce groupe désigné sous le nom de *Sciences accessoires*.

Aujourd'hui, telles qu'elles sont enseignées dans les Facultés de Médecine, ces sciences ne méritent plus cette épithète peu flatteuse d'accessoires : la Physique biologique est aussi indispensable pour l'étude des phénomènes de la vie que la Physiologie dont elle n'est d'ailleurs qu'une partie et non la moins intéressante, ni la moins importante.

On peut définir, en effet, la Physique biologique : l'étude des phénomènes physiques qui ont pour siège les êtres vivants et celle des perturbations apportées par les agents physiques extérieurs dans les manifestations vitales des tissus. C'est donc à un point de vue tout à fait nouveau que l'enseignement de cette science est actuellement donné dans les Facultés de Médecine.

Mais il convient de faire remarquer que la réforme apportée dans les études médicales ne pourra produire son effet utile en physique que le jour où les appareils de nos laboratoires auront été renouvelés et complétés.

Comment, en effet, enseigner la *Mécanique animale* avec des appareils comme la machine d'ATWOOD ou la presse hydraulique ? Comment faire l'étude expérimentale de la *Calorimétrie animale* avec le calorimètre de FAVRE et SILBERMANN ou celui de REGNAULT ? Comment montrer aux élèves l'action sur les animaux des différentes formes du courant électrique avec la pile de VOLTA ou la balance de COULOMB ?

Tout ce matériel demande lui aussi une réforme aussi

radicale que celle du programme, et tant que celle-là ne
sera pas faite, l'enseignement de la Physique ne sera pas
ce qu'il doit être, ce qu'il aurait toujours dû être dans les
Facultés de Médecine, c'est-à-dire surtout et avant tout
physiologique.

Il ne faudrait pas croire que l'étude des phénomènes
physiques dont l'ensemble constitue le fonctionnement
des différents organes des êtres vivants soit plus facile et
moins complexe que celle des phénomènes observés dans
les corps inertes. Comparons, par exemple, l'étude de
l'*élasticité* faite en Physique générale avec celle qui est
faite en Physique biologique : dans la première, les lois
se déduisent simplement des résultats bruts de l'expérience ; aussi ces lois ont-elles été énoncées depuis bien
longtemps. Que l'on mette en parallèle avec ces lois
simples celles qui régissent l'élasticité du muscle vivant :
une force élastique effective et une force élastique latent
interviennent dans l'expression de la force élastique
totale ; en outre, ce corps élastique est, pendant la mise
en jeu de son élasticité, le siège de réactions chimiques
qui viennent troubler les mesures et compliquer les conditions expérimentales.

Il en est de même pour un très grand nombre d'autres
phénomènes ; prenons encore l'exemple offert par la mesure
des résistances électriques : en Physique générale, cette
détermination constitue une opération facile qui fournit
des résultats sûrs, précis, indiscutables. En Physique
biologique, il en est tout autrement : la résistance électrique des tissus vivants est modifiée par les actions
vasomotrices qui prennent naissance sous l'influence
même du courant, modifiée aussi par l'état d'humidité de
la couche superficielle en contact avec les électrodes,
modifiée encore par l'hétérogénéité des tissus interpolaires dans lesquels apparaît une force contre-électromo-

trice dont l'effet est d'augmenter la valeur de la résistance à mesurer.

La différence entre la Physique telle qu'on l'enseignait autrefois dans les Facultés de Médecine et la Physique biologique qui l'a remplacée dans ces mêmes Facultés, est considérable, comme on le voit.

En nous inspirant de l'esprit du nouveau programme, nous avons, dans ce *Précis*, exposé la Physique à un point de vue *professionnel*, si l'on peut ainsi parler, et qui montrera, nous l'espérons, cette branche des sciences médicales sous une incidence telle que son enseignement sera reconnu non seulement utile, mais encore indispensable pour l'instruction du futur médecin.

L'étude de la Physique ne permet pas seulement d'expliquer et de comprendre les manifestations mécaniques, électriques, calorifiques, lumineuses, etc., des êtres vivants : elle sert encore au médecin pour augmenter ses moyens de diagnostic et de thérapeutique. C'est pour faire ressortir cette partie de la Physique biologique que nous avons placé à la fin de chaque Livre un chapitre, plus ou moins étendu suivant les cas, et consacré aux applications à la thérapeutique. Cette manière de présenter les différentes parties de la Physique offre un autre avantage : elle permettra aux étudiants en médecine d'acquérir les connaissances nécessaires pour le quatrième examen de Doctorat dont le nouveau programme comprend ces applications.

H. BORDIER.

Lyon, 1ᵉʳ juin 1899.

PRÉCIS

DE

PHYSIQUE BIOLOGIQUE

LIVRE PREMIER

ACTIONS MOLÉCULAIRES

Nous allons étudier dans ce Livre les actions moléculaires dont l'organisme est le siège ; nous diviserons cette étude en plusieurs chapitres, suivant que ces actions s'exercent dans les solides, entre solides et liquides, entre solides et gaz ; dans les liquides, entre liquides et gaz, ou enfin dans les gaz. Nous exposerons, chemin faisant, la question de la pression osmotique et nous montrerons le parti qu'on peut tirer de son application aux liquides de l'économie pour expliquer certains phénomènes biologiques.

CHAPITRE PREMIER

ACTIONS MOLÉCULAIRES

DANS LES SOLIDES DE L'ORGANISME

Lorsqu'on soumet un corps solide à des actions mécaniques d'une certaine grandeur, il subit des déformations que l'on ne peut expliquer que par un rapprochement ou un éloignement des molécules matérielles dont il est formé. On doit par suite admettre que lorsque le corps est au repos, c'est-à-dire lorsqu'il n'est soumis à aucune action, ses molécules se trouvent à une certaine distance infiniment petite, et qu'elles laissent entre elles des intervalles, vides de toute matière pondérable. Ces intervalles, si petits que l'on ne peut les mettre en évidence avec les microscopes possédant les plus forts grossissements, sont appelés *pores moléculaires* ou espaces intermoléculaires.

§ 1. — ÉLASTICITÉ

On donne le nom d'*élasticité* à cette propriété que possède un corps de reprendre sa position, sa forme et ses dimensions primitives, lorsque la cause extérieure qui l'avait déformé a cessé d'agir.

1° Force élastique. — La force extérieure qui agit sur un corps a pour effet de substituer à l'état primitif d'équilibre un autre état d'équilibre correspondant à une déformation du corps solide caractérisée par une diminution ou une augmentation des distances moléculaires; ce nouvel état est dû à une variation relative des forces attractives et répulsives qui alors ne se font plus équilibre. Appelons Fa la somme des forces attractives et Fr la somme des forces répulsives dans le nouvel état; la force intérieure qui fait équilibre à la force extérieure, cause de la déformation, est égale à $Fr - Fa$ et s'appelle la *force élastique* du corps considéré. On voit ainsi que dès que la cause extérieure cesse d'agir, la force élastique a pour effet de ramener les molécules à leurs positions respectives premières et de rétablir l'égalité $Fr = Fa$.

L'élasticité d'un corps, caractérisée précisément par la grandeur que peut prendre la différence $Fr - Fa$ entre les forces répulsives et les forces attractives moléculaires, ne doit pas être confondue, comme on le fait quelquefois en physiologie, avec l'*extensibilité* qui signifie la propriété d'un corps de se laisser déformer sans se rompre ou se diviser en fragments. Ainsi la

gutta-percha n'est pas élastique, mais elle est très extensible ;
l'acier n'est pas extensible, ou très peu, mais il est très élastique ; enfin le caoutchouc est très extensible et élastique. Il
peut arriver que la force extérieure qui agit sur un corps possède une trop grande intensité pour que la différence $Fr — Fa$
puisse lui faire équilibre ; la force élastique du corps étant
alors plus petite que la force appliquée sur lui, par suite de
l'écartement trop grand des molécules en certains points, il y
a rupture du corps. On dit qu'à ce moment la limite d'élasticité
a été dépassée. Lorsqu'on étudie les lois de l'élasticité, c'est
toujours en dessous de cette limite que l'on suppose les corps.

2° **Elasticité du caoutchouc**. — Un premier fait que l'on
constate avec les corps organiques, c'est que les allongements

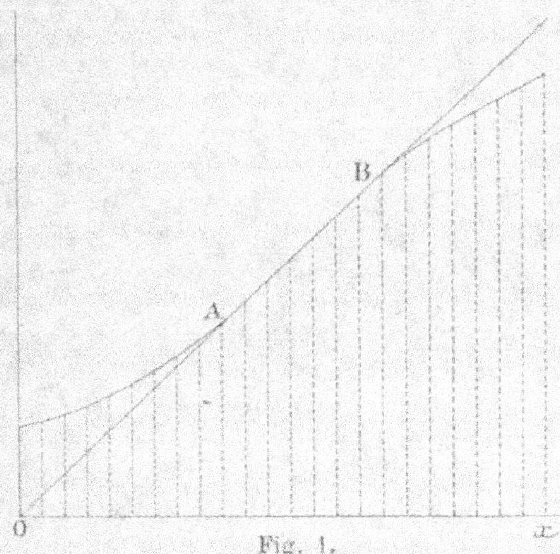

Fig. 1.

Variations des allongements du caoutchouc avec les charges.
(IMBERT.)

qu'ils éprouvent sous l'influence d'une traction ne sont pas
proportionnels aux charges : l'allongement d'une artère, par
exemple, n'est pas deux fois plus grand avec un poids de

2 n grammes qu'avec un autre égal à n grammes. En opérant sur des lames de caoutchouc de faible épaisseur, Imbert a pu étudier graphiquement la variation de longueur avec les charges. Les allongements croissent d'abord plus rapidement que les charges ; à partir d'une certaine longueur en A, la lame suit la loi des corps inorganiques, c'est-à-dire qu'à ce moment-là, les allongements sont proportionnels aux charges ; puis de nouveau en B, la proportionnalité disparaît et les allongements croissent moins rapidement que les charges ; ainsi donc, au début de la traction du caoutchouc, l'allongement est plus grand que ne le voudrait la loi de proportionnalité ; à la fin de la traction, au contraire, l'allongement est moindre que ne l'indique la même loi.

3° Elasticité du muscle. — Il importe de chercher comment les muscles se comportent à la traction, car ce mode de déformation intervient chaque fois que du travail dynamique ou statique extérieur est effectué ; la force qu'on appelle *puissance* dans un levier est représentée, dans le cas des leviers de l'organisme, par un ou plusieurs muscles sur lesquels une traction plus ou moins énergique est exercée indirectement par la force *résistance* au moyen des segments osseux. Plusieurs méthodes ont été imaginées pour l'étude de l'élasticité musculaire. Weber suspendait le muscle à un crochet et fixait à la partie inférieure un plateau dans lequel on plaçait des poids croissants ; les allongements du muscle étaient lus chaque fois sur une règle graduée devant laquelle se déplaçait le plateau.

Ce même physiologiste utilisa encore les oscillations du tissu sous l'influence de la torsion. On a utilisé aussi la méthode graphique pour enregistrer les allongements du muscle : une grenouille est fixée sur une plaque de liège, le tendon du gastrocnémien est attaché à un fil qui supporte le poids dont on charge le muscle et met en mouvement un levier qui tracé par son extrémité sur un cylindre noirci la courbe de l'allongement du muscle. On peut, à la place du poids, employer, à l'exemple de Marey, un vase dans lequel on fait arriver lentement du mercure ; l'accroissement de la charge se faisant alors régulièrement et sans saccade, la courbe s'inscrit très régulièrement.

BERGONIÉ a imaginé un appareil dans lequel le corps à étudier est tendu d'une manière uniformément croissante par la flexion d'une lame d'acier et les flexions s'inscrivent sur le cylindre enregistreur.

Un des premiers résultats constatés, c'est que le muscle est *peu élastique*, mais *parfaitement élastique* et en même temps *très extensible*.

WERTHEIM a vu que comme dans le cas du caoutchouc il n'y avait pas pour le muscle proportionnalité entre les allongements et les charges ; mais la variation, au début de la traction, est inverse de celle du caoutchouc, c'est-à-dire qu'au commencement de l'expérience, pendant les premiers poids ajoutés dans le plateau, les allongements croissent moins rapidement que les charges. Vers la fin de la traction, les allongements vont en augmentant plus vite que les charges. Ces résultats ont été confirmés par MAREY sur le muscle gastrocnémien de grenouille, par WEBER sur le muscle hyoglosse du même animal. Ainsi, pour une charge d'un gramme, l'allongement a été $5^{mm},1$; pour une charge de 2 grammes, l'allongement, qui aurait dû être de $10^{mm},2$ s'il y avait proportionnalité, n'a été que de $7^{mm},4$; pour une charge de 3 grammes, il y a eu $8^{mm},5$ d'allongement au lieu de $15^{mm},3$.

WERTHEIM a pu calculer les coefficients d'élasticité des divers tissus de l'organisme ; en rapportant les résultats numériques fournis par l'expérience à l'unité de section et à l'unité de longueur, il a trouvé les coefficients suivants :

Tendon	163,41
Nerfs	18,59
Muscles vivants au repos	0,95
Veines	0,863
Artères	0,052

La limite d'élasticité du muscle est assez vite dépassée : un gastrocnémien de grenouille chargé d'un poids de 50 grammes ne revient plus à sa longueur primitive.

Les muscles sur le vivant, en rapport par conséquent avec

les vaisseaux et les nerfs de l'animal, sont plus extensibles que les muscles détachés. En revanche, les muscles morts et surtout les muscles rigides possèdent une élasticité plus considérable que les muscles vivants, mais leur élasticité est moins parfaite ; ils atteignent plus vite leur limite d'élasticité.

Les phénomènes d'élasticité qui se rapportent aux muscles vivants, ayant pour nous plus d'intérêt que ceux des muscles morts, c'est l'étude des premiers que nous allons faire maintenant.

4° Elasticité du muscle vivant. — Voyons quelles sont les variations d'élasticité présentées par le muscle avec l'état de repos ou d'activité. Lorsqu'un muscle est contracté, quelque soit l'excitant qui ait produit cet état d'activité (volontaire, électrique, etc.), l'élasticité qu'il présente est plus faible qu'avant la contraction.

WEBER fit l'expérience suivante : il chargea d'un poids considérable un muscle à l'état de repos et excita ce muscle ; il constata que celui-ci s'allongeait au lieu de se raccourcir, comme doit le faire normalement un muscle excité. On a donné à cette dérogation à la règle habituelle des phénomènes musculaires le nom de *paradoxe de Weber*. Mais il y a plusieurs objections à formuler contre la conclusion de WEBER. D'abord il faut, pour que l'expérience réussisse, que le muscle soit fatigué ; de plus, la charge supportée doit être considérable, et il se pourrait fort bien que ce poids modifie les conditions physiologiques de la fibre musculaire, par exemple, en tiraillant trop fortement les disques clairs qui, nous le savons, sont les parties élastiques du muscle et en leur faisant dépasser pour ainsi dire leur limite d'élasticité.

Une modification de l'élasticité du muscle qu'il importe de signaler est celle que l'on observe après une contraction ; lorsqu'un muscle vient d'entrer en activité, son élasticité est plus grande que celle qu'il possédait auparavant. Plusieurs expériences ont démontré l'exactitude de cette proposition.

Sur l'homme, MAREY a trouvé que lorsqu'un sujet effectue deux sauts en hauteur, l'un après l'autre, en développant chaque fois l'effort maximum, il s'élève toujours plus haut la seconde fois que la première : ce fait est bien connu des gymnastes, qui en font une application constante.

5° Force élastique du muscle. — Les actions moléculaires dont un muscle est le siège pendant sa contraction sont évidemment différentes suivant le degré de raccourcissement du muscle, suivant que ce muscle effectue du travail mécanique extérieur ou bien qu'il est en contraction statique. En d'autres termes, la force élastique d'un muscle en activité ne peut pas être représentée seulement, comme pour les corps inorganiques, par la force extérieure qui agit sur lui, et par suite le travail mécanique, dynamique ou statique, effectué extérieurement par le muscle, ne représente pas l'énergie totale mise en jeu pendant la contraction musculaire.

Au travail extérieur appréciable par les procédés ordinaires de la mécanique et équilibré dans les corps dépourvus de contractilité par la différence $Fr - Fa$ des forces moléculaires, différence qui mesure la force élastique du corps ainsi déformé, il convient ici d'ajouter une autre forme de l'énergie dont l'apparition est due à la résistance qu'opposent les molécules constituant le muscle à la déformation dont tout travail est précédé, *la contraction musculaire.*

Cette contraction est bien, en effet, une véritable déformation des fibres ; elle met donc en jeu une certaine force élastique pour se développer et cette force élastique, ainsi créée dans le muscle, va s'ajouter à la force élastique provenant de la force extérieure, qui tend à déformer le muscle contracté.

D'après cela, il apparaît dans les muscles en activité une force élastique totale résultant de la déformation produite par la contraction et de la déformation due à la force extérieure.

CHAUVEAU a donné à cette partie de la force élastique qui fait équilibre à la force extérieure, le nom de *force élastique effective*, car c'est bien elle qui produit l'effet extérieur, qui constitue un des facteurs du travail mécanique, dynamique ou statique, effectué par le muscle.

A l'autre partie de la force élastique totale mise en jeu dans le muscle, il a réservé le nom de *force élastique latente*, car c'est une portion qu'on ne voit pas *à priori* et qu'il faut recher-cher pour la découvrir.

6° Expériences de Chauveau. — CHAUVEAU n'a pas fait que montrer l'utilité de cette distinction : il a pu mesurer la valeur respective de ces deux sortes de force élastique. La disposition expérimentale qu'il a utilisée ressemble beaucoup à celle de DONDERS et VAN MANSVELDT. Dans la méthode de CHAUVEAU, l'avant-bras est placé en supination, de façon à ce qu'il n'y ait que le biceps et le brachial antérieur qui interviennent dans la flexion de l'avant-bras sur le bras ; de plus, les déplacements de l'avant-bras sont d'une amplitude inférieure à 40°, l'horizontale $a\,b$ étant la bissectrice de cet angle A' a A" ; dans ces conditions, on peut admettre que les deux muscles fléchisseurs exercent une action di-

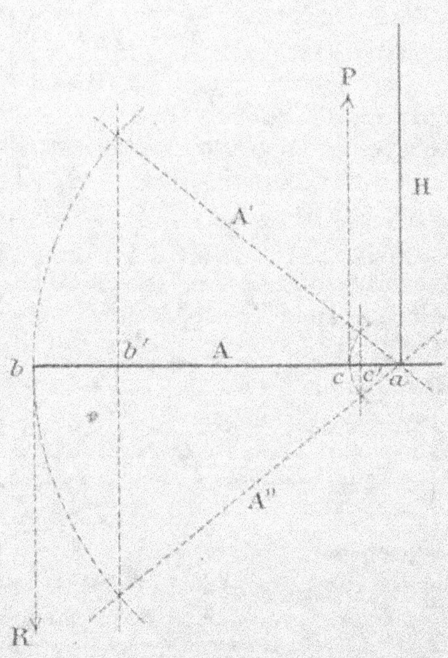

Fig. 2.

Schéma du dispositif de CHAUVEAU pour mesurer les mouvements de l'avant-bras. H, bras ; A, avant-bras ; P, effort musculaire ; R, charge.

rigée suivant la verticale. La charge étant toujours suspendue au poignet et à la même distance de l'axe de rotation de l'avant-bras, on a le droit de prendre pour mesure de la force déve-loppée par les muscles le poids auquel elle fait équilibre, puisque le rapport des bras de levier et, par suite, celui des forces, reste constant.

Récemment, Tissot a imaginé un dispositif qui permet d'appliquer la méthode graphique et d'enregistrer les allongements des muscles fléchisseurs de l'avant-bras sous l'influence de charges ou de surcharges déterminées.

Chauveau a cherché à établir la loi qui régit la variation de la force élastique totale avec le degré de raccourcissement du muscle. Pour cela, il plaçait au poignet du sujet en expérience un poids invariable P ; puis il l'invitait à donner successivement à son avant-bras des directions déterminées sur l'arc gradué par l'angle fait avec l'horizontale.

Dans chaque position, il priait le sujet de maintenir constante l'excitation volontaire qui avait produit le raccourcissement de ses muscles. Puis, sans que le sujet s'en aperçût, il ajoutait, pour une position donnée de l'avant-bras, au poids P, une surcharge p constante ; à ce moment, les muscles fléchisseurs s'allongaient sous l'influence de la surcharge et il lisait sur l'arc un certain déplacement de l'index, déplacement qui peut servir à mesurer l'allongement produit. La force qui déforme les fibres musculaires est maintenant $P + p$, et nous savons que cette force mesure la force élastique effective. Mais au moment où p a été ajouté à P, une partie de la force élastique latente, due à la résistance des molécules des muscles, a disparu, puisque la déformation créée par la contraction a diminué. Cette portion de la force élastique latente, qui a disparu se retrouve sous une autre forme ; c'est elle qui, actuellement, fait équilibre à la surcharge p ; elle est donc devenue effective et elle peut se mesurer par ce poids ajouté p. Que représente en somme cette portion de la force élastique latente qui vient de devenir effective ?

Elle n'est autre chose que la résistance qu'oppose le muscle à une déformation de contraction égale, mais de sens inverse, à l'allongement lu sur l'arc gradué, c'est-à-dire que pour se raccourcir de la même longueur que celle dont le muscle s'est allongé sous l'influence de P, ce même muscle doit développer en lui une force élastique précisément égale à p. En répétant la même expérience pour les diverses positions de l'avant-bras, Chauveau a trouvé que l'allongement produit par une surcharge constante p est indépendant du degré de contraction du muscle lorsque la charge P reste elle-même constante. D'où la loi : la force élastique latente créée dans un muscle pour se contracter est proportionnelle au raccourcissement du muscle. Ce qui veut dire, et l'expérience le confirme exactement, que pour un même poids P, l'allongement subi par un muscle sous l'influence d'une surcharge $2p$ est deux fois plus grand que celui qui résulte d'une surcharge p moitié moindre que la première.

Une autre loi, non moins importante que celle-là, a pu être établie par Chauveau relativement à la variation de la force élastique totale d'un muscle avec la force extérieure qui agit sur ce muscle. Pour arriver à déterminer les valeurs numériques des diverses conditions de l'expérience, on invite le sujet à amener toujours l'index fixé à son avant-bras sur une même division de l'arc gradué ; les muscles fléchisseurs sont alors toujours dans le même état de contraction. Dans ces conditions, on suspend au poignet successivement des poids P, 2P, 3P, et chaque fois on ajoute la même surcharge p ; au moment où cette surcharge agit, il se produit un déplacement de l'index qui mesure l'allongement musculaire. Or, on constate que cet allongement n'est pas le même dans toutes les expériences ; plus le poids primitif est fort, moins le déplacement de l'index est grand. En d'autres termes, la même surcharge produit, pour un même état de contraction ou mieux de raccourcissement du muscle, un allongement inversement proportionnel à la charge primitive supportée.

Ce qui veut dire que, pour amener le muscle à s'allonger de la même valeur lorsqu'il subit l'action d'une force extérieure double d'une autre sous un même raccourcissement, il faut ajouter à cette force une autre force double de celle qui avait produit le premier allongement.

Mais nous savons que la surcharge mesure la portion de force élastique qui de latente devient effective ; par conséquent, la force élastique latente, celle qui se développe dans le muscle afin de faire équilibre à la résistance opposée par les molécules à la déformation de contraction, est proportionnelle à la force qui agit sur ce muscle.

§ 2. — PHÉNOMÈNES D'ADHÉSION

Les molécules qui composent un corps exercent les unes sur les autres des forces attractives et répulsives jusqu'à une distance égale au rayon d'activité moléculaire. Ce rayon d'activité moléculaire est infiniment petit, mais on peut cependant mettre en évidence les forces attractives dans les solides. Si on coupe en deux parties une balle de plomb de façon à ce que la section soit bien nette, qu'on replace ensuite les deux faces ainsi obtenues l'une contre l'autre, il se produit une adhérence tellement grande que l'on peut exercer sur chacune des moitiés une traction égale à plusieurs kilogrammes. Cette adhérence est due aux forces exercées par les molécules de l'une des sections sur les molécules de l'autre, à peu près de la même façon que si ces molécules étaient situées dans le même corps.

1° Disques plans. — Si l'on prend, au lieu de deux hémisphères de plomb, deux disques en verre bien rodé maintenus dans un châssis en bois, disques qui portent le nom de *plans de Magdebourg*, le même phénomène moléculaire se produit; si

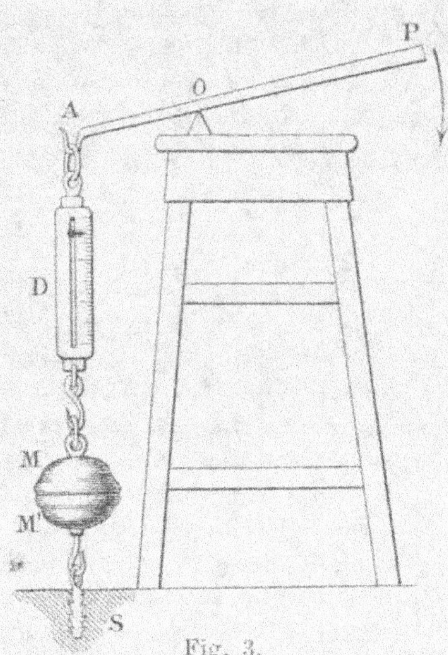

Fig. 3.

Mesure de l'effort nécessaire pour vaincre l'adhérence des disques (H. BORDIER).

l'un des plans est fixé à un support, on peut suspendre à l'autre des poids assez forts.

Mais le phénomène devient beaucoup plus marqué lorsqu'on interpose entre les plans quelques gouttes de liquide, surtout de liquide visqueux, tel que de la glycérine, du sirop, de la synovie, etc.

Lorsqu'on exerce une traction sur les disques ainsi accolés, on éprouve une résistance très notable allant à 15 à 20 kilogrammes avec des disques de 5 centimètres de diamètre. Il se produit là deux phénomènes moléculaires : un premier phénomène d'adhésion des molécules liquides pour le solide et un phénomène de cohésion qui s'oppose à l'écartement des molécules liquides les unes des autres.

Ce sont bien les forces moléculaires de cohésion du liquide interposé qui interviennent dans l'adhérence des disques, comme le montrent les résultats de plusieurs expériences faites avec des corps de plus en plus visqueux (H. Bordier) :

Huile d'olives.	13,500 grammes
Sirop de sucre (D = 1,3)	14,000 —
Glycérine.	17,500 —
Glucose en pâte.	24,000 —
Suif	25,500 —

A mesure que la viscosité augmente, ou, ce qui est la même chose, à mesure que la mobilité des molécules diminue, on voit que l'effort à développer pour amener la séparation des disques va en augmentant.

La nature du solide qui constitue les disques n'intervient pas dans le phénomène ; que les disques soient en verre, en bois, en cuivre, l'effort à développer est, toutes choses égales d'ailleurs, le même.

Voyons maintenant comment varient les forces moléculaires entre les disques avec la surface : pour des disques dont les surfaces étaient entre elles comme 1, 3/2 et 3, les nombres trouvés ont été 6.000 ; 9.000 et 1.800 grammes ; il résulte de là que les forces qui maintiennent les disques accolés sont proportionnelles à la surface de ces disques.

2° Adhésion de deux surfaces courbes. — Lorsque les surfaces en contact, au lieu d'être planes, sont courbes, les forces que nous venons de mettre en évidence existent encore et des expériences ont été faites dans le but de déterminer l'effort nécessaire pour séparer deux surfaces sphériques accolées suivant un grand cercle. Si l'on prend deux demi-sphères, l'une creuse, l'autre pleine de même rayon, on trouve qu'en plaçant par exemple une ou deux gouttes de glycérine entre leurs surfaces, l'effort développé pour les séparer est exactement le même que pour deux disques plans *de même diamètre*. Voici quelques nombres.

	Glycérine.	Glucose.
Surfaces sphériques de 50 mm. de diamètre.	8.750 gr.	11.000 à 12.000 gr.
Surfaces planes. — —	9.000 —	12.000 gr.

Ce résultat expérimental est facile à vérifier par le calcul, ainsi que l'auteur l'a démontré.

3° Adhérence des surfaces articulaires. — Ces données physiques ont une application immédiate dans l'organisme ; entre les surfaces polies qui forment nos articulations, il existe en effet un liquide très visqueux, la *synovie*, sous une couche très mince, analogue à la couche liquide que nous interposions dans nos expériences entre les surfaces planes ou sphériques : les mêmes phénomènes moléculaires doivent donc se retrouver dans les deux cas. Grâce à la dernière loi que nous avons énoncée et qui permet de connaître la force d'adhésion de deux surfaces sphériques, il suffira de déterminer l'effort de séparation de deux surfaces planes de même diamètre entre lesquelles on aura disposé un peu du liquide considéré. Dans le cas de la synovie en particulier, on saura immédiatement quelle est la force avec laquelle deux surfaces articulaires de forme sphérique sont maintenues au contact, en déterminant cette même force pour deux plans de même diamètre accolés avec de la synovie. Par exemple, dans le cas de l'articulation coxo-fémorale que l'on peut regarder comme sphérique et dont

le diamètre moyen est égal à 50 millimètres, les forces qui
maintiennent les deux surfaces rapprochées l'une de l'autre
seront déterminées en mesurant l'effort à développer pour
séparer deux disques plans de 50 millimètres de diamètre. Cet
effort, avec la synovie prise sur un cadavre 28 heures après
la mort, a été trouvé égal à 10.000 grammes ; il est très probable que, si l'on faisait l'expérience avec de la synovie
fraîche, on obtiendrait un nombre plus élevé.

Quoi qu'il en soit, le mécanisme du maintien des têtes
osseuses articulaires trouve une explication logique dans les
actions moléculaires que nous venons d'exposer. Qu'il s'agisse
de telle ou telle articulation, de l'articulation scapulo-humérale,
moindre d'une demi-sphère, ou de l'articulation coxo-fémorale,
légèrement plus grande qu'une demi-sphère, partout les phénomènes moléculaires ne peuvent pas ne pas exister.

Par suite, point n'est besoin de faire intervenir la pression
atmosphérique pour expliquer des phénomènes aussi simples.
On sait en effet que depuis les expériences des frères WEBER
sur l'articulation coxo-fémorale, les anatomistes et les physiologistes ont répété à l'unisson que c'était le vide semblable
à celui de la machine pneumatique qui maintenait accolées
nos surfaces articulaires.

D'abord le vide ne peut pas exister dans un point de notre
organisme ; dès qu'il tendrait à se produire, il serait aussitôt
comblé par les gaz dissous dans les liquides de l'économie,
sang, synovie, lymphe, etc. Il y a donc là une impossibilité
physique et physiologique. D'autre part, comment admettre
la théorie de la pression atmosphérique pour les articulations
qui, comme celle de l'épaule, est inférieure à une demi-sphère
et où l'on ne pourrait jamais, malgré le plus grand soin, faire
le moindre vide en se servant de la tête de l'humérus comme
piston et de la cavité glénoïde comme corps de pompe ? Il n'y a
d'ailleurs pas de raison pour que le mécanisme du maintien
des têtes articulaires soit différent à l'épaule et à la hanche ;
bien plus, si l'une des articulations devait être plus solidement
fixée que l'autre, ce devrait être la première qui supporte
constamment le poids du bras, tandis que la jambe repose

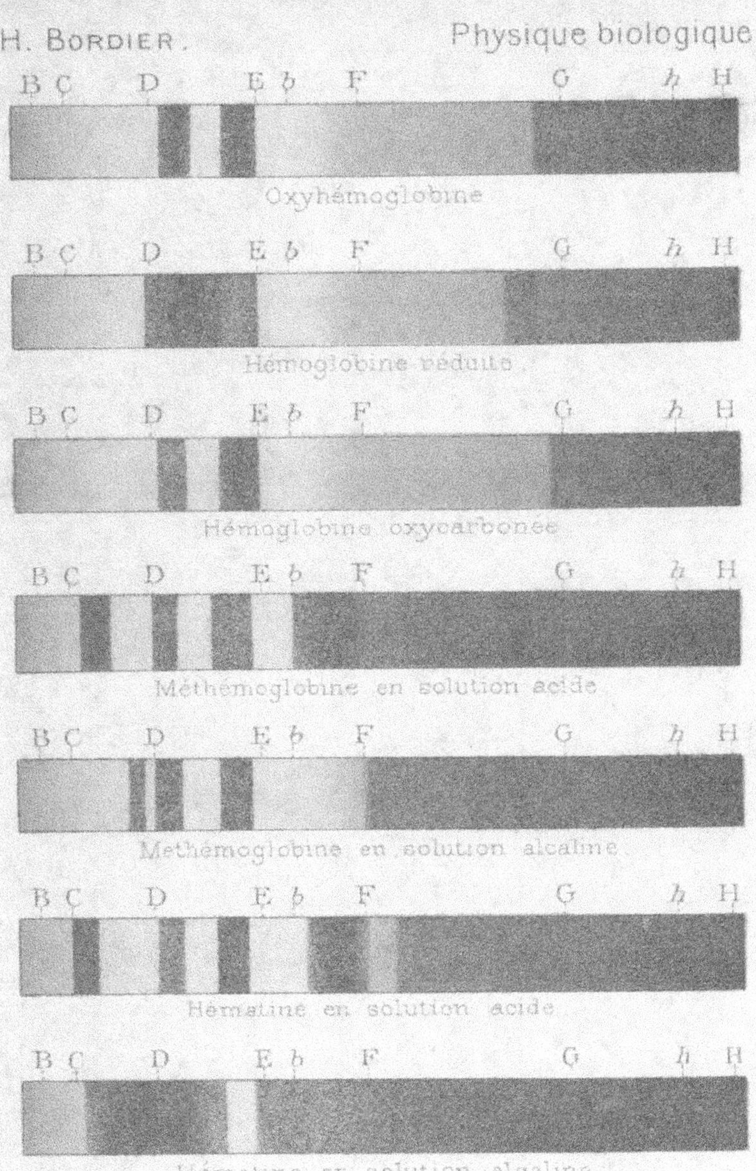

SPECTRES D'ABSORPTION DE L'HÉMOGLOBINE

O. Doin, Éditeur. Imp. Monrocq, à Paris

souvent sur le sol et n'agit pas pendant ce temps-là sur l'articulation coxo-fémorale.

Il ne nous paraît donc pas douteux que les actions moléculaires, grâce auxquelles nous avons trouvé dans les expériences relatives à l'interposition de synovie des forces considérables, sont bien la cause du maintien des têtes osseuses dans leurs cavités articulaires et non pas la pression atmosphérique, comme on l'a écrit pendant longtemps.

Ces actions moléculaires d'adhésion se retrouvent d'ailleurs dans un grand nombre de phénomènes de l'organisme ; c'est ainsi par exemple que se fait l'occlusion des paupières pendant le sommeil ; le muscle orbiculaire des paupières étant complètement relâché, les bords des paupières s'adaptent exactement l'un contre l'autre, suivant une surface polie, assez rigide grâce au cartilage tarse et sur laquelle se dépose l'enduit d'une assez grande viscosité sécrété par les glandes de Meibomius. La cohésion de la mince couche interposée maintient l'accolement des deux paupières en économisant le travail interne du muscle orbiculaire.

Le même phénomène pourrait être encore invoqué pour expliquer l'occlusion de la bouche, sans la participation de l'orbibulaire des lèvres, des masséters, des ptérygoïdiens, etc., mais ces phénomènes sont trop simples maintenant à comprendre pour que nous insistions.

CHAPITRE II

ACTIONS MOLÉCULAIRES

DANS LES LIQUIDES DE L'ORGANISME

Nous étudierons dans ce chapitre d'abord les phénomènes moléculaires de l'organisme dans lesquels intervient la tension superficielle des liquides de l'économie et ensuite les phénomènes qui s'opèrent entre liquides différents et à travers une paroi poreuse dont l'ensemble constitue l'osmose.

§ 1. — TENSION SUPERFICIELLE

Lorsque l'on considère deux molécules liquides situées, l'une à une distance de la surface libre du liquide, plus petite que le rayon d'activité moléculaire, l'autre à une distance plus grande de cette même surface libre, on conçoit qu'il y aura dissymétrie d'action pour la première, tandis que pour la seconde tout sera symétrique autour d'elle. La dissymétrie moléculaire sera maxima lorsque la molécule considérée sera située dans le plan horizontal formant la surface libre du liquide. Dans la couche superficielle d'un liquide, il existe jusqu'à une profondeur égale au rayon d'activité moléculaire, des forces tangentes ou parallèles à la surface libre et provenant précisément de la dissymétrie signalée. De cette brève analyse, il résulte que chaque molécule placée dans la couche superficielle liquide est soumise à une certaine force qui s'appelle la *tension superficielle* du liquide. Pour l'eau, la tension superficielle est égale à 7,5 milligrammes. Si les actions moléculaires qui constituent la tension superficielle d'un liquide s'exercent sur une longueur l évaluée en millimètres et si F représente la somme des forces ainsi mises en jeu, il est évident que la tension superficielle spécifique φ du liquide est donnée par la formule

$$\varphi = \frac{F}{l}$$

1° Tension superficielle au contact de deux liquides. — Supposons une petite quantité d'un liquide A, une goutte par exemple, placée au-dessus d'un autre liquide B, non miscible au premier et plus dense : considérons une section faite per-

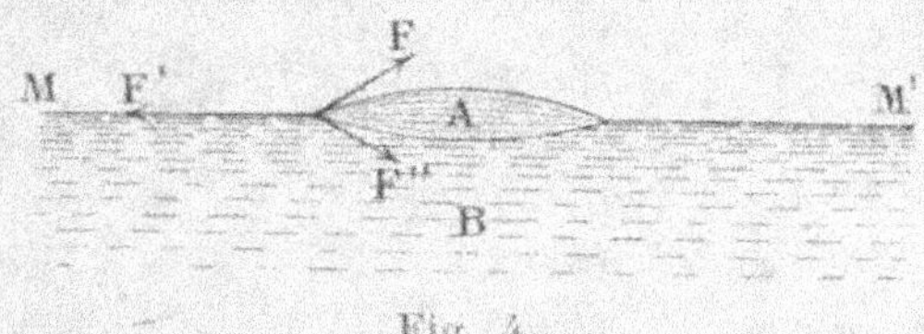

Fig. 4.

Coupe d'un liquide B sur lequel est déposée une goutte
d'un autre liquide A.

pendiculairement au liquide B, suivant un diamètre de la goutte A. En tout point du pourtour de la goutte A s'exercent trois forces F F' F'', qui sont respectivement les tensions superficielles des deux liquides A et B et la tension des deux liquides sur leur surface de séparation.

La goutte A sera en équilibre lorsque ces trois forces s'équilibreront ou, en d'autres termes, lorsque l'une quelconque d'entre elles sera égale et directement opposée à la résultante des deux autres.

Ces trois forces sont tangentes, la première F à la surface libre du liquide A ; la seconde F' à la surface libre du liquide B ; la troisième F'' à la surface de contact des deux liquides.

Si l'une des trois forces, F' par exemple, est plus grande que la résultante des deux autres F et F″, la goutte s'étale sous l'influence de la traction de la force F. C'est ce que l'on constate dans le cas d'une goutte d'huile déposée à la surface de l'eau; ici la tension spécifique de l'eau est 7,5 milligrammes, celle de l'huile 3,4 milligrammes et celle de la surface de séparation des deux liquides 2,09 milligrammes. On comprend ainsi pourquoi l'huile et les corps ayant la même tension superficielle spécifique s'étalent à la surface de l'eau, étalement mis à profit par les marins pour empêcher les vagues de se produire.

2° Théorie d'Imbert relative à la contraction musculaire. — Les actions moléculaires qui donnent naissance aux forces de tension superficielle se retrouvent dans l'organisme où elles donnent lieu à des phénomènes biologiques de la plus haute importance. Ces forces moléculaires, d'où dérive la tension superficielle, peuvent être introduites dans l'explication de la contraction musculaire. Cette idée est due à d'Arsonval; Imbert, dans un travail récent, a donné une nouvelle théorie de la contraction musculaire que nous allons rapporter ici. Il faut étudier séparément, à cause de leur différence de structure, les muscles lisses et les muscles striés.

a. *Muscles lisses.* — On sait que les fibres lisses sont des cellules nues, sans enveloppe, sans rien d'analogue au myolemme des fibres striées; elles sont bien striées, mais longitudinalement et elles renferment des fibrilles contractiles placées côte à côte dans le protoplasma, dans la direction de l'axe de la cellule; ces fibrilles sont situées à la périphérie et forment une écorce contractile à la fibre lisse.

Par suite de la consistance semi-fluide de leur substance et de l'existence du protoplasma qui les entoure, ces fibrilles sont assimilables à des gouttes d'huile placées au sein d'un liquide hydro-alcoolique de même densité. Ces gouttes prennent la forme sphérique pour la même raison qui fait prendre la forme circulaire au fil dans l'expérience de van der Mensbrugghe. La forme de l'équilibre de chacune des fibrilles est donc la sphère, quelle que soit la valeur de la tension spécifique du liquide ambiant. L'excitation transmise à la fibre lisse par son nerf doit être regardée comme ayant pour effet de faire varier la valeur absolue de la tension superficielle autour de chaque fibrille, l'influx nerveux se comportant à ce point de vue comme le courant électrique, et pouvant amener une modification de la tension superficielle. Remarquons de plus que les fibrilles lisses ne possédant qu'une seule forme d'équilibre-limite, la sphère, les muscles lisses ne pourront effectuer par eux-mêmes aucun travail mécanique extérieur ; car il faudrait pour cela que ces éléments se déforment sous l'action d'une force qui leur soit propre. Il faut donc de toute nécessité qu'une force extérieure aux fibres lisses agisse d'abord et produise une déformation préalable des fibrilles. Lorsque ensuite les fibrilles tendront à devenir sphériques, il y aura contraction du muscle et par suite effet utile produit.

b. *Muscles striés*. — Nous ne retrouvons pas dans les fibrilles des muscles striés l'homogénéité des fibrilles lisses. Rappelons que chaque fibrille striée est formée par la succession de disques ayant une composition différente les uns des autres. Les uns sont *sombres*, les autres *clairs* : les disques sombres sont très réfringents et bi-réfringents ; ils sont donc *anisotropes*. Les disques clairs sont au contraire peu réfringents, mono-réfringents et *isotropes*.

La succession de ces disques est la suivante : entre deux disques sombres minces, on trouve un demi-disque clair, un disque sombre épais et un demi-disque clair.

Supposons la surface de séparation *m n* de deux disques qui se touchent, par exemple d'un disque épais et d'un demi-disque clair. En chaque point de la couche de raccordement de ces deux disques il y a à considérer les trois forces F, F', F'', qui représentent : 1° la tension à la surface de l'un des disques ; 2° la tension à la surface de l'autre disque et 3° la tension à la surface de séparation des deux disques, comme dans le cas de la goutte A sur le liquide B. On doit donner à la force F' une grandeur plus considérable qu'à la force F, car en plus des phénomènes de tension, il y a à faire intervenir la force d'adhésion de la substance constituant le disque clair C pour la paroi plus concrète du disque épais A. La règle du parallélogramme appliquée aux trois forces montre que la résultante R est dirigée vers la substance du disque épais A.

Au moment où une contraction musculaire a lieu, les variations des trois forces F, F', F'', produisent la rupture de l'équilibre qui existait entre elles et il en résulte un changement dans la forme des disques, changement qui constitue la contraction musculaire elle-même. Pendant cette contraction, il est clair que le muscle peut effectuer un travail extérieur utile. La possibilité de ce travail extérieur utile apparaît comme une conséquence de leur constitution non homogène ; il n'y a plus besoin ici d'une déformation préalable comme pour les fibrilles lisses. Si les trois forces F, F', F'' donnent en m une résultante R dirigée de haut en bas, les trois forces identiques F_1, F'_1, F''_1 donnent en m' une résultante R_1 aussi dirigée vers le disque épais. Il en sera de même aux niveaux $p\,q$, $p'\,q'$ où le disque mince B est en contact avec les demi-disques clairs C' et C''. Toutes les forces R, R_1, etc., auxquelles donnent lieu les phénomènes de tension superficielle, sont deux à deux égales et directement opposées, mais leurs effets ne se détruisent pas pour cela. Ces forces, remarquons-le, ne sont pas appliquées à des corps solides, mais bien à des substances fluides qu'elles tendent à déformer.

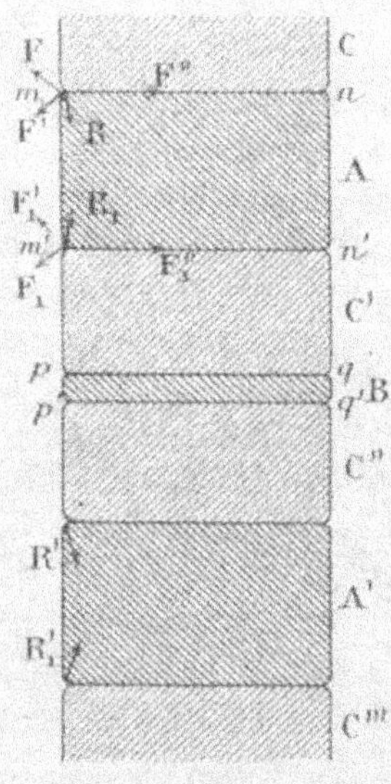

Fig. 5.

Fibrille musculaire striée et forces de tension.

Par un examen attentif au microscope, ainsi que l'a établi RANVIER, on constate que la substance vraiment contractile est celle du disque épais ; or, les forces R, R_1 ont bien pour résultat de tendre à faire rapprocher les bases $m\,n$ et m'-n des disques épais, comme le veut la théorie histologique de la contraction musculaire. Quant aux forces identiques à R qui sont appliquées aux surfaces $p\,q$, $p'\,q'$, elles tendent à comprimer le disque mince, mais la substance de ce disque est très peu compressible, comme le prouve l'examen microscopique, en sorte que pendant une contraction celui-ci varie peu d'épaisseur.

Il résulte de là que les forces R, R₁ ont pour effet de déterminer un raccourcissement du muscle par une diminution de l'épaisseur des disques épais, ce qui est en accord complet avec les données histologiques.

Si donc les extrémités du muscle étaient libres, le raccourcissement se produirait par un déplacement des deux extrémités ; si au contraire une extrémité est fixée, l'effet total des forces R, R₁, etc., est de déplacer seulement l'extrémité libre.

D'après ce qui précède, on conçoit que l'ensemble des forces soit capable de déterminer un raccourcissement, même sous l'action d'une charge ; ce raccourcissement s'arrêtera lorsque, par suite du changement de forme des disques épais et clairs et des nouvelles directions des forces de tension, les forces R auront acquis des valeurs telles qu'elles seront devenues impuissantes à continuer le soulèvement de la charge.

§ 2. — OSMOSE

Lorsque deux liquides se mélangent à travers une cloison perméable ou *septum poreux*, le phénomène porte le nom d'*osmose*. L'étude de l'osmose est très importante pour nous, car ce phénomène joue dans notre organisme un grand rôle pour les échanges nutritifs, que ces échanges soient d'ailleurs liquides ou gazeux ; mais nous réserverons l'étude de ces derniers pour le chapitre de l'osmose des gaz.

Nous possédons sur tous les points de notre organisme en contact avec les substances provenant du milieu extérieur une couche continue d'*épithélium*. Sur toute l'étendue des muqueuses et de la peau on trouve une couche épithéliale simple ou stratifiée. Un fait physiologique d'une haute importance résulte de cette continuité de l'épithélium ; c'est que toutes les substances qui doivent en sortir, sont forcées de traverser une membrane épithéliale. De plus, les tissus connectifs sont en rapport de tous côtés avec les liquides de l'organisme, sang, lymphe, transsudations séreuses, qui peuvent être considérées comme des mélanges de substances cristalloïdes et colloïdes. Or les membranes qui limitent ces liquides et les séparent les uns des autres sont en grande partie constituées par de la substance connective ; les échanges qui s'opèrent entre ces liquides et les tissus ne peuvent donc avoir lieu qu'à la condition qu'il y ait des phénomènes d'osmose, les septums étant constitués par les membranes tégumentaires, les séreuses, les parois des vaisseaux, etc.

Le phénomène de l'osmose a donné lieu à un grand nombre de recherches dues pour la plupart à des physiologistes, à cause du rôle important qu'il joue dans l'organisme. Matteuci et Cima firent un grand nombre d'expériences en se plaçant dans des conditions voisines de celles de l'organisme. Ils essayèrent, comme membranes, des muqueuses d'estomac, des vessies, des peaux, etc. ; ils se servirent, comme liquides, de l'eau, de l'alcool, de dissolutions de sucre, de gomme, d'albumine.

De toutes leurs expériences, ces auteurs tirèrent quelques conclusions que nous devons mentionner :

1° Il y a en général, pour ne pas dire toujours, une position de la membrane dans laquelle l'endosmose est favorisée ;

2° L'endosmose est en général plus active lorsqu'elle se fait de la face interne vers la face externe.

Gayon a aussi découvert d'intéressantes particularités de l'osmose, au point de vue biologique. On sait que l'albumine de l'œuf est complètement entourée par une double membrane adhérente à la coquille : on arrive assez facilement à enlever cette fine membrane sur une étendue permettant de l'employer comme septum.

Si l'on monte avec cette membrane deux osmomètres semblables ayant même surface de septum, et qu'on les dispose de telle manière que dans l'un la face externe de la membrane soit en contact avec l'eau, tandis que dans l'autre ce soit la face interne, on trouve que l'ascension du liquide ne se fait pas

avec la même vitesse dans les deux osmomètres. Dans l'appareil où la face externe de la membrane de la coque est
tournée vers l'eau, l'ascension se fait rapidement en employant
de l'eau sucrée; dans l'appareil où c'est la face interne qui
regarde l'eau, le niveau du liquide dans le tube de l'osmomètre
reste le plus souvent stationnaire; on constate cependant des
stries abondantes partant de la face inférieure de l'osmomètre
et descendant jusqu'au fond du liquide extérieur. Par conséquent, les courants d'osmose existent bien, mais l'endosmose
étant égale à l'exosmose, le liquide ne s'élève pas, ou très peu,
dans l'osmomètre. L'état de fraîcheur de la membrane ne
joue aucun rôle dans la marche du phénomène.

Sur les membranes végétales, le même savant a fait des expériences d'osmose qu'il est intéressant pour nous de connaître;
elles ont principalement porté sur les pellicules des grains de
raisins et de la pêche. Ces expériences ont été consignées dans
la thèse de Dormeu[1], à laquelle nous renvoyons le lecteur.

[1] Thèse de Bordeaux, 1883.

CHAPITRE III

ACTIONS MOLÉCULAIRES
ENTRE SOLIDES ET LIQUIDES

Il convient de classer ces actions en deux groupes distincts pour en faciliter l'étude : 1° le solide et le liquide conservent leur état physique primitif; 2° le solide cesse d'exister et passe à l'état liquide.

§ 1. — PHÉNOMÈNES CAPILLAIRES

Lorsqu'un solide est mis en contact avec un liquide, il peut être mouillé ou non par ce liquide. Nous ne nous occuperons que des actions moléculaires qui se manifestent dans le cas où le solide est mouillé, car on ne trouve pas dans l'organisme d'exemples du second cas. Au contact d'un solide, le liquide qui mouille s'élève en formant une certaine surface courbe qu'on appelle *ménisque*, et l'angle de raccordement est nul.

Si l'on introduit dans un tel liquide un tube capillaire, on constate que le liquide s'élève, contrairement aux lois de l'hydrostatique, dans ce tube, en formant un ménisque concave. L'ascension du liquide est due à la tension superficielle du liquide dont l'effet contre-balance l'action de la pesanteur.

Jurin a établi que la hauteur d'ascension dans un tube capillaire est en raison inverse du diamètre du tube et de la densité du liquide, et en raison directe de la tension superficielle du liquide.

Ces lois trouvent leur application dans l'organisme où le tube capillaire joue un rôle si important, mais ce qui est plus intéressant à considérer pour nous, c'est le cas où le liquide peut circuler dans le tube capillaire.

1° Lois de Poiseuille. — Cette circulation a été bien étudiée par Poiseuille, qui a trouvé les lois suivantes renfermées dans la formule

$$q = \frac{k.h.d^4}{l}.$$

La quantité de liquide qui s'écoule par un tube capillaire est : 1° proportionnelle à une certaine constante k qui dépend de la nature du liquide, de la température, etc. ; 2° proportionnelle à la pression h exercée sur le liquide ; 3° à la quatrième puissance du diamètre d du tube capillaire ; 4° en raison inverse de la longueur l du tube capillaire.

Ces lois sont immédiatement applicables à la circulation des liquides de l'organisme dans les espaces étroits et en particulier à la circulation sanguine dans les capillaires. Les phénomènes capillaires interviennent encore dans le mécanisme de l'absorption des corps gras par les chylifères. Les matières grasses telles que l'huile s'écoulent très difficilement à travers les tubes capillaires, et l'on aurait de la peine à concevoir l'absorption de ces matières si l'on ne faisait intervenir l'action de la bile ; on sait que cette absorption a seulement lieu au niveau de l'intestin grêle à partir de l'endroit où se déverse la bile et que d'autre part la bile a la propriété d'émulsionner les graisses. Le rôle de la bile paraît en effet considérable dans le mécanisme de l'absorption des graisses. Si l'on plonge dans de l'huile deux tubes capillaires préalablement mouillés, l'un avec de l'eau, l'autre avec de la bile, on trouve que l'huile monte 12 fois plus haut dans le tube à bile que dans le tube à eau. Voilà déjà un premier point établi qui montre combien la bile favorise l'adhésion des corps gras pour les parois ; d'autre part, l'écoulement des graisses est très notablement augmenté lorsque celles-ci sont émulsionnées avec de la bile, ainsi que

Duclaux l'a montré expérimentalement. En faisant écouler dans un tube capillaire donné de l'huile pure, puis des émulsions d'huile et de bile en certaines proportions, il a obtenu les résultats suivants :

```
100 parties d'huile s'écoulent en  .  .  .   140 min.
 80    —       —    et 20 part. de bile.  23  —
 60    —       —       40  —     —    .   21  —
 40    —       —       60  —     —    .   15  —
 20    —       —       80  —     —    .   14  —  15 sec.
100 parties d'eau pure  .  .  .  .  .  .  10  —  10  —
```

Ce tableau montre bien que le rôle de la bile est considérable, pour faciliter le passage des corps à travers les canalicules qui se trouvent dans la paroi libre des cellules épithéliales de l'intestin.

2° Chapelets capillaires. — Il peut quelquefois se former dans un des vaisseaux un phénomène physique auquel on donne le nom de *chapelets capillaires*. Si l'on pratique une petite ouverture par exemple dans la paroi d'un vaisseau sanguin, il y aura, sous l'influence du courant circulatoire, entraînement des bulles d'air que sépareront successivement de petits index liquides ; il pourra se faire un grand nombre de ces index et l'on aura ainsi un chapelet capillaire. Pour comprendre les dangers de la formation de ce phénomène, il est utile d'indiquer ici, en quelques mots, l'explication de ces chapelets. Lorsque la surface libre d'un liquide est courbe, la tension superficielle donne naissance en chaque point à une certaine force qu'on appelle la *composante normale*. Il est facile de démontrer que si l'on désigne par R et R' les rayons des deux courbures principales de la surface du liquide et par φ la tension superficielle spécifique de ce liquide, on a pour valeur de la composante normale par unité de surface du liquide

$$N = \varphi \left(\frac{1}{R} + \frac{1}{R'} \right)$$

S'il s'agit par exemple de la surface d'un liquide contenu

dans un tube capillaire cylindrique, les rayons R et R' sont
égaux et alors la composante normale N de la tension superficielle est

$$N = \frac{2\sigma}{R}.$$

Nous allons comprendre facilement comment la formation
des chapelets capillaires peut constituer un obstacle énorme à
la transmission d'une pression ou d'une circulation quelconque. Soit un index liquide dans un tube capillaire dont la

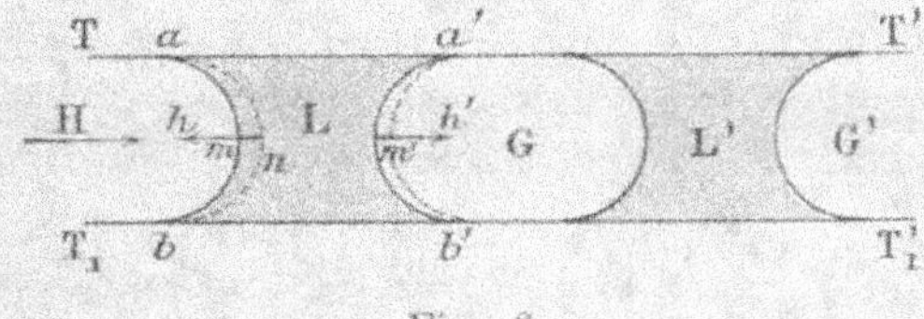

Fig. 6.
Chapelets capillaires.

paroi est mouillée par ce liquide et soit H la pression exercée
par l'intermédiaire de la bulle d'air placée du côté $a\,m\,b$ de
l'index ; sous l'influence de cette pression, la courbure du ménisque $a\,m\,b$ va augmenter et prendre la forme $a\,n\,b$, c'est-à-
dire que le rayon de courbure de ce ménisque va devenir plus
petit, en sorte que la composante normale due à la tension
superficielle a pour expression

$$h = \frac{2\sigma}{r'}$$

r' désignant le nouveau rayon de courbure plus petit que le
rayon primitif r. Du côté $a'\,m'\,b'$, la courbure du ménisque a
diminué sous l'influence de la pression et le rayon de courbure,
qui primitivement était aussi r, est devenu plus grand et égal
à r'' ; la composante normale h' a ici pour valeur

$$h' = \frac{2\sigma}{r''}.$$

Or, remarquons que de ces deux composantes, l'une h se retranche de la pression H exercée sur l'index, tandis que l'autre h' s'ajoute à H. Mais quelle est celle des deux qui a la plus grande valeur, h ou h'? Il suffit de considérer les expressions de ces deux forces pour voir que la composante normale h est plus grande que h', puisque les numérateurs sont les mêmes tandis que les dénominateurs sont inégaux et tels que r' est plus petit que r''.

Il résulte donc de là que la force h qui se retranche de H est plus grande que celle h' qui s'ajoute et que, par suite, la pression transmise à l'index liquide suivant L' par l'intermédiaire de l'index gazeux G interposé est nécessairement plus petite que la pression exercée à l'extrémité du tube capillaire. On conçoit aisément que s'il existe un assez grand nombre d'index successifs dans le tube capillaire, la pression H pourra parfaitement être équilibrée ; c'est ce que l'expérience vérifie, et JAMIN a pu faire équilibre à la pression atmosphérique et même à des pressions de plusieurs atmosphères, à l'aide de tubes contenant des chapelets.

Si la pression H exercée dans un tube capillaire renfermant une série d'index liquides séparés par des index gazeux est due à la pression sanguine et si ce tube est un vaisseau, on comprend, d'après ce qui précède, que le cours du sang pourra être arrêté. C'est ce phénomène qui se produit lors de l'introduction de l'air dans les vaisseaux. Il se fait une véritable émulsion du sang avec l'air ; ce sang ainsi mélangé d'air en arrivant dans les vaisseaux de petit calibre forme de fins chapelets capillaires, et en très grand nombre, qui constituent alors un danger mortel pour le sujet. Bien que l'explication de la mort par l'introduction de l'air dans les veines ait donné naissance à de nombreuses hypothèses, il n'est pas douteux que dans quelques cas, suivant la façon par exemple dont s'est faite l'entrée de l'air, le phénomène des chapelets ait une grande part dans l'issue funeste de l'accident. C'est d'ailleurs la théorie dite *pulmonaire* soutenue par POISEUILLE et ERICKSEN : ainsi que l'a constaté POISEUILLE, le sang spumeux circule très difficilement dans les capillaires

et la circulation doit d'ailleurs s'arrêter si le nombre des index
est assez grand.

C'est à la suite des travaux et de Hugo de Vries, de Pfeffer,
que ce phénomène fut étudié méthodiquement par les physiciens.

En examinant les échanges qui ont lieu chez les végétaux
entre l'eau puisée dans le sol et les sucs salins des cellules
végétales, Pfeffer fut amené à expérimenter sur un certain
nombre de parois poreuses artificielles perméables aux liquides
et entre autres les vases poreux en faïence dégourdie, tels que
les vases de piles ; mais au lieu de se servir de ces vases tels
qu'on les trouve dans le commerce, Pfeffer eut l'idée d'en
modifier la porosité en faisant déposer dans l'épaisseur de la
cloison un précipité chimique, ayant la propriété de faire
acquérir une propriété tout à fait particulière à la paroi, qui
devient alors hémi-perméable.

1° Membrane hémi-perméable. — Pour obtenir une telle
paroi, on prend un vase de pile soigneusement lavé aux acides
et aux alcalis, puis bien rincé à l'eau. Le vase bien essuyé et
séché est rempli d'une solution à 3 p. 100 de sulfate de cuivre
et dix minutes après placé debout dans une solution au même
titre de ferrocyanure de potassium. Les deux liquides pénètrent en sens inverse dans la substance poreuse et se rencontrent vers le milieu de la cloison où ils forment un précipité de
ferrocyanure de cuivre gélatineux : ce précipité constitue une
sorte de membrane interne très délicate, protégée de chaque
côté par un revêtement solide de faïence.

La propriété particulière de la paroi ainsi obtenue est la
suivante : au lieu de se laisser traverser, comme avant la mani-
pulation précédente, aussi bien par l'eau que par les solutions
et cela dans les deux sens, la cloison renfermant le précipité
se laisse traverser par l'eau pure, *mais ne laisse plus passer la*

moindre quantité de matière saline. Si l'on place à l'intérieur du vase préparé une solution de sel marin et que l'on plonge l'appareil dans de l'eau pure, l'eau pourra traverser la paroi de dehors en dedans, mais la solution saline ne passera pas à travers cette paroi, et il n'y aura par conséquent pas de courant osmotique en sens inverse, de dedans en dehors. C'est à cause de cette nouvelle propriété de la paroi qu'on lui a donné le nom de membrane hémi-perméable.

2° Mesure de la pression osmotique. — Prenons une paroi hémi-perméable et fixons-y par un bouchon solide un tube à deux branches permettant de le remplir du liquide qu'on étudie et de le mettre en communication avec un manomètre à air libre. Si l'on a placé dans le vase une solution saline à 1 p. 100 de façon à remplir complètement le vase et le tube manométrique jusqu'au mercure, puis que l'on plonge l'appareil dans de l'eau distillée, celle-ci entre dans le vase clos pour diluer le sel et cela malgré la pression qui est la conséquence de sa pénétration dans un récipient rigide et déjà plein. La pression qui peut atteindre ainsi plusieurs atmosphères

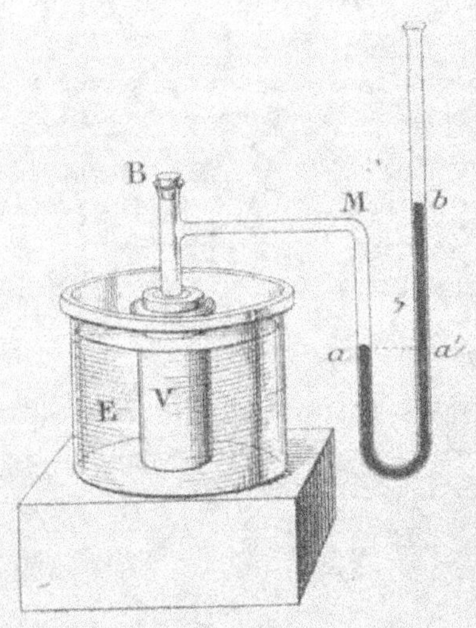

Fig. 7.

Mesure de la pression osmotique.

est la *pression osmotique*. Elle est dans chaque cas parfaitement fixe et définie après l'état d'équilibre qui se produit toujours.

A priori, il est permis de se demander, puisque la paroi hémiperméable laisse passer l'eau en tous sens, pourquoi l'eau extérieure qui est à la pression normale entre dans un vase exactement rempli de solution sous cette même pression : il ne devrait se produire aucune action, semble-t-il, car si la ten sion de l'eau s'accroît par hypothèse dans le vase interne, elle peut en sortir aussitôt à travers la paroi et rétablir l'équilibre. Mais la pression osmotique n'est pas due au liquide : *c'est aux molécules salines seules que l'on doit*, ainsi que l'a montré Van T'Hoff, *attribuer cette pression osmotique*.

Le vase à membrane hémi-perméable a été rempli d'une solution à la pression atmosphérique qui est aussi celle de l'eau extérieure, mais dans la solution le dissolvant d'une part, les molécules salines d'autre part, ont chacun une fraction de la pression totale, absolument comme dans le cas des mélanges gazeux. En sorte que l'eau intérieure servant de dissolvant n'est pas à la même pression que celle qui est à l'extérieur; celle-ci va pénétrer dans le vase jusqu'à ce qu'il y ait équilibre de pression pour l'eau en dedans et en dehors. L'augmentation de la pression, c'est-à-dire la pression osmotique π est donc bien le résultat des actions produites par les molécules salines.

Il existe une proportionnalité entre la pression osmotique l'abaissement du point de congélation des dissolutions.

On a en effet

$$t - t' = k.\pi ;$$

formule qui montre que l'abaissement du point de congélation est proportionnel à la pression osmotique.

En déterminant l'abaissement du point de congélation d'une dissolution par *l'appareil à cryoscopie* de Raoult, il est donc possible de connaître la pression osmotique due aux molécules dissoutes.

§ 3. — ISOTONIE

Il est un autre phénomène qui permet d'avoir une valeur de la pression osmotique d'une dissolution, c'est *l'isotonie* découverte par Hugo de Vries, d'Amsterdam ; supposons une membrane hémi-perméable séparant deux solutions salines ayant des concentrations différentes ; l'eau capable de traverser la paroi cheminera dans cette membrane jusqu'à ce qu'il s'établisse un équilibre osmotique. De Vries est arrivé à la notion de l'isotonie en opérant sur des cellules végétales.

1° Méthode de H. de Vries. — Si l'on fait une coupe assez mince d'un végétal pour qu'elle puisse être vue au microscope dans toute son épaisseur, on peut apercevoir des cellules intactes contenant leur suc, revêtues de leurs enveloppes et jouant le rôle de parois hémi-perméables grâce à la couche cuticulaire de leur protoplasma.

Si sur le porte-objet du microscope, on mouille la préparation avec la solution aqueuse d'un sel à 1, 2,... n p. 100, il y aura intervention de phénomènes moléculaires commandés par la pression osmotique : les cellules intactes prendront de l'eau aux solutions les plus étendues et on les verra se gonfler, tandis qu'au contraire, elles se contracteront pour les solutions d'un rang plus élevé dans la série auxquelles elles céderont de l'eau ; la concentration pour laquelle il n'y a aucune variation de turgescence sera en équilibre osmotique avec le suc cellulaire du végétal considéré.

En examinant de la même façon plusieurs sels, on obtiendra par tâtonnement pour chacun d'eux une concentration correspondant à l'équilibre osmotique du suc cellulaire. On aura donc facilement ainsi ce qu'on appelle le *coefficient isotonique* de chaque solution.

Il résulte de là que si on rapporte les résultats obtenus pour divers corps à un sel dont on connaît déjà la pression osmotique π correspondant à la concentration isotonique, la pression osmotique pour ces corps se trouve déterminée. Il y a donc dans un simple examen microscopique un moyen détourné de mesurer la pression osmotique.

2° Méthode de Hamburger. — Il n'y a pas que les cellules végétales qui puissent servir à étudier l'isotonie des différentes solutions ; récemment, Hamburger a pris comme réactif de l'isotonie les *globules du sang*. Le principe de sa méthode est le suivant : versons 20 centimètres cubes d'une solution de nitrate de potassium à 1,1 ; 1,08 ; 1,06 ; 1,04 ; 1,02 ; 1 ; 0,98 ;

0,96 ; 0,94 p. 100 dans neuf éprouvettes et ajoutons 5 gouttes de sang de bœuf défibriné ; laissons reposer après agitation. Nous constaterons que dans les premières éprouvettes les globules rouges se sont déposés et n'ont communiqué au liquide aucune teinte, tandis que, dans les autres, le liquide est, au-dessus des globules déposés, coloré en rouge. Avec la solution à 1,02 p. 100, les globules gardent leur matière colorante ; avec la solution à 1 p. 100, ils en perdent une petite quantité. Si maintenant on cherche pour d'autres sels deux limites de concentration produisant le même résultat que les deux précédentes relatives au nitrate de potassium, on trouve que les solutions moyennes entre ces deux limites de concentration sont isotoniques.

Cette méthode de détermination du coefficient isotonique est, comme on le voit, très simple, et les résultats qu'elle fournit s'accordent bien avec les nombres trouvés par la méthode de DE VRIES ou *plasmolyse*. Voici quelques chiffres obtenus par l'un et par l'autre procédé :

SELS.	HAMBURGER.	DE VRIES.
Nitrate de potassium . . .	1,01 p. 100	1,01 p. 100
Chlorure de sodium. . . .	0,59 —	0,585 —
Sulfate de potassium . . .	1,11 —	1,30 —
Sucre de canne	5,96 —	5,13 —
Sulfate de magnésie. . . .	1,78 —	1,80 —
Chlorure de calcium. . . .	0,823 —	0,83 —

3° Méthode cryoscopique. — Dans l'étude générale de la pression osmotique, nous avons vu que cette pression est proportionnelle à l'abaissement du point de congélation de la dissolution saline considérée. Nous savons aussi que *deux solutions qui sont isotoniques contiennent le même nombre de molécules du corps dissous* et que la *pression osmotique* qui se rapporte à ces deux solutions *est la même*. Il résulte de là que, indépendamment des deux méthodes de détermination du coefficient isotonique que nous venons d'étudier, on a aussi dans la mesure du point de congélation des dissolutions salines un moyen commode pour rechercher l'isotonie ; c'est la méthode cryoscopique. Le réactif, dans cette troisième méthode, c'est donc la température de congélation du liquide étudié. Étant donné un liquide aqueux dont on veut par exemple trouver le coefficient isotonique par rapport au chlorure de sodium, la méthode cryoscopique consiste à déterminer le point de congélation du liquide à l'aide de l'appareil de Raoult, puis à faire une série de solutions de NaCl à des concentrations variables, comme pour les méthodes de De Vries et de Hamburger, et à déterminer ensuite pour chacune d'elles le point de congélation : *celle qui a la même température de solidification est isotonique avec le liquide étudié*. Par conséquent, ces deux liquides, liquide étudié et solution de NaCl, se comporteraient de la même manière avec les cellules végétales et avec les globules rouges ; ils ont même coefficient isotonique, même pression osmotique.

4° Applications aux liquides de l'organisme. — La méthode cryoscopique est certainement la plus commode pour l'étude des liquides physiologiques de l'organisme. On conçoit en effet qu'il soit beaucoup plus facile de rechercher le point de solidification des liquides aqueux de l'organisme que d'employer pour ces mêmes liquides, toujours plus ou moins visqueux, les procédés de De Vries ou de Hamburger. Un des premiers résultats trouvés par Winter est relatif au sérum des différents animaux. Si on détermine les températures de congélation des sérums, on trouve comme abaissement du point de congélation par rapport à l'eau :

Sérum de cheval	$0°,55$
— de bœuf	$0°,55$
— de chien	$0°,565$
— de lapin	$0°,57$
— de mouton	$0°,55$
— de porc	$0°,55$

On voit nettement par la concordance de ces chiffres que les sérums de ces différentes espèces animales sont isotoniques. Un autre point important, c'est que le lait d'un animal a le même coefficient isotonique que le sérum de ce même animal.

Il est facile, d'après ce qu'on sait sur la pression osmotique, de comprendre le rôle de la constance ou de la variation du coefficient isotonique des différents liquides de l'organisme au point de vue des échanges cellulaires qui règlent la nutrition des tissus.

Dès qu'en un point de l'organisme, il y a modification de la concentration du suc cellulaire, des échanges *commandés par la nécessité de l'équilibre osmotique* interviennent de manière à ramener la concentration du liquide cellulaire à une valeur correspondant à l'isotonie du liquide des cellules voisines.

Le mécanisme des sécrétions s'éclaire alors d'un jour nouveau, et il est impossible aujourd'hui de ne pas faire intervenir le phénomène de la pression osmotique dans les actes sécrétoires. Parmi les liquides les plus importants que nous éliminons, il faut placer l'urine. Examinons la manière dont intervient l'isotonie dans l'excrétion de l'urine et par suite dans la *fonction rénale*. D'après les déterminations de WINTER, l'urine est le liquide de l'organisme qui a le plus fort coefficient isotonique, c'est-à-dire le point de congélation le plus bas. La concentration saline de l'urine est plus grande que celle des autres liquides organiques et en particulier du sérum. Le point de congélation de l'urine est en moyenne 1°,85, tandis que celui du sérum est 0°,55. Si nous considérons un point du rein où l'urine est en rapport osmotique avec le sang, l'entraînement de l'eau du sang vers l'urine est sous la dépendance de l'isotonie, c'est-à-dire de la tendance à cet équilibre osmotique dont nous avons parlé souvent déjà; si bien que si on désigne par C la concentration de l'urine correspondant à l'abaissement du point de congélation de l'eau pure de — 1°,85 et par c celle du plasma sanguin dont la congélation se produit à — 0°,55, le passage de l'eau du sang vers l'urine sera sous la dépendance de la différence des coefficients C et c : c'est-à-dire que si on appelle q la quantité d'eau qui passe du sang dans l'urine dans une minute, on a, en désignant par K une constante dépendant du sujet et de certaines conditions biologiques,

$$q = K\,(C - c)$$

Il y a proportionnalité entre la quantité d'eau qui va du sang vers l'urine, dans un temps donné, et la différence de concentration de ces deux liquides. La fonction du rein dépend de cette différence. Si ces deux coefficients deviennent égaux, ce qui aurait lieu si le point de congélation de l'urine était trouvé égal à $0°,55$, on aurait alors $C = c$ et par suite $q = 0$. Il n'y aurait alors aucune sortie de l'eau du sang, aucune excrétion urinaire; il y aurait par conséquent de l'*anurie totale*. Que le phénomène osmotique dont nous venons de parler se passe au niveau du glomérule de Malpighi, du côté de l'endothélium de la capsule de Bowmann, ou au niveau des tubuli contorti, peu importe au point de vue physique; ce qu'il y a de très important à retenir, c'est que la recherche du coefficient isotonique de l'urine par l'une quelconque des méthodes, mais surtout par la cryoscopie, donnerait des renseignements physiologiques et pathologiques d'une réelle importance et bien supérieurs à ceux obtenus par les analyses chimiques habituelles. Quant au mécanisme lui-même du passage de l'eau urinaire, la nécessité de l'équilibre isotonique de deux liquides de concentration différente nous paraît être la vraie cause du phénomène. Ce n'est donc pas la filtration qu'il faut invoquer pour expliquer l'apparition de l'eau urinaire, mais bien la pression osmotique.

La méthode cryoscopique a permis de déterminer le coefficient isotonique de quelques sérosités : leurs points de congélation sont voisins de $0°,55$ correspondant au sérum sanguin. HAMBURGER a étudié soigneusement l'intéressante question de la résorption des épanchements dont le mécanisme était très peu connu jusqu'à ses propres travaux [1].

[1] Voir H. BORDIER, *Actions moléculaires dans l'organisme*, Paris, 1899.

CHAPITRE IV

ACTIONS MOLÉCULAIRES ENTRE LES SOLIDES

ET LES GAZ DE L'ORGANISME

Lorsqu'un solide est plongé dans une atmosphère gazeuse, il se produit des actions entre les molécules du gaz et les molécules solides constituant sa surface; elles ont pour effet de faire adhérer au solide une certaine quantité de gaz. L'adhésion des molécules gazeuses pour le solide dépend à la fois de la nature du solide et de la nature du gaz.

1° Atmosphères adhérentes. — Les phénomènes moléculaires qui ont pour effet de maintenir une couche gazeuse adhérente à un corps solide mettent en jeu de grandes quantités d'énergie et il est souvent très difficile de débarrasser la surface d'un corps des dernières traces de gaz adhérent.

Si nous avons rappelé ces notions générales, c'est parce que les actions moléculaires de solides à gaz trouvent des applications importantes dans l'organisme où elles se manifestent très nettement.

Merget a montré par des expériences faciles à répéter que tous les tissus des animaux et des végétaux retenaient des couches gazeuses adhérentes. On peut mettre en évidence l'existence de ces atmosphères adhérentes de trois manières, après avoir plongé le corps qui en est chargé dans un liquide servant à montrer le dégagement des gaz constituant la couche adhérente : 1° en élevant la température de ce liquide; 2° en diminuant la pression au-dessus du système; 3° en employant une solution sursaturée d'un gaz inerte, par exemple d'acide carbonique.

Si l'on soumet à l'une quelconque de ces épreuves u tissu animal, même lorsqu'on a eu soin de l'exciser sous l'eau, de façon à éviter le contact de l'air atmosphérique, on constate que des bulles se dégagent d'un très grand nombre de points du tissu. D'après MERGET, c'est dans la trame conjonctive des tissus qu'existent ces atmosphères adhérentes. Elles accompagnent la surface des animaux, même de ceux qui vivent constamment sous l'eau : un poisson se recouvre d'une infinité de bulles gazeuses lorsqu'on élève la température de l'eau où il vit, ou lorsqu'on ajoute à cette eau de l'eau de Seltz. Cette couche gazeuse adhérente à la surface des animaux et aussi des végétaux aquatiques joue un rôle très important dans les phénomènes respiratoires; c'est dans cette atmosphère que se diffusent, d'une part les gaz dissous dans l'eau, d'autre part les gaz provenant de l'organisme.

2° Atmosphère adhérente autour des globules sanguins. — Mais l'importance de la découverte de MERGET apparaît davantage encore dans le fait suivant : ce savant a démontré l'existence d'une atmosphère adhérente autour des globules sanguins ; cette démonstration a été reprise par JOLYET et SIGALAS qui ont trouvé que le sang débarrassé de ses globules absorbait moins d'azote que le plasma. Les globules, en effet, apportant avec eux une couche gazeuse adhérente permettent à l'azote, ou à tout autre gaz, de se diffuser dans cette couche et par conséquent ont pour effet d'augmenter la quantité de gaz absorbé par le sang; l'absorption de l'azote par le sang est donc expliquée par le phénomène physique de l'adhésion d'un gaz autour d'un solide en suspension dans un liquide.

Nous verrons plus loin tout le parti qu'a tiré MERGET de la présence d'une atmosphère adhérente autour des globules pour expliquer le mécanisme des échanges respiratoires, tant pulmonaires qu'interstitiels.

CHAPITRE V

ACTIONS MOLÉCULAIRES

DANS LES GAZ DE L'ORGANISME

Les gaz tendent toujours à occuper le plus grand espace possible ; ce phénomène est dû aux forces de répulsion qui s'exercent entre les molécules de la masse gazeuse. Un gaz agit sur les parois du récipient qui le renferme en opérant sur ces parois une poussée qu'on appelle la *tension* ou la *force élastique* du gaz. Cette tension est due aux chocs des molécules gazeuses contre les parois.

Lorsque, au lieu d'un seul gaz, on place dans un récipient plusieurs gaz, leurs molécules sont animées des mêmes mouvements que s'ils étaient seuls dans l'espace offert, en sorte que la tension totale est égale à la somme des tensions partielles.

La diffusion simple des gaz a lieu dans notre organisme pendant la respiration.

Paul Bert a montré que lorsqu'on soumet un animal à une diminution de pression progressivement établie, c'est la variation de la tension de l'oxygène qui est la cause des accidents ; en sorte que si on maintient constante la valeur de cette tension, en augmentant la proportion d'oxygène pendant que diminue la pression, on évite les accidents ; l'on peut abaisser beaucoup la pression sans que l'animal en paraisse incommodé.

1° Osmose des gaz. — La diffusion d'un gaz à travers un septum, s'appelle *osmose*. Les molécules gazeuses sont, en effet, capables de traverser un septum présentant des pores très fins ou même un septum qui n'a pas de pores visibles. Le passage d'un gaz à travers les pores d'un septum se fait molécule à molécule : c'est une véritable diffusion. GRAHAM a énoncé la loi suivante : les vitesses de diffusion des gaz à travers un corps poreux sont en raison inverse des racines carrées des densités de ces gaz.

L'osmose des gaz à travers les membranes de l'organisme a été peu étudiée. BÉCLARD, puis BOULLAND ont fait cependant quelques recherches dans ce sens : BOULLAND avait construit un appareil, l'*osmopneumètre*, avec la tunique fibreuse de l'estomac de la grenouille à travers laquelle devaient osmoser différents gaz : il constata qu'en plaçant d'un côté de l'azote et de l'autre les gaz à étudier, l'azote passait beaucoup moins vite que les autres gaz; le passage le plus rapide vers l'azote est celui de l'acide carbonique ; l'oxygène traverse moins vite la membrane que l'acide carbonique.

Ces phénomènes d'osmose gazeuse à travers un septum ne présentant pas de pores visibles sont du plus haut intérêt; si les échanges se font au sein des tissus, ils constituent la *respiration interne*, s'ils se font au niveau des poumons, la *respiration externe*. Voyons le premier cas : nos tissus sont plongés dans des liquides, sang et lymphe, qui ne les mouillent pas, ainsi que nous l'avons dit à propos des atmosphères adhérentes de MERGET. Il se fait entre les tissus et les liquides un échange de gaz à travers des membranes mouillées. C'est ce qui constitue la respiration des tissus ; dans ce processus, les tissus absorbent de l'oxygène et éliminent de l'acide carbonique. L'échange d'oxygène et d'acide carbonique à travers une membrane humide est facilité par une inégalité dans la tension de ces deux gaz, mais il est nécessaire de pénétrer plus avant dans ces phénomènes et de voir comment peut se faire cet échange de gaz. La membrane qui est le siège de l'osmose gazeuse, c'est l'endothélium des capillaires sanguins. Que trouvons-nous de part et d'autre de cet endothélium ? Du côté interne, il y a le sang avec ses globules, de l'autre les tissus avec ses atmosphères adhérentes. Eh bien, c'est le moment de faire intervenir les atmosphères de MERGET.

2ᵉ Théorie de Merget sur le mécanisme des respirations interne et externe. — L'acide carbonique des tissus s'est diffusé dans les atmosphères, et d'autre part les globules sont entourés d'une couche gazeuse adhérente riche en oxygène. Or, d'après ce que nous avons dit précédemment, un phénomène d'osmose gazeuse va se produire à travers l'endothélium, entre l'acide carbonique qui des tissus va passer dans l'atmosphère adhérente des globules où il se diffusera et l'oxygène du sang qui va passer dans les atmosphères adhérentes des tissus où il se diffusera, lui aussi, pour servir aux besoins de la respiration interstitielle. Comme on le voit, la théorie de MERGET utilise des faits bien établis et rend bien compte de ces phénomènes respiratoires.

Pour la respiration externe, on peut assimiler les capillaires sanguins des poumons à une nappe sanguine de 150 mètres carrés environ et d'une épaisseur de $0^{mm},008$ en moyenne ; tout se passe donc comme si une surface de sang était séparée d'un milieu gazeux riche en oxygène par une membrane extrêmement fine et délicate, l'endothélium des capillaires. Considérons les globules du sang revenant du cœur droit : l'atmosphère adhérente de chacun d'eux est chargée de l'acide carbonique dégagé pendant la respiration des tissus ; quoique la quantité d'acide carbonique contenue dans la couche adhérente à chaque globule soit excessivement faible, on peut cependant comprendre qu'à cause du grand nombre des globules, la somme finisse par représenter la quantité d'acide carbonique retrouvée à l'analyse des échanges respiratoires : en effet, la nappe sanguine qui vient à chaque pulsation se mettre en contact sous l'épaisseur de $0^{mm},008$ avec l'air pulmonaire a un volume d'environ 1 litre ; or, le nombre de globules renfermés dans ce seul litre est de 5.000.000.000.000 : on conçoit donc qu'avec ce nombre considérable de globules, il puisse y avoir une quantité d'acide carbonique de l'ordre de

grandeur de celle retrouvée par l'analyse. Les mêmes phénomènes d'osmose gazeuse vont nécessairement se passer entre
l'atmosphère des globules riches en acide carbonique et l'oxygène pulmonaire à travers l'endothélium des capillaires. Il y
aura donc diffusion sortante de l'acide carbonique et diffusion
rentrante de l'oxygène ; ce dernier gaz, avant de contracter sa
combinaison avec l'homoglobine du globule, est forcé de se
diffuser dans l'atmosphère adhérente, et c'est encore dans
cette atmosphère qu'il se diffuse avant de servir à la respiration des tissus.

La rapidité des échanges respiratoires vient à l'appui de la
théorie de MERGET telle que nous venons de l'exposer.

LIVRE II

MÉCANIQUE ANIMALE

Nous allons exposer dans ce Livre les phénomènes mécaniques dont le corps de l'homme est le siège, à l'état statique et à l'état dynamique : cette étude comprendra neuf chapitres dont le dernier sera consacré aux applications de la mécanique à la thérapeutique.

CHAPITRE PREMIER

LES COORDONNÉES STATIQUES DU CORPS
DE L'HOMME

Avant d'étudier les phénomènes mécaniques proprement dits, il est utile de connaître au point de vue statique les différents éléments qui caractérisent le corps et que nous appellerons, à l'exemple de BERGONIÉ, les *coordonnées statiques* du corps humain.

Les coordonnées statiques sont au nombre de six : 1° la hauteur du corps ou taille ; 2° le volume ; 3° la densité moyenne ; 4° la surface ; 5° le poids ; 6° la corpulence.

§ 1. — TAILLE

On appelle *taille* d'un sujet la distance comprise entre les deux plans horizontaux passant par la plante des pieds, quand

le sujet est déchaussé, et par le point le plus élevé du corps,
lorsque celui-ci est droit et que le regard est dirigé en avant.
L'appareil qui sert à mesurer la taille consiste en une règle
verticale sur laquelle glisse une équerre dont la branche
horizontale est amenée en contact avec le sommet de la tête.
On donne souvent à cet appareil le nom de *toise*.

QUÉTELET a déterminé un grand nombre de tailles et a construit des courbes qui montrent que pour un sujet de sexe
donné la taille varie avec l'âge.

Pour l'homme, la taille croît très rapidement entre quatorze et dix-sept ans ; le maximum est atteint vers vingt-cinq
ans ; elle reste stationnaire jusque vers quarante-cinq ans,
puis elle décroît jusqu'à quatre-vingts ans. La diminution qui
se produit entre quarante-cinq et quatre-vingts ans est assez
considérable : elle est de 6 à 8 centimètres.

Chez la femme, la taille est en général plus petite que chez
l'homme. La variation suit une marche parallèle à celle de
l'homme ; mais la décroissance commence plutôt, vers trente-
six ans ; cette diminution est assez rapide entre trente-six et
quarante-huit ans. Elle se ralentit alors, quoique se manifes-
tant graduellement, jusqu'à quatre-vingts ans.

En dehors de la variation résultant de l'âge, la taille subit
des modifications intéressantes à connaître. Si un sujet, pendant la période de croissance, entre quinze et vingt ans, est
obligé pour une cause quelconque de rester au lit un certain
temps, sa taille s'accroît plus que s'il avait vécu de la vie
ordinaire. C'est l'absence de pression sur les épiphyses
osseuses qui permet d'expliquer cet accroissement plus grand.
Rappelons encore que la taille diminue de plusieurs centimètres lorsqu'un sujet a effectué une longue marche, surtout
s'il est chargé.

§ 2. — VOLUME DU CORPS

Si le corps de l'homme était assimilable à un solide régulier, tel qu'un cylindre ou une sphère, il serait facile d'en

calculer le volume, connaissant deux ou trois de ses dimensions ; mais il n'en est pas ainsi. Aussi est-on obligé d'avoir recours à une mesure expérimentale.

1° Méthode de mesure. — La méthode la plus simple consiste à répéter l'expérience de BOUDRÉAUX sur les corps inertes. Si l'on place dans un récipient, muni d'une tubulure latérale vers sa partie supérieure, de l'eau jusqu'à cette tubulure et si on plonge dans le liquide un corps plus lourd que l'eau, le volume du liquide écoulé par la tubulure représente celui du corps immergé. Pour appliquer cette méthode à l'homme, il suffit de remplacer le vase par une baignoire et de munir celle-ci d'un trop-plein. Si on immerge le corps d'un sujet dans une telle baignoire remplie préalablement d'eau jusqu'au trop-plein, il suffira de mesurer le volume de l'eau écoulée pour avoir le volume du corps. Pour permettre au sujet de plonger la tête sous l'eau, on devra assurer la respiration à l'aide d'un tube faisant communiquer la bouche avec l'air extérieur. Au lieu de mesurer le volume par les procédés ordinaires, en comptant le nombre de litres contenus dans la masse d'eau écoulée, on peut, comme l'a proposé BEACOXIÉ, ajuster le trop-plein de la baignoire sur un compteur d'eau dont il suffit de lire les indications pour connaître immédiatement le volume d'eau écoulée.

2° Corrections. — Quel que soit le procédé employé, il est indispensable de faire une correction : l'eau dans laquelle le sujet est immergé ne peut pas, en effet, être à la température de 4° centigrades ; les conditions physiologiques exigent que cette eau soit environ à 35°. Le volume du corps sera obtenu en divisant le volume à 35° par le binome de dilatation cubique de l'eau correspondant à la température du bain.

Si l'on se sert d'un compteur, il faudra faire un étalonnage préalable, en faisant circuler un certain nombre de litres d'eau mesurés à 4° et qu'on aura portés ensuite à la température de l'eau de la baignoire.

On pourra encore utiliser la formule :

$$V = \frac{P}{D}$$

c'est-à-dire peser la masse d'eau écoulée par le trop-plein et diviser ce poids par la densité de l'eau à la température du bain. Si cette température est de 35°, on aura D = 0,994.

§ 3. — Densité moyenne du corps

La mesure exacte du volume du corps a une grande importance pour arriver au calcul de la densité moyenne du corps. Cette densité se déduit en effet de la formule précédente; on a

$$D = \frac{P}{V};$$

elle est égale au quotient du poids du corps par son volume. La connaissance de la densité moyenne du corps serait très utile pour le médecin ; nos différents tissus possèdent en effet des densités différentes et la densité moyenne varie suivant la prédominance de tel ou tel tissu dans l'organisme.

Imbert a indiqué les chiffres suivants pour la densité des tissus :

Tissu adipeux	0,941
Tissu nerveux	1,030
Tissu musculaire	1,060
Tissu tendineux	1,125
Tissu cutané	1,191
Tissu osseux	1,975

D'après les recherches récentes de J. Carvalho et G. Weiss, la densité du tissu musculaire oscille entre 1,048 et 1,074.

C'est surtout le tissu adipeux dont la proportion peut varier le plus facilement dans l'organisme et c'est aussi lui qui intervient le plus efficacement pour abaisser la densité moyenne du corps : il en résulte que la densité moyenne est plus faible chez un obèse que chez un marastique. Il y aurait donc là un élément important de diagnostic, dans les maladies par ralentissement de la nutrition et un moyen de suivre le résultat du traitement. On pourrait trouver dans la connaissance de la densité moyenne un élément précieux pouvant éclairer le diagnostic dans certaines maladies, telles que le myxœdème, la maladie de Thomsen, la paralysie pseudo-hypertrophique de Duchenne, etc. Pour l'homme normal, la densité moyenne est comprise entre 1,111 et 1,055 (Bergonié).

§ 4. — Surface du corps

L'utilité qu'il y aurait pour le médecin à être bien fixé sur la valeur de la surface du corps est indiscutable : la destruction des matériaux assimilés se fait avec une perte incessante de chaleur qui se dissipe dans le milieu extérieur par la surface cutanée. La perte d'énergie calorifique est donc proportionnelle à la surface du corps.

1° Utilité de cette mesure. — La connaissance de cet élément statique du corps est plus utile peut-être que tous les autres : un kilogramme d'un individu n'est pas semblable à un kilogramme d'un autre individu, comme l'a fait remarquer Bouchard : la connaissance du poids du corps est insuffisante pour apprécier la manière dont un organisme assimile et désassimile les matériaux qu'il prend dans le monde extérieur : un homme ordinaire a, comme composition moyenne de 1 kilogramme de son corps : 160 grammes d'albumine, 130 gr. de graisse, 660 gr. d'eau et 59 gr. de cendres. Chez un autre homme, supposé très obèse, chaque kilogramme est ainsi composé : 78 grammes d'albumine ; 575 gr. de graisse ; 323 gr. d'eau et 24 gr. de cendres.

Si l'on veut comparer la vie et les produits de la vie dans ces deux masses de matière vivante *de poids égal*, comment ne pas tenir compte de ce fait très remarquable que l'une d'elles contient deux fois moins d'albumine que l'autre, deux fois moins de cette substance dont les composés possèdent seuls la vie et effectuent seuls les métamorphoses dont les reliquats sont retrouvés aux émonctoires ? Le poids du corps, que nous apprendrons bientôt à déterminer, n'est donc pas une donnée anthropométrique d'une importance aussi grande que la surface cutanée, puisque cette dernière est proportionnelle à l'intensité de la destruction de la matière accumulée dans notre organisme.

Ces considérations montrent combien la clinique et la thérapeutique gagneraient en précision si l'on pouvait mesurer facilement la surface du corps.

2º Méthode de Bouchard. — Un procédé indiqué par Bouchard consiste à dessiner sur la surface cutanée des petites figures géométriques régulières, rectangles et triangles, et à calculer séparément la surface, supposée plane, de toutes ces figures ; la somme fait connaître la surface cherchée. Cette mesure ainsi faite est très longue et, de plus, elle donne une valeur trop petite, car ces surfaces sont considérées comme planes, alors que la peau est le plus souvent convexe.

Le même savant a essayé d'appliquer des formules permettant de substituer le calcul aux mesures expérimentales. Le procédé mathématique auquel s'est arrêté Bouchard consiste à comparer le corps à un cylindre dont on calcule la surface latérale. Pour arriver à ce résultat cadrant avec les mesures directes, il a pris trois cylindres dont les surfaces latérales se calculent de la manière suivante : le premier cylindre a pour circonférence le tour de taille C et pour hauteur la taille H du sujet ; on a $S = C \times H$.

Le second cylindre a pour hauteur le quotient du poids (supposé égal au volume) par la base B du cylindre.

Le troisième cylindre a pour hauteur la taille H du sujet ; quant au rayon de la base, on le déduit de la formule

$$\pi \, r^2 = \frac{P}{H} ;$$

d'où

$$r = \sqrt{\frac{P}{\pi H}}.$$

La circonférence du cylindre est par suite $2\pi \sqrt{\dfrac{P}{\pi H}}$ et la surface totale est :

$$S = H\, 2\pi \sqrt{\dfrac{P}{\pi H}}$$

En affectant chacune de ces surfaces d'un coefficient variable avec le poids du sujet et sa taille, Bouchard arrive à la formule générale

$$S = \alpha\, CH + \beta\, 4\pi \dfrac{P}{C} + \gamma\, 2\pi H \sqrt{\dfrac{P}{\pi H}}$$

Ainsi, dans le cas où le quotient du poids par la taille est égal à 4,2 la surface du corps est donnée par la formule :

$$S = 0{,}48\, C \times H + 8{,}33 \dfrac{P}{C} + 3{,}47\, H \sqrt{\dfrac{P}{3{,}14\, H}}$$

Il suffit de remplacer C, H et P par les valeurs correspondantes.

3° Méthode de Bergonié et Sigalas. — Bergonié et Sigalas ont entrepris de leur côté des mesures directes de la surface du corps en se servant du sparadrap des pharmacies ; ce sparadrap est en bandes de 2 décimètres de largeur. Si donc on arrive à recouvrir exactement la surface du corps d'un sujet avec ce sparadrap, il suffira de mesurer en décimètres la longueur employée et de la multiplier par 2 pour avoir le nombre de décimètres carrés correspondant à la surface du corps. Ce procédé est très long (dix heures) et de plus, le sparadrap ne peut pas s'appliquer exactement dans les régions arrondies comme l'épaule, le cou, etc. Une méthode pratique de détermination de la surface cutanée reste donc encore à trouver. Il est permis de penser qu'elle ne se fera pas trop attendre.

§ 5. — POIDS DU CORPS

C'est un des éléments les plus importants des coordonnées statiques ; en clinique, la connaissance du poids des malades permet de se rendre compte des phénomènes de nutrition ou de dénutrition dont leur organisme est le siège, en sorte que sa détermination est aussi utile à faire et ses variations aussi indispensables à suivre, pendant le cours d'une maladie ou d'une convalescence, que l'analyse des urines.

La mesure du poids du corps de l'homme doit être faite pour pouvoir servir de base à des déductions cliniques dans des conditions telles que l'on puisse apprécier des variations de quelques centaines de grammes. Il faut donc commencer à examiner quelles sont les causes d'erreur en plus ou en moins qui peuvent venir fausser les résultats des pesées.

1° Causes d'erreurs. — Il y a lieu de signaler en première ligne les *vêtements* ; si un malade est pesé à différentes reprises avec des vêtements différents, on pourra trouver de grandes variations sans que le poids du corps ait subi aucune modification. Il est important de tenir grand compte de cette cause d'erreur, car une variation de 500 à 1.000 grammes est bien vite obtenue. Une autre cause d'erreur importante tient aux aliments ingérés ; le poids du corps peut, après un repas même peu copieux, augmenter de 800 à 1.200 gr. Si donc une pesée est faite après un repas, et la pesée suivante à jeun, la variation accusée par la balance, serait-elle de 500 grammes et même plus, ne peut d'aucune façon être rapportée à une amélioration de la nutrition.

La troisième cause à considérer est celle qui est relative aux évacuations alvines et aux mictions du malade ; il peut y avoir une diminution de 400 à 500 grammes de ce chef.

Enfin, l'évaporation de la sueur intervient encore pour modifier le poids du corps : ainsi, après un repos de huit heures au lit, on peut trouver une diminution dans le poids du corps, (même s'il n'y a eu aucune évacuation excrémentitielle) de 400 à 750 grammes (BERGONIÉ).

Ces quelques considérations montrent combien une pesée du corps humain demande de soins si l'on veut pouvoir tirer d'une modification de plusieurs centaines de grammes et même d'un kilogramme, des renseignements utilisables pour la pathologie et la clinique.

2° Manière de faire une pesée. — Pour se mettre le plus complètement possible à l'abri des causes d'erreurs signalées, nous conseillerons, avec Bergonié, de peser un malade *tous les deux jours, le matin à jeun, après être allé à la selle et débarrassé de tout vêtement.*

En adoptant cette manière d'opérer, on pourra tirer de la forme de la courbe obtenue en portant en abscisses les jours, et en ordonnées les poids successifs, des déductions physiologiques ou pathologiques ayant quelque valeur.

Pour peser un sujet, l'appareil dont on se sert est la bascule de Quintenz ; pour les usages médicaux, la sensibilité doit être de 10 à 30 grammes. Bergonié a fait modifier cette bascule de la façon suivante que nous ne saurions trop recommander : la plate-forme est très basse, de façon que le malade puisse *s'y asseoir* facilement : le sujet repose sur son siège et ses reins portent sur un petit dossier qui permet une immobilité complète. La pesée se fait à l'aide de curseurs pouvant se déplacer sur trois tiges graduées : la première, en dizaines de kilos ; la seconde, en kilogrammes ; la troisième, en dizaines de grammes. On commence, pour établir l'équilibre, par déplacer le 1ᵉʳ curseur, le 2ᵉ et enfin le 3ᵉ, jusqu'à ce que deux index soient en regard l'un de l'autre. Cet instrument peut peser 150 kilogrammes avec une sensibilité de 10 grammes.

Il est bon de faire tourner le dos à la graduation ou aux poids, pour qu'aucun effet de suggestion ne puisse se produire.

3° Variations du poids du corps. — A l'état normal, le poids du corps subit des variations avec l'âge. Les nombreuses recherches de Quetelet lui ont permis de construire les courbes de ces variations dans les deux sexes. Chez l'homme, l'accroissement du poids est surtout marqué jusqu'à vingt ans ; le maximum est atteint vers l'âge de trente-cinq ans, puis le poids commence à diminuer lentement et progressivement jusqu'à quatre-vingts ans.

Chez la femme, l'accroissement a lieu jusqu'à dix-huit ans ; le poids augmente ensuite très lentement pour atteindre son maximum à quarante-huit ou cinquante ans, âge qui cor-

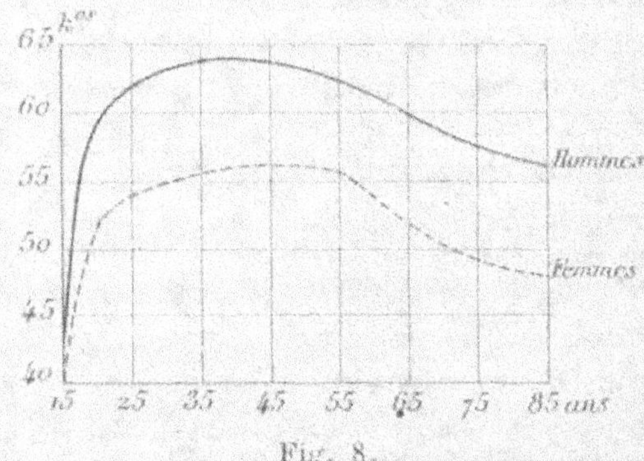

Fig. 8.

Variations du poids avec l'âge.

respond à la période de la ménopause. Le poids décroît ensuite assez rapidement jusqu'à soixante-dix ans et très lentement de soixante-dix à quatre-vingts ans.

§ 6. — CORPULENCE

Si l'on tient compte seulement du poids et de la forme générale du corps, telle que la vue la fait connaître, il est difficile ou arbitraire d'assigner à un individu donné un type de corpulence.

1° Définition de la corpulence. — On peut arriver à définir scientifiquement la corpulence par le quotient du poids du corps exprimé en kilogrammes, par la taille exprimée en décimètres, en sorte qu'on a

$$C = \frac{P}{H}$$

Quelle que soit leur taille et quel que soit leur poids, les hommes qui ont le même quotient $\frac{P}{H}$ rentrent dans le même type de corpulence (Bouchard).

La corpulence de l'homme normal moyen est égale à 4,2 ; chez la femme, la corpulence normale moyenne est plus faible et égale à 3,9.

Cette définition de la corpulence permet de dire à quel moment commence l'obésité ou le marasme. Un homme dont la corpulence est 4,6 n'est pas encore obèse ; mais il l'est si C = 5,4. De même, si C = 3,6 l'homme n'est pas encore maigre, mais lorsque sa corpulence est égale à 2,9, c'est le marasme. Pour la femme, l'obésité commence avec la corpulence 5, et la maigreur est manifeste si le quotient $\frac{P}{H}$ tombe à 2,3.

Cette manière d'exprimer la corpulence d'un sujet permet de régler la nutrition de telle manière que le quotient $\frac{P}{H}$ tende à devenir égal à 4,2 pour l'homme et à 3,9 pour la femme. Aussi ces données doivent-elles être bien connues du médecin qui est souvent consulté par les malades sur ce sujet. Faisons remarquer en passant que les tables inscrites sur les bascules automatiques ne correspondent à rien d'exact et de scientifique.

2º Segment anthropométrique de Bouchard. — On appelle ainsi le cylindre ayant une hauteur d'un décimètre et dont le volume est $\frac{P}{H}$. Si l'on suppose que la masse des tissus du corps soit façonnée suivant une forme exactement cylindrique et que la hauteur du cylindre corporel soit égale à la taille H, on pourra diviser celui-ci en autant de segments qu'il y a de décimètres dans la taille. C'est un de ces segments cylindriques qui est le *segment anthropométrique* de Bouchard.

Chez l'homme normal, ce segment a un poids de 4.200 gr., et il renferme 636 gr. d'albumine fixe, 36 gr. d'albumine circulante, 546 gr. de graisse, 2.772 gr. d'eau et 210 gr. de cendres.

Chez un obèse dont la corpulence est par exemple égale à 8, le segment anthropométrique pèsera 8.000 gr. et renfermera, comme dans le segment normal, 636 gr. d'albumine fixe,

4.

36 gr. d'albumine circulante, 2.772 gr. d'eau, 210 gr. de cendres, *mais il aura 4.346 gr. de graisse*, au lieu de 546 grammes.

On comprend aisément l'importance de cette notion : tandis qu'on compare généralement un kilogramme d'individu à un kilogramme d'un autre individu pour l'estimation du taux de la nutrition déduit du poids des matériaux éliminés, on doit être pénétré de cette idée que ce qui est actif, ce qui subit ou provoque les destructions, *l'albumine*, qui compte pour 160 gr. dans un kilogramme d'homme normal, *pourra ne plus compter que pour 84 gr. dans certains cas d'obésité.*

CHAPITRE II

TRAVAIL DU MUSCLE

L'être vivant produit de l'énergie surtout sous la forme de travail mécanique et sous la forme de chaleur. L'organe qui, chez l'animal, est le siège du travail mécanique, l'organe qui est le véritable *moteur*, c'est le *muscle*.

Nous ne décrirons pas ici la composition anatomique et histologique du muscle. Rappelons seulement que les disques sombres constituent les parties vraiment *contractiles* de la fibrille musculaire, tandis que les disques clairs sont des parties simplement *élastiques*.

Le muscle est susceptible de se modifier dans sa longueur ; c'est un des signes de son activité. On dit alors qu'il entre en contraction, expression impropre, puisque dans le sens scientifique du mot, contraction signifie diminution de volume. Or, le muscle ne diminue pas de volume pendant qu'il est en activité, comme on le démontre facilement à l'aide d'un vase plein d'eau fermé par un bouchon qui laisse passer un tube capillaire. Le muscle se raccourcit, mais il ne se contracte pas. Cependant on est obligé d'accepter cette expression qui paraît consacrée par l'usage : nous saurons ce qu'elle signifie.

1° Travail d'une force. — Avant d'étudier le travail du muscle, il est utile de rappeler quelques notions de mécanique ; on appelle *travail d'une force* le produit de l'intensité de cette force par la longueur du chemin parcouru par son point d'application, lorsque celui-ci se déplace suivant la direction même de la force. On a :

$$T = f \times L.$$

Le travail est exprimé en *ergs*, lorsque f est évalué en *dynes* et l en *centimètres*. On sait que la *dyne* est l'unité de force du système C. G. S. Si f est exprimé en kilogrammes et l en mètres, le travail T est égal à un certain nombre de *kilogrammètres*.

Le travail mécanique effectué par le muscle dépend nécessairement des deux facteurs f et l, c'est-à-dire de l'effort développé pendant la contraction et de la longueur du déplacement de l'insertion mobile du muscle, autrement dit de son raccourcissement.

L'effort f développé dans un muscle est variable avec chaque muscle : cet effort dépend de la *section* du muscle. Au contraire, le raccourcissement est proportionnel à la *longueur* du muscle.

On peut donner de ces deux faits une explication tirée de la constitution anatomique du muscle. Si on désigne par p l'effort qui peut être développé par une fibrille musculaire de longueur donnée et si un muscle renferme N fibrilles, il est certain que l'effort total dont le muscle est capable sera

$$f = \text{N} \times p.$$

Plus N sera grand, c'est-à-dire plus la section sera grande et plus l'effort total f sera considérable.

Pour le raccourcissement, l'explication en est tout aussi simple : désignons par h le déplacement subi par le premier compartiment d'une fibrille musculaire, à partir du point d'insertion fixe, sous l'influence de l'entrée en activité du premier disque épais ; la contraction du second disque épais déplacera le deuxième disque mince de la même hauteur h, mais comme il y a déjà une variation de niveau égale à h, le déplacement résultant sera égal à $2\,h$; pour le troisième disque épais, le déplacement sera de $3\,h$, et pour le $n^{\text{ème}}$ disque épais, la variation du niveau sera $n \times h$; en sorte que le raccourcissement final l a pour expression

$$l = n \times h.$$

Par conséquent, plus un muscle renferme de disques épais,

c'est-à-dire plus il est long, et plus son raccourcissement est considérable.

2° Variation du travail du muscle. — Prenons un muscle tel que le gastrocnémien de la grenouille et suspendons à son tendon un poids croissant ; produisons son excitation d'une manière quelconque, mais toujours la même, par exemple par un choc d'induction, et observons la hauteur de soulèvement du poids.

A mesure que le poids P augmente, la longueur du chemin parcouru diminue et si le poids dépasse une certaine valeur, le déplacement devient nul.

Donc, l'effort développé dans le muscle et dont la mesure est représentée par le poids soulevé, décroît progressivement jusqu'à zéro ;

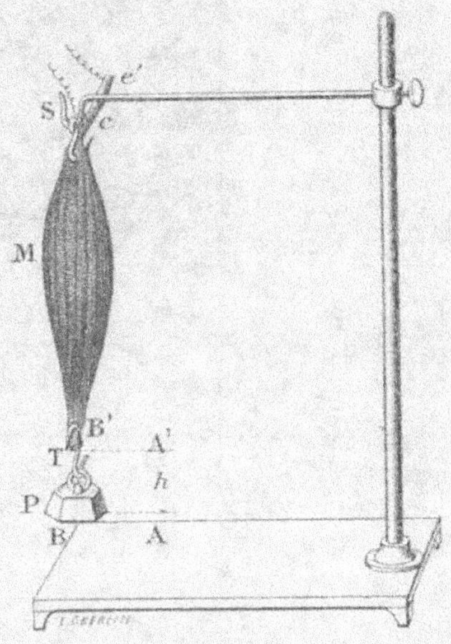

Fig. 9.

Travail du muscle soulevant un poids de la hauteur A A′ = h.

mais en est-il de même du travail du muscle ?

Si on fait le produit du poids soulevé dans chaque expérience par la hauteur du soulèvement, on a la valeur du travail effectué par le muscle. Or, ce travail, ainsi que l'a constaté ROSENTHAL, va d'abord en croissant, passe par un maximum, puis décroît peu à peu jusqu'à zéro. Pour le muscle gastrocnémien de grenouille, c'est lorsque le poids est égal à 150 grammes que le travail est maximum. La figure 10 est la représentation graphique de la variation de l'effort et de celle du travail du muscle.

3° Force absolue et force spécifique du muscle. — Repor-

tons-nous à l'expérience précédente; le poids qui a rendu le
raccourcissement nul est ce qu'on appelle la *force absolue* du

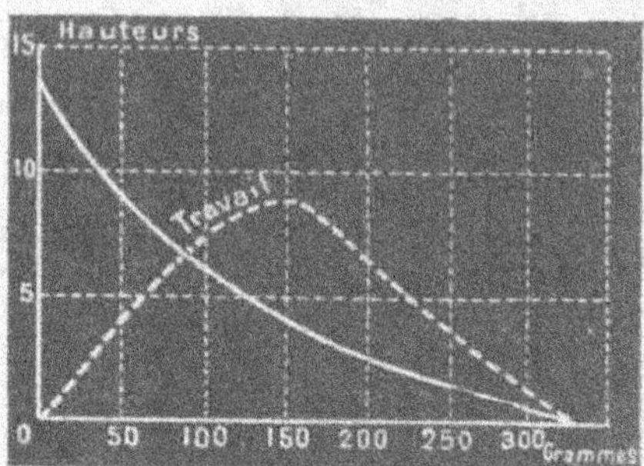

Fig. 10.

Variation du raccourcissement du muscle et du travail produit
avec des charges croissantes.

muscle : c'est donc l'effort maximum dont un muscle est capable. Le nombre qui exprime la force absolue d'un muscle
est loin d'être constant; il dépend de conditions diverses et ne
peut pas servir de caractérisque à un muscle donné.

Quoi qu'il en soit, si on désigne par F cet effort maximum
et par S la section du muscle, le quotient $\frac{F}{S}$ est ce qu'on
appelle la *force spécifique* du muscle. C'est donc l'effort qui
correspond à l'unité de sec-
tion, quand le poids antagoniste est assez grand pour
empêcher tout raccourcissement du muscle.

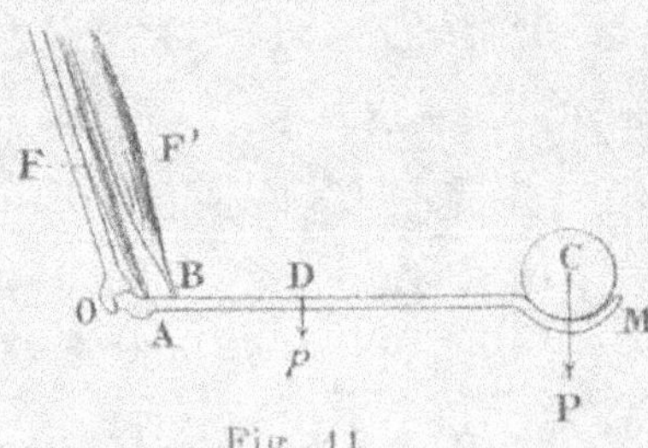

Fig. 11.

Schéma du bras et de l'avant-bras.

**4° Evaluation de la force
spécifique**. — Les frères
WEBER ont cherché à mesu-
rer expérimentalement cette
force spécifique; mais la ma-
nière d'évaluer la section, sur le cadavre, rend leurs résultats peu exacts.

HAUGHTON a fait la mesure de la force spécifique sur les

muscles fléchisseurs de l'avant-bras, le biceps et le brachial antérieur. Désignons par P le poids maximum pouvant être équilibré par les muscles, par p le poids de l'avant-bras ; puisqu'il y a équilibre, les moments des forces sont égaux et si on appelle F et F' les efforts développés par le biceps et par le brachial antérieur, on a (M désignant le moment de chaque force)

$$MP + Mp = MF + MF'$$

Remplaçons ces moments par leurs valeurs respectives, on a

$$OC \times P + OD \times p = OA \times F + OB \times F'$$

Si on désigne par S et S' les sections des muscles considérés et par f la force spécifique musculaire, on a, par définition.

$$F = f \times S \text{ et } F' = f \times S'$$

Il vient alors

$$OC \times P + OD \times p = OA \times f S + OB \times f.S'$$

ou

$$OC \times P + OD \times p = f(OA \times S + OB \times S')$$

Les distances OA et OB sont faciles à déterminer sur le cadavre en prenant un bras et un avant-bras de mêmes dimensions : quant à OD et OC, on les mesure facilement.

De l'expression précédente, on tire

$$f = \frac{OC \times P + OB \times p}{OA.S + OB.S'}$$

Haughton a ainsi trouvé que la force spécifique f est égale à 4.000 grammes environ. Rosenthal avait fixé la valeur de cette force spécifique à 3.000 grammes.

Si l'on peut mesurer l'effort développé par un animal par le poids que celui-ci peut traîner, on arrive à conclure que les insectes ont une force musculaire plus grande que les vertébrés : Plateau Durkeim, ont vu qu'un insecte pouvait traîner une masse pesant 40 fois plus que le poids de leur corps.

5° Travail statique du muscle. — Si dans la formule

$$T = f \times l$$

on fait $l = o$, le travail T devient nul. *Physiquement*, un muscle qui soutient un poids P à une hauteur invariable n'accomplit aucun travail; mais *physiologiquement*, il n'en est pas tout à fait de même. Quoique la charge soutenue ne subisse aucun déplacement, il est certain que le muscle qui la soutient effectue un travail auquel on a donné le nom de *travail statique*. Ce muscle est en effet le siège de réactions chimiques intenses, pendant que dure le soutien à hauteur constante d'une charge donnée; il ne peut pas être par suite comparé à une colonne qui supporte un poids, ou à un lien auquel serait suspendue la charge considérée.

On évalue le travail statique du muscle par le produit de la charge soutenue par le temps θ pendant lequel dure ce travail. On a

$$\mathcal{T} = P \times \theta$$

En opérant sur l'homme, HAUGHTON est arrivé à la formule suivante :

$$\frac{\mathcal{T}^2}{\theta} = \text{constante.}$$

Ce résultat se rapporte aux muscles du bras tendu horizontalement et maintenant des poids variables pendant un temps θ. Le quotient $\dfrac{\mathcal{T}}{\theta}$ s'appelle la *vitesse du travail statique* : désignons-la par v: la formule d'HAUGHTON se ramène alors à la suivante

$$\mathcal{T} \times v = \text{constante,}$$

et l'on peut énoncer la loi suivante qu'on appelle *loi de la fatigue* : le produit du travail statique effectué par un groupe de muscles qui restent contractés jusqu'à épuisement par la vitesse du travail est un nombre constant.

Les résultats expérimentaux trouvés par HAUGHTON sont en

complet accord avec les résultats calculés par l'application de la formule précédente.

6° Travail intérieur du muscle. — Dans le livre précédent, nous avons vu que la contraction musculaire met en jeu une force élastique qui se décompose, en une force élastique effective et une force élastique latente. Le travail interne du muscle résulte de la résistance opposée par les éléments constituants du muscle à la déformation qu'entraine toute contraction. Cette résistance est équilibrée par la force élastique latente qui, nous le savons, est proportionnelle au raccourcissement du muscle et à la charge supportée. Le travail interne du muscle correspondant à un état de contraction déterminé est donc lui-même proportionnel à ce raccourcissement et à cette charge.

a. *Cas du travail statique*. — Lorsqu'un muscle soutient un poids à une hauteur invariable, sa longueur est *plus grande* que si la charge extérieure n'existait pas ; cet allongement dû à la charge correspond par conséquent à une diminution du travail interne du muscle. La quantité dont ce travail diminue peut servir de mesure au travail statique extérieur qui est égal au produit de la charge P par le temps du soutien.

Or, le travail interne disparu est proportionnel à la force élastique latente qui prendrait naissance par un raccourcissement égal à l'allongement que produit le poids P ; de plus, cette force élastique latente est égale à la force élastique effective rendue manifeste par l'action du poids P. Il en résulte que le travail interne qui disparaît sous l'action du poids soutenu est proportionnel à la force effective mise en jeu et par conséquent au poids P qui est égal à cette force.

Or, nous savons que lorsqu'un muscle supporte successivement une même charge sous des états différents de raccourcissement, la force élastique effective conserve la même valeur, en sorte que le travail statique extérieur a une valeur constante pour une même durée de soutien.

Mais nous avons vu que le rapport de la force élastique effective à la force élastique totale diminue à mesure que le raccourcissement est plus grand (puisque le dénominateur augmente). Il en résulte que le quotient du travail statique extérieur par le travail interne total du muscle sera d'autant plus petit que le raccourcissement du muscle sera plus considérable. On peut donc tirer de là cette loi importante : *un muscle qui soutient une charge à hauteur fixe travaille d'autant moins économiquement que son raccourcissement est plus grand.*

b. *Cas du travail dynamique.* — Le travail dynamique extérieur effectué par un muscle qui soulève d'une hauteur h un poids P est égal au produit $P \times h$. On peut décomposer le temps mis pour effectuer ce travail en un très grand nombre de petits intervalles pendant lesquels le muscle soulève le poids P d'une hauteur si faible qu'on peut admettre que, pendant ce temps, le travail effectué est du travail statique. Cette décomposition permet de voir qu'il existe en même temps que le travail dynamique $P \times h$, un travail statique élémentaire pendant chaque petit accroissement du temps et par suite un travail statique total égal à la somme de ces petits travaux statiques élémentaires.

Nous déduirons immédiatement de là que le travail total d'un muscle qui effectue un même travail dynamique extérieur dans des temps différents est d'autant plus considérable que le temps employé à ce travail est plus grand, ou, ce qui revient au même, que la vitesse uniforme du déplacement du poids est plus petite.

D'où cette loi : dans le cas du travail dynamique extérieur, *un muscle travaille d'autant plus économiquement, toutes choses égales d'ailleurs, que le mouvement uniforme qu'il communique à la charge est plus rapide* (CHAUVEAU).

CHAPITRE III

SQUELETTE ET ARTICULATIONS

La plus grande partie du squelette est destinée à transmettre et à utiliser le travail des muscles ; il faut remarquer que le nombre des muscles qui n'ont pas d'insertion osseuse et dont le travail est utilisé directement est restreint : ces muscles sont alors affectés à des actes spéciaux.

§ 1. — DES OS EN GÉNÉRAL

Les pièces osseuses qui servent à l'utilisation du travail musculaire représentent des leviers, des bielles, etc., c'est-à-dire des organes de machine.

Les leviers sont surtout fournis par les os longs ; par conséquent, ces os longs sont destinés à supporter l'effet de deux forces, comme dans tout levier, et sont astreints à tourner autour d'un point fixe qui est le centre de rotation ou point d'appui. On sait que les os longs sont formés de tissu compact, à la périphérie, de tissu spongieux, et enfin de tissu réticulaire : dans l'axe de l'os, il y a le *canal médullaire* qui ne présente, au point de vue mécanique, aucune résistance. En somme, les os longs sont des corps approximativement cylindriques et *creux*.

1° Avantages des tubes creux. — Est-ce là une condition favorable pour la résistance qu'ils doivent opposer à la flexion subie sous l'influence des efforts musculaires ou des charges à

supporter, et ne vaudrait-il pas mieux, au point de vue mécanique, qu'ils fussent *pleins* ?

La résistance opposée à la rupture par flexion par un corps
dont une des dimensions l'emporte sur les deux autres est proportionnelle à la quatrième puissance du diamètre et en raison
inverse du cube de sa longueur. Or, comme pour un même
poids de matière, la forme tubulaire permet un diamètre plus
grand, il en résulte que cette forme tubulaire des os constitue
un grand avantage. C'est pour la même raison que les plumes
des oiseaux et les tiges de certains végétaux sont creuses :
sous le même poids, elles ont un diamètre beaucoup plus
grand.

2° Déformations osseuses. — Il arrive parfois que les
efforts de flexion exercés sur les os soient le résultat des
muscles seuls ; si les muscles d'extension et de flexion entrent
alternativement en activité, on n'observe pas de déformations
de ces os ; mais si l'un des groupes de muscles, les extenseurs
par exemple, viennent à être paralysés, alors l'action des fléchisseurs, qui restent seuls actifs, produit une déformation
permanente. C'est de cette manière que s'explique la *tumeur
dorsale du poignet* chez les *saturnins* dont les extenseurs sont
paralysés depuis quelque temps déjà (BERGONIÉ). Cette déformation, qu'on retrouve d'ailleurs en dehors du saturnisme,
disparaît lorsque la paralysie est guérie.

§ 2. — DES ARTICULATIONS

Les points d'appui des leviers de l'organisme sont constitués
par les *articulations* qui sont les centres de rotation des leviers
osseux.

Au niveau des articulations, les lamelles osseuses sont
groupées dans la substance spongieuse de manière à constituer des travées disposées suivant la résultante des forces
(pressions et tractions) qui agissent sur l'os.

Les parties osseuses articulaires sont recouvertes d'une
couche cartilagineuse lisse destinée à faciliter le glissement de

ces pièces ; à la limite du cartilage est fixée la capsule articulaire qui entoure les deux os comme un sac ; elle est tapissée en dedans par la synoviale qui sécrète un liquide filant, alcalin, la *synovie*.

1° Diarthroses. — Les articulations dont nous avons seulement à nous occuper au point de vue mécanique sont les articulations mobiles ou *diarthroses* : une diarthrose est une articulation dans laquelle les surfaces articulaires s'épousent exactement.

On appelle *excursion* du mouvement articulaire la distance angulaire, ou linéaire, qui sépare les deux positions extrêmes que peut occuper l'os mobile.

Il est facile de comprendre que l'excursion diminue lorsque la surface articulaire fixe augmente. Il suffit de comparer, pour se rendre compte de cette loi, les articulations scapulo-humérale et coxo-fémorale : l'excursion de la première, dont la surface articulaire immobile est faible, est plus étendue que celle de la seconde, dans laquelle la surface articulaire (la cavité cotyloïde augmentée du bourrelet cotyloïdien) est bien plus grande que la cavité glénoïde de l'épaule.

2° Classification des articulations. — Les articulations peuvent se ramener à trois formes géométriques, le plan, le cylindre, la sphère.

a. *Articulations dérivant du plan*. — Les articulations qui dérivent du plan sont peu importantes ; elles ne permettent qu'un mouvement de glissement.

b. *Articulations dérivant du cylindre*. — Les articulations dérivant du cylindre sont très importantes : elles se rapprochent du système formé par un demi-cylindre creux dans lequel est logé un cylindre plein constituant l'os mobile. L'articulation en cylindre parfait ou *trochlée* ne permet les excursions de l'os mobile que dans un même plan : les mouvements sont ou de *flexion* ou d'*extension*.

Si le rayon du cylindre varie dans l'articulation, on a alors la *trochloïde*. Il arrive quelquefois que le cylindre articulaire est creusé d'un pas de vis, en sorte que l'os mobile représente un écrou et l'os fixe une vis ; alors ici, l'excursion ne consiste pas seulement en mouvements de flexion et d'extension ; il y a aussi un mouvement de *translation*, suivant l'axe de la vis. Un exemple de cette articulation se trouve dans le *coude* où le pas de vis est égal à 3 à 4 millimètres.

c. *Articulations dérivant de la sphère*. — Enfin les articulations se rapportant à la sphère sont les plus parfaites et leur excursion est la plus étendue. L'os mobile peut décrire un cône ayant pour sommet le centre de la sphère articulaire et limité latéralement par le bourrelet cartilagineux placé au bord de la sphère creuse. Si l'os mobile sort du cône ainsi tracé, il y a *luxation*.

Les mouvements d'extension et de flexion sont parfaitement possibles ; il en est de même des mouvements d'*adduction* et d'*abduction*. Si l'os mobile décrit un mouvement circulaire, ou approximativement circulaire, à l'intérieur du cône limite représentant l'excursion, on aura alors un mouvement de *circumduction*. Enfin, un autre mouvement possible dans cette catégorie d'articulations, c'est le mouvement de *rotation*. Il se produit, par exemple, dans l'articulation scapulo-humérale pendant les mouvements de supination ou de pronation forcée de l'avant-bras.

Il y a d'autres articulations qui sont dérivées de la sphère : d'abord le *condyle* ; c'est une surface d'ellipsoïde de révolution : telle est, par exemple, l'articulation radio-carpienne ; les mouvements de flexion, d'extension, d'abduction, d'adduction et de circumduction, sont possibles.

Une autre articulation, se rapprochant de la sphère, c'est l'*articulation en selle* ; l'une des surfaces articulaires, celle de l'os fixe, a tout à fait la forme d'une selle de cheval, la surface de l'os mobile est la même, mais en sens inverse à 90° ; les deux surfaces s'épousent exactement.

On trouve des exemples d'articulations en selle au niveau de l'articulation du trapèze avec le premier métacarpien ; du marteau avec l'enclume de la chaîne des osselets, et des cartilages aryténoïdes avec le cricoïde. Ce sont les mouvements d'adduction et d'abduction qui ont l'excursion la plus étendue dans cette articulation.

3° Mécanisme du maintien des têtes osseuses articulaires. — D'après les frères WEBER, ce serait la pression atmosphérique qui maintiendrait les os mobiles articulaires en contact avec les os fixes : tous les auteurs ont reproduit cette explication. Dire que c'est la pression atmosphérique dont l'action est la cause du maintien de la tête humérale dans la cavité glénoïde, par exemple, c'est évidemment prétendre que le vide existe dans cette articulation et que la pression atmosphérique ne s'exerce que sur la surface externe de la tête de l'humérus. Nous avons vu plus haut que les phénomènes d'adhésion des liquides aux solides et de cohésion des molécules de la synovie permettent d'expliquer l'adhérence des surfaces articulaires, sans faire intervenir des conditions autres que celles qui existent sur le vivant. Nous y renvoyons le lecteur (voy. p. 13).

EFFETS DES LEVIERS DE L'ORGANISME

Maintenant que nous connaissons, au point de vue mécanique, les différentes pièces qui constituent les leviers de l'organisme, muscles, tige rigide et centre de rotation, voyons quels sont les effets dont les leviers sont capables.

Une machine peut toujours se décomposer en leviers, poulies, plans inclinés : dans le corps, il n'existe pas de plans inclinés ; quant aux poulies, on trouve quelques pièces qui se rapprochent de la poulie utilisée en mécanique, mais ce sont plutôt des fragments de poulie dont le disque creusé d'une gorge est fixe, au lieu d'être mobile. Il n'en existe pas moins un changement de direction dans la force qui agit. Ce sont surtout les leviers qui entrent dans la machine animale. Nous devons rappeler qu'on appelle machine un corps, ou système de corps, capable de transformer d'une manière régulière et continue une forme quelconque de l'énergie en une autre forme de l'énergie. Il résulte de cette définition qu'une machine ne crée pas du travail ; elle ne fait que le transformer.

Le rôle du levier dans l'organisme est de changer *dans sa forme* le travail d'un muscle. Quels sont les effets susceptibles d'être produits par les leviers de l'organisme? Ils sont au nombre de trois : 1° les effets d'équilibre ; 2° les effets de force ; 3° les effets de mouvement.

1° Effets d'équilibre. — Si l'on examine les trois genres de leviers, on ne tarde pas à voir que c'est le levier utilisé dans la balance qui est le mieux disposé pour ces effets ; c'est celui dans lequel l'équilibre s'obtient le plus naturellement, puisque, si les bras du levier sont égaux, il suffit de faire agir à chaque extrémité des forces égales. Il faut cependant bien remarquer que cette expression est mauvaise, car les effets d'équilibre peuvent être produits, et sont produits, par tous les leviers ; nous savons en effet que la condition d'*équilibre* d'un levier quelconque, c'est que le moment des forces qui agissent dans un sens soit égal au moment de celles qui agissent en sens inverse.

Quoi qu'il en soit, les effets dits d'équilibre sont dévolus dans l'organisme aux seuls leviers du premier genre : l'effet d'équilibre de la tête en est un exemple, le point d'appui est l'articulation occipito-atloïdienne ; la résistance qu'il s'agit d'équilibrer est le poids de la tête ; la direction de cette force passe en avant de l'articulation ; enfin la puissance est représentée par les muscles de la nuque qui sont en arrière de l'articulation.

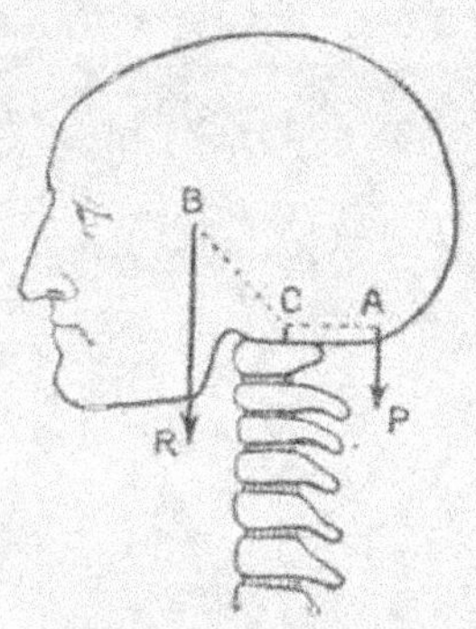

Fig. 12.
Équilibre de la tête.
(Viault et Jolyet.)

Nous ferons remarquer cependant que la tête ne se comporte pas toujours comme un levier du premier genre : ainsi, lorsqu'on donne un coup de tête en arrière, c'est un mécanisme de levier du troisième genre qui intervient, car la puissance est entre l'articulation et la résistance.

2° **Effets de force.** — Ces effets seront d'autant plus marqués que le bras de levier de la puissance sera plus grand par rapport à celui de la résistance : on doit donc éliminer de suite le levier du troisième genre dans lequel, par définition, le bras de levier de la résistance est toujours plus grand que celui de la puissance. On est ainsi réduit à prendre, soit le levier du premier genre, soit celui du deuxième genre. Mais avec le premier genre, il faudrait que le levier soit très long,

puisque les deux forces s'exercent de part et d'autre du point
d'appui ; cette trop grande longueur est incompatible avec les
dimensions de l'organisme ; aussi, est-ce au moyen de leviers
du deuxième genre que les effets dits de force sont produits
dans la machine vivante. Dans ce cas, les bras de levier des
deux forces sont situés du même côté. Un exemple de ce levier
se rencontre dans la mâchoire : le maxillaire inférieur donne
insertion au muscle masséter dont les fibres partent de l'arcade
zygomatique et descendent verticalement sur la branche horizontale de cet os pour s'insérer *en avant* de l'angle. Si l'on
place un objet dur à briser entre les grosses molaires, inférieures et supérieures, la résistance se trouve entre la puissance et l'articulation temporo-maxillaire.

Ce n'est pas toujours un levier du deuxième genre qui produit la mastication : lorsque l'objet
est placé entre les incisives, c'est un
levier du troisième genre que représente le maxillaire, mais il ne sert
plus à produire des effets de force,
car si l'objet est trop dur, instinctivement nous le plaçons en arrière,
vers les grosses molaires, où c'est
alors un levier du deuxième genre
qui agit.

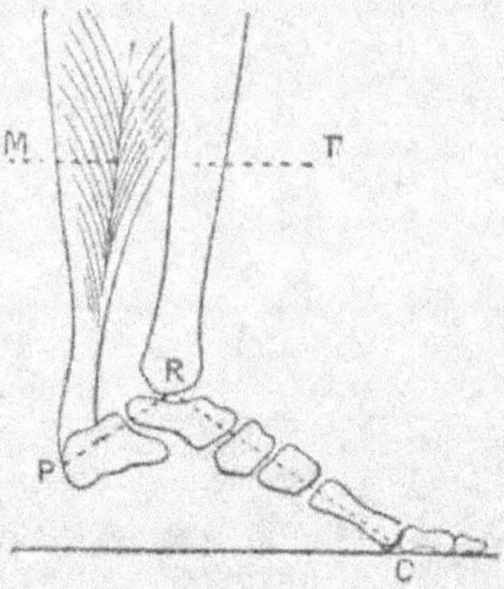

Un autre exemple de levier du
deuxième genre se trouve dans le
pied : c'est par un mécanisme du
deuxième genre que nous soulevons
le poids du corps sur le pied. Cette
question a été assez discutée, car

Fig. 45.
Soulèvement du poids
du corps sur le pied
(Viault et Jolyet).

certains auteurs ont soutenu que le soulèvement ne résultait
pas d'un levier du deuxième genre; mais il n'est pas douteux
que l'opinion primitive, due aux frères Weber, est bonne et
doit être admise, ainsi que l'a démontré Bergonié. Donnons une
brève explication de ce mécanisme. Supposons d'abord le corps
placé verticalement, la jambe formant un tout rigide : quand
un muscle se contracte, il tend à rapprocher ses deux extré-

mités; quand le triceps sural entre en contraction, tout se passe donc comme s'il existait en T et T' deux forces : celles-ci, décomposées suivant l'horizontale et la verticale, donnent

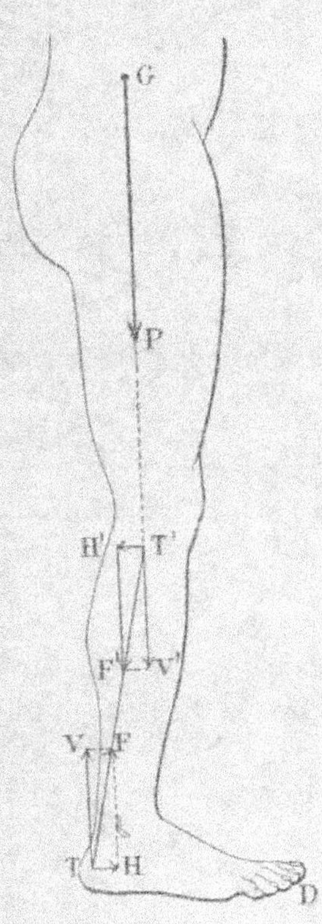

Fig. 14.

Impossibilité du soulèvement du corps sur la pointe des pieds, le corps restant vertical (d'après Bergonié).

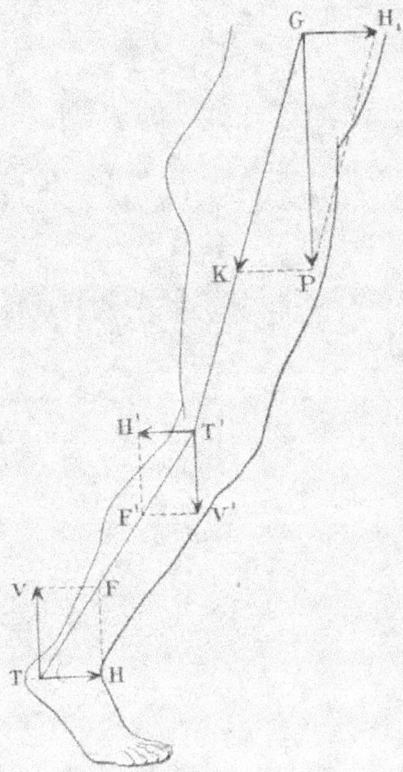

Fig. 15.

Soulèvement du poids du corps sur la pointe du pied, le corps étant incliné en avant (d'après Bergonié).

quatre composantes dont deux sont inefficaces T H et T' V'. Les deux forces qui ont un rôle apparent, c'est T V qui tend à soulever le poids du corps, en agissant sur la tige rigide formée par le pied jusqu'à l'articulation métatarso-phalangienne, et

T' H' qui tend à renverser le corps en arrière. Le corps étant supposé vertical, il y aura donc, par le fait de la contraction des gastrocnémiens, chute en arrière, et par conséquent le soulèvement du corps sur la pointe du pied sera impossible. Cela est si vrai que si l'on soutient le corps par derrière, le sujet se sentant soutenu et n'étant plus exposé à tomber en arrière, pourra très bien se soulever et ses talons quitteront le sol.

Supposons maintenant que la cuisse et la jambe se trouvent inclinées en avant, comme dans le cas de la marche : au centre de gravité G est appliquée encore la force poids du corps qui peut se décomposer en deux autres forces, l'une dirigée suivant l'axe du membre G K, l'autre suivant l'horizontale G H_1. Des deux forces efficaces de tont à l'heure et provenant de la contraction du triceps sural, l'une T' H' est contre-balancée maintenant par la composante G H_1, également horizontale et dirigée en sens inverse de T' H'. Si le corps est assez incliné en avant, ces deux forces pourront être égales et leur action se réduira à celle d'un couple ; par conséquent il n'y a pas à en tenir compte. Il reste donc seulement la force T V comme efficace et l'on voit que son action sera, suivie du soulèvement du poids du corps sur le pied. C'est précisément dans le but de rendre la composante horizontale G H assez grande que nous nous penchons en avant au moment où la jambe du côté opposé devient oscillante.

3° Effets de mouvement. — Le chemin parcouru par le point d'application de la résistance doit être le plus grand possible : le levier du deuxième genre est évidemment incapable de produire ce résultat ; quant aux leviers du premier genre, ils pourraient bien satisfaire à ce désiratum, mais il faudrait que le bras de levier de la résistance soit très grand, ce qui ne peut pas exister à cause des dimensions du corps. C'est donc par un levier du troisième genre, que les déplacements de l'extrémité d'un levier sont les plus considérables. Ces leviers se trouvent dans l'organisme pour les mouvements de grande amplitude. Ainsi, les déplacements de la main et du pied résultent d'un mécanisme du troisième genre, aussi bien

pour les mouvements de flexion que d'extension. Dans ces
leviers, le bras de levier de la puissance P est toujours très

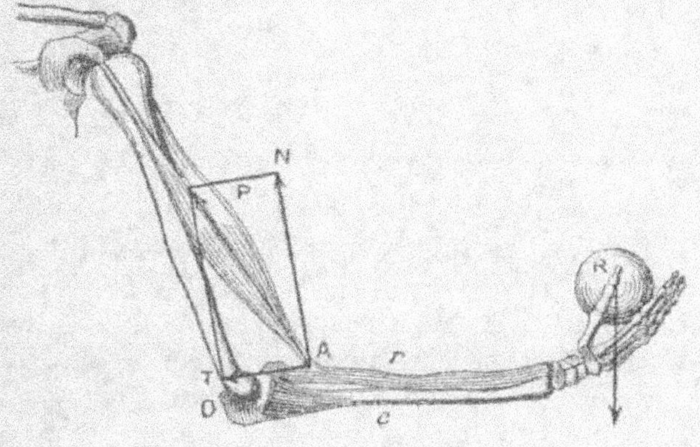

Fig. 16.
Mouvement de l'avant-bras et de la main (VIAULT et JOLYET).

court, l'insertion des muscles se faisant près de l'articulation,
tandis que le bras de levier de la résistance R représentée par
le poids de l'objet à déplacer, est le plus long possible.

CHAPITRE V

STATIQUE DU CORPS HUMAIN

Avant de considérer le corps de l'homme en mouvement, il est logique d'étudier les conditions du repos.

Pour qu'un corps reposant sur le sol par quelques points, soit en équilibre, il faut et il suffit que la verticale passant par son centre de gravité vienne tomber dans le polygone de sustentation de ce corps.

§ 1. — Centre de gravité du corps de l'homme

Où se trouve le centre de gravité du corps? Il y a lieu, avant de répondre à cette question, de bien préciser dans quelle position on considère le corps; le corps de l'homme n'est pas en effet un corps invariable de forme, comme un bloc de pierre. Sa forme est au contraire très variable, et, par suite, son centre de gravité varie à chaque instant et avec chaque position des parties mobiles, des membres et de la tête. En d'autres termes, à chaque position des segments mobiles du corps correspond une situation déterminée du centre de gravité.

Dans la station verticale correspondant à la position du soldat sans armes, le centre de gravité est dans un plan vertical antéro-postérieur perpendiculaire à la ligne des pupilles et passant par l'ombilic. Weber a fixé la situation du centre de gravité dans ce plan à un centimètre au-dessus du promontoire. D'après Meyer, il serait dans l'axe du canal de la deuxième vertèbre sacrée.

Chez l'homme, le plan horizontal qui correspond au centre de gravité dans cette même position du soldat sans armes se trouve à 586 du sol, si l'on représente la taille par 1000. Chez la femme, ce plan horizontal est situé plus bas; chez l'enfant plus haut.

Borelli (de Lyon) avait déterminé le centre de gravité du corps à l'aide d'une planche fixée sur un couteau de balance; on déplaçait le corps préalablement couché sur le dos et dont les membres étaient dans la position invariable du soldat sans armes, jusqu'à ce que l'équilibre de la planche existât; en marquant la trace du plan vertical passant par l'arête du couteau sur la peau, on avait ainsi déterminé à quelle hauteur était le centre de gravité; l'intersection de ce plan avec le plan médian est une droite horizontale sur laquelle est forcément placé le centre de gravité. Borelli le considérait comme étant au milieu de cette droite antéro-postérieure; mais cette position est fausse, car la symétrie n'existe pas autour d'un plan vertical mené *transversalement*, c'est-à-dire perpendiculaire au plan antéro-postérieur et passant par le milieu de la droite considérée.

P. Richer a indiqué un moyen très commode pour trouver le point exact de la ligne de Borelli correspondant au centre de gravité. La plante des pieds du sujet nu est fixée au moyen de liens sur des planchettes; on fait monter le sujet sur la surface de section d'une planche verticale d'un centimètre d'épaisseur et disposée transversalement par rapport à lui; le sujet cherche à se tenir en équilibre sur ses pieds en observant de

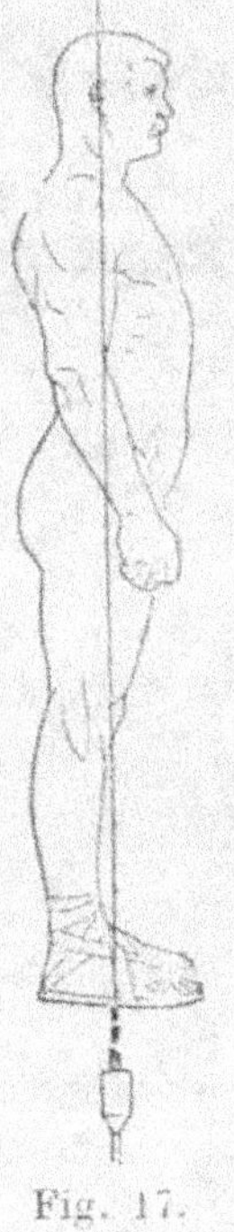

Fig. 17.
Méthode de
P. Richer.

rester toujours dans la position du soldat sans armes. Quand il a convenablement placé ses pieds, l'équilibre existe et on le photographie à ce moment-là en plaçant l'appareil photographique à une certaine distance sur le prolongement de la planche; la projection du fil à plomb sur le corps fait connaître la trace du plan vertical transversal qui renferme le centre de gravité.

§ 2. — CONDITIONS DE STABILITÉ DU CORPS

Lorsque le centre de gravité d'un corps est situé au-dessus du plan sur lequel il repose, sa stabilité peut être détruite : il suffit pour cela que la *ligne de gravité*, c'est-à-dire la verticale abaissée du centre de gravité ne tombe plus dans le polygone de sustentation.

On appelle *stabilité* d'un corps le travail qu'il faut dépenser sur ce corps pour amener la ligne de gravité en dehors du polygone de sustentation. On sait que le polygone ou base de sustentation est la figure plane obtenue en réunissant les points d'appui extrêmes par lesquels le corps touche le sol. Si on cherche à faire tourner un corps quelconque de poids P autour d'un des côtés du polygone de sustentation et si la ligne de gravité tombe à une distance d de ce côté, la stabilité de ce corps est

$$T = P \times d \times tg \frac{\alpha}{2}$$

α étant l'arc décrit, pendant ce mouvement, par le centre de gravité. Plus le travail T est grand et plus la stabilité du corps est grande elle-même.

Voyons à quelles conclusions on arrive en considérant le corps de l'homme dans une attitude donnée.

1° D'abord, nous voyons que la stabilité sera d'autant plus grande que le poids du sujet sera plus considérable : cela résulte de l'examen de la formule précédente.

2° Cette stabilité sera encore d'autant plus grande que l'arc décrit par le centre de gravité pour amener la ligne de gravité en dehors du polygone de sustentation sera plus grand : cet arc sera d'autant plus grand que le centre de gravité sera situé plus bas, car aux extrémités de cet arc aboutissent les deux côtés d'un angle dont le sommet est sur la ligne autour de laquelle tourne le corps.

3° Enfin la stabilité est proportionnelle à la distance à

laquelle les côtés du polygone de sustentation se trouvent du point où la ligne de gravité rencontre le plan sur lequel le corps repose. Plus le polygone de sustentation sera grand et plus la stabilité sera considérable. Par conséquent, c'est dans le décubitus dorsal que la stabilité du corps de l'homme est la plus grande possible : réciproquement, la stabilité est minima dans le cas de la danseuse sur ses pointes.

Des conditions de stabilité qui précèdent il résulte que, pour un individu donné, la stabilité sera d'autant plus grande que son centre de gravité sera plus bas et que son polygone de sustentation sera plus étendu.

Suivant les circonstances, nous augmentons notre stabilité soit par l'un, soit par l'autre de ces deux moyens ou en les utilisant simultanément.

§ 3. — Différentes attitudes de l'homme

On appelle attitude ou station cet état d'équilibre du corps dans lequel il peut se maintenir un certain temps sans se déplacer. Il y a plusieurs attitudes à étudier, la station droite debout, la station hanchée, la station assise, etc.

1° Station droite. — C'est la position du soldat sans armes : l'équilibre du corps résulte de la fixation des différents segments mobiles.

La tête est maintenue en équilibre par l'intervention des muscles de la nuque : l'équilibre du corps peut exister pendant que la tête effectue des mouvements en avant ou en côté ; dans la rotation de la tête autour d'un axe vertical, celle-ci descend un peu en bas, par suite de la forme des articulations des premières vertèbres : ce mouvement de descente est utile pour éviter la traction de la moelle. Il résulte de cet abaissement de la tête tournée que, dans la mesure de la taille, le sujet doit regarder droit devant lui.

La colonne vertébrale est fixée dans les régions cervicales et lombaires par les muscles du cou et des lombes.

La fixation du tronc sur les fémurs doit être assurée pendant la station debout; le centre de gravité du tronc et de la tête, y compris les bras, se trouve au bord antérieur de la deuxième vertèbre dorsale. La ligne de gravité passe donc en arrière des articulations coxo-fémorales. La chute du corps en arrière est empêchée par le ligament de BERTIN qui va de l'épine iliaque antérieure et supérieure au milieu des deux trochanters et de l'aponévrose du fascia lata. Il y a aussi intervention du psoas iliaque et du droit antérieur de la cuisse.

A l'articulation du genou, le corps ne peut tourner qu'en arrière, car les ligaments croisés s'opposent par leur disten-

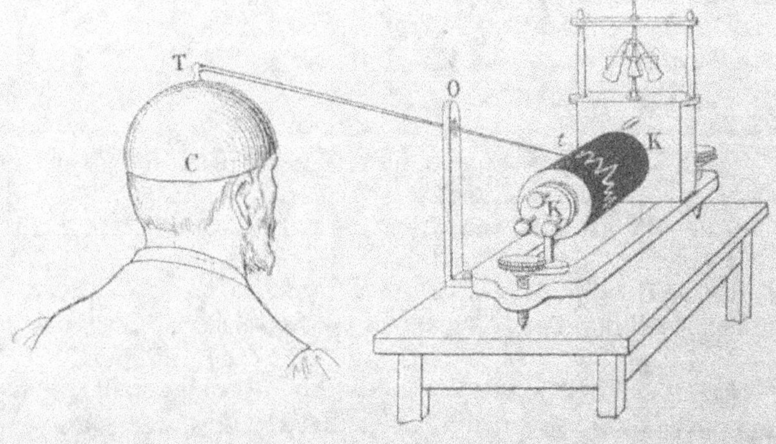

Fig. 18.
Inscription des oscillations du corps (d'après BERGONIÉ).

sion à la chute en avant. La ligne de gravité correspondant au tronc avec les cuisses passe par la ligne joignant le bord postérieur des articulations du genou. Le triceps fémoral empêche la chute en arrière.

Enfin, au niveau de l'articulation tibio-tarsienne, la fixation doit encore être assurée, car la ligne de gravité tombe en avant de la ligne horizontale joignant les deux articulations du pied. Ce sont les muscles du mollet qui interviennent pour s'opposer à cette chute en avant.

On voit ainsi que l'équilibre correspondant à la station droite est dû à la contraction d'un grand nombre de masses musculaires : cette station doit, par suite, correspondre à une certaine dépense de travail qui se traduit par un dégagement d'acide carbonique plus grand que dans les stations assise ou couchée.

La contraction des muscles qui interviennent pour la fixation des divers segments du corps n'est pas continue, mais intermittente : ce qui le prouve, ce sont les oscillations de la tête pendant cette station. On peut enregistrer ces oscillations, comme l'a fait BERGONIÉ, en recouvrant la tête du sujet d'une calotte de plomb à laquelle est fixée une tige rigide pouvant tourner autour d'un point d'appui, pendant que son extrémité libre frotte sur un cylindre noirci.

Pour enregistrer les oscillations antéro-postérieures, le sujet

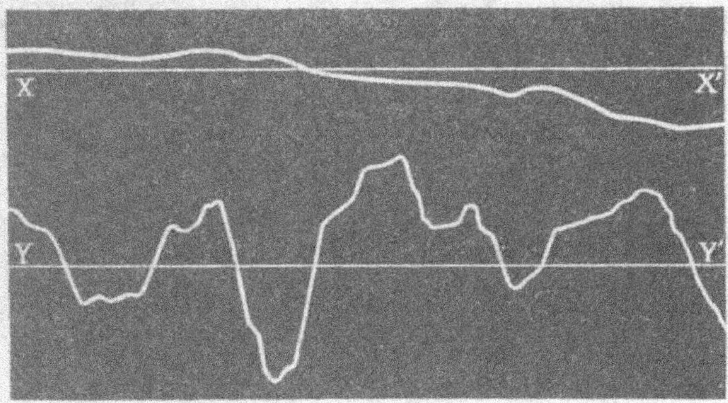

Fig. 19.
Oscillations du corps : 1ᵉ oscillations latérales ; 2ᵉ oscillations antéro-postérieures.

est placé de côté, le cylindre se trouvant à sa droite par exemple ; pour les oscillations latérales, le sujet tourne le dos au cylindre. On constate ainsi que les oscillations antéro-postérieures sont plus étendues que les oscillations latérales.

Si l'on fait fermer les yeux au sujet, l'amplitude de toutes ces oscillations augmente. Nous devons faire remarquer avec

Bergonié que cette inscription ne devrait pas être négligée en clinique, car dans tous les cas où le sens musculaire est altéré, il doit y avoir de grandes modifications de ces oscillations, par suite d'un défaut de proportionnalité entre l'énergie de la contraction et l'effet à obtenir. C'est surtout dans l'ataxie locomotive que de profondes modifications seraient constatées.

2° Station hanchée. — Elle est caractérisée par ce fait que le poids du corps repose sur une seule jambe : le tronc est cambré de façon à ce que la verticale tombe dans le pied actif, la cuisse et la jambe de ce même côté sont à leur maximum d'extension. Le corps ne peut tourner dans cette station qu'autour de l'articulation tibio-tarsienne. Pour empêcher cette rotation, la jambe qui est au repos se porte en avant et de côté. Il faut remarquer que dans cette attitude, la contraction des muscles n'intervient pour ainsi dire pas, en sorte que la fatigue est très lente à se produire. Ce sont les ligaments péri-articulaires qui interviennent surtout par leur élasticité.

Quand la jambe portante est fatiguée, l'autre jambe passe du repos à l'activité et réciproquement.

3° Station assise. — C'est la position du corps qui repose sur ses ischions et autour desquels il peut exécuter des mouvements en avant et en arrière. Le but de cette attitude est de permettre au corps de ne pas faire intervenir le membre inférieur dont les muscles se reposent. Si le tronc forme avec le plan de sustentation un angle tel que la ligne de gravité passe en avant de la ligne des ischions, la station assise est dite *antérieure;* la chute du tronc est empêchée, soit par la contraction des masses sacro-lombaires, soit par les bras qui s'appuient sur les cuisses. Si cette ligne passe au contraire en arrière de la ligne des ischions, c'est la station assise *postérieure;* la chute du tronc est empêchée alors par un dossier quelconque sur lequel le dos est appuyé.

Enfin, si le tronc occupe une position telle que la ligne de gravité passe par la ligne des ischions, on a la station assise *moyenne droite*; les contractions musculaires ne se produisent que pour ramener la ligne de gravité à sa position.

§ 4. — PRESSION EXERCÉE DANS LES DIVERSES STATIONS

Les contractions musculaires qui s'effectuent pour maintenir le corps dans une attitude donnée peuvent être mises en évidence, non seulement par les oscillations de la tête, mais par la variation de pression des pieds sur le sol. Cette pression a été déterminée par MAREY au moyen de son *dynamographe*, appareil dynamométrique inscrivant sur un cylindre les variations de pression. Le dynamographe se compose d'un tube de caoutchouc épais roulé en spirale. Entre deux planchettes se trouvent neuf spirales semblables associées en

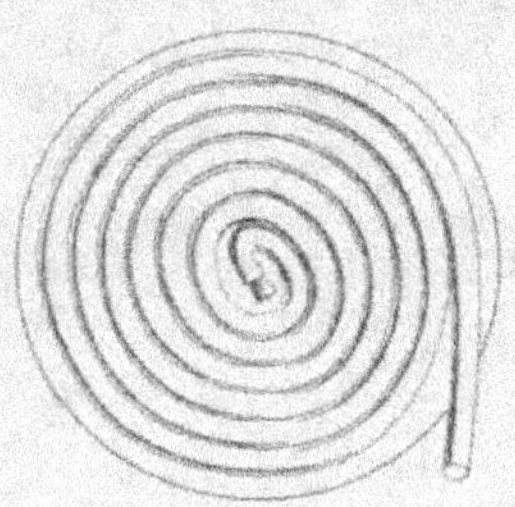

Fig. 20.
Une spirale
du dynamographe.

quantité et communiquant à un tambour de MAREY.

Si l'on place un sujet sur la planchette du dynamographe, on voit le style du tambour récepteur s'agiter : ces mouvements sont dus aux contractions musculaires dont les effets s'ajoutent à ceux qui sont dus à la pesanteur, ou s'en retranchent.

On appelle *ligne de poids* la ligne tracée par le style du tambour, lorsque les muscles ne subissent pas de variations de contraction.

Supposons que le sujet placé sur le dynamographe vienne à fléchir et à relever la tête : immédiatement, on voit le style se déplacer et inscrire une courbe s'écartant plus ou moins de la ligne de poids. Ces variations de la pression des pieds sur le sol s'explique par une loi énoncée par MAREY : tout acte musculaire qui a pour effet d'abaisser le centre de gravité produit une réaction qui diminue la pression de nos pieds sur le sol et s'accuse par un abaissement de la courbe du dynamomètre.

Cet effet est suivi d'une variation en sens inverse due à la

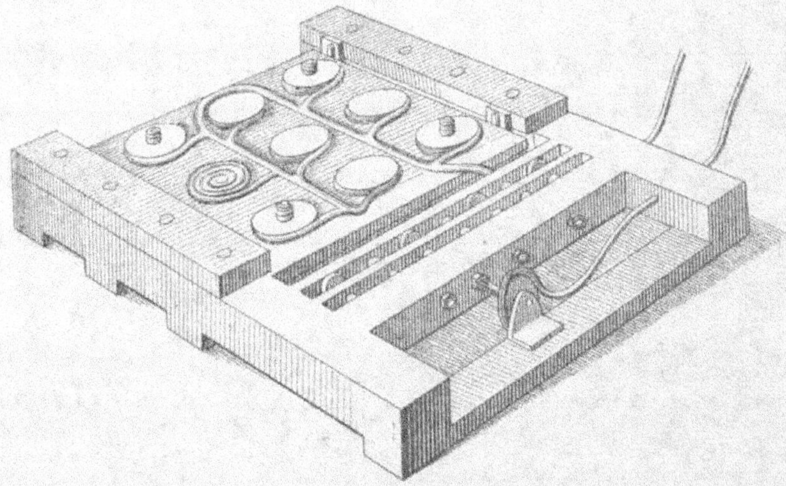

Fig. 21.
Dynamographe de MAREY.

diminution de vitesse acquise dans le mouvement d'abaissement.

§ 5. — PASSAGE D'UNE ATTITUDE DONNÉE
A UNE AUTRE

Pour que le corps puisse passer d'une attitude à une autre,
certaines conditions mécaniques doivent être satisfaites.

1° Passage du décubitus dorsal à la position de séant.
— Dans le cas où l'on veut passer de la position du décubitus
dorsal à la position appelée *séant*, il n'est pas inutile de faire
remarquer, comme l'indique GARIEL, que ce passage ne pourra
être effectué qu'en inclinant la tête en avant, de manière à
rapprocher le centre de gravité du tronc de celui du corps
entier, et en prenant un point d'appui sur les pieds qui se
relèveraient par suite de l'entraînement du centre de gravité

du membre inférieur vers celui du corps entier. Dans le lit,
le passage du décubitus à séant est rendu possible par le point
d'appui que les pieds prennent sur les couvertures ; mais sur

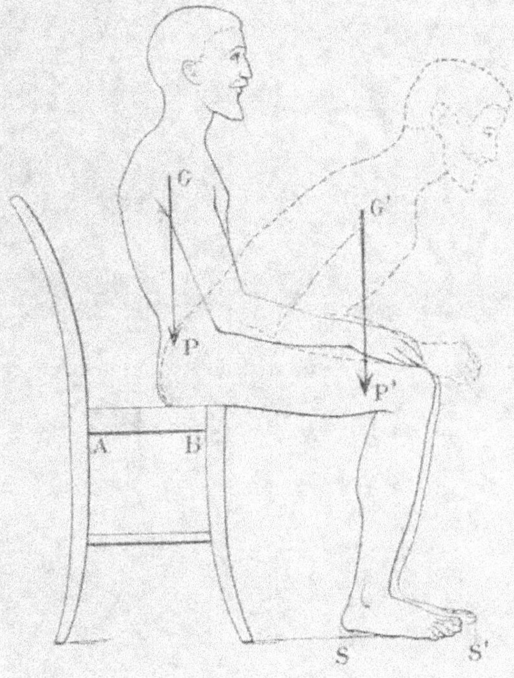

Fig. 22.

Déplacement de la ligne de gravité permettant le passage de la station
assise à la station debout.

un plan et sans l'intervention des bras, ce passage est à peu
près impossible.

2° Passage de la station assise à la station droite. — Si
l'on essaie, étant assis, de se relever sans faire intervenir les
bras, on constate qu'on ne peut effectuer ce passage de la première station à la seconde que pour certaines positions des
jambes et du tronc : si, par exemple, les jambes sont perpendiculaires au sol et si le tronc est, lui aussi, vertical, il

est impossible, quelle que soit l'énergie des contractions musculaires, de se redresser.

Il faut de toute nécessité, pour cela, que la ligne de gravité du corps tombe d'abord dans le polygone de sustentation correspondant à la seconde station, c'est-à-dire dans le polygone formé par les pieds.

Deux procédés nous permettent d'arriver à ce résultat :

1° *Sans déplacer les jambes*. Il suffira d'incliner convenable-

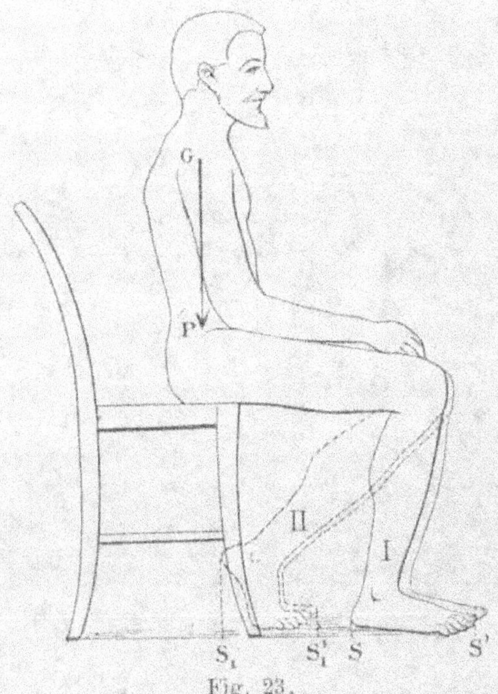

Fig. 23.

Déplacement du polygone de sustentation permettant de passer de la station assise à la station debout.

ment le tronc en avant jusqu'à ce que la ligne de gravité arrive dans la base SS' de sustentation (fig. 22). On sait, en effet, qu'un mouvement, pour ainsi dire instinctif, nous fait pencher en avant quand, de la station assise, nous voulons passer à la station debout.

2° *Sans incliner le tronc*. Il faut alors que les jambes soient inclinées de telle sorte que, les talons étant portés en arrière, le polygone de sustentation SS', rendu ainsi mobile, arrive à être rencontré par la ligne de gravité GP. Quand ce résultat sera obtenu, alors, et alors seulement, *quoique le tronc soit resté vertical*, nous pourrons nous redresser.

Comme on le voit, dans le premier cas, c'est la ligne de gravité qui est déplacée; dans le second (fig. 23), c'est la base de sustentation.

Il ne s'agit dans ce qui précède que du passage effectué *lentement* et non pas du passage brusque d'une station à une autre. L'action brusque serait alors très différente.

§ 6. — ATTITUDES ANORMALES

Nous avons vu que la stabilité du corps exige que la ligne de gravité rencontre le sol à l'intérieur du polygone de sustentation. Chaque fois donc que le centre de gravité sera déplacé de sa situation correspondant à l'état normal, l'attitude du corps sera modifiée jusqu'à ce que la verticale abaissée du centre de gravité aille passer dans la base de sustentation.

1° Attitudes résultant du déplacement du centre de gravité. — L'attitude résultant du déplacement du centre de gravité peut tenir, soit à l'adjonction au corps d'une masse pesante, soit à une modification des parties pesantes par rapport à l'axe du corps.

1° Considérons un sujet tenant un seau d'une main (fig. 24) : si ce seau est vide, l'attitude n'est pour ainsi dire pas modifiée, par suite du faible poids ajouté; mais si l'on remplit le seau pendant qu'il est toujours suspendu au bras du sujet, on voit l'axe du corps s'incliner de plus en plus du côté opposé au seau, et le bras libre s'écarter peu à peu du tronc. L'attitude sera encore plus anormale, si le seau est éloigné du corps. Le mécanisme de la production de cette attitude s'explique par ce fait que la masse ajoutée au corps fait partie du système et intervient par conséquent pour modifier la position du centre

de gravité dont la verticale doit toujours tomber dans la base
de sustentation.

Si la masse est appliquée sur le dos, le sujet se penche en

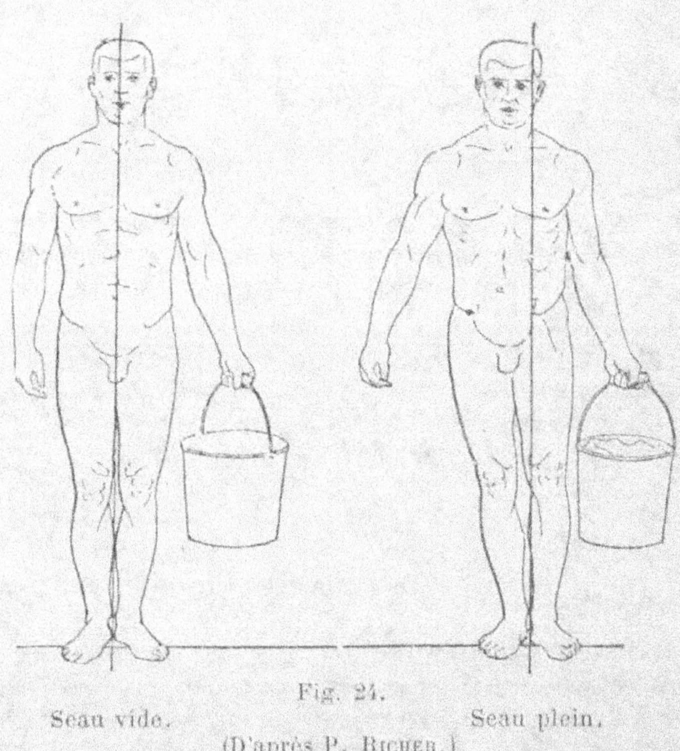

Fig. 24.

Seau vide.   Seau plein.
(D'après P. Richer.)

avant, toujours en vertu du même principe. On peut dire,
d'une façon générale, que l'attitude anormale a pour but de
compenser le déplacement du centre de gravité dont la position
a été modifiée par l'adjonction d'une masse pesante.

2° Lorsque la distribution des parties pesantes du corps n'est
pas faite régulièrement autour de son axe, représenté par la
ligne de gravité, il se produit encore une attitude telle que
la compensation en soit la conséquence, c'est-à-dire telle que
la ligne de gravité nouvelle prenne une position homologue à
celle qu'elle avait avant la déformation.

2° Scoliose. — Considérons le cas d'un sujet dont une des jambes est plus courte que l'autre : il va se produire une *scoliose* destinée à ramener la ligne de gravité dans sa situation normale.

En effet, la ligne des têtes fémorales est inclinée du côté de la jambe la plus courte et la colonne vertébrale se trouve penchée aussi du même côté. Soit G le centre de gravité du corps : le poids G P, transporté en H, peut se décomposer en deux autres forces appliquées en T et T'; ces deux composantes sont inégales et la force T F est plus grande que T' F'; si bien que la pression du pied de la jambe T F sera plus grande sur le sol que celle de l'autre pied (IMBERT). Pour faire disparaître cette inégalité de pression, le sujet incline latéralement le tronc vers G' de manière à ramener le point de rencontre H de la ligne de gra-

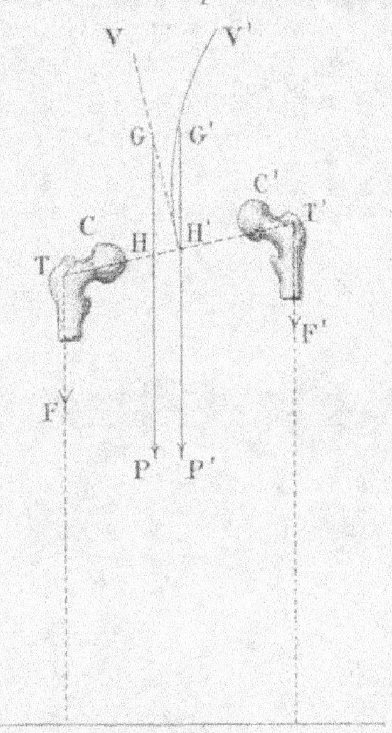

Fig. 25.
Production de la scoliose
compensatrice (IMBERT).

vité avec TT' à égale distance de T et de T'. Il en résulte la formation d'une scoliose dont la convexité est tournée du côté de la jambe la plus courte.

Pour obvier au danger de la production d'une scoliose, on devra allonger la jambe la plus courte, au moyen d'une semelle suffisamment épaisse.

3° Cyphose. — Il se fait aussi des déformations compensatrices dans le cas de la *cyphose* : ainsi, dans la cyphose de l'adolescence, on observe une voussure exagérée de la région dorsale avec projection des épaules en avant. Pour compenser la déformation, il s'en fait une autre en sens inverse; la colonne vertébrale s'arrondit vers la région lombaire et il se produit une *lordose*. Mais lorsque la cyphose est généralisée, les organes du thorax et de l'abdomen étant projetés en avant, il ne peut plus y avoir de déformation compensatrice du rachis et l'on voit alors les malades fléchir les jambes : cette flexion a pour but de mieux répartir les masses pesantes du corps autour de l'axe.

CHAPITRE VI

LOCOMOTION DE L'HOMME

Après avoir étudié les leviers et leurs effets statiques, nous allons maintenant considérer les effets cinématiques de ces mêmes leviers, c'est-à-dire les mouvements du corps de l'homme se déplaçant en totalité sur le sol et constituant la *locomotion*.

ARTICLE PREMIER

ÉTUDE CINÉMATIQUE

Comme l'étude de la locomotion exige un certain nombre de méthodes et d'appareils, nous devons commencer par faire connaître les moyens d'investigation que l'on a utilisés jusqu'ici et qui sont dus à peu près tous à MAREY.

§ 1. — MÉTHODES EXPÉRIMENTALES

Les méthodes de MAREY peuvent se ramener aux deux suivantes : 1° la *méthode graphique*; 2° la *méthode chronophotographique*. Examinons-les successivement :

1° Méthode graphique. — Il y a à distinguer deux cas dans l'emploi de la méthode graphique : ou bien la courbe tracée et qui permet de suivre la marche d'un phénomène résulte de la détermination préalable de chiffres ; ou bien la courbe est établie d'emblée, avant toute détermination numérique.

Dans le premier cas, les résultats numériques sont obtenus avant la courbe et servent à l'établir ; dans le deuxième cas, la courbe est établie avant les résultats numériques et sert à les calculer. Comme exemple du premier cas, considérons la courbe de la variation du poids du corps de l'homme avec l'âge : pour construire cette courbe, on a pris deux axes de coordonnées et l'on a porté en abscisses les âges, en ordonnées les poids déterminés aux divers âges.

La méthode graphique employée par MAREY correspond au second cas, c'est la méthode d'exploration : elle constitue un moyen d'étude ; aussi est-elle employée de plus en plus dans les sciences biologiques.

2° Principe de la méthode graphique. — La méthode graphique d'exploration repose sur le principe suivant : pour

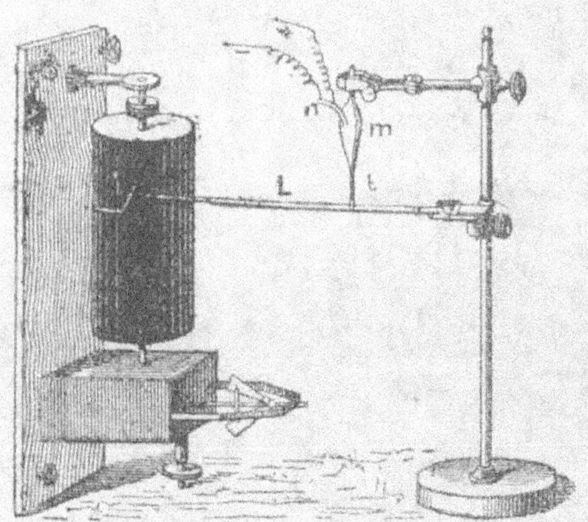

Fig. 26.
Inscription de la secousse musculaire.

inscrire un phénomène et ses différentes phases, on utilise une partie des forces mises en jeu par le phénomène lui-même en se servant d'appareils appropriés.

Prenons un exemple : pour établir la courbe de la secousse

musculaire et les différents éléments de cette secousse, on utilise une faible partie de la force développée par le muscle pendant la secousse pour communiquer le déplacement de l'extrémité mobile du muscle, en l'amplifiant, à un levier du troisième genre terminé par une pointe qui appuie sur une surface enfumée à laquelle on donne un mouvement perpendiculaire à celui de la pointe.

Le noir de fumée étant enlevé aux points de contact de la pointe et de la surface, on obtient une courbe qui permet de déterminer ensuite tous les facteurs de la secousse musculaire : la période d'énergie croissante, la grandeur de la secousse, la période d'énergie décroissante, le temps perdu du muscle, etc.

Les avantages de la méthode graphique sont nombreux, c'est d'abord la *rapidité* avec laquelle la courbe est construite, car celle-ci est contemporaine du phénomène à étudier.

Dans certains cas, l'observation d'un phénomène serait trop longue pour que l'expérimentateur note lui-même les différentes valeurs du phénomène ; par exemple, dans le cas de l'observation barométrique où il y a une grande lenteur des variations barométriques : l'expérimentateur est remplacé par un appareil enregistreur.

Elle permet de plus de montrer des phénomènes qui, sans elle, seraient invisibles, comme les vibrations d'un corps élastique : sans elle, l'œil ne voit en effet qu'un fuseau, dans le cas des vibrations d'un fil tendu, et l'oreille n'entend qu'un seul son. Elle redresse donc deux erreurs.

Enfin, elle constitue le plus parfait et le plus impartial des observateurs.

3° Appareils inscripteurs. — Le principe des appareils inscripteurs consiste : 1° en un mouvement d'horlogerie ; 2° en une surface préparée convenablement et habituellement enduite de noir de fumée sur laquelle se déplace : 3° un style qui trace la courbe.

La vitesse du mouvement de la surface doit varier suivant les cas : mais pour apprécier le temps, nous ne pouvons guère, à l'aide d'un chronographe, compter des intervalles inférieurs à un cinquième de seconde : d'où la nécessité des *diapasons chronographes*.

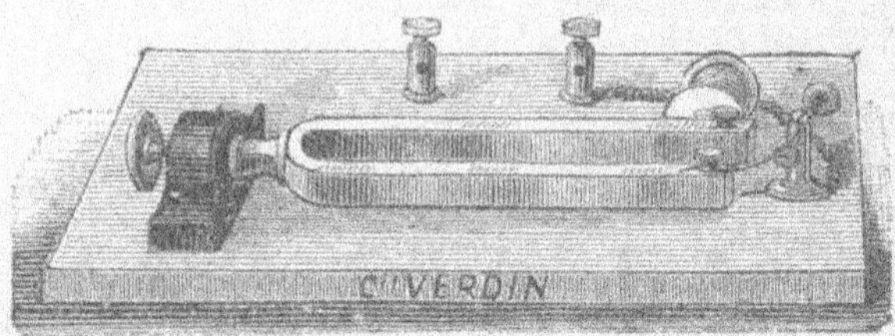

Fig. 27.
Diapason chronographe.

Le principe de la chronographie est dû à Young : il avait eu l'idée de placer un style à l'extrémité d'une tige élastique dont il connaissait le nombre de vibrations effectuées par seconde ; le style frottait sur un cylindre dont il avait mesuré la durée de rotation.

Duhamel perfectionna la méthode en remplaçant la tige par un diapason rendant un son de hauteur connue : enfin, Helmholtz eut l'idée d'entretenir le diapason électriquement, et Yvon Villarceau celle de régulariser le mouvement de

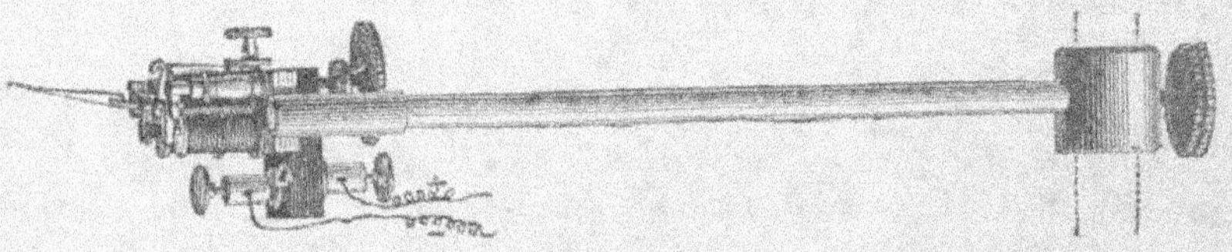

Fig. 28.
Signal de Marcel Deprez.

rotation du cylindre enregistreur en employant le régulateur de Foucault.

Pour inscrire le moment où un phénomène commence, Marcel Deprez fit construire un petit électro-aimant dont l'armature porte un style qui est approché de la surface mobile destinée à recevoir l'inscription du phénomène : c'est le *signal de Deprez* (fig. 28). Ce style trace une droite tant que l'électro-aimant n'est pas excité, mais si l'on dispose le circuit de

manière à ce que le phénomène lui-même puisse fermer ce
circuit au moment où il commence, un crochet est alors
inscrit sur la surface.

Mais la plupart de ces appareils ont été perfectionnés par
MAREY, qui en a imaginé un grand nombre d'autres. Parmi
ceux-ci, nous citerons le *tambour à levier*, qui est très employé

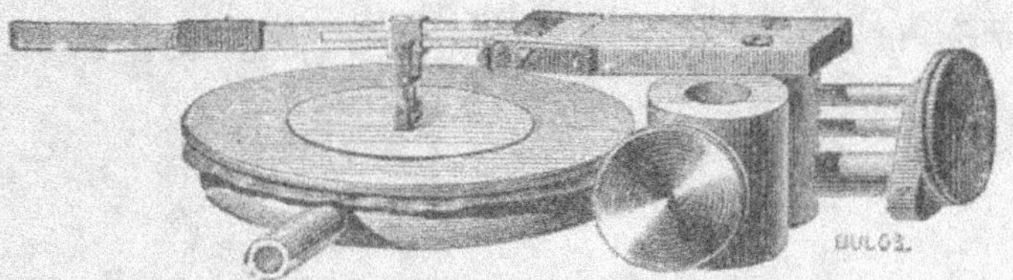

Fig. 29.
Tambour à levier de MAREY.

et constitue pour ainsi dire l'appareil fondamental de la méthode graphique. Il se compose d'une capsule métallique
plate dont l'une des faces est fermée par une membrane
en caoutchouc mince : cette membrane porte en son centre
un disque de métal qui est relié par une petite tige à un
style dont l'une des extrémités peut tourner autour d'un axe ;
la capsule est reliée, soit à un autre tambour transmetteur,
soit à tout autre appareil contenant de l'air et capable de
faire varier la pression du gaz contenu dans le système. Si
cette pression augmente, la membrane devient bombée et le
style est entraîné dans le même sens ; si la pression intérieure
diminue, le style éprouve un déplacement en sens inverse. Le
tambour enregistreur et l'appareil transmetteur communiquent ensemble par un tube de caoutchouc qui s'adapte au
tambour récepteur au moyen d'un petit ajutage métallique.

4° Chaussure exploratrice de Marey. — Cette chaussure
est destinée à inscrire la pression du pied sur le sol pendant
les actes de la locomotion. L'examen de la figure suffit à comprendre le fonctionnement de cette chaussure : la chambre
à air, contenue dans la semelle, communique avec un tambour

à levier dont le style inscrit sur un cylindre, mû par un mouvement d'horlogerie, les différentes valeurs de la pression du pied sur le sol et la durée de l'appui du pied.

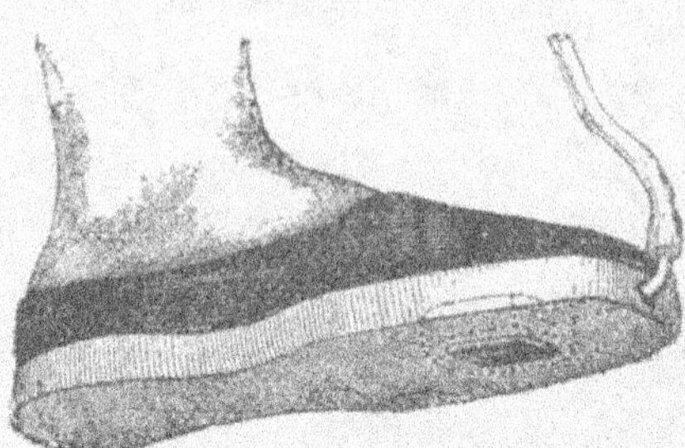

Fig. 30.
Chaussure exploratrice.

5° Dynamographe de Marey. — Nous l'avons décrit plus haut (voy. p. 81); sa graduation est faite à l'aide de poids connus.

6° Appareil explorateur des oscillations verticales du corps. — C'est un tambour à levier placé sur une planchette qu'on assujettit au-dessus de la tête du sujet; le levier est chargé d'une masse de plomb qui agit par son inertie : quand le corps s'élève verticalement, la masse résiste et force la membrane à s'incurver; la pression augmente alors dans le tambour et se transmet à un tambour récepteur. Si le corps s'abaisse, la pression diminue au contraire et le style enregistreur se déplace en sens inverse.

7° Méthode chronophotographique. — La méthode graphique n'est pas toujours applicable à tous les phénomènes que l'on veut étudier, surtout à cause de l'inertie des appareils employés qui ne peuvent plus inscrire les phénomènes s'effectuant avec une grande vitesse. Aussi a-t-on songé à utiliser la photographie pour l'étude des mouvements des animaux.

Muybridge d'abord, puis Marey, imaginèrent des appareils photographiques permettant d'impressionner la plaque sensible à des temps régulièrement espacés et se succédant à des intervalles connus.

8° Principe de la chronophotographie. — Soit un corps K se déplaçant devant un objectif photographique LL' lequel fournit une image nette A sur la plaque sensible ; supposons un disque opaque D D' placé devant l'objectif portant une série de fenêtres ff' également espacées. Le corps occupant d'abord la position K donne une image nette en A ; si l'on vient à faire tourner le disque, un plein succède à la précédente fenêtre et la plaque n'est pas impressionnée pendant ce temps.

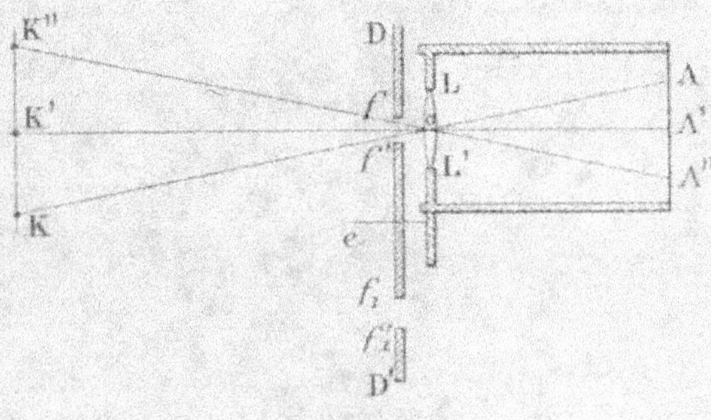

Fig. 31.

Principe de la chronophotographie.

Mais quand la nouvelle fenêtre se présente devant l'objectif, le corps occupe une position K' et donne une image A', puis pour une troisième fenêtre, on a l'image A" et ainsi de suite. On aura donc une série d'images qui feront connaître la forme du corps pendant son déplacement et ses différentes positions dans l'espace, à des moments déterminés.

La méthode précédente est suffisante lorsque l'objet a de petites dimensions ; mais pour le cas du corps de l'homme, elle fournit des images qui empiètent les unes sur les autres, d'où une confusion qui gêne l'étude du phénomène.

Aussi, MAREY a-t-il supprimé certaines parties de l'image pour que le reste fût plus facile à comprendre : pour y arriver, on habille un sujet avec un vêtement moitié blanc et moitié noir : la moitié blanche seule donne une image, comme si le corps était réduit de moitié. Mais les images ainsi obtenues sont encore trop confuses ; MAREY a eu l'idée alors de revêtir le marcheur d'un costume entièrement noir sur lequel sont collées d'étroites bandes métalliques le long de la cuisse, de la jambe et du bras, de manière à signaler la direction des rayons osseux des membres ; aux articulations sont des boutons brillants.

Dans ces conditions, le disque à fenêtres peut faire un

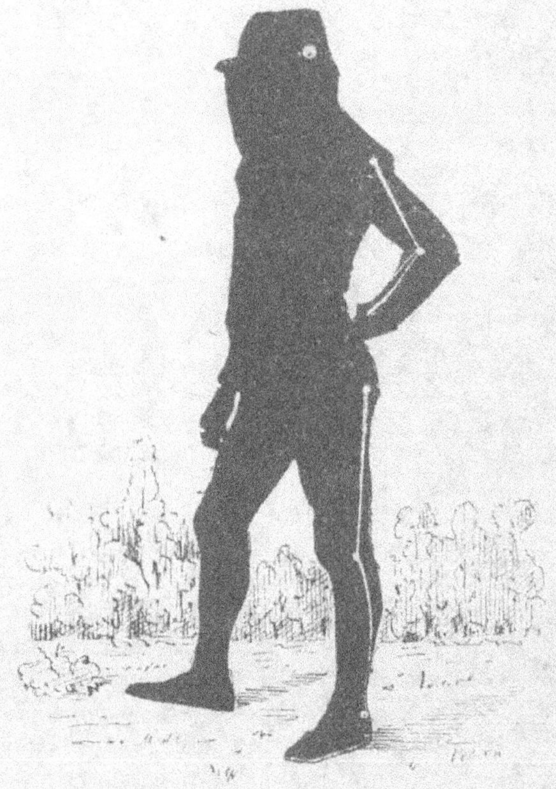

Fig. 32.

Homme vêtu pour la chronophotographie.

grand nombre de tours, sans que la confusion des images existe sur le cliché : si ce disque est muni de dix fenêtres et s'il fait dix tours par seconde, il y a cent admissions de la lumière par seconde ; la trajectoire présentera des interruptions qui mesureront l'espace parcouru par le corps lumineux en centièmes de seconde.

Pour avoir un écran absolument noir, MAREY se servit, sur le conseil de CHEVREUL, d'un hangar large et profond et tapissé de velours noir.

Chronophotographie sur plaque mobile. — Le chevauchement des images est encore diminué lorsqu'on substitue à la plaque fixe une plaque mobile.

Un dispositif particulier fait avancer la plaque pendant que l'obturateur est fermé, et la laisse au repos pendant le temps de pose qui peut être très court, grâce aux objectifs employés et à la grande sensibilité des plaques photographiques.

Dans ces conditions, l'intervalle compris entre chaque image peut être très grand, si bien que la confusion des images n'a plus lieu. C'est sur ce principe que reposent les cinématographes.

§ 2. — MARCHE

Les mouvements de translation du corps de l'homme à la surface du sol peuvent se faire à différentes allures, mais celle que l'homme emploie de préférence, c'est la *marche*.

La marche est caractérisée par ce fait que le corps ne quitte jamais le sol, quelle que soit l'accélération, et qu'il repose toujours sur l'un des pieds.

On appelle *pas* la période pendant laquelle l'un des membres, partant de la position de l'appui, y revient après avoir effectué une oscillation autour de son articulation coxo-fémorale.

Lorsque le pas est régulier, ces périodes se reproduisent toujours semblables à elles-mêmes ; il suffit donc d'en décrire une pour faire l'étude de la marche. Nous étudierons d'abord le pas et par conséquent les mouvements de la cuisse, de la jambe et du pied, puis les mouvements du tronc, des bras et de la tête qui sont la conséquence du pas. On appelle *temps d'appui* le temps pendant lequel le pied appuie sur le sol, depuis son poser jusqu'à son lever.

On désigne par *angle d'appui* l'angle que le rayon du membre fait avec la verticale passant en avant de la jambe, lorsque le pied antérieur se pose sur le sol, et *angle de lever*

l'angle que fait la jambe avec la même verticale au moment
où le pied va quitter le sol. La somme de ces deux angles
s'appelle *angle de déroulement* du membre inférieur.

1° Analyse du pas. — Au début du pas, l'une des jambes,
la *jambe portante* ou *active*, est située au-dessous du
centre de gravité du corps ; l'autre jambe, ou *jambe oscillante*, est placée plus en arrière ; à partir de cette
position, chaque jambe prend les positions suivantes pendant la durée d'un pas : au moment où le pied se pose
sur le sol, la jambe est éten-due ou très légèrement flé-
chie. D'après CARLET, la jambe se fléchit immédiatement après le poser, mais elle s'étend presque aussitôt
et son extension est com-plète au moment où le talon
quitte le sol. Il se produit en même temps un allongement
de la jambe qui va bientôt abandonner le sol, allongement qui a pour but de pous-ser le corps en avant et en
haut (fig. 33). La poussée pro-venant de la jambe placée en
arrière peut en effet se décom-poser en deux autres, l'une verticale G V qui a pour effet de produire une oscillation légère du tronc, l'autre horizontale G H
qui est la composante vraiment efficace pour produire la progression en avant.

Quand l'extension de la jambe est arrivée à son maximum,

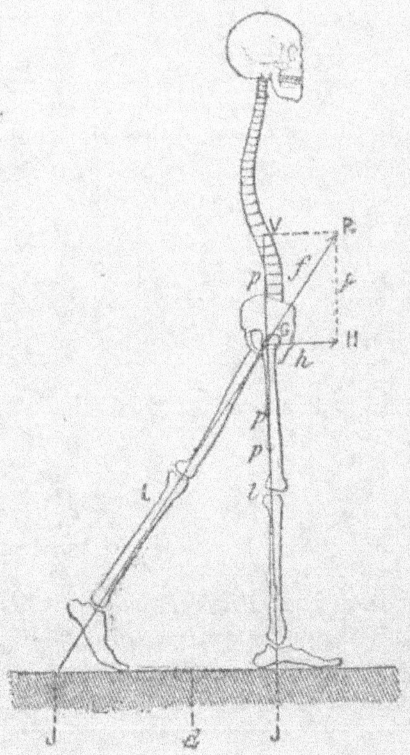

Fig. 33.

Composante horizontale efficace
dans la marche.

le pied quitte le sol par la flexion du genou, le pied et les orteils restant étendus ; la jambe passe alors à l'état de jambe oscillante. Celle-ci, une fois détachée du sol, oscille d'arrière

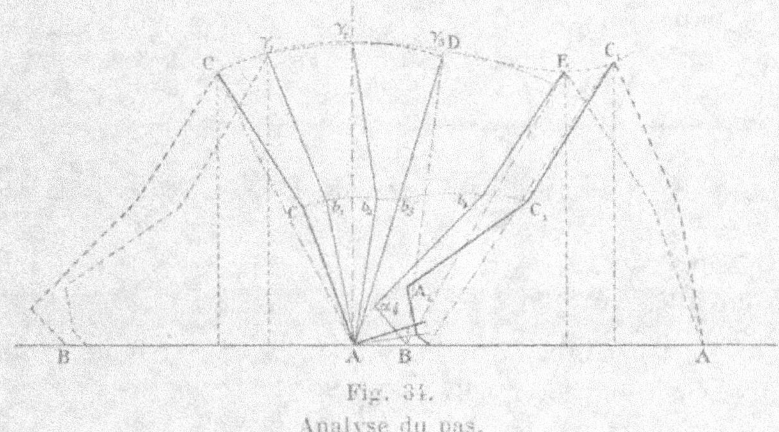

Fig. 34.
Analyse du pas.

en avant, en même temps qu'elle est portée et entraînée en avant par les mouvements du tronc.

Les frères WEBER avaient cru que la jambe oscillait à la manière d'un pendule, composé d'après les lois purement

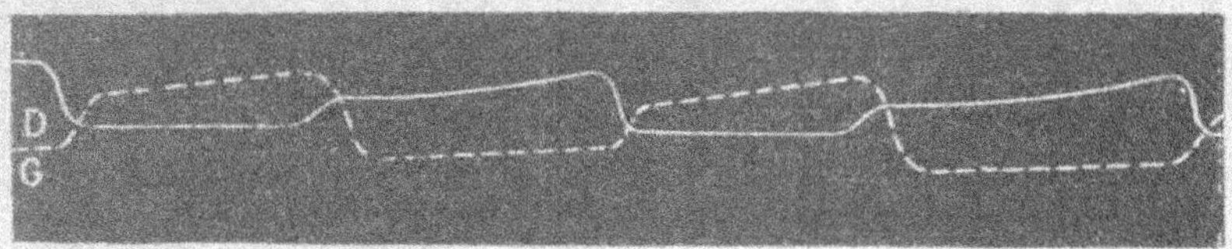

Fig. 35.
Courbe tracée par la chaussure exploratrice.

physiques : la durée des oscillations était sous la dépendance unique de la longueur de la jambe et la régularité de la marche était assurée par l'isochronisme des oscillations. Mais les recherches de DUCHENNE (de Boulogne), de MAREY, de CARLET, ont démontré que l'intervention musculaire est incontestable et qu'il est impossible de la nier pour le psoas, le couturier, etc. Les graphiques de Marey montrent bien que le mouvement de la jambe ne ressemble pas à un mouvement pendulaire, mais qu'il est, au contraire, régulier dans toute sa durée.

Dans la marche ordinaire, la jambe termine son oscillation peu après qu'elle a dépassé la ligne de gravité du corps. Le *pied* commence à se poser sur le sol par le talon A (fig. 34), puis il continue son mouvement en s'appliquant par toute la plante AB et se déroule en s'appuyant fortement sur la partie antérieure pour se détacher enfin par la pointe. La durée du pivotement de la jambe autour du talon est égale aux 3/5 de l'appui total.

La chaussure exploratrice de Marey fournit un graphique reproduit par la figure 35. La courbe s'élève au moment de l'appui du pied; elle s'abaisse pendant son lever. On voit qu'au moment où le pied gauche commence à se lever, le pied droit est déjà en contact avec le sol, si bien qu'il y a un instant plus ou moins court, suivant la vitesse de l'allure, pendant lequel le corps repose sur les deux pieds; c'est la *période du double appui*.

Les frères Weber avaient admis que ce temps pouvait être réduit à zéro dans la marche très rapide; c'est une erreur, car le temps du double appui n'est jamais nul dans la marche.

2° Trajectoires des articulations. — L'*articulation tibio-tarsienne* est d'abord immobile, tant qu'elle constitue le centre des mouvements du rayon du membre inférieur, puis elle décrit un arc de cercle dont le centre est près de la pointe du pied (fig. 34).

L'*articulation du genou* décrit un arc de cercle parfait tant que la jambe tourne autour de A comme centre; mais aussitôt que le talon s'élève et que le point d'appui du pied passe en B, la trajectoire du genou, au lieu de s'abaisser vers le sol, se relève par suite de l'allongement du rayon du membre et décrit une courbe qui se rapproche d'une droite horizontale.

Enfin, l'*articulation de la hanche* décrit une trajectoire différente de celle du genou, à cause des changements de longueur qu'éprouve le rayon du membre sous l'influence des extensions et flexions de la jambe sur la cuisse.

3° Mouvements du tronc. — Le tronc exécute quatre sortes de mouvements : 1° oscillations verticales et horizontales ; 2° inclinaison ; 3° rotation ; 4° torsion.

a. *Oscillations verticales.* — Si l'on prend le pubis comme point d'exploration, on trouve que ce point descend au début de la période du double appui et pendant la première moitié de l'appui unilatéral : il s'élève à la fin de la période du double

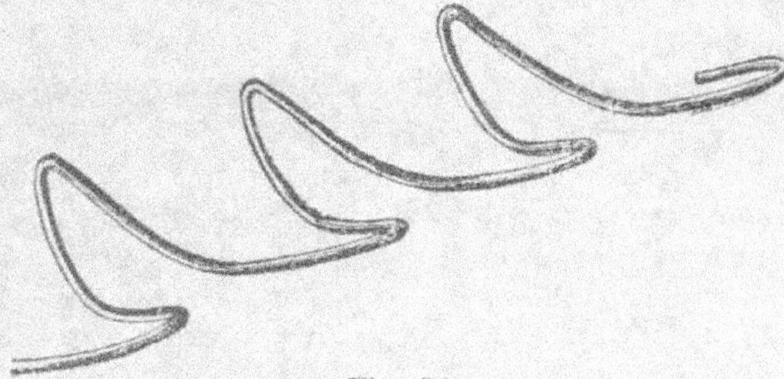

Fig. 36.
Trajectoire du pubis pendant la marche.

appui : le maximum d'élévation du pubis a lieu quand un des pieds est au milieu de la période d'appui, l'autre étant au milieu de son oscillation. Le minimum se produit quand les deux pieds sont au milieu de leur double appui.

b. *Oscillations horizontales.* — Le pubis est à son maximum d'écart à gauche, quand le pied gauche est au milieu de sa période d'appui, et à son maximum d'écart à droite, quand le pied droit est à sa période d'appui. Dans la marche naturelle, l'écart transversal des pieds restant le même, l'amplitude des oscillations horizontales du pubis est sensiblement constante ; la trajectoire du pubis dans un plan horizontal est une sinusoïde.

Si l'on construit la trajectoire de ce point dans l'espace (fig. 36), on peut la regarder comme étant inscrite dans un demi-cylindre creux, au fond duquel se trouvent les minima et sur les bords duquel viennent se terminer tangentiellement les maxima. L'amplitude des oscillations verticales du pubis est de 37 millimètres : ce point s'élève d'environ 10 millimètres au-dessus de la position qu'il occupe dans la station debout.

c. *Mouvements d'inclinaison*. — A chaque pas, le tronc s'incline alternativement du côté du membre de l'appui et cette inclinaison *latérale* arrive à son maximum, au moment où l'oscillation verticale du tronc atteint son maximum du même côté. En même temps, le tronc s'incline *en avant*, en faisant un angle avec la verticale plus petit que 10° : cette inclinaison augmente avec la grandeur des pas.

d. *Mouvements de rotation*. — Quand les bras sont fixés au tronc, l'un des côtés du bassin et l'épaule correspondante sont animés de mouvements de rotation dans le même sens : ces mouvements correspondent aux oscillations horizontales du grand trochanter.

e. *Mouvements de torsion*. — Quand les bras sont libres, l'un des côtés du bassin et l'épaule correspondante sont animés de mouvements de rotation en sens contraire qui produisent une torsion du tronc. Ces mouvements ont été étudiés par MAREY et DÉMENY au moyen de la photographie.

4° Mouvements des bras. — Les mouvements des bras consistent en des oscillations qui se font en sens inverse de celles des jambes. L'oscillation du bras n'est pas un mouvement pendulaire, mais elle résulte de l'action du deltoïde (DUCHENNE).

5° Mouvements de la tête. — *Dans un plan vertical*, la tête décrit une courbe à convexité supérieure pendant l'appui : dans un pas complet, les trajectoires produites par l'appui alternatif des pieds se suivent sans intervalle. La longueur des pas règle l'amplitude des oscillations verticales : le maximum de l'oscillation répond au milieu de l'appui de chaque pied. *Dans un plan horizontal*, les oscillations latérales de la tête dépendent de la rapidité de la marche et par conséquent de la longueur des pas.

6° Longueur des pas. — La longueur des pas est d'autant plus grande pour un même individu que la jambe active fléchit davantage : le tronc est d'autant plus abaissé pendant la marche que l'allure est plus accélérée. La longueur des pas est, d'autre part, d'autant plus grande que les jambes sont plus longues.

Les recherches de Marey ont montré : 1° que la longueur du pas est plus grande en montant qu'en descendant ; 2° qu'elle est plus grande pour l'homme non chargé que pour celui qui porte un fardeau ; 3° qu'elle est plus grande lorsque les chaussures ont des talons bas ; 4° qu'elle augmente lorsque les semelles sont épaisses et dépassent légèrement le bout du pied, surtout si elles sont rigides.

7° Durée du pas. — Les frères Weber ont démontré que la durée du pas diminue à mesure que sa longueur augmente. La vitesse de la marche augmente donc à la fois par ces deux facteurs, comme cela ressort du tableau suivant :

Durée du pas.	Longueur.	Vitesse à l'heure.
Secondes.	Centimètres.	Kilomètres.
1,050	39,8	1,364
0,966	44,8	1,670
0,846	53	2,257
0,668	62,9	3,391
0,480	79	5,925

Mais la loi des frères Weber est par trop générale et Marey, à l'aide de son odographe, a étudié d'une façon précise l'influence de la durée de la longueur du pas sur la vitesse de la marche.

Pour cela, dans un champ circulaire de 500 mètres de tour, il avait installé une ligne télégraphique dont les poteaux étaient distants de 50 mètres ; à chacun d'eux était fixé un interrupteur de courant électrique qui, en entrant en action, produisait un mouvement du style de l'odographe.

Pour connaître le nombre des pas à la minute, et, par conséquent, leur durée, on réglait le rythme de la marche à l'aide d'un timbre dont on connaissait le nombre de coups frappés par minute. On mesurait enfin le temps employé à faire le chemin qui était de 1.542 mètres. Voici les résultats de MAREY :

Nombre de pas (doubles) à la minute.	Longueur des pas (doubles).	Temps employé pour faire le chemin.
60	1^m,35	1230 sec.
65	1 ,37	1120 —
70	1 ,45	987 —
75	1 ,51	878 —
80	1 ,50	832 —
85	1 ,49	783 —
90	1 ,32	841 —

De ces résultats, on peut déduire les deux lois suivantes :

1° La longueur du pas augmente jusqu'au rythme de 75 et décroît ensuite ;

2° La vitesse augmente avec l'accélération du rythme jusqu'à 85 par minute ; la marche devient moins rapide si le rythme dépasse 85.

Ces deux lois importantes complètent les recherches des frères WEBER ; elles montrent qu'il y a une limite à partir de laquelle il n'y a que désavantage à presser la mesure du clairon qui règle le pas du soldat.

8° Empreinte des pieds. — On peut tirer des traces laissées sur le sol par les pieds nus des renseignements utiles : pour relever les traces de pas, il suffit de prendre du papier glacé convenablement enfumé et d'en disposer une certaine longueur, 4 à 6 mètres, sur le chemin que doit parcourir le marcheur (BERGONIÉ). On constate ainsi, dans la marche normale effectuée par un sujet bien conformé : 1° que la distance d'un talon au suivant est égale pour tous les pas ; 2° que les traces sont symétriques et obliquement placées par rapport à la ligne idéale constituant la trajectoire du marcheur ; cette obliquité est la même pour les deux pieds ; les talons sont très près de la ligne de symétrie ; 3° que les points de contact du pied avec le sol ne correspondent pas à toute la plante du pied, mais seulement à une portion de la plante ; le pied ne touche le sol que par une étroite bande externe ; 4° que le talon ni

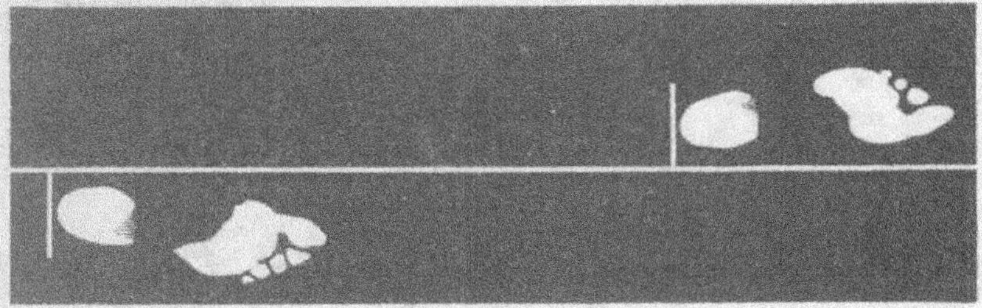

Fig. 37.
Empreintes des pieds dans la marche (BERGONIÉ).

la pointe du pied ne traînent sur le sol ; il n'y a aucune bavure sur le papier enfumé.

Ces remarques peuvent être utilisées pour comparer la marche de l'homme à l'état sain et à l'état pathologique.

§ 3. — COURSE

La course est l'allure de l'homme qui est caractérisée par une phase particulière du mouvement pendant laquelle les deux jambes sont détachées du sol et le tronc suspendu en l'air.

Le temps du double appui de la marche est remplacé ici par le *temps de suspension*. Le mouvement d'extension de la jambe est beaucoup plus fort que pendant la marche, de sorte que le tronc se trouve projeté en avant et détaché du sol. Les deux jambes devenues libres suivent le mouvement de translation du corps et oscillent en même temps d'arrière en avant. Pendant ce temps de suspension, la jambe qui a donné l'impulsion est située un peu en arrière de l'autre, et quand celle-ci repose sur le sol, la première continue son mouvement d'oscillation.

La course a été étudiée surtout par MAREY à l'aide de la chronophotographie. Pour bien comprendre la cinématique de la course, il est utile de la rapprocher de celle de la marche :

MARCHE	COURSE
Le *pied* touche le sol par le talon.	Le *pied* touche le sol par la pointe, si le pas est court ; par la plante, si le pas est plus long ; par le talon, si le pas est très grand.
La *jambe*, au moment du poser, est oblique en avant et presque étendue.	La *jambe* est verticale et fléchie sur la cuisse.
Le *genou*, au moment où le rayon du membre passe par la verticale, est étendu (marche lente) ou peu fléchi (marche rapide).	Le *genou* est toujours fléchi et d'autant plus que la course est plus rapide.
La *durée du double appui* doit se retrancher de celle du demi-pas pour constituer la période d'oscillation.	La *durée de suspension* du corps s'ajoute à la durée du demi-pas pour constituer la période d'oscillation.
La *tête*, pendant l'appui, décrit une courbe à convexité supérieure.	La *tête* pendant l'appui décrit une courbe à concavité supérieure.
La *longueur du pas* règle l'amplitude des oscillations verticales.	La *longueur du pas* est indépendante des oscillations verticales.
La *longueur du pas* croît avec la cadence jusqu'à un maximum de 75 pas complets à la minute, puis elle diminue pour des cadences plus rapides.	La *longueur du pas* croît toujours avec la cadence.
La *vitesse de progression* augmente jusqu'au rythme de 85 pas à la minute, elle diminue ensuite si la cadence s'accélère.	La *vitesse de progression* augmente indéfiniment et tend vers une limite voisine de 10 mètres par seconde.

Ce parallèle nous dispense de fournir de plus amples explications.

ARTICLE II

ÉTUDE DYNAMIQUE DE LA LOCOMOTION

La chronophotographie ne donne pas tous les éléments nécessaires pour l'étude complète de la locomotion ; elle ne fournit que les renseignements relatifs à la cinématique.

§ 1. — MARCHE

Nous devons nous demander quel est le *travail dépensé* dans la marche, de façon à établir les conditions de l'utilisation économique de la force musculaire. La méthode du calcul repose sur la mesure des *oscillations verticales* imprimées à la masse du corps, sur celle des *variations de sa vitesse horizontale*, enfin sur le calcul de *l'énergie nécessaire pour produire l'oscillation de la jambe* pendant la durée de la suspension.

Les deux premiers éléments sont fonction de la longueur des pas et fonction plus compliquée de la vitesse de progression. Pour arriver à la connaissance du travail, il fallait d'abord chercher l'intensité de la force d'impulsion du corps au moyen d'un appareil dynamométrique permettant d'avoir les

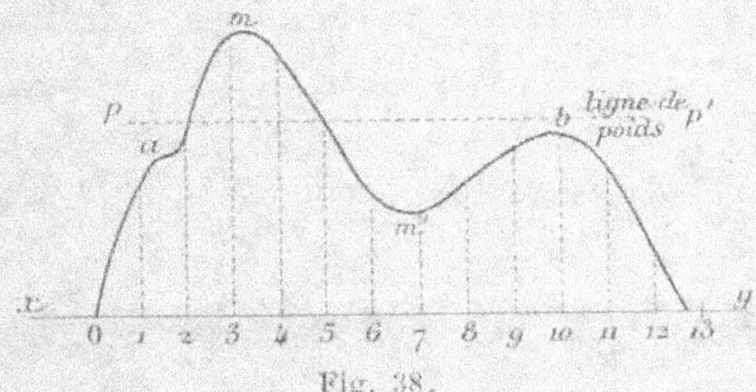

Fig. 38.

Pression du pied sur le sol pendant la marche.

composantes horizontales et verticales de cette impulsion. Marey a utilisé le dynamographe précédemment décrit.

1° Pressions normale et tangentielle. — La courbe obtenue avec cet appareil pour la *pression normale*, oscille de part et d'autre de la *ligne du poids p p'* (fig. 38) ; elle la dépasse au début, et cela d'autant plus, que la cadence est plus rapide ; puis elle tombe au-dessous pour se relever à la fin de l'appui.

La *pression tangentielle* est négative au moment du pas, dans toutes les allures ; elle devient nulle quand le rayon du membre passe par la verticale ; enfin elle est positive, quand le rayon a dépassé la verticale. Dans cette dernière phase seulement, la pression tangentielle accélère la translation du corps et correspond à un travail positif.

2° Travaux partiels de la marche. — Examinons maintenant chacun des trois éléments qui constituent le travail total à dépenser pendant la marche :

a. *Travail suivant la verticale.* — Nous avons vu que le centre de gravité du corps subit, comme le pubis qui a été pris pour point d'exploration, des oscillations verticales ; ces oscillations sont accompagnées d'un travail égal au produit du poids du corps par l'ascension du centre de gravité; mais ce point ne fait pas que s'élever, pendant la marche, au-dessus de la position du repos, il s'abaisse, et cet abaissement correspond à un certain travail négatif; nos muscles résistent à la chute de ce point, de même qu'ils lui communiquent sa vitesse ascendante. Ces deux travaux qui, mécaniquement, se retranchent, physiologiquement s'ajoutent au contraire et sont, de plus, égaux entre eux. Le travail suivant la verticale est donc égal au *double* du produit du poids par l'élévation verticale du centre de gravité. Pour un homme pesant 75 kilogrammes, ce travail est égal à 6,2 kilogrammètres.

b. *Travail suivant l'horizontale.* — Il résulte des variations de vitesse du centre de gravité suivant cette direction et la chronophotographie permet de les calculer.

Si v est la vitesse de ce point à un moment donné, et si cette vitesse prend une autre valeur v' plus grande, il y a dépense de travail dont l'expression est :

$$\frac{1}{2}\, m\left(v'^2 - v^2\right)$$

Si la vitesse, au lieu d'aller en augmentant, diminuait, il y aurait encore dépense d'énergie égale à la précédente, en valeur absolue. Le travail suivant l'horizontale, et correspondant à la variation de force vive du corps en marche, a été évalué à 2,5 kilogrammètres.

c. *Travail pour l'oscillation de la jambe.* — Le membre inférieur nécessite la mise en jeu des contractions musculaires pour son oscillation et par conséquent la dépense d'un certain travail qui a été évalué par Marey à 0,3 kilogrammètre par pas.

3° Travail total de la marche. — Si l'on additionne ces travaux partiels, on trouve 9 kilogrammètres pour un demi-pas; mais ce travail total varie pour chaque allure. Marey a représenté la variation du travail par le graphique ci-contre : la courbe supérieure (fig. 39) correspond au *travail total*; le nombre de pas par minute est porté en abscisses, le nombre de kilogrammètres en ordonnées. Chacune des ordonnées est

formée de trois tronçons superposés : le tronçon inférieur correspond au travail dépensé pour l'oscillation de la jambe, le
moyen, formé d'un trait épais, au travail pour l'oscillation ver-

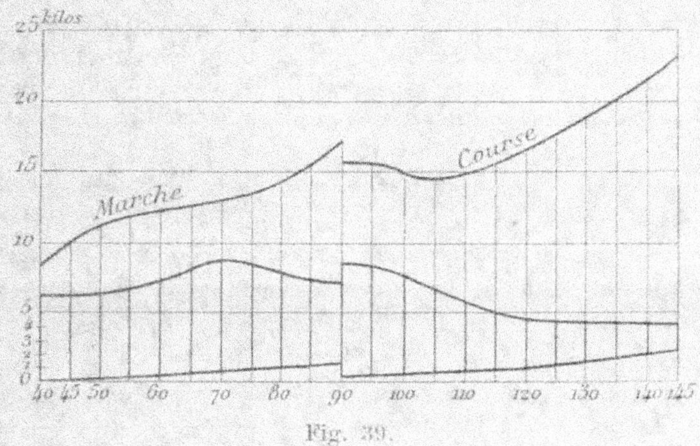

Fig. 39.

Travail dépensé pendant la locomotion, marche et course.

ticale du corps ; le supérieur, à l'énergie dépensée pour les
accélérations de la masse du corps. On voit que le travail de
la marche croît toujours avec la vitesse de progression et que
cet accroissement est très grand pour les allures qui dépassent
les cadences normales, de 55 à 65 pas à la minute.

Il existe donc des rythmes avantageux, d'autres défectueux
relativement à l'utilisation économique de l'énergie musculaire, utilisation qui doit être le but final de ces études.

§ 2. — COURSE

Si l'on inscrit avec le dynamographe les variations de pression
du pied sur le sol pendant la course, on constate que la courbe
n'a qu'un seul maximum, toujours supérieur à la ligne du
poids, et d'autant plus élevé que la cadence est plus rapide.

En combinant les indications du dynamographe avec celles
de la photographie, MAREY et DÉMENY ont pu comparer les

forces qui agissent et les mouvements qui en résultent. C'est
ainsi qu'ils ont vu que lorsqu'une des jambes, légèrement flé-
chie, retombe sur le sol, elle se fléchit davantage par la vitesse
acquise dans la chute du corps, en sorte qu'une partie du
travail de chute est restitué lors de la prochaine extension de
cette jambe, au commencement du pas suivant.

Un point intéressant à signaler, c'est que pour une vitesse
de progression peu supérieure à celle de la marche, il y a une
dépense plus grande de travail, mais la dépense décroît pour
une course plus rapide et s'élève ensuite. C'est ce qu'indique
la courbe de la figure précédente (partie droite).

Comme pour la marche, il existe, pour la course, des rythmes
avantageux et d'autres défectueux pour l'utilisation économique de l'énergie musculaire.

§ 3. — LOCOMOTION SUR BICYCLETTE

Cette étude est encore peu avancée ; cependant quelques
recherches ont été tentées, entre autres par MAREY.

Un fait bien connu, c'est que les bicyclistes inexpérimentés
font de grands efforts, sans obtenir de vitesse ; cette dépense
exagérée de travail provient de la mauvaise application de leurs
forces ; ces cyclistes pressent sur les deux pédales et neutralisent plus ou moins l'action de l'un des pieds par celle de
l'autre, ainsi que MAREY l'a démontré à l'aide d'un dispositif
particulier commandant deux aiguilles placées devant un
cadran.

Les cyclistes expérimentés eux-mêmes n'arrivent pas à ne
presser que sur une seule pédale : la pression sur la pédale
remontante diminue l'action motrice de la pédale descendante ;
or, il est évident qu'une condition nécessaire d'un bon emploi
de la machine consiste à réduire le plus possible la pression
du pied qui remonte. Un cycliste d'une habileté moyenne
exerce sur la pédale remontante un effort qui, d'après MAREY,
est égal à 10 à 12 kilogrammes, de sorte que l'effet d'une pression de 30 kilogrammes sur la pédale descendante se réduit
à la différence des deux efforts antagonistes, soit à 18 ou

20 kilogrammes. Cette perte de force s'explique par la nécessité pour le cycliste de garder toujours le contact avec la pédale : quant à l'intensité exagérée de ce contact, elle est un exemple des illusions que nous donne notre sens musculaire. Un homme de poids moyen, lorsqu'il marche, presse sur le sol avec une force de 75 kilogrammes, sans presque s'en apercevoir ; aussi croit-il caresser seulement sa pédale, lorsqu'il développe sur elle un effort de 12 kilogrammes. Il y a cependant un moyen de supprimer l'effort nuisible, c'est de se servir de *cale-pieds*.

Pour évaluer la dépense de travail correspondant à chaque coup de pédale, et par conséquent au kilomètre ou à l'heure, Marey construisit une pédale dynamométrique inscrivant l'effort du pied à chaque instant de la révolution de la manivelle ; l'aire de la courbe obtenue permettait d'évaluer le travail dépensé à chaque coup de pédale et de reconnaître quelles étaient, suivant la façon de pédaler, les valeurs de la pression normale et de l'effort tangentiel.

L'action des muscles de la jambe se décompose en effet en une poussée perpendiculaire à la pédale et une autre tangente à sa surface ; cette dernière force intervient précisément aux instants où se produiraient les points morts, si la jambe agissait comme une simple bielle, par ses changements de longueur.

Les résultats trouvés par Marey ont appris qu'il existe, comme dans la marche et dans la course, des rythmes qui donnent le meilleur rendement ; l'expérience a montré que la cadence pratique, pour la meilleure utilisation des forces du cycliste, est à peu près constante et voisine de 110 tours par minute. Pour les allures rapides, la résistance d'inertie des membres fait croître la dépense d'énergie du cycliste, de même que dans la marche elle coûte au marcheur une grande dépense de travail et réduit la longueur des pas. Enfin, les muscles ne produisent pas chez tout le monde un même travail, dans un même temps : il y a des sujets à muscles plus ou moins rapides. Il résulte de là que la *cadence optima* n'est pas nécessairement la même pour tous les cyclistes. D'où les inconvénients, et souvent les dangers, de l'obstination que montrent certains cyclistes à vouloir quand même aller à une allure trop vive ; d'où aussi la production d'affections cardiaques. Chaque cycliste doit donc chercher à ne pas dépasser une cadence déterminée.

Si l'on compare le travail dépensé pendant la marche avec celui de la locomotion sur bicyclette, pour une même distance, on trouve une grande différence ; le cycliste fait une économie très notable de travail relativement au piéton. Cette économie est facile à expliquer, si l'on se reporte aux travaux partiels qui entrent dans le travail total de la marche ; le cycliste n'a plus à dépenser l'énergie correspondant aux oscillations verticales du corps, puisque celui-ci repose constamment sur la selle et que le centre de gravité se déplace *parallèlement* à la surface du sol ; or, c'est là l'élément le plus important du travail de la marche.

En second lieu, la force vive correspondant aux variations de vitesse du corps pendant la marche n'a plus à entrer en ligne de compte pour le cycliste dont le centre de gravité se meut uniformément pour une vitesse déterminée.

Il n'y a donc que le travail nécessité par la poussée à communiquer à la pédale descendante ; or, si l'on supprime l'effort antagoniste exercé sur la pédale remontante, au moyen du rattrape, ce travail se réduit à très peu de chose, du moins sur un terrain horizontal.

Il n'y a que dans les deux cas suivants que la dépense d'énergie devient sensible : 1° lorsque le cycliste accroît sa vitesse ; ce qui correspond à un travail de la forme :

$$\frac{1}{2} \, m \, (v'^2 - v^2)$$

m étant la masse du corps, v' la nouvelle vitesse et v la vitesse initiale ; 2° lorsque le cycliste se déplace sur un terrain en pente ; dans ce cas, le travail habituel est augmenté : il est proportionnel au poids du cycliste, à celui de sa machine et à différence de niveau des deux extrémités de la pente gravie.

CHAPITRE VII

MÉCANIQUE DE LA CIRCULATION

Nous ne nous occuperons seulement ici que de l'étude mécanique, cinématique et dynamique, des phénomènes circulatoires.

§ 1. — CINÉMATIQUE

Supposons le cœur arrêté sur un animal vivant : l'appareil circulatoire formant un vaste système de tubes communiquant entre eux, le sang va se répandre dans tout ce système, sous une pression uniforme, un peu plus grande que celle qui résulterait de la simple pesanteur. Cette pression, de $0^m,01$ de mercure, est le résultat de la réaction de l'élasticité des vaisseaux sur le sang, vaisseaux dont les parois ont dû être violentées pour recevoir un volume de sang plus grand que la capacité naturelle de l'appareil circulatoire. Si, dans ce système, la pression est rendue inégale en deux points, il s'opérera un mouvement du point où la pression est la plus forte vers le point où elle est la plus faible. Or, une inégalité constante de tension est produite dans les différents points du système vasculaire par les contractions du cœur et il en résulte une circulation à travers les vaisseaux.

1° Ecoulement dans les tuyaux rectilignes. — Etudions d'abord les lois de l'écoulement d'un liquide quelconque dans un tuyau rectiligne dont les parois sont mouillées par ce liquide. Une mince couche de liquide est immobilisée contre les parois par suite des actions moléculaires qui s'exercent au

contact du solide et du liquide, et c'est dans l'intérieur de ce
tuyau liquide que l'écoulement a lieu. Il se produit entre les
molécules immobilisées et celles qui se déplacent un frottement qui ralentit la vitesse d'écoulement. Si le liquide s'écou-
lait par un orifice en mince paroi, on sait que la vitesse du
liquide aurait pour valeur :

$$v = \sqrt{2g.H}$$

H étant la hauteur du liquide au-dessus de l'orifice.

Lors de l'écoulement dans un tuyau, la vitesse est plus
petite que celle qui correspond à cette formule due à Torri-
CELLI.

La résistance que le liquide éprouve pendant son écoulement le long des parois est proportionnelle à la longueur du
tuyau. Mais ce n'est pas là la seule résistance qu'ait à vaincre la
force motrice représentée par la hauteur du liquide AD dans le

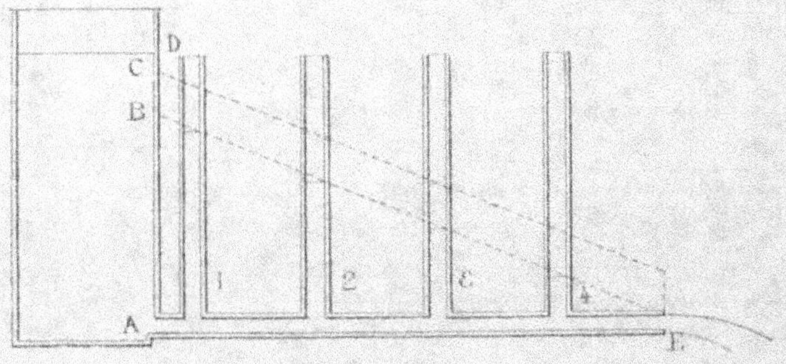

Fig. 40.
Tuyau rectiligne et tubes piézométriques.

récipient au-dessus de l'orifice du tuyau (fig. 40). Une partie *h'*
de cette force motrice est employée à vaincre la *résistance au
passage*, c'est-à-dire à opérer une sorte de classement des
molécules qui toutes se précipitent vers l'ouverture A ; la cohésion moléculaire doit être vaincue à ce niveau, ce qui exige
une certaine dépense de force.

La vitesse d'écoulement est due à la portion de la force mo-

trice h qui est représentée par la différence B C entre la force
motrice totale H et la somme des résistances de classement moléculaire et de frottement ; si on appelle H' la force motrice absorbée pour vaincre de frottement le long du tuyau A B, on a :

$$h = \text{H} - (\text{H}' + h')$$

La force H' qui agit sur chaque tranche n'est utilisée que progressivement, puisque le frottement qu'elle doit vaincre est
également réparti sur toute la longueur du tube. On peut
mettre en évidence l'existence de cette force en un point
quelconque du tube et montrer que sa valeur est d'autant
plus faible qu'on la mesure plus loin de l'origine O ; il suffit d'im-
planter sur le tuyau d'écoulement des tubes verticaux en verre,
appelés *tubes piézométriques* : on constate que le liquide s'élève
dans chacun d'eux à des hauteurs variables et que les sommets
des colonnes liquides sont sur une droite B E qui aboutit à
l'extrémité du tube d'écoulement.

La portion de force motrice H', mesurée sur chaque point
par la hauteur à laquelle s'élève le liquide dans le tube piézo-
métrique qu'on implante, s'appelle la *pression latérale* ou *tension sanguine* lorsqu'on la considère le long des vaisseaux à
l'intérieur desquels circule le sang.

**2° Écoulement dans les tuyaux de diamètre variable
et rectilignes.** — Supposons le tuyau d'écoulement constitué par les trois parties O a', a' a'', a'' O' de diamètres différents (fig. 44).

Une même quantité de liquide doit traverser, pendant le
même temps, les sections de diamètres différents, car il est
impossible qu'un vide se produise dans l'intérieur du tube O O'.
La vitesse du liquide sera donc maxima dans a'' O' dont le diamètre est le plus petit, moins grande dans O a et minima dans
a' a'' dont le diamètre est le plus grand : en d'autres termes, *la
vitesse en un point est en raison inverse de la section du tuyau.*

Lorsque le liquide arrive en a' où le diamètre augmente, sa
vitesse, et par suite sa force vive, diminuent brusquement ;
mais l'énergie actuelle se retrouve sous forme de pression

latérale. Si on implante en effet des tubes piézométriques le
long des portions O a', a' a'', a'' O', on constate qu'immédiatement
après l'élargissement en a', la pression latérale augmente, puis

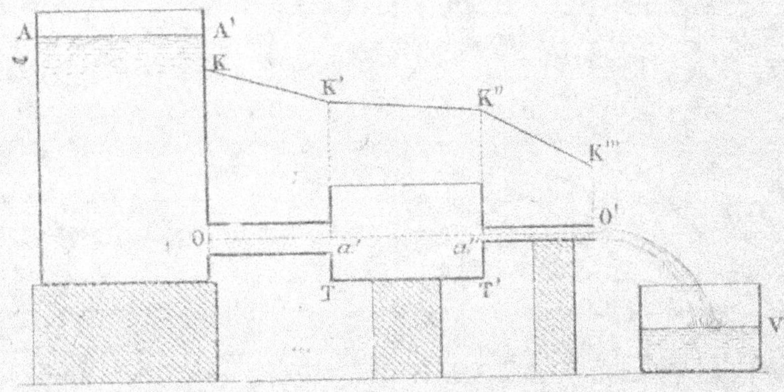

Fig. 41.

Écoulement dans un tuyau de diamètre variable.

diminue de a' en a'' progressivement. En a'', où le diamètre
devient plus petit, la vitesse augmente brusquement, mais,
en revanche, la pression latérale subit une diminution dès que
le calibre du tube devient plus petit.

Par conséquent, là où se produit un élargissement du tube,
il y a diminution brusque de la vitesse d'écoulement et augmentation brusque de la pression latérale ; inversement, là
où se fait un rétrécissement du tuyau, il y a augmentation
brusque de vitesse et diminution brusque de pression latérale.
Ces lois d'hydrodynamique trouvent souvent une application
dans les phénomènes circulatoires.

**3° Écoulement dans les tuyaux coudés de diamètre uni-
forme**. — Lorsque le liquide arrive au niveau d'un coude
(fig. 42), les molécules qui viennent frapper la partie coudée
subissent un arrêt plus ou moins grand. Mais comme la quantité de liquide qui traverse une section quelconque du tube doit
être invariable, il en résulte qu'au niveau du coude C C', les
molécules les plus éloignées de la paroi externe c_1, B du coude

doivent se déplacer avec une vitesse plus grande qu'en amont et
en aval de ce niveau. Il y a donc deux causes antagonistes qui
agissent pour modifier la pression latérale ; toutefois, la résul-

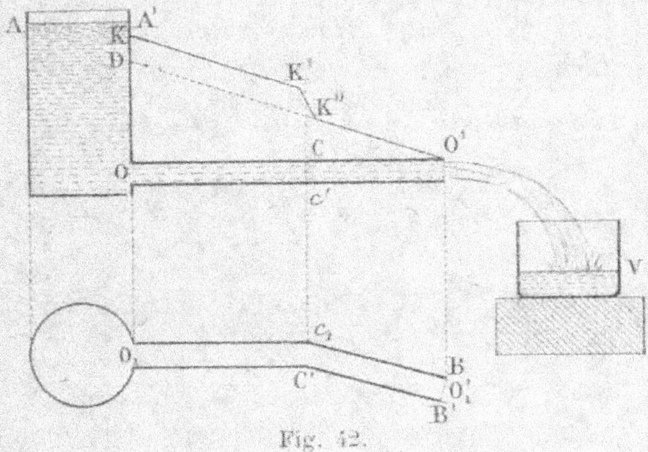

Fig. 42.
Écoulement dans un tuyau coudé. Projections
verticale et horizontale.

tante des deux actions contraires est toujours une diminution
de la pression latérale K'K" au niveau du coude, car l'expérience
montre que l'existence d'un coude diminue la dépense, c'est-à-
dire que la vitesse à la sortie est moindre que si le tuyau était
rectiligne.

4° **Écoulement dans les tuyaux ramifiés**. — Considérons
un tuyau qui se ramifie en deux ou plusieurs branches, et qui
après un certain parcours se réunissent de nouveau en un
tuyau unique de diamètre égal à celui du premier (fig. 43).
Au point de bifurcation M, nous trouvons plusieurs causes
qui interviennent pour modifier en sens contraire la pression
latérale et la vitesse d'écoulement : 1° la présence des coudes
doit entraîner une diminution brusque de la pression latérale ;
2° l'augmentation de calibre total des tuyaux ramifiés a pour
conséquence de faire croître brusquement cette même pression.
Il peut y avoir compensation entre les effets dus à ces deux causes

et alors la pression latérale ne subira pas de variation brusque
en M. De M en N, le long des branches ramifiées, la pression
latérale va en diminuant moins rapidement que si le tuyau
était unique, par suite de l'augmentation de calibre résultant des
ramifications. En N, où les branches se réunissent de nouveau,
il y a deux causes concomitantes pour faire diminuer la pres-

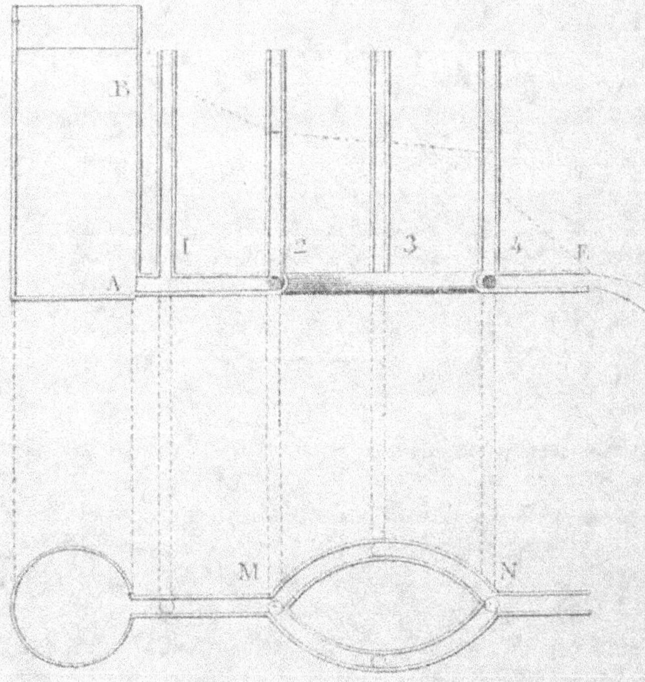

Fig. 43.
Tuyaux ramifiés et tubes piézométriques.

sion latérale : 1° existence d'un coude ; 2° diminution de calibre
du tuyau. La pression latérale subit donc ici une chute brusque.

5° Application des lois précédentes à la circulation. —
Les lois que nous venons d'établir s'appliquent aux phénomènes circulatoires. Le *récipient* auquel est adapté le tuyau

d'écoulement du sang, c'est le cœur, ou plutôt les ventricules : le gauche, pour la grande circulation ; le droit, pour la petite. La force motrice primitive, dont nous avons parlé et que nous avons désignée par la lettre H, est représentée dans le cœur par la force développée pendant la systole ventriculaire. Nous savons qu'une partie de cette force est employée à communiquer au sang une certaine vitesse et qu'une autre partie est destinée à vaincre les résistances à l'écoulement ; elle se mesure par la pression latérale dans le voisinage du récipient cardiaque.

La circulation du sang est due, avons-nous dit, à une différence de pression existant entre l'origine des vaisseaux et leur terminaison dans les oreillettes. Plus cette différence de pression est grande, plus la vitesse d'écoulement du sang est considérable. La vitesse du sang diminue dans les artères à mesure qu'on considère une tranche plus éloignée du cœur : dans les capillaires, elle est sensiblement constante ; enfin, elle augmente dans les veines, des capillaires aux oreillettes.

6° Rôle de l'élasticité des artères. — A chaque systole ventriculaire, une ondée de 150 à 180 grammes de sang passe du cœur dans les artères ; si les vaisseaux étaient rigides, comme ceux que nous avons considérés jusqu'à présent, la colonne sanguine qu'ils renferment devrait être refoulée d'une seule pièce, comme un cylindre solide qu'on pousserait par une de ses extrémités, et il ne pourrait entrer dans les artères qu'une quantité de sang exactement égale à celle qui s'écoulerait dans le même temps par les capillaires ; l'écoulement du sang dans les vaisseaux cesserait dès que le coup de piston de la pompe foulante cardiaque serait donné.

Mais les fonctions du sang et des tissus ne sauraient s'accomplir dans ces conditions : le système nerveux, ayant besoin d'une excitation incessante et continue du sang, ne pourrait fonctionner avec les chocs qui résulteraient de l'écoulement saccadé. Avec la faible durée de sa systole (0,33 seconde) et le développement limité de sa force musculaire, le ventricule ne pourrait surmonter les résistances énormes provenant de l'inertie et des frottements, pour faire passer de l'état de repos à l'état de mouvement la masse entière du sang, à chacune de ses contractions.

Grâce à l'élasticité des parois vasculaires, le cœur réalise une très grande économie de force et par suite de travail; en poussant son ondée sanguine dans l'aorte, le ventricule ne dépense pas toute la force résultant de sa contraction pour faire progresser la colonne liquide contenue dans les artères; une partie de cette force sert à dilater le vaisseau, à développer dans les parois artérielles une force élastique qui, en agissant

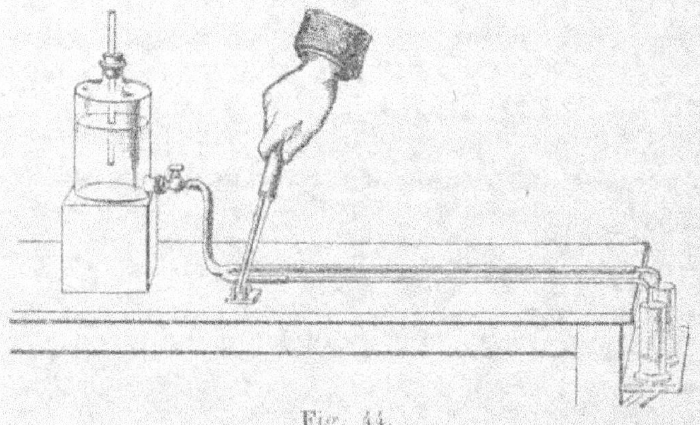

Fig. 44.
Tuyaux à parois élastiques et à parois rigides.

comme un ressort toujours tendu, presse sur le sang et le fait progresser *même pendant le repos du cœur*.

Lorsqu'on recherche la nature du mouvement du sang dans une artère, on trouve que le sang se déplace d'une manière saccadée, mais que ces saccades vont en s'affaiblissant à mesure que l'artère considérée devient plus petite, pour disparaître complètement au niveau des capillaires, où le sang se déplace avec une vitesse uniforme. Le mouvement du sang se transforme donc dans son trajet, du cœur aux extrémités, en passant par tous les intermédiaires.

A quoi est due cette transformation ? Une expérience due à MAREY montre bien que c'est le résultat de l'élasticité des parois artérielles. Adaptons à un flacon de MARIOTTE (fig. 44) un tube

flexible qui se bifurque en deux branches, dont l'une (côté antérieur de la figure) se continue avec un *tube rigide* en verre,
l'autre (côté postérieur de la figure) avec un *tube de caoutchouc*
à parois minces et très élastiques; les deux tubes se terminent
par des ajutages étroits de même calibre qui versent le liquide
dans les éprouvettes; à l'aide d'un levier compresseur qu'on
peut élever ou abaisser avec la main, on produit des inter-
mittences dans l'écoulement du liquide dans les deux tubes;
on crée ainsi des afflux intermittents plus ou moins rapides.

Dans ces conditions, on constate : 1° que le tube rigide émet
à son orifice d'écoulement des jets intermittents comme les
flux eux-mêmes ;

2° Que le tube élastique fournit au contraire un écoulement
continu et régulier ;

3° Que la quantité de liquide débitée par le tube élastique
est beaucoup plus grande que celle débitée par le tube rigide;
il faut bien remarquer que les deux tubes sont restés en communication avec le récipient pendant le même temps.

Comment donc expliquer cette augmentation de débit ? C'est
que *pendant les afflux* intermittents le liquide pénètre *plus
abondamment* dans le tube élastique que dans l'autre. L'analogie de la circulation du sang dans les vaisseaux et de
l'écoulement précédemment produit dans le tube de caoutchouc est parfaite. Des résultats expérimentaux, on doit conclure que l'élasticité des artères permet aux vaisseaux de
recevoir plus facilement et plus abondamment le sang que le
cœur leur envoie ; en d'autres termes, que le cœur éprouve
moins de peine à se vider dans les artères très élastiques que
dans les artères qui ont perdu leur extensibilité.

Ces déductions sont pleinement confirmées par les faits
de la pathologie et de la clinique. Le ventricule gauche du
cœur, de même que tout muscle qui travaille d'une façon
exagérée, s'hypertrophie quand un obstacle s'oppose, d'une
manière permanente, à l'évacuation de son ondée sanguine,
comme dans le cas de rétrécissement aortique. C'est aussi
la raison de l'hyperthophie constante du ventricule gauche
que l'on rencontre chez les artério-scléreux, dont les artères

ont perdu beaucoup de leur élasticité (artères sinueuses, en tuyau de pipe).

§ 2. — DYNAMIQUE

Maintenant que nous connaissons les causes mécaniques de la réplétion des cavités du cœur, demandons-nous quelle est la force développée par le cœur à chaque systole : nous arriverons ensuite à la mesure du travail effectué par le muscle cardiaque.

1° Force motrice du cœur. — La force motrice du cœur est employée à exercer sur le sang une pression destinée à lancer le liquide nourricier dans tout l'organisme en lui communiquant une certaine vitesse.

On arrivera donc à la mesure de cette force en évaluant la pression intra-cardiaque. A l'aide de manomètres préalablement étalonnés, CHAUVEAU et MAREY ont trouvé les valeurs maxima suivantes dans les différentes cavités cardiaques :

Oreillette droite.	$2^{mm},5$ de mercure.	
Ventricule droit.	25^{mm}	—
Ventricule gauche.	128^{mm}	—

On voit que le ventricule gauche exerce une pression, et par conséquent développe une force beaucoup plus grande que celle des autres cavités. Les sondes cardiaques de CHAUVEAU se graduent de la façon suivante : on place celles qui doivent servir à une détermination dans un flacon dont le bouchon laisse passer les sondes et la petite branche d'un manomètre à mercure. Les styles des sondes frottent sur un cylindre enregistreur suivant une même génératrice. On comprime de l'air dans le flacon ; en vertu du principe de la transmission des pressions, l'air des sondes diminue de volume et les styles se déplacent sur le cylindre. L'indication du manomètre à mercure permet ainsi de savoir à quelle pression correspond un déplacement donné des différents styles. CHAUVEAU et MAREY opéraient cette graduation à la température du sang, soit 38°.

Dans la détermination de la pression exercée sur le sang dans les différentes cavités, on suppose que la pression est la même en tous les points de cette cavité. Désignons par s la surface interne du ventricule gauche et par π la pression exercée sur le liquide sanguin par unité de surface des parois contractiles, au moment de la systole : la pression développée par la contraction de la poche cardiaque est égale à πs et cette pression totale est maxima au moment où les valvules sigmoïdes s'ouvrent. Dès que ces valvules sont ouvertes, le sang est lancé dans l'aorte ; ce qui exige que π soit à ce moment-là supérieur à la pression sanguine dans l'aorte. À mesure que le sang passe du ventricule dans l'aorte, le volume de cette cavité diminue, ainsi que la surface s ; par suite, la pression $\pi.s$, qui sert de mesure à la force développée, va en diminuant à partir de l'ouverture des sigmoïdes.

La détermination exacte de la force totale mise en jeu pendant la systole cardiaque nécessiterait la connaissance de la surface interne s, mais cette surface varie pendant la contraction ventriculaire et son évaluation n'est guère possible. À la rigueur, on pourrait, d'après MAREY, prendre pour valeur de cette surface celle d'une sphère dont le volume serait égal à celui du liquide capable d'être contenu dans le ventricule : on aurait ainsi s correspondant à l'état de repos du ventricule.

2° Travail du muscle cardiaque. — Il est possible d'arriver à l'évaluation du travail effectué par le cœur à chaque systole, et en particulier par la région la plus active du cœur, le ventricule gauche. Nous allons exposer la marche de ce calcul d'après MONOYER.

Le travail total du ventricule se compose de deux travaux partiels : 1° du travail nécessaire pour communiquer à la masse de sang qui pénètre dans l'aorte la vitesse que l'expérience permet de déterminer ; 2° du travail nécessaire pour vaincre les résistances opposées à la circulation. Les éléments indispensables pour arriver à l'évaluation de ces deux travaux partiels sont : d'abord la *vitesse* de l'ondée sanguine ; ensuite la *masse du sang* lancé par une systole ventriculaire dans l'aorte et, enfin, la *pression latérale* à l'origine de l'aorte.

a. *Vitesse moyenne du sang dans l'aorte*. — Cette détermination a été faite par WOLKMANN, LUDWIG, CHAUVEAU, VIERODT, etc. Nous ne décrirons ici que la méthode de LUDWIG ; ce physiologiste a employé un réservoir composé de deux ampoules de capacité connue et placé sur le trajet du vaisseau dans lequel on veut mesurer la vitesse de la circulation du sang. Une disposition spéciale permet, en faisant pivoter l'appareil sur lui-même, de renverser les rapports des deux bouts de l'artère avec les ampoules A et B, et de diriger le sang et l'index mobile alternativement de l'une à l'autre. On note le temps pendant lequel a duré l'expérience et le nombre de tours effectué par l'appareil. Connaissant la capacité des ampoules, on détermine aisément le débit moyen de l'artère et par suite la vitesse moyenne du sang dans ce vaisseau. Supposons que l'appareil de LUDWIG ait donné un débit de 90 centimètres cubes par minute ; en une seconde, le débit est de $1^{cc},5$; si la section de l'artère est de 5 millimètres carrés, la vitesse cherchée est $\frac{1,5}{0,05} = 30$ centimètres.

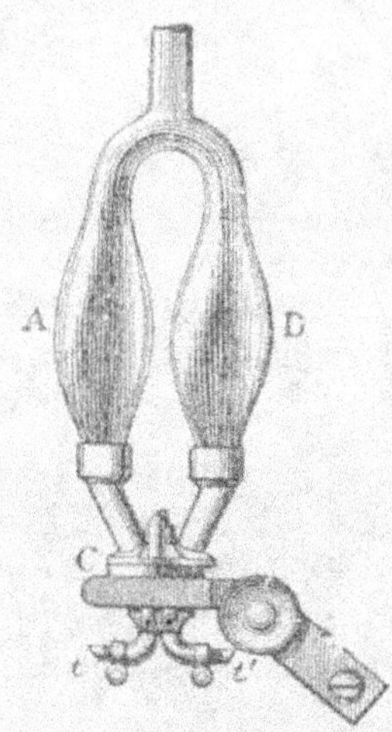

Fig. 45.

Appareil de LUDWIG.

Voici les vitesses du sang dans différents vaisseaux :

Aorte	50 centimètres.
Artère carotide	26 —
— faciale	16 —

Le chiffre qui nous intéresse pour le travail du cœur, c'est la vitesse 50 centimètres.

b. *Masse du sang chassé par une systole ventriculaire*. — Une méthode due à STEWART consiste à introduire dans le cœur, pendant une diastole, un poids p d'une substance facile à déceler qui se mélange avec le volume V du sang contenu dans le cœur ; on fait ensuite, à un instant donné, une prise d'essai à une artère périphérique ; soit v le volume du sang recueilli ; cet échantillon contient un poids π de la substance introduite. Le volume V de sang contenu dans le ventricule et qui est chassé pendant une systole dans l'aorte est évidemment :

$$V = p \frac{v}{\pi}$$

Ce volume V est, d'après les expériences des physiologistes, égal à 180 centimètres cubes : la densité du sang étant voisine de 1, le poids de ce sang est de $0^{kg},180$:

Pour avoir la masse m du sang lancé dans l'aorte, il suffit de faire le quotient de $0^{kg},180$ par l'accélération due à la pesanteur, qui est égale, à Paris, à 9,81. On sait en effet que l'on a :

$$m = \frac{p}{g} = \frac{0,18}{9,81} = 0,0183$$

c. *Pression latérale à l'origine de l'aorte*. — Cette mesure se fait à l'aide de manomètres spéciaux sur lesquels nous ne pouvons nous étendre ici. A l'origine de l'aorte, cette pression latérale ou *tension artérielle* est égale au poids d'un colonne de sang de deux mètres de hauteur.

3° Calcul du travail cardiaque. — Maintenant que nous sommes en possession des divers éléments qui doivent entrer dans l'expression des deux travaux dont la somme constitue le travail du muscle cardiaque, nous pouvons chercher à exprimer ce travail.

a. *Travail utile*. — Le sang étant au repos dans le ventricule avant la systole, tandis qu'il est animé d'une vitesse v dans l'aorte, le travail utile est représenté par la formule

$$t_u = \frac{1}{2} m v^2$$

En remplaçant m et v par les valeurs précédemment indiquées, on a :

$$t_{\text{u}} = \frac{0,0183 \times \overline{0,50}^2}{2} = 0,002287 \text{ kilogrammètre.}$$

b. *Travail résistant.* — Si l'écoulement de la masse m de sang lancé par le ventricule ne rencontrait aucune résistance, la vitesse serait V supérieure à v : les résistances effectuent donc un travail mesuré par la demi-variation de force vive qu'elles provoquent, et l'on a :

$$t_{\text{r}} = \frac{1}{2}\, m\, V^2 - \frac{1}{2}\, mv^2 = \frac{m}{2}\,(V^2 - v^2)$$

Si on désigne par H et par h les hauteurs des colonnes sanguines qui communiqueraient au sang, l'une la vitesse V, l'autre la vitesse v, on a, d'après la loi de Torricelli

$$V = \sqrt{2g\text{H}} \quad \text{et} \quad v = \sqrt{2gh}$$

d'où :

$$V^2 = 2g\text{H} \quad \text{et} \quad v^2 = 2gh,$$

ce qui donne

$$t_{\text{r}} = mg\,(\text{H} - h)$$

Or la différence H — h représente en réalité la pression latérale à l'origine de l'aorte, dont la valeur a été déterminée et trouvée égale à 2 mètres. En remplaçant les lettres par leurs valeurs numériques, on a :

$$t_{\text{r}} = 0,0183 \times 9,81 \times 2 = 0,359 \text{ kilogrammètre.}$$

Le travail total ou *travail moteur* est égal à la somme de ces deux travaux partiels; on a donc pour chaque systole du ventricule :

$$T_{\text{m}} = 0,0022 + 0,359 = 0,36 \text{ kilogrammètre.}$$

Pour avoir le travail du cœur effectué en vingt-quatre heures, il suffirait de multiplier ce nombre 0,36 par celui des pulsations effectuées pendant ce même temps; on trouve ainsi 38.301 kilogrammètres.

La valeur de ce travail n'est évidemment qu'approximative; elle varie avec un grand nombre de circonstances, et surtout avec la valeur de la tension artérielle. Un muscle qui se contracte fait varier le travail du cœur : cette variation peut être considérable lorsque la machine animale effectue de grands efforts, comme dans la plupart des sports. C'est pour cette raison que le cœur doit être examiné avec soin avant de permettre à un individu de se livrer à un exercice violent, comme celui de la course ou celui de la bicyclette, etc.

CHAPITRE VIII

MÉCANIQUE DE LA RESPIRATION

Nous n'étudierons ici que les phénomènes mécaniques qui se rattachent le plus directement à la physique ; les autres étant plutôt du ressort de la Physiologie proprement dite.

§ 1. — RÔLE MÉCANIQUE DES POUMONS

Le mécanisme de l'entrée de l'air dans les poumons, pendant l'inspiration, et de la sortie de cet air, pendant l'expiration, est facile à comprendre par le dispositif expérimental suivant : prenons une cloche à douille pour représenter la cage thoracique (fig. 46) ; fermons cette cloche au moyen d'une lame de caoutchouc qui tiendra lieu de diaphragme ; dans le bouchon faisons passer un tube de verre bifurqué à sa partie inférieure et lions sur chacune des bifurcations un ballon de caoutchouc qui représente le poumon. Enfin, plaçons latéralement un manomètre à mercure pour connaître les variations de la pression de l'air de la cloche.

Produisons sur ce système un mouvement d'inspiration en exerçant une traction sur le diaphragme E' (fig. 47) ; la pression de l'air enfermé dans la cloche va diminuer, en vertu de la loi de MARIOTTE, puisque le volume augmente. Par suite, les ballons élastiques supportant par leur face interne la pression atmosphérique qui s'exerce par le tube ouvert T, une certaine quantité d'air va pénétrer par ce tube et les ballons vont augmenter de volume. Mais en dilatant les ballons, l'air met en jeu leur élasticité et il arrive bientôt un moment où la force

élastique des ballons de caoutchouc, ainsi développée, ajoutée
à la force élastique de l'air de la cloche, fait équilibre à la
pression atmosphérique : l'inspiration est alors terminée.

Abandonnons maintenant le diaphragme à lui-même : il va
revenir à sa position initiale (fig. 46). Le volume de l'air de la
cloche diminuant, sa pression va augmenter, et cette pression, à

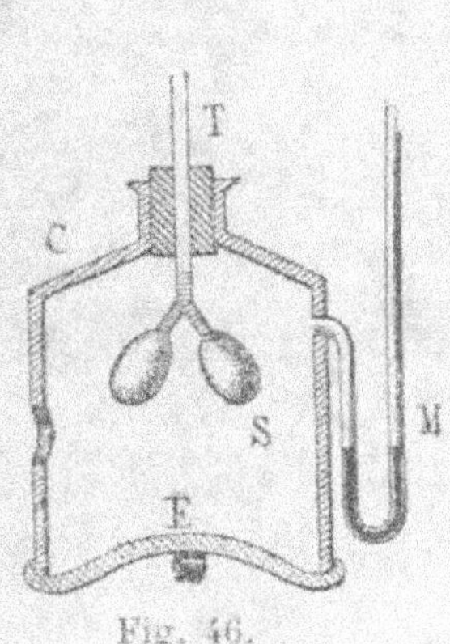

Fig. 46.

Schéma de la cage thoracique
après une expiration.

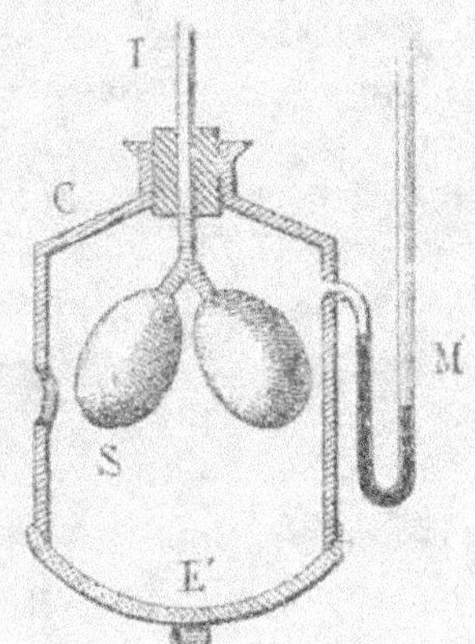

Fig. 47.

Schéma de la cage thoracique
après une inspiration.

laquelle s'ajoute la force élastique des ballons, l'emportera sur
la pression atmosphérique, en sorte qu'une certaine quantité
d'air sortira des ballons ; nous avons ainsi produit une expiration.

Dans la cavité thoracique de l'homme, les choses se passent
un peu différemment ; il n'existe pas d'espace libre entre le
poumon et les parois thoraciques, car les deux feuillets de la
plèvre sont accolés et glissent l'un sur l'autre à frottement.
Lorsque la cavité thoracique se dilate sous l'action des
muscles inspirateurs, l'élasticité *seule* du poumon est mise en
jeu. A la fin d'une inspiration, c'est encore l'élasticité pulmonaire qui chasse l'air dans le milieu extérieur et qui est la
cause de l'expiration. Lorsque l'expiration est terminée, l'élasticité du poumon n'est pas satisfaite, comme on peut s'en
assurer sur le cadavre, en ouvrant un espace intercostal ; on

voit le poumon se détacher des parois thoraciques et se recroqueviller vers la trachée, en expulsant une partie de l'air qu'il contenait. Si on place un manomètre à la trachée, avant d'ouvrir le thorax, on constate une dénivellation égale à 30 ou 45 centimètres d'eau.

Quels sont les effets de ce reliquat de force élastique ? D'abord cette élasticité non satisfaite agit sur la cage thoracique pour la déformer, et comme c'est le diaphragme qui est la partie la plus souple, ce muscle est attiré vers l'intérieur du thorax et prend la forme en dôme. Ensuite, l'élasticité pulmonaire agit sur les oreillettes qui sont ainsi distendues et placées dans des conditions très favorables à leur réplétion sanguine.

§ 2. — PNEUMOGRAPHIE

On peut apprécier et étudier les changements de forme de la cavité thoracique à l'aide des *pneumographes* : le pneumo-

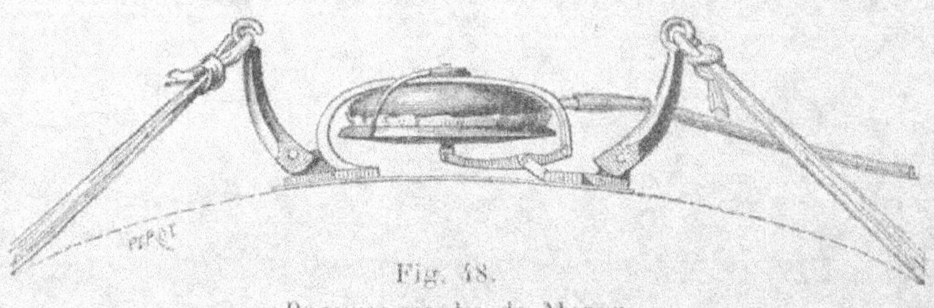

Fig. 48.
Pneumographe de MAREY.

graphe de MAREY (fig. 48) se compose essentiellement d'un tambour à levier porté par une plaque d'acier flexible et placé parallèlement à cette plaque : si l'on tire sur les chefs du lien circulaire, on fléchit la lame par l'intermédiaire des deux tiges à crochet qui les portent : le parallélisme entre la plaque et le tambour est détruit et le levier vient refouler la membrane élastique et transmettre ce mouvement par le tube au tambour conjugué qui l'inscrit. Lorsque ce pneumographe est placé sur l'homme, le développement circonférentiel du thorax, suivant la section qu'embrasse le lien inextensible, agit comme la traction directe sur ce lien et provoque, pendant l'inspiration et l'expiration, les mêmes alternatives de dilatation et de compression.

Le mouvement de l'air dans le tambour récepteur réuni à ce pneumographe se fait dans le même sens que dans le poumon. On a donc, sur un cylindre enregistreur, une courbe descendante pour l'inspiration et une autre ascendante pour l'expiration. Si l'on examine la courbe obtenue, on constate que le mouvement inspiratoire s'effectue d'une manière régulière, sans variation brusque de vitesse : le mouvement expiratoire, au contraire, d'abord régulier, s'affaiblit presque brusquement pour conserver une vitesse très petite jusqu'à la fin, la courbe monte régulièrement, puis présente un changement de direction assez brusque pour devenir très inclinée et presque horizontale jusqu'à la fin du mouvement respiratoire. Le tracé montre aussi qu'il n'existe entre l'inspiration et l'expiration aucune *pause* ou période de repos : le mouvement change brusquement de sens, mais il est continu. On voit de plus que l'inspiration est plus courte que l'expiration.

§ 3. — SPIROMÉTRIE

Lorsque le mouvement respiratoire va de l'une de ses limites à l'autre, l'amplitude des oscillations du thorax est maxima et le volume d'air déplacé est maximum.

1° Capacité des poumons. — On appelle *capacité vitale* le volume d'air expiré lorsque, le thorax étant à la limite supérieure de l'inspiration maxima, celui-ci passe à la limite inférieure de l'expiration. Mais la capacité vitale n'est pas égale à la capacité totale du poumon ; même après une expiration forcée, énergique, il reste encore une certaine quantité d'air que l'on ne peut parvenir à expulser. Cet air, analogue à une sorte d'*espace nuisible* des machines pneumatiques, a été appelé *air résidual* ou *résidu respiratoire*. D'où déjà une première division en deux parties : la capacité vitale qui peut être utilisée tout entière pour l'introduction de l'air ; ensuite la capacité résiduelle qui ne peut jamais être utilisée et qui, une fois remplie d'air, ne peut plus être vidée par l'expiration.

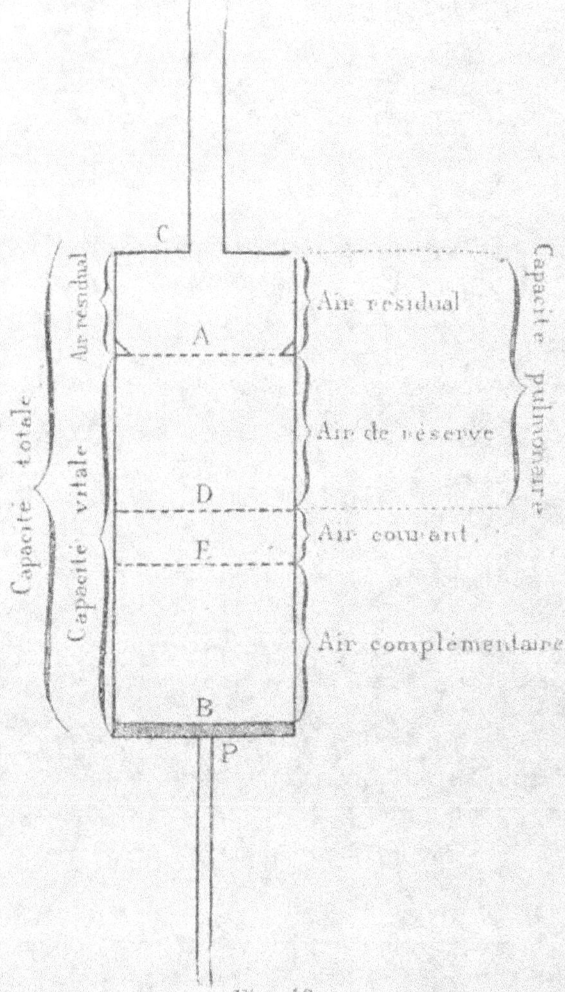

Fig. 49.

Schéma de la pompe thoracique (VIAULT et JOLYET).

Le schéma de la pompe thoracique montre nettement cette différence ; la capacité totale est celle du corps de pompe quand le piston est au haut de sa course ; la capacité vitale de A à B peut être librement parcourue par le piston ; enfin, la capacité résiduelle, dans laquelle le piston ne peut pénétrer au-dessous de A, contient le résidu respiratoire qui ne peut en être chassé.

Lorsque nous respirons naturellement, le poumon ne part pas de l'état d'inspiration forcée pour arriver à l'état d'expiration forcée ; la paroi mobile du soufflet thoracique ne se meut pas de A en B et de B en A, mais s'arrête avant d'avoir atteint ces points. Si, après une expiration calme, on fait une expiration forcée, on peut expulser encore un certain volume d'air auquel on donne le nom d'*air de réserve* ; c'est la partie du corps de pompe thoracique qui est compris entre A et D. De même, après une inspiration calme, on peut encore introduire *p* dans le poumon une certaine quantité d'air auquel on donne le nom d'*air complémentaire* : c'est la région comprise entre E et B sur le thorax schématique.

Enfin, la partie de la capacité vitale comprise entre la position D, correspondant à une expiration calme, et la position E, correspondant à la fin d'une inspiration calme aussi, s'appelle l'*air courant* : cet espace mesure le débit ordinaire courant du corps de pompe thoracique. L'air courant est donc celui qui est introduit dans le poumon par une inspiration calme et qui en est expulsé par une expiration également calme.

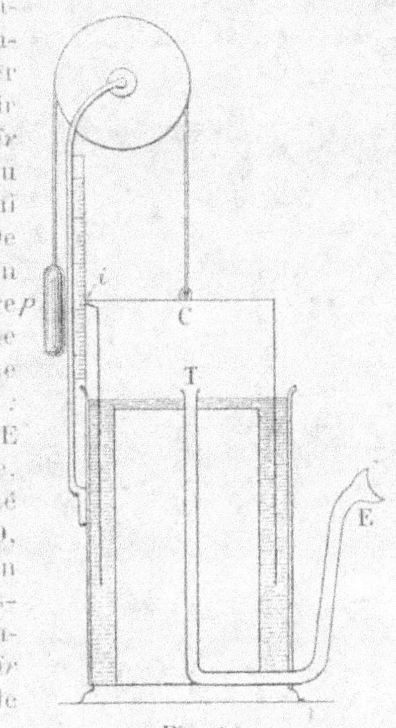

Fig. 50.

Spiromètre de Hutchinson.

2° **Spiromètres.** — On donne le nom de *spiromètres* aux

appareils servant à mesurer le volume d'air qui peut être introduit dans les poumons.

L'un des plus anciens spiromètres est celui de Hutchinson :
il est fondé sur le même principe que le gazomètre à cloche
des usines à gaz ; il se compose (fig. 50) d'une clocle C renversée
sur l'eau sous laquelle débouche, vers sa partie supérieure, un
tube T qui communique à l'extérieur et dans lequel le sujet
envoie l'air expiré, soit après une inspiration calme, soit après
une inspiration forcée, suivant qu'on veut mesurer l'air courant
ou la capacité vitale du poumon. La cloche, qui est équilibrée
au moyen de contrepoids p, est d'abord mise au zéro avant
chaque expérience.

Un autre spiromètre, très simple, pouvant être employé en
clinique, consiste en un sac de caoutchouc qui, vide d'air, est

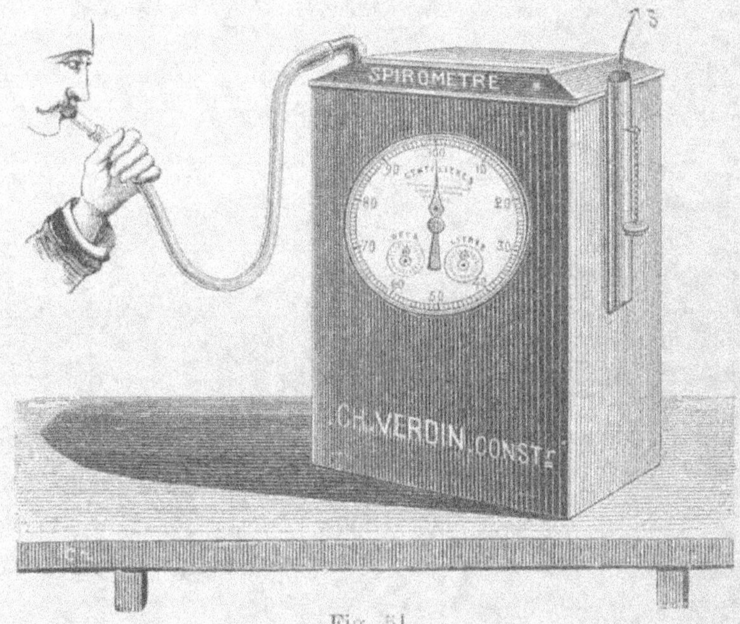

Fig. 51.
Spiromètre de Verdin.

replié sur lui-même à la façon d'un soufflet. Si un malade
expire dans ce sac, la partie supérieure s'élève et un index se

déplaçant sur une échelle graduée indique le volume de l'air
expiré.

Le spiromètre le plus employé est constitué par un simple
compteur à gaz (fig. 51) construit avec soin et donnant en litres,
décilitres et centilitres le volume du gaz qui l'a traversé.

§ 4. — EFFETS DES VARIATIONS DE LA PRESSION ATMOSPHÉRIQUE

Il y a lieu de distinguer deux cas : 1° la pression augmente ;
2° la pression diminue.

1° Augmentation de la pression extérieure. — L'homme
peut supporter une augmentation de pression assez forte sans
que sa respiration éprouve des modifications notables. Cette
augmentation de pression s'observe lorsqu'on descend au-dessous du niveau de la mer, comme dans le cas des mines ; la
pression barométrique, qui est de 760 millimètres au niveau de
la mer, devient égale à 780 millimètres à 206^m,8 au-dessous de
ce niveau et à 800 millimètres à 508^m,4.

Mais c'est surtout dans le cas des travaux où l'on emploie
l'air comprimé (fondation de ponts, de digues, pêche des éponges,
de corail, etc.) que la pression devient importante. L'augmentation de pression peut atteindre 8 à 10 atmosphères sans dangers pour l'homme, mais au-dessus de cette dernière limite,
il survient des accidents très graves. Ainsi, un oiseau placé sous
une cloche dont la pression intérieure est portée à 20 atmosphères, meurt avec des convulsions terribles rappelant celles
de la strychnine.

Ce n'est pas l'action mécanique de l'air comprimé qui agit
pour provoquer ces accidents, mais bien la valeur de la *tension
de l'oxygène* dans le mélange gazeux formé par l'air. On appelle
tension d'un gaz dans un mélange, le produit de sa force élastique partielle h dans le mélange par la proportion centésimale
contenue dans le mélange gazeux :

$$T = h \frac{v}{100}$$

Dans les conditions normales, la force élastique de l'oxygène dans l'air est égale à 152 millimètres et sa proportion centésimale est égale à 20 p. 100. On a donc

$$T = 152 \times \frac{20}{100} = 30,4$$

Dans le cas de l'augmentation de pression, h devient de plus en plus grand, tandis que la proportion $\frac{e}{100}$ ne varie pas ; il arrive un moment où les accidents signalés se manifestent : c'est lorsque $h = 3,5$ atmosphères ; on obtient alors

$$T = 3,5 \times 760 \times \frac{20}{100} = 532$$

Cette limite de tension toxique correspond à une augmentation de pression de l'air atmosphérique de 17 atmosphères, ou à une augmentation de pression dans l'oxygène pur de 5,5 atmosphères. Lorsque la tension de l'oxygène atteint la valeur qui vient d'être indiquée, ce gaz agit comme un violent poison, aussi bien sur les animaux et les plantes, que sur les éléments figurés dont les manifestations physico-chimiques sont suspendues.

2° Diminution de pression. — Voyons d'abord les phénomènes qui apparaissent lorsque la pression extérieure, ayant été d'abord très augmentée, vient à diminuer, pour revenir à la valeur de 760 millimètres.

a. *Décompression*. — Lorsqu'un animal a été ainsi soumis à une compression gazeuse énergique, il court les plus grands dangers si la pression est ramenée trop rapidement à la valeur normale. Les ouvriers tubistes qui travaillent à la construction des ponts, dans les rivières profondes, ont une expression pittoresque pour traduire ces dangers : « On ne paye qu'en sortant », disent-ils ; cette sortie doit en effet se faire très lentement, ou plutôt la décompression doit être très prudemment faite : les ouvriers doivent séjourner vingt à trente minutes dans des chambres éclusées où la pression passe peu à peu de la valeur qu'elle possédait dans les *tubes* à la valeur normale.

Quel est le mécanisme des dangers signalés ? Il résulte de l'application des lois de solubilité des gaz ; le sang d'un animal qui est resté pendant quelque temps soumis à une pression un peu forte dissout les gaz de l'atmosphère en quantité d'autant plus grande que cette pression est plus forte. Si la pression exercée sur l'air où respire l'animal est de 5 atmosphères, le sang arrive à renfermer 5 fois plus de gaz dissous qu'à la pression atmosphérique, et surtout d'azote. Au moment où la décompression a lieu, ce dernier gaz se dégage et peut former des bulles gazeuses, et par suite des embolies dans les capillaires du cerveau, du cœur : il y a donc production d'accidents analogues à ceux qui résultent de l'entrée de l'air dans les veines. Ces accidents sont la mort, ou des paralysies totales ou partielles.

b. *Diminution lente de la pression atmosphérique.* — Examinons maintenant le cas où la pression subit une diminution lente à partir de 760 millimètres. Lorsque cette diminution résulte de l'élévation du corps vers des régions dont l'altitude va en croissant, les divers phénomènes qui apparaissent prennent le nom de *mal des montagnes*.

Les troubles auxquels on a donné ce nom se manifestent, soit pendant l'ascension d'une montagne élevée, soit pendant l'ascension en ballon. Ils consistent en sentiment de fatigue hors de proportion avec l'espace parcouru, précipitation des mouvements du cœur et des mouvements respiratoires, qui deviennent en même temps irréguliers, faiblesse musculaire extrême, tintements d'oreille, éblouissements, vertiges, hémorragies des muqueuses ; nausées, vomissements, syncopes. Ces troubles, qui surviennent lorsqu'on atteint 3.000 mètres d'altitude dans les ascensions de montagnes, ne se produisent qu'à 6.000 mètres environ dans les ascensions en ballon.

C'est que le mal de montagnes proprement dit se distingue nettement du mal éprouvé par les aéronautes ; dans ce dernier cas, c'est la diminution seule de la pression qui est la cause des accidents, tandis que, pendant l'ascension d'une montagne, il y a, en plus de la diminution de pression, production de travail mécanique considérable. Ce travail est constitué d'abord par le produit du poids du corps par la hauteur verticale à laquelle on s'élève ; ensuite, par les oscillations verticales du centre de gravité, puis par le frottement des pieds sur le sol incliné ; enfin, par les mouvements respiratoires et les systoles cardiaques. Pour un homme pesant 65 kilogrammes s'élevant à 2.000 mètres d'altitude, la somme de ces travaux partiels est égale à 250.000 kilogrammètres.

C'est donc un travail énorme que l'ascensionniste a à effectuer. Or, nous savons que ce travail entraîne une exagération des combustions, et en particulier du glycogène, ce qui nécessite une grande consommation d'oxygène. Si donc, en même temps qu'a lieu le travail musculaire, nécessité par l'ascension, la tension de l'oxygène dans l'air extérieur va en diminuant, on comprend que l'organisme se trouve dans des conditions tout à fait défavorables, et que, par suite, on assiste à toute la série des symptômes qui viennent d'être mentionnés. Ces troubles peuvent disparaître si l'ascensionniste se repose quelques instants.

Lorsque l'organisme s'est élevé à une altitude donnée, il peut s'adapter à la faible pression atmosphérique des régions élevées : c'est le cas des populations qui vivent dans les Andes péruviennes, sur les hauts plateaux du Mexique, du Thibet, etc., dont les altitudes sont comprises entre 3.000 et 5.000 mètres.

Cette adaptation se fait par une augmentation considérable du nombre de globules rouges du sang et de la proportion d'hémoglobine (Viault). Il se fait ainsi une sorte de compensation qui a pour but de maintenir la proportion d'oxygène nécessaire à l'hématose dans des limites normales.

Paul Bert a étudié *in vitro* les phénomènes qui résultent de la diminution de pression sur les animaux et sur l'homme ; il a montré que les accidents sont dus à la diminution de la proportion d'oxygène du sang, à laquelle il a donné le nom d'*anoxyhémie*. L'anoxyhémie est consécutive à la faiblesse trop grande de la tension de l'oxygène. Cette tension, qui normalement est égale à 30,4, va en diminuant à mesure que la pres-

sion extérieure s'abaisse ; ainsi pour une pression de 380 millimètres de mercure, la force élastique de l'oxygène dans l'air
est de 76 millimètres et on a :

$$T = \frac{76 \times 20}{100} = 15,2$$

Cette valeur est la même que si, la pression extérieure restant égale à 760 millimètres, la proportion centésimale de
l'oxygène dans l'air s'était abaissée de 20 à 10 p. 100 ; car on
obtient alors :

$$T = 152 \times \frac{10}{100} = 15,2.$$

Quelle que soit la cause da la diminution de la tension de
l'oxygène, les accidents pourront être évités si l'on rétablit,
par une augmentation de la proportion d'oxygène, la valeur
normale de la tension. Paul BERT a trouvé en effet qu'un
oiseau peut continuer à vivre sous une cloche dans laquelle
on a amené la pression à n'être égale qu'à 13 centimètres de
mercure, à condition de faire arriver de l'oxygène pur, alors
que cet oiseau meurt quand la pression est de 20 centimètres,
mais sans addition d'oxygène.

La mort se produit, dans les diminutions de la pression extérieure, par suite de la dissociation de l'oxyhémoglobine, le
sang ne pouvant plus absorber l'oxygène nécessaire au fonctionnement des centres nerveux. C'est ce qui est arrivé à deux
des aéronautes du *Zénith*, en 1877, où CROCÉ-SPINELLI et SIVEL
trouvèrent la mort ; l'altitude atteinte avait été telle que la
pression barométrique était descendue à 26 centim., 2.

CHAPITRE IX

APPLICATIONS DE LA MÉCANIQUE
A LA THÉRAPEUTIQUE

Il est souvent utile, dans les maladies par ralentissement de la nutrition, ou dans les convalescences des maladies aiguës, de faire effectuer aux malades un travail mécanique correspondant à un groupe de muscles donnés ou à tous les muscles en général.

§ 1. — TRAVAIL MUSCULAIRE EFFECTUÉ
DANS UN BUT THÉRAPEUTIQUE

Le travail ainsi prescrit doit être mesuré pour pouvoir être gradué.

1° Mesure du travail musculaire. — Un premier moyen consiste à faire élever un poids donné à une hauteur déterminée, et cela un certain nombre de fois : si P est ce poids dont la hauteur de soulèvement est H, le travail effectué après n mouvements sera :

$$T = 2n\mathrm{PH}$$

si le poids est accompagné dans sa chute ; si, au contraire, le poids est abandonné quand il est arrivé au sommet de sa course, pour être seulement soulevé, le travail est moitié moindre. On pourra graduer le nombre de kilogrammètres effectués, soit en faisant croître le poids P, soit en faisant augmenter H, soit enfin en augmentant le nombre n.

Un autre procédé consiste à faire effectuer aux muscles un travail statique, c'est-à-dire à faire soutenir par le malade à une hauteur donnée un poids déterminé pendant un temps t. Le travail physiologique ainsi accompli est, nous le savons, égal au produit du poids P par le temps t. On peut augmenter le travail en faisant croître, soit l'un, soit l'autre facteur du travail statique, soit tous les deux en même temps.

Lorsque c'est dans un but thérapeutique que le médecin conseille la production d'un certain travail mécanique, il est indispensable de graduer soigneusement la dépense d'énergie musculaire correspondante.

Si le travail doit résulter de la contraction d'un grand nombre de muscles du corps, les deux procédés précédents ne sont pas suffisants et l'on utilise alors des machines, peu nombreuses, à vrai dire, qui permettent la graduation du travail mécanique produit.

L'une de ces machines est l'appareil imaginé par MARTIN et appelé *leptophile* : cette machine se compose d'un arbre mis en mouvement au moyen d'une manivelle ayant *un mètre* de développement ; cet arbre porte un tambour en fer sur lequel est enroulé un câble plat formé d'une bande de cuir de buffle ; une des extrémités est reliée à une balance romaine, l'autre à une poulie de manière à former frein sur le tambour ; un levier à crans dont chacun correspond à 1 kilogrammètre sert à tendre un ressort ; ce qui permet d'augmenter à volonté la pression du frein sur le tambour, et, par conséquent, la résistance à vaincre pendant la rotation de la manivelle. La graduation du travail effectué par le malade est faite de la façon suivante : si la surface de la bande de buffle qui exerce une friction sur le tambour est S, et si p est la pression par centimètre carré, la pression supportée par le tambour est $p \times S$; le travail effectué pendant un tour de la manivelle, dont le développement est de 1 mètre, a pour expression $p \times S \times 1 = p$. S kilogrammètres. La surface S est égale à 200 centimètres carrés : si on donne à p la valeur de 100 gr., le travail est $200 \times 100 = 10$ kilogrammètres. Le nombre de kilogrammètres effectués dans un tour est donc égal, à cause du

choix du développement de la manivelle, au nombre qui
représente en kilogrammètres la pression exercée par la bande
sur le tambour de l'arbre de la machine : or, ce nombre est
indiqué par la graduation des crans du levier avec lequel on
tend plus ou moins la bande. Si ce levier est placé au cran marqué 12, par exemple, le travail effectué après 20 tours de la manivelle sera $12 \times 20 = 240$ kilogrammètres. Un compteur, formé
par un cadran gradué que met en mouvement une vis sans fin
montée sur l'arbre et se déplaçant devant un index, permet de
connaître le nombre de tours faits par la manivelle ; une son-
nerie se fait entendre, d'ailleurs, tous les 20 tours de la manivelle. Cette machine indique donc presque automatiquement
le travail effectué par le malade.

Pour se servir de la leptophile, on prend la manivelle avec les
deux mains et l'on place un pied en avant ; on la fait alors
tourner à raison de 20 tours environ par minute ; si le levier
a été mis au cran marqué 15, on fait, avec cette vitesse,
200 tours en dix minutes, soit 3.000 kilogrammètres. La tâche
moyenne est de 10 à 12.000 kilogrammètres par jour dans le
traitement de l'obésité. En tous cas, on peut prescrire au malade le travail mécanique à effectuer, et cela très exactement.

Un autre avantage de cette machine, c'est de coordonner les
mouvements qui sont forcément d'une grande régularité, par
suite du fonctionnement même de la machine. Son usage est
donc indiqué chaque fois que le sens musculaire est altéré,
par exemple, dans l'ataxie locomotrice.

Il existe aussi des bicyclettes permettant de faire du travail
mécanique sur place et de graduer ce travail par un principe
analogue à celui de la machine précédente.

2° Graduation du travail effectué dans la marche. — Il
est souvent ordonné aux malades d'effectuer une marche sur
un terrain plus ou moins incliné, dans le but de faire dépenser
de l'énergie à ces malades : c'est ce qu'on appelle la *cure de
terrain*. On fait marcher les malades sur un sol incliné d'un
angle connu sur l'horizontale, et l'on fait varier, et la distance
parcourue, et l'inclinaison du terrain. On arrive ainsi à faire

effectuer un travail mécanique progressivement croissant et
d'une valeur connue. Au lieu d'un chemin en pleine campagne, on s'est servi d'un chemin artificiel constitué par
une courroie sans fin et mobile autour de deux cylindres.
L'appareil *dynamothérapique* ainsi formé comprend, en plus,
des bâtons qui servent d'appui au malade et qui se relèvent
d'eux-mêmes au moyen de ressorts convenablement placés.
Le travail à effectuer consiste à marcher sur le chemin sans
fin dont on peut régler l'inclinaison : le malade tend à être
entraîné en bas par la rotation des cylindres ; il est donc
obligé, pour se maintenir au même niveau, de marcher en
s'élevant sur la courroie. Il est facile d'évaluer ainsi exactement la vitesse, la hauteur verticale à laquelle le corps s'est
élevé, et, par conséquent, le travail dépensé.

§ 2. — TROUBLES PATHOLOGIQUES DE LA MARCHE

Nous avons vu que la marche constitue un acte très complexe nécessitant le fonctionnement régulier de plusieurs
centres corticaux et de centres médullaires de coordination.
Les causes qui produisent des troubles, dans la marche sont
nombreuses : la marche peut être troublée soit dans ses éléments cinématiques, soit dans ses éléments dynamiques et
dans chacune de ces catégories, les troubles observés peuvent
être bilatéraux ou unilatéraux.

Les principaux éléments cinématiques de la marche sont :
1° la trajectoire générale du déplacement ; 2° la durée du
double appui et de l'appui unilatéral ; 3° la trajectoire et la
vitesse de l'oscillation du membre inférieur ; 4° les oscillations
verticales et latérales du tronc.

Les éléments dynamiques de la marche sont : 1° la pression
des pieds sur le sol ; 2° la force motrice musculaire.

Pour que l'étude des troubles pathologiques de la marche
fût complète, il faudrait donc passer en revue successivement
tous ces éléments, cinématiques et dynamiques. Mais cette
étude n'a été faite que pour l'ataxie locomotrice par DEMENY et
QUÉNU : ils ont déterminé les trajectoires des genoux, des arti-

culations tibio-tarsiennes, de l'épaule et de la tête ; les mouvements des segments des membres, ainsi que la durée de l'appui et du lever des pieds.

Ces auteurs ont ainsi trouvé que c'est surtout ce dernier élément cinématique, le lever du pied, qui diffère le plus, dans l'ataxie, de ce qu'il est dans la marche normale.

Pour les éléments dynamiques, ils ont déterminé la pression du pied sur le sol pendant la marche de l'ataxique et ont constaté que chaque mouvement du pied sur le sol, au poser, provoque une brusque élévation de la pression dynamographique ; mais cette pression ne dépasse jamais beaucoup la ligne du poids. Il serait à désirer que des recherches analogues fussent entreprises pour les troubles si nombreux de la marche.

On se contente en clinique d'examiner les troubles cinématiques de la marche par la simple vue. Cependant, il est un procédé peu compliqué qui pourrait avantageusement remplacer cet examen à distance, c'est le procédé des *traces* ou *empreintes* étudié par Gilles de la Tourette et par Bergonié.

Il suffit d'enduire convenablement de noir de fumée une bande de papier à tapisserie et de faire marcher le malade, pieds nus, sur ce chemin. On constate alors facilement les signes caractéristiques des troubles de la marche, tels que le *stopper* (paralysie des extenseurs) ; le *frottement du talon* avant le poser (pied bot paralytique talus), la *marche hélicopode* de Charcot (hémiplégie d'origine organique), la *marche hélicopode* ou marche traînante (hémiplégie hystérique), etc.

LIVRE III

CHALEUR

L'étude des méthodes de mesure des quantités de chaleur produites par les êtres vivants, l'étude des relations de cette chaleur avec le travail musculaire, enfin les applications de la chaleur à la thérapeutique, constituent l'un des chapitres les plus importants de la Physique biologique.

Les deux formes de l'énergie, qui se rencontrent le plus habituellement chez l'homme et les animaux, sont l'énergie calorifique et l'énergie mécanique ; mais si l'on cherche attentivement, on arrive à trouver d'autres formes, par exemple l'énergie électrique, l'énergie lumineuse. C'est ainsi que la torpille dépense très peu d'énergie mécanique ; elle se borne à ne remuer ses branchies que pour faire circuler autour d'elle l'eau dont elle a besoin pour sa respiration ; elle reste tapie sur le sable, réalisant ainsi un mimétisme parfait, sans produire de chaleur, puisqu'elle est très sensiblement à la température du milieu où elle est placée. Donc, pour cet animal, ni travail mécanique, ni chaleur ; mais par contre, si on l'a au préalable excité, on constate qu'il peut produire de l'énergie sous la forme de courant électrique ; c'est cette énergie que dépense ce poisson pour abattre sa proie, dans la lutte pour l'existence.

Il est très important de mesurer l'énergie libérée chez l'homme et chez les animaux, sous forme de chaleur et de travail mécanique. Ces deux éléments sont reliés entre eux par le premier principe de la thermodynamique, ou principe de l'équivalence, dû à Mayer : il peut se traduire par l'expression suivante :

$$T = E \times Q$$

dans laquelle T est le travail mécanique, Q la quantité de chaleur correspondante et E un nombre constant qui s'appelle l'équivalent mécanique de la chaleur.

C'est l'étude des deux quantités Q et T, mesurées sur l'être vivant, qui constituera pour nous les chapitres de la chaleur et la thermodynamiques animales. Mais il convient tout d'abord de rechercher la valeur de la température des animaux et la manière de déterminer cette température.

CHAPITRE PREMIER

THERMOMÉTRIE

CONSIDÉRATIONS GÉNÉRALES

Soit une source constante de chaleur placée dans un milieu à température invariable. Cette source, si sa température est plus élevée que celle du milieu, cédera de la chaleur, par conductibilité, par convection, par rayonnement. Si les causes de déperdition restent les mêmes, il s'établira un certain régime, entre la source et le milieu, qui amènera un état d'équilibre thermique entre le corps et l'enceinte ; la température de la source, cet équilibre atteint, deviendra constante. Si, au contraire, l'on vient à modifier les conditions physiques du milieu ambiant, les quantités de chaleur perdues par le corps chaud changeront, et sa température prendra une autre valeur.

Ces considérations peuvent être reproduites expérimentalement, ainsi que l'a fait Bergonié. Prenons un tube en verre à l'intérieur duquel on a placé une spirale de fil de platine, (fig. 52) et plaçons ce tube devant une planchette noircie pour bien voir le phénomène. Établissons à l'intérieur du tube une

atmosphère d'acide carbonique; si nous faisons traverser le fil
de platine par un courant d'intensité suffisante, nous verrons

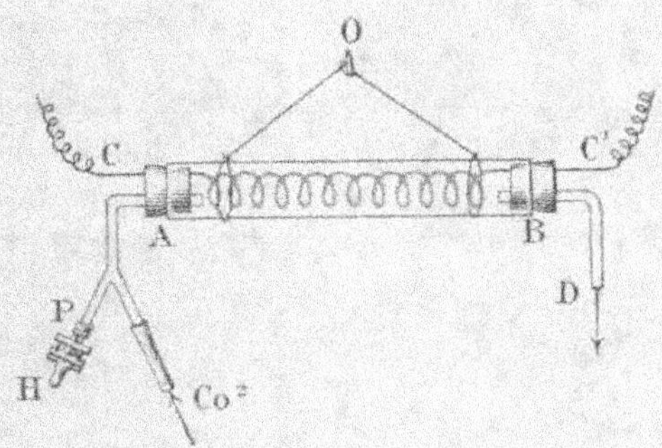

Fig. 52.
Conducteur placé dans une atmosphère d'acide carbonique.

le fil devenir rouge; c'est lui qui représente la source de chaleur : il conserve sa température indéfiniment.

Changeons maintenant la nature du milieu où est plongé le

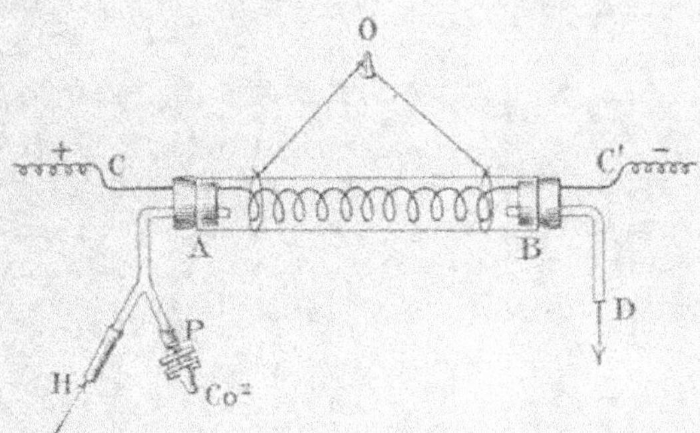

Fig. 53.
Conducteur placé dans une atmosphère d'hydrogène.

fil; remplaçons l'acide carbonique par de l'hydrogène (fig. 53);
la conductibilité de ce gaz étant beaucoup plus grande que celle
de CO_2, l'aspect rouge de la spirale disparaît, ce qui indique que
sa température a diminué. Nous avons là le schéma d'un animal
poïkilotherme : c'est un animal dont la température se modifie

avec les conditions du milieu ambiant ; on appelle aussi cette classe d'animaux, animaux à *température variable*.

Mais il est possible de maintenir la spirale de platine à son incandescence première, malgré la substitution du milieu hydrogène au milieu acide carbonique : pour cela, il suffit d'adjoindre au système précédent un organe destiné à régler les quantités de chaleur rayonnées dans l'enceinte par la source, en augmentant l'intensité du courant. Le système ainsi com-

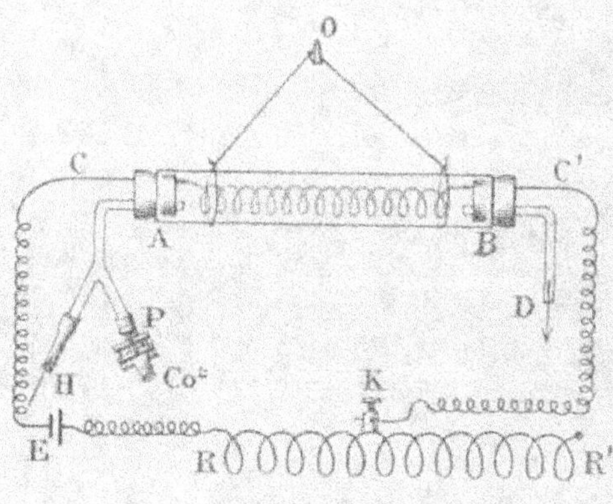

Fig. 54.

Conducteur amené à l'incandescence quoique placé dans H par l'emploi d'un régulateur du courant électrique.

plété (fig. 54) présente une grande analogie avec l'animal *homéotherme* ou animal à *température constante*.

Dans cette classe d'animaux, les conditions du milieu extérieur venant à changer, la température de la source vivante reste la même : c'est qu'il existe chez les homéothermes un régulateur thermique produisant un effet analogue au régulateur électrique de l'appareil précédent, c'est-à-dire proportionnant exactement la production de chaleur à la dépense ; ce régulateur, c'est le *système nerveux* de l'animal.

Les homéothermes comprennent les oiseaux et les mammifères ; les poïkilothermes sont représentés par tous les animaux, autres que les mammifères et les oiseaux, c'est-à-dire une bonne partie des vertébrés et tous les invertébrés.

À l'inverse des homéothermes, les poïkilothermes subissent les variations de la température extérieure ; il y a donc, entre ces deux classes, une différence capitale qui montre le rôle extrêmement important dévolu à la chaleur comme condition de la vie elle-même et de son intensité.

Entre les homéothermes et les poïkilothermes, il faut placer une classe intermédiaire, celle des *animaux hibernants*. Ces animaux ont la propriété de régler très exactement leur température, pendant la saison chaude, ils sont alors homéothermes ; tandis que pendant la saison froide, ils laissent leur température s'abaisser jusque vers 8° : ils entrent en torpeur et deviennent ainsi poïkilothermes pendant une partie de l'année.

Les animaux hibernants se rencontrent exclusivement chez les *Insectivores* (hérisson), les *Cheiroptères* (chauve-souris) et les *Rongeurs* (marmotte, loir, muscadin, etc.).

ARTICLE PREMIER

MESURE DES TEMPÉRATURES

La température des différents animaux étant un élément de classification, comme nous venons de le voir, il est utile d'examiner par quels procédés cette température peut être déterminée, quels sont les résultats obtenus par les divers expérimentateurs et quelles sont les variations de cette température chez les homéothermes, et en particulier chez l'homme, compatibles et incompatibles avec la vie.

1° De la température d'un corps. — Lorsqu'on considère différents corps placés dans des conditions inégales, le contact de ces corps avec notre peau ne produit pas sur nos nerfs sensitifs la même impression ; les uns paraissent plus chauds, les autres plus froids. Leur manière d'être relativement à cette sensation spéciale s'appelle leur *état calorifique* ou *thermique*. Nous éprouvons la sensation de chaud lorsque, par exemple, nous sommes exposés au rayonnement du feu d'une cheminée, ou quand nous sommes au soleil, ou encore lorsque

nous venons à toucher un corps métallique préalablement frotté.
La sensation de froid nous est procurée, au contraire, lorsque
nous touchons de la neige, ou quand nous plaçons la main dans
un gaz qui se détend après avoir été comprimé, ou encore lorsqu'un liquide volatil s'évapore à la surface de notre peau.

2° Renseignements erronés de nos sensations. —
Quoique nous rendant parfaitement compte de ces diverses
sensations, nous apprécions très mal l'état calorifique des

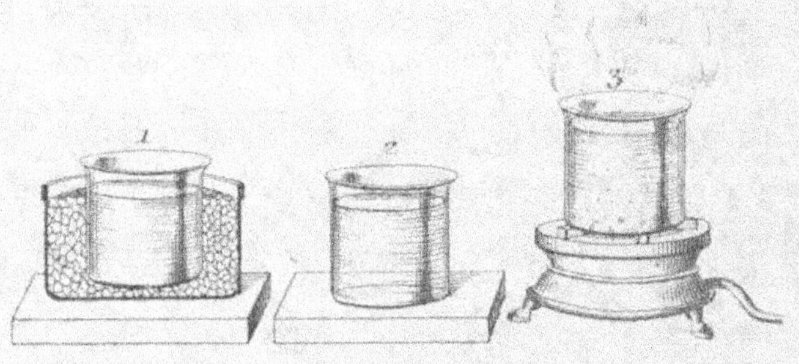

Fig. 55.
Vases renfermant de l'eau à différentes températures.

corps. Voici trois vases contenant, le premier, de l'eau à 0°; le
second, de l'eau à 20°; le troisième, de l'eau portée à 80°; plongeons les deux mains dans les vases extrêmes et mettons-les
ensuite successivement dans le vase du milieu; nous constatons
que la sensation de chaud, précédemment décrite, apparaît pour
la main qui sort de l'eau à 0°, tandis que la sensation de froid
se produit pour la main qui avait été plongée dans l'eau à 80°.

Cette expérience facile à répéter montre que nous ne pouvons pas déterminer l'état thermique absolu d'un corps par les
seules sensations de contact; nous ne pouvons que comparer
deux états calorifiques ayant entre eux une différence sensible : nous sommes dans l'impossibilité d'affirmer l'*égalité* de
deux sensations calorifiques. Remarquons, en passant, que nous
sommes bien mieux doués pour comparer les sensations provenant des vibrations lumineuses et sonores, à l'aide de l'œil

et de l'oreille : c'est même sur la facilité de cette comparaison
que repose les méthodes de photométrie, de colorimétrie, de
polarimétrie, et aussi celles qui permettent de mesurer la
hauteur d'un son. Pour nos terminaisons nerveuses cutanées,
cette facilité n'existe pas : les renseignements qu'elles nous
fournissent sont parfois erronés; c'est ainsi que nous éprouvons une sensation presque identique, en touchant un corps
très froid ou un corps très chaud.

3° Variations de volume des corps. — En général, cependant, les corps qui produisent des sensations différentes, de
chaud ou de froid, subissent des modifications matérielles appré-
ciables : changement de volume, changement d'état, actions
chimiques, etc. Mais les changements d'état et les actions chimiques se manifestent d'une manière discontinue et ne sont
observables que dans des conditions bien déterminées, tandis
que les changements de volume se produisent d'une manière
continue. Rappelons l'expérience classique de la barre fixée à
une extrémité et venant butter sur la petite branche d'un levier
coudé (pyromètre à levier) ; à mesure que l'on chauffe la barre,
on voit l'extrémité libre du levier se déplacer d'un mouvement
parfaitement régulier.

ARTICLE II

APPAREILS THERMOMÉTRIQUES

Les appareils qui servent à évaluer la température des animaux, ou des tissus qui composent un animal donné, se divisent
en trois groupes, qui sont :
   1° Les *thermomètres* ;
   2° Les *thermographes* ;
   3° Les *appareils thermo-électriques*.

§ 1. — THERMOMÈTRES

Nous indiquerons sommairement les principes généraux de
la thermométrie, puis nous étudierons les thermomètres em-

ployés en clinique (thermomètres médicaux), y compris les thermomètres à température locale.

A) Principes généraux de thermométrie

On appelle *degré centigrade* la variation de température qui correspond à la centième partie de la dilatation apparente du mercure lorsqu'on porte le thermomètre de la température de la glace fondante à la température de l'eau bouillante sous la pression de 760 millimètres.

1° Etalonnage d'un thermomètre. — Avant d'accepter comme exactes les indications d'un thermomètre, il est utile de vérifier les points 0° et 100°. Le thermomètre à vérifier est d'abord plongé dans de la glace finement pilée : lorsque la colonne mercurielle est stationnaire, ce qui est obtenu après quinze ou vingt minutes, on lit la position occupée sur la graduation par cette colonne ; soit par exemple a l'indication relevée.

On porte ensuite le thermomètre dans l'appareil de Regnault dit *à point* 100, où l'on a placé un peu d'eau ; le réservoir du thermomètre ne doit pas toucher l'eau, mais en être distant de 3 à 4 centimètres ; l'appareil étant placé sur un fourneau, l'ébullition de l'eau ne tarde pas à se produire ; le manomètre pendant cette opération ne doit indiquer aucune dénivellation. Quand la colonne thermométrique est devenue bien fixe, on relève sur l'échelle la position exacte de l'extrémité de la colonne ; soit b le degré lu. En même temps, on cherche quelle est la valeur de la pression atmosphérique à l'aide d'un baromètre de Fortin par exemple : si la pression est supérieure ou inférieure de n millimètres à 760, la température exacte d'ébullition de l'eau est :

$$T = 100 \pm \frac{n}{27}.$$

Ces déterminations étant faites, il est facile de connaître la

valeur d'un degré de l'échelle du thermomètre ; cette valeur est
donnée par la formule

$$z = \frac{b - a}{t}.$$

Pour se servir, dans les lectures ultérieures, de la vérification
ainsi faite, rien n'est plus simple. Supposons que le thermomètre placé dans le rectum d'un lapin marque $c°$, la tempéra-
exacte, déduite des observations précédentes, sera :

$$t = \frac{c - a}{z},$$

c'est-à-dire que pour connaître la température vraie, il suffit de
retrancher de la température lue la valeur du déplacement du
zéro et de diviser le nombre ainsi obtenu par la valeur d'un degré
de l'échelle.

2° Manière de lire le thermomètre. — Sans vouloir insister sur les causes qui peuvent rendre fausses les lectures ther-

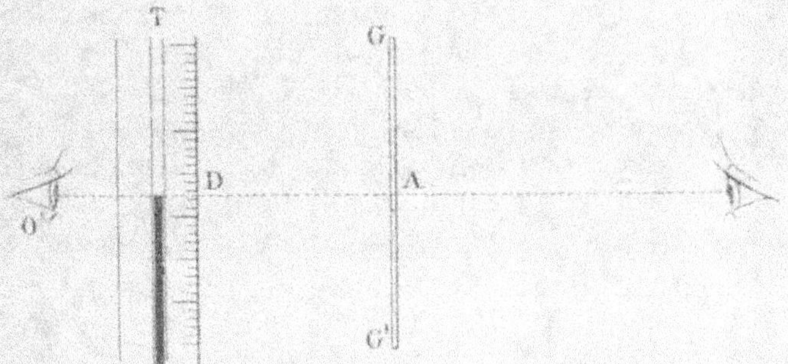

Fig. 56.
Lecture d'un thermomètre évitant l'erreur de parallaxe.

mométriques, causes qui doivent être connues du lecteur,
nous signalerons seulement la *cause d'erreur de parallaxe*. Elle
résulte de la direction oblique du pinceau lumineux qui part
du sommet de la colonne mercurielle pour arriver à l'œil de
l'observateur. Cette erreur est d'autant plus sensible que la gra-

duation est moins rapprochée de la colonne mercurielle. Voici un moyen très simple que l'on pourra employer pour se mettre à l'abri de cette cause d'erreur : on dispose une glace sans tain parallèlement à la tige du thermomètre à une distance à peu près égale de l'œil et du thermomètre : on voit alors dans cette glace l'image réfléchie du globe oculaire ; on déplace alors l'œil jusqu'à ce que l'image de la pupille coïncide avec le sommet de la colonne mercurielle ; il n'y a plus qu'à lire à ce moment la division de l'échelle qui correspond à ce sommet.

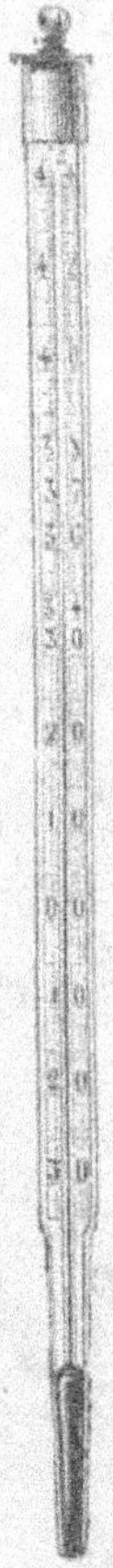

B) THERMOMÈTRES CLINIQUES

Ces thermomètres possèdent la graduation centigrade ; cependant en Angleterre et aux États-Unis, c'est la graduation FARENHEIT qui est employée : la température 37° centigrades correspond à 66° FARENHEIT.

L'échelle des thermomètres cliniques est *fractionnée*, c'est-à-dire que la graduation marquée sur ces thermomètres est une fraction de l'échelle complète : leurs indications sont en effet comprises entre 25° et 45°. Cette disposition rend malheureusement la vérification des thermomètres moins facile ; on ne peut pas connaître la valeur du déplacement du zéro. Ce serait pourtant là une indication très utile. Il existe toutefois quelques constructeurs qui ont tenu à placer le point zéro sur la graduation ; pour cela, une ampoule est ménagée le long de la colonne liquide, à quelque distance du réservoir, et telle que le zéro soit situé entre cette ampoule et le réservoir. Au-dessus et au-dessous du zéro, quelques dixièmes de degré sont inscrits, pour rendre facile l'appréciation du déplacement du zéro.

Fig. 57. — Thermomètre médical à point zéro.

1° Graduation de l'échelle. — La graduation de l'échelle est tantôt sur une bande de papier ou sur une plaque de verre fixée tout près de la tige thermométrique : les thermomètres sont alors dits *à chemise*; tantôt cette graduation est faite sur le verre du thermomètre (fig. 58). Cette deuxième disposition est préférable à la première.

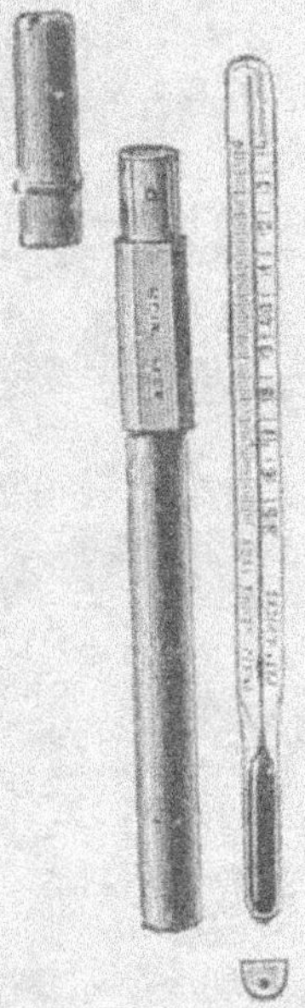

2° Causes d'erreur dans les indications thermométriques. — Une cause d'erreur qu'il convient de signaler ici, et qui peut se faire sentir assez fortement dans les thermomètres médicaux, est celle qui est due à la substance même dont est fait le thermomètre,

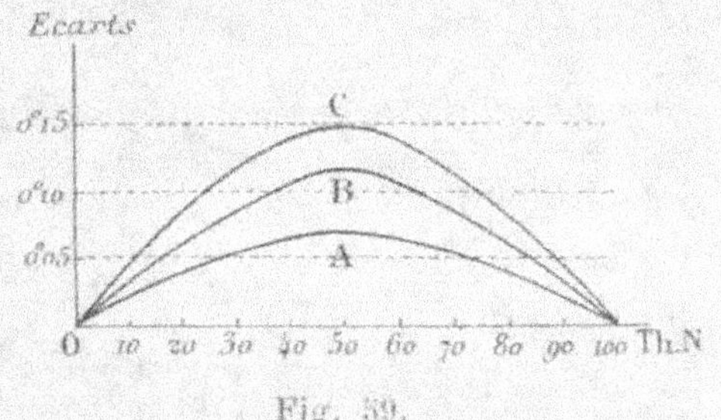

Fig. 58.

Thermomètre médical a graduation directe.

Fig. 59.

Comparaison des indications du thermomètre de diverses substances avec celles du thermomètre normal.

c'est-à-dire à la nature du verre employé. Cette influence a été signalée par le Bureau international des Poids et Mesures. Les trois catégories de verre employé sont le verre dur A, le cristal ordinaire B et le cristal dur C.

Or, si on compare à un thermomètre normal à hydrogène les indications fournies par chacune de ces trois catégories de thermomètres, on constate qu'il n'y a pas concordance et que les écarts entre 0 et 100, sont plus considérables pour le cristal ordinaire que pour le cristal dur et plus considérables pour le cristal dur que pour le verre dur. Si on examine les courbes obtenues (fig. 59), on remarque que dans le voisinage de la température de 40°, température importante pour le médecin, les écarts atteignent, sinon leur plus grande valeur, tout au moins une valeur voisine des écarts maxima.

Il résulte de cette remarque que l'on devra choisir, pour la confection des thermomètres cliniques, le verre dur de préférence au cristal dur et surtout au cristal ordinaire.

A cette première cause, capable de fausser les indications thermométriques, viennent s'en ajouter d'autres plus importantes encore. Signalons d'abord un défaut de calibrage que l'on constate dans un grand nombre de thermomètres cliniques ; ensuite, une possibilité du déplacement de la graduation dans les thermomètres à chemise ; enfin, les erreurs commises pendant la graduation par le constructeur, car cette graduation est faite par comparaison avec un autre thermomètre supposé étalon.

On comprend qu'avec tant de causes capables d'altérer l'exactitude des thermomètres médicaux, l'on doive s'attendre à trouver beaucoup de ces appareils en défaut. Nous avons nous-même cherché à connaître la proportion des thermomètres médicaux fournissant des indications erronées et nous sommes arrivé au résultat suivant : sur 87 thermomètres, pris au hasard dans des services d'hôpital, nous en avons trouvé 76 indiquant des températures complètement fausses ; sur ce nombre, il y en avait 65 dont les indications étaient trop élevées et 11 à indications trop basses. Les écarts constatés variaient entre 0°,5 et 0°,10, ce qui est une différence très sensible, loin d'être négligeable, même en clinique où l'on n'est cependant pas toujours assez sévère.

3° De la fabrication des thermomètres cliniques. — Ainsi, l'on peut compter, d'après le travail que nous avons entrepris, que sur 100 thermomètres médicaux, il y en a 87,35 dont les indications sont fausses.

En France, comme on le sait, la fabrication des thermomètres médicaux est complètement libre ; les fabricants ne sont astreints par aucun règlement à faire vérifier les thermomètres qu'ils livrent aux médecins.

Il serait cependant à souhaiter que l'on suive chez nous
l'exemple des autres pays ; ainsi, en Allemagne, les thermomètres, avant d'être livrés au commerce doivent passer par
l'Institut technique d'Iéna, où on les vérifie. En Angleterre,
c'est à l'Institut de Kew que se fait le contrôle de ces thermomètres : c'est à la suite d'une maladie du prince de Galles
que le gouvernement de la
Grande-Bretagne prit cette
excellente mesure. On rapporte à propos de la maladie du prince de Galles
« qu'étant très malade, il
fut soigné tout de travers
sur la foi d'un thermomètre
dont les indications étaient
fausses de 2°. Il faillit en
mourir, mais aussitôt ré-
tabli, il s'empressa d'empêcher le retour de pa-
reilles erreurs. Depuis lors,
5000 thermomètres médi-
caux sont annuellement
vérifiés à Kew » (*La Na-
ture*, 1892.)

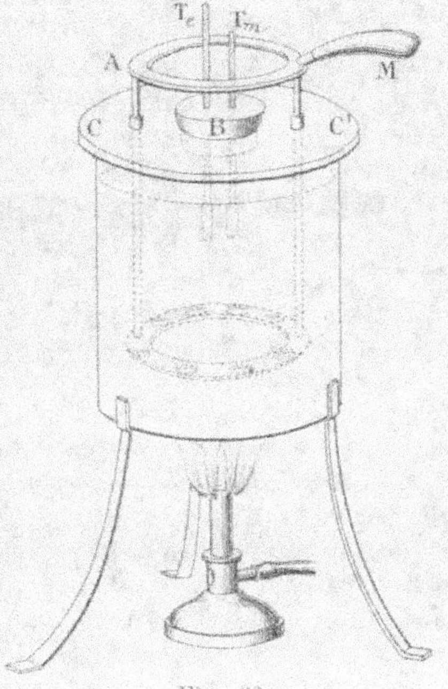

Fig. 60.
Comparateur.

**4° Comparaison d'un
thermomètre**. — Ce qui
précède montre toute l'op-
portunité qu'il y a pour le
médecin à vérifier ou à faire vérifier le thermomètre dont il se
sert.

Pour faire cette vérification, on compare les indications du
thermomètre médical avec celles fournies par un thermomètre
étalon, ou rendu tel par les opérations précédemment exposées.

a. *Comparateur*. — L'appareil dont on se sert est le *comparateur* ; il se compose (fig. 60) d'un vase en laiton porté sur
trois pieds assez haut pour qu'on puisse glisser en-dessous un

bec de gaz : ce vase est rempli *complètement* d'eau. Son couvercle porte au centre un orifice assez large où l'on place un bouchon de liège ou de caoutchouc percé de deux trous, l'un pour le thermomètre médical, l'autre pour le thermomètre étalon.

Dans le couvercle passent encore deux tiges, à frottement doux, soudées à un anneau métallique destiné à servir d'agitateur et reliées ensemble à la partie supérieure par une tige circulaire munie d'un manche.

b. *Technique.* — Les thermomètres sont placés dans le bouchon de l'appareil de manière à ce que leurs réservoirs se trouvent au même niveau.

Si le thermomètre à comparer n'est pas à maxima, on porte l'eau du comparateur à la température de 44° et on supprime la source de chaleur. Pendant le refroidissement, on agite et on relève le plus grand nombre de lectures, faites simultanément sur les deux thermomètres, jusqu'à 30°.

Mais habituellement il s'agit de thermomètres à maxima : on procède alors non plus *per descensum* comme tout à l'heure, mais *per ascensum*. On porte l'eau du comparateur à environ 30°, puis on enlève le bec de gaz; on agite et on lit à la fois les deux thermomètres; on replace la source de chaleur sous le comparateur et on l'y laisse un temps tel que la température de l'eau s'élève de 1° à 1°,5 ; on agite, on lit et on continue ainsi jusqu'à 44°. Si l'opération a été bien conduite, on doit avoir relevé 10 à 15 lectures doubles.

5° Construction de la courbe de comparaison. — Une fois en possession des chiffres ainsi déterminés, il ne reste plus qu'à construire la courbe de comparaison du thermomètre médical avec le thermomètre étalon.

Pour cela, on prend une feuille de papier quadrillé (fig. 64) et l'on porte en ordonnées les indications du thermomètre étalon, depuis 30 jusqu'à 44°, et en abscisses celles du thermomètre médical. Chaque double lecture fournit un point : on réunit par un trait continu les différents points ainsi marqués et l'on a une courbe qui permet, étant donné le nombre lu

sur le thermomètre médical, de connaître immédiatement la
température exacte correspondante.

6° **Usage de la courbe**. — Supposons que le thermomètre médical indique 38°,4 comme température d'un malade ;
on cherche, sur l'axe des abscisses, le point qui correspond à
38°,4 ; on suit la ligne verticale placée à ce point jusqu'à sa
rencontre avec la courbe ; au point d'intersection, se trouve
une ligne horizontale que l'on parcourt de droite à gauche

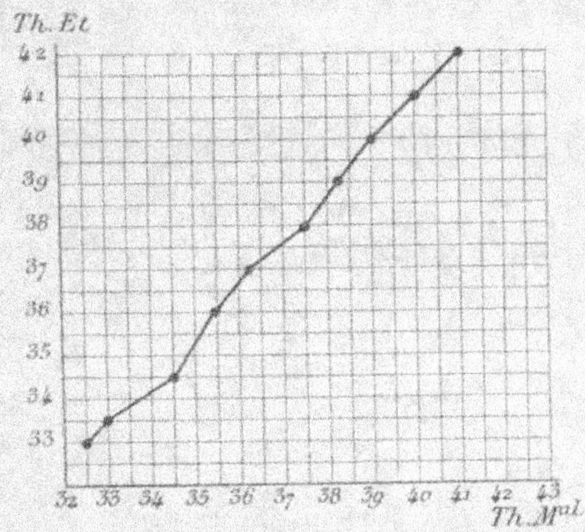

Fig. 61.

Courbe de comparaison d'un thermomètre clinique avec
un thermomètre étalon.

et qui vient couper l'axe des ordonnées au point 39°,2, dans
le cas de la figure. La température exacte du malade était
donc ici, non pas 38°,4, mais bien 39°,2. On conçoit quels
grands services rendrait l'adjonction d'une telle courbe à chacun des thermomètres employés en clinique, courbe qu'il
serait facile de placer dans l'étui même du thermomètre.

7° **Qualités des thermomètres médicaux**. — En plus des
qualités requises pour tous les thermomètres, sensibilité et
rapidité de l'équilibre, les appareils médicaux doivent pouvoir
indiquer le 1/10° de degré centigrade. Effectivement, c'est la

graduation adoptée. La lecture des thermomètres médicaux doit se faire très facilement ; les constructeurs arrivent à faire paraître la colonne mercurielle très large, lorsqu'on la regarde sous certaines incidences : ce résultat est obtenu par un mécanisme optique rappelant la loupe de Stanhope.

8. Grossissement de la colonne mercurielle. — Pour cela, la tige du thermomètre présente sur sa face antérieure une courbure beaucoup plus forte que dans les autres parties, si bien que la colonne mercurielle étant vue à travers cette partie, à faible rayon de courbure, paraît beaucoup plus large,

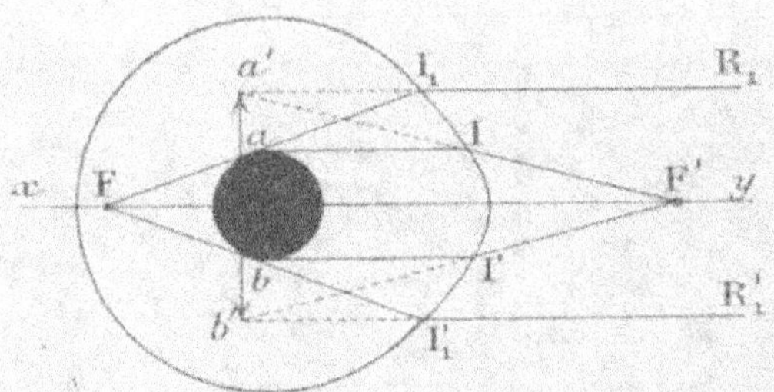

Fig. 62.

Grossissement de la colonne mercurielle dans un thermomètre médical.

plus étalée, qu'elle ne l'est en réalité. L'examen de la figure 62 dans laquelle ab représente la largeur du tube capillaire renfermant le mercure, F et F' les foyers du dioptre cylindrique formé par la partie antérieure de la tige thermométrique montre, quelle est la marche des rayons lumineux et que l'image de ab est $a'b'$, droite, virtuelle et plus grande que l'objet.

C) THERMOMÈTRES A TEMPÉRATURE LOCALE

Ces thermomètres sont destinés, non plus à prendre la température centrale du corps, ou celle des organes profonds, mais bien la température des régions périphériques. Ils sont construits de telle façon que le réservoir thermométrique peut s'appliquer sur la peau elle-même. Cette condition entraîne

une forme spéciale du réservoir ; de plus, la graduation, au
lieu de ne commencer qu'à 30°, débute à 20°, car la température des régions superficielles du corps est bien inférieure à la
température centrale.

Cette graduation devrait même commencer à 0° pour que
l'on puisse déterminer la température locale
de certaines régions exposées à l'air libre
dans les saisons froides ; on sait en effet que
l'hiver il n'est pas rare de constater que les
extrémités, telles que le nez, les oreilles, etc.,
se trouvent à une température à peine supérieure à 0°.

1° Thermomètre de Seguin. — Un des
premiers thermomètres à température locale
qui ait été construit est celui de SEGUIN : son
réservoir est aplati et a la forme d'un disque.
Mais c'est un mauvais instrument, car l'épaisseur du verre de ce réservoir est tellement
mince que la moindre pression exercée sur la
tige du thermomètre diminue la capacité du
réservoir et fait alors monter le mercure
dans le tube capillaire du thermomètre.

2° Thermomètre de Lépine. — Dans le
thermomètre de LÉPINE et dans celui de
PETER, le réservoir est constitué par un tube
enroulé en spirale (fig. 63) ; cette disposition a
pour but d'augmenter la surface de contact
entre le mercure et la peau. De plus, ce réser-

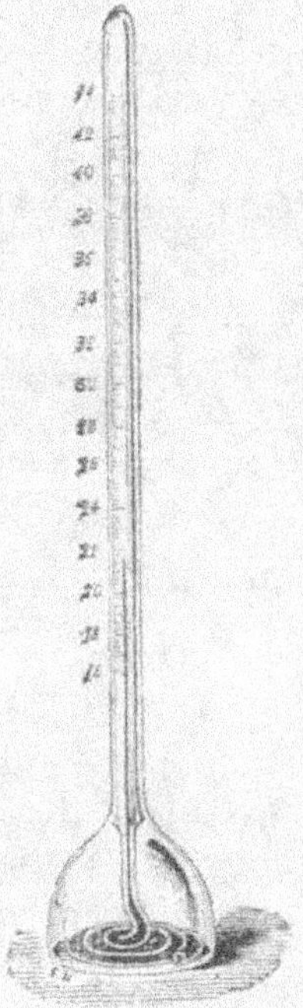

Fig. 63.
Thermomètre à
température
locale de LÉPINE.

voir particulier est surmonté d'une petite cloche en verre soudée
à la partie inférieure de la tige thermométrique ; cette cloche,
en s'opposant au rayonnement de la chaleur émise par la peau,
favorise la rapidité de l'équilibre calorifique et diminue le
temps pendant lequel le thermomètre doit être laissé en place
pour obtenir l'état stationnaire de la colonne mercurielle. C'est
donc un bon instrument.

3° Thermomètre de Constantin Paul. — Afin de fixer le thermomètre sans avoir besoin de le tenir à la main, Constantin Paul a logé le réservoir, identique à celui du thermomètre de Burq, dans une petite ventouse en caoutchouc communiquant avec une poire de même substance qui permet de faire un vide partiel. Grâce à cette ventouse, le thermomètre reste en place. Quant à la tige thermométrique, elle est droite dans certains modèles ; dans d'autres, elle est, comme celle du thermomètre de Burq, couchée sur la base supérieure de la ventouse suivant une circonférence.

4° Thermomètres oculaires. — Lorsqu'on veut prendre la température locale de l'œil, on emploie des thermomètres dont le réservoir est aplati et courbe ; la courbure est telle que le réservoir peut s'appliquer exactement sur le globe oculaire (thermomètres de Galezowski, de Gradenigo).

§ 2. — THERMOGRAPHES

L'appareil idéal, pour les besoins de la médecine et de la physiologie, serait celui qui inscrirait automatiquement les différentes températures d'un malade ou d'un animal en expérience. Il suffirait alors de lire sur la feuille *ad hoc* les inscriptions du thermomètre. Cette disposition existe bien pour déterminer la température de l'atmosphère et nous devons la faire connaître, car les thermomètres enregistreurs peuvent être utiles non seulement à l'hygiéniste, mais aussi au médecin, lorsqu'il s'agit par exemple d'étudier les phases par lesquelles passe la température d'une salle d'hôpital.

Les thermomètres enregistreurs utilisés en météorologie font connaître d'une façon continue les variations de température du milieu où ils sont placés. Le thermomètre de Richard (fig. 64), l'un des plus répandus, est constitué par un tube métallique courbe à section elliptique et rempli d'alcool : les variations de volume qu'éprouve cet alcool, sous l'influence des variations de température, entraînent des changements

dans la courbure du tube. Comme celui-ci est fixé à l'une de
ses extrémités, son autre extrémité éprouve seule des déplacements qui sont communiqués, par un levier à branches
inégales, à une plume qui trace, sur une feuille de papier quadrillé entraîné par un mouvement d'horlogerie, une courbe
qui représente fidèlement les variations de la température
ambiante. Il faut, pour que les indications soient exactes,
amener la plume vis-à-vis de la ligne qui correspond à la

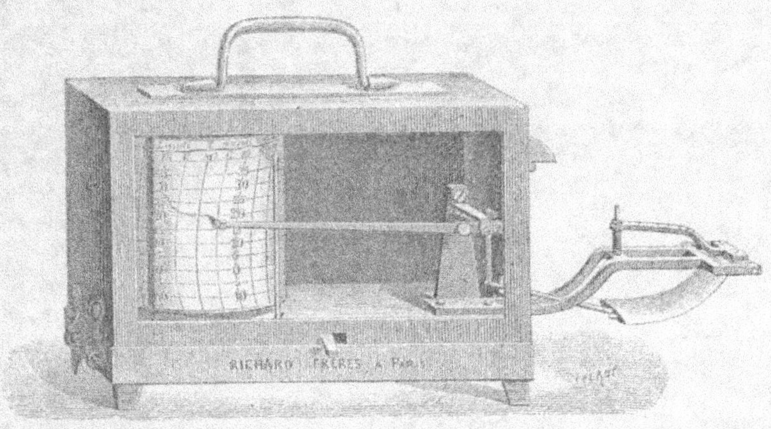

Fig. 64.
Thermomètre enregistreur de RICHARD.

température accusée au même instant par un thermomètre à
mercure et en faire de temps en temps la vérification.

§ 3. — APPAREILS THERMO-ÉLECTRIQUES

Nous ne ferons que rappeler le principe de ces appareils,
leur étude relevant plutôt du chapitre de l'électricité que de
celui de la chaleur.

1° Principes généraux de thermo-électricité. — Lorsque
l'on prend une tige de métal et que l'on soude à ses deux
extrémités deux tiges d'un autre métal, si l'on introduit la

tige hétérogène ainsi formée dans un circuit fermé comprenant un galvanoscope sensible, on constate qu'il se produit une déviation de l'aiguille galvanoscopique dès que l'on établit une différence de température entre les deux points soudés. Le courant électrique, mis en évidence par la déviation de l'aiguille du galvanoscope, est dû à la différence de potentiel qui s'établit dans le circuit au moment où la température des deux soudures cesse d'être la même.

La force électromotrice ainsi développée est très faible et se mesure en micro-volts ou millionnièmes de volt.

Il existe une proportionnalité entre cette force électromotrice ε et la différence de température des deux soudures. Si l'on appelle K une constante qui dépend de la nature des métaux soudés, on a :

$$\varepsilon = K\,(t - t').$$

Cette constante K s'appelle le *pouvoir thermo-électrique* du couple formé par les deux métaux employés : on voit que si $t - t' = 1°$, $\varepsilon = K$. D'où la définition suivante du pouvoir thermo-électrique : c'est la force électromotrice du courant produit dans le circuit hétérogène, lorsqu'il existe une différence de température de $1°$ centigrade entre les deux soudures.

A. Mesure d'une différence de température. — Les appareils thermo-électriques sont de véritables thermomètres différentiels ; ils ne peuvent que faire connaître le nombre de degrés centigrades qui représente la différence de température des deux soudures.

Pour déterminer cette différence $t - t'$, on peut opérer de deux manières : mesurer la force électromotrice ou étalonner le galvanoscope.

a. *Mesure de la force électromotrice.* — La formule précédente montre que si l'on connaît ε, comme le coefficient K est donné par les tables, on tire de suite :

$$t - t' = \frac{\varepsilon}{K}.$$

On mesure ε en intercalant dans le circuit un galvanomètre et en mesurant préalablement la résistance totale du circuit : la détermination de l'intensité du courant, en ampères, ou fractions d'ampère, permet de calculer la force électromotrice, puisque l'on a (loi d'Ohm) :

$$\varepsilon = r.i$$

Cette méthode, facile à employer dans un laboratoire de précision, est moins pratique que la suivante.

b. *Étalonnage du galvanoscope.* — Il s'agit ici simplement de chercher à combien de divisions du galvanoscope correspond la déviation produite par une différence de température connue entre les deux soudures. Pour cela, on place une des soudures dans un tube à essai contenant de l'huile et plongé lui-même dans de la glace pilée (fig. 65) : l'autre soudure est placée dans un bain dont la température T est indiquée à l'aide d'un thermomètre à mercure sensible. La différence de température, établie ainsi entre les deux soudures, est T°. Soit n le nombre de divisions du cadran galvanoscopique correspondant à la déviation produite dans ces conditions.

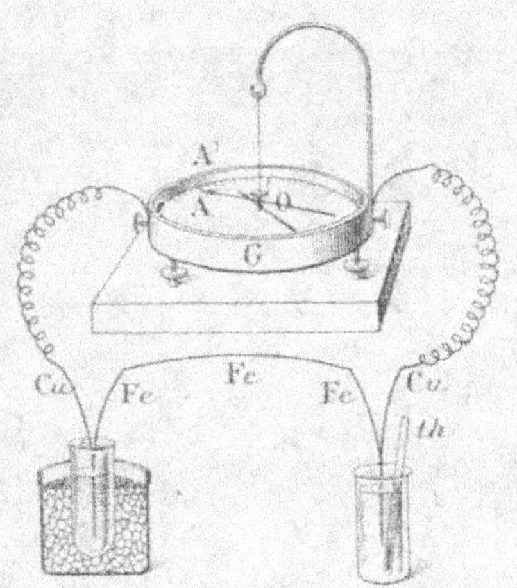

Fig. 65.

Graduation du galvanoscope
en degrés centigrades.

Il est évident que la déviation due à 1° centigrade sera $\frac{n}{T} = d$. Cette détermination une fois faite, rien n'est plus facile que de trouver la différence de température existant entre les deux soudures : il suffit de diviser la déviation obtenue, dans un cas donné, par le nombre d : le quotient représente, en degrés centigrades, la différence de température des points en contact avec les soudures. Si, par exemple,

on veut connaître la différence de température existant entre
deux régions symétriques du corps d'un animal, on placera
chacune des soudures de l'appareil thermo-électrique en contact avec le point considéré et l'on notera la déviation de
l'aiguille du galvanoscope.

B. Mesure d'une température. — Mais les appareils thermo-
électriques peuvent remplir le même rôle que les thermomètres ordinaires : ils peuvent permettre de connaître la
température d'un point quelconque. Pour arriver à cette
détermination, il faut plonger l'une des soudures dans un
bain à température connue t ; la déviation produite, lorsque
l'autre soudure est en contact avec le point dont on veut
trouver la température, fait connaître la différence qui
existe entre ce point et la température t. Si n est cette différence, la température cherchée est $x = t + n$. Pour savoir
s'il faut mettre le signe $+$ ou le signe $-$, il n'y aura qu'à
tenir compte du sens du déplacement de l'aiguille galvanoscopique, sens qu'une expérience préalable aura fait connaître
suivant que l'une des soudures est à une température plus
élevée que l'autre.

2° Aiguilles thermo-électriques. — Les appareils thermo-
électriques utilisés en biologie sont surtout les aiguilles thermo-
électriques ; elles présentent l'avantage d'être très petites et
de pouvoir être par conséquent enfoncées dans les tissus dont
on cherche la température ; elles ont en outre l'avantage
d'emprunter peu de chaleur au milieu dans lequel on les
plonge. Enfin, elles fournissent des indications d'une sensibilité qui n'a pour limite que celle du galvanoscope employé. On
peut toujours compter sur le $\frac{1}{100}$ de degré centigrade ; Helmholtz a pu apprécier le $\frac{1}{400}$ de degré.

Plusieurs modèles d'aiguilles thermo-électriques ont été pro-
posés : les plus commodes, et aussi les plus répandues aujour-
d'hui, sont celles de d'Arsonval (fig. 67). Elles sont à *soudure
termino-cylindrique* : un des métaux a la forme d'un tube et

l'autre métal entre dans ce tube, à la façon d'un mandrin *isolé* jusqu'à l'extrémité du tube où se fait la soudure thermo-électrique ; les métaux employés sont le fer et le nickel. Ces aiguilles n'ayant pas besoin de gaine isolatrice peuvent se faire d'un diamètre bien plus faible que les autres et pénétrer sans inconvénients dans la profondeur des tissus, même chez l'homme ; leur volume en effet ne dépasse pas celui d'une aiguille de seringue de PRAVAZ. Un autre avantage de la sou-

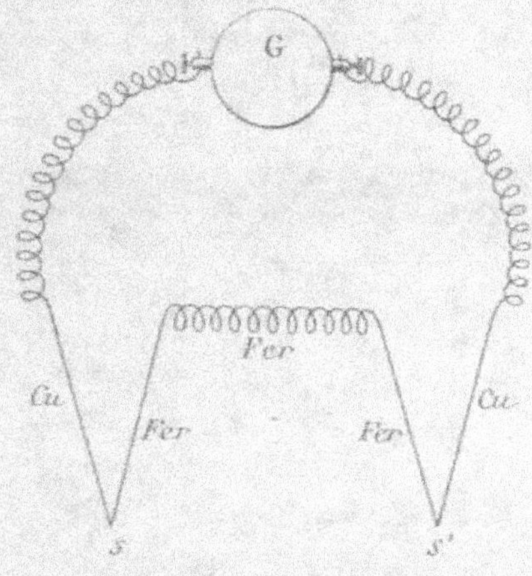

Fig. 66.
Schéma des aiguilles thermo-
électriques.

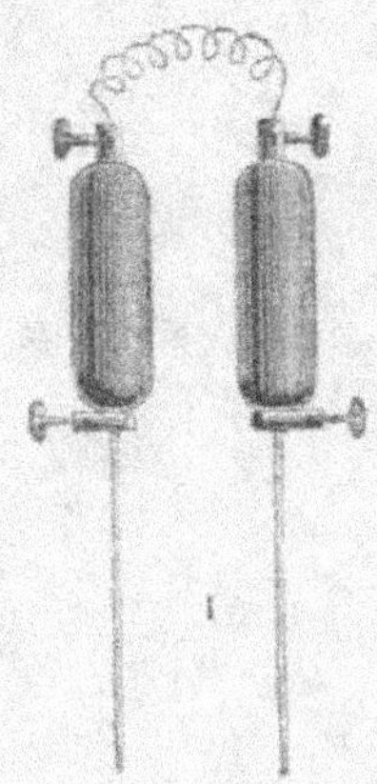

Fig. 67.
Aiguilles thermo-
électriques de D'ARSONVAL.

dure termino-cylindrique est de supprimer la formation de courants hydro-électriques qui faussent les indications et qui prennent toujours naissance avec les autres modèles d'aiguilles lorsqu'elles sont enfoncées dans les tissus ; il n'y a plus en effet ici qu'un *seul* métal en contact avec les tissus et les liquides dont ils sont baignés.

3° **Sondes thermo-électriques**. — Les appareils thermo-électriques se prêtent à la facile détermination de la température des organes profonds, tels que le cœur, le foie, etc. C'est CLAUDE BERNARD qui a eu l'idée d'utiliser la thermo-électricité

pour faire ces déterminations et c'est son préparateur d'alors,
(1877), qui n'était autre que l'illustre physicien biologiste D'AR-
SONVAL, à qui revient l'honneur d'avoir modifié le dispositif employé. Les sondes thermo-électriques ont une longueur de 50 à
60 centimètres pour pouvoir être introduites chez le chien
jusque dans les organes que nous venons de citer ; elles sont
construites toujours d'après le principe indiqué à propos des

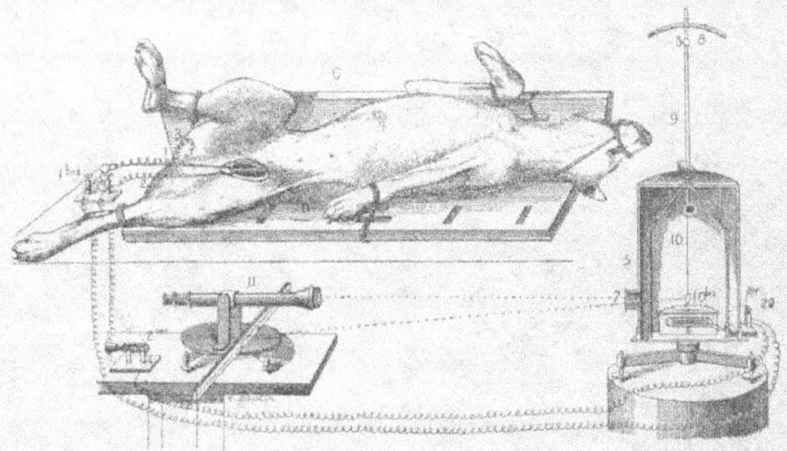

Fig. 68.

Dispositif pour l'emploi des sondes thermo-électriques.

aiguilles. Dans l'un des modèles, la soudure est terminale, c'est-
à-dire que le métal entre dans l'autre qui sert de gaine au
premier. Dans un autre modèle, la soudure est termino-laté-
rale et les fils sont logés dans une enveloppe isolante en
gomme ; celle-ci laisse sortir, de quelques millimètres seulement, la sonde au niveau des soudures.

Pour se servir de ces sondes, CLAUDE BERNARD les introdui-
sait respectivement dans l'artère et dans la veine crurale ; en
poussant ces sondes en même temps, il devenait facile, par la
lecture du galvanomètre, de savoir quelle différence de température existait entre des points identiques du système artériel et du système veineux.

La figure 68 montre d'ailleurs le disposif expérimental adopté, sur lequel nous aurons l'occasion de revenir plus loin.

ARTICLE III

RÉSULTATS THERMOMÉTRIQUES

Maintenant que les méthodes de thermométrie biologique sont connues, demandons-nous quels sont les résultats fournis sur la température des êtres vivants.

§ 1. — HOMÉOTHERMES

Tous les homéothermes n'ont pas le même revêtement cutané; aussi trouve-t-on, dans les chiffres qui représentent leur température, des différences assez sensibles.

1° Homéothermes à fourrure épaisse. — Ceux qui sont le mieux protégés contre les pertes de chaleur par rayonnement sont évidemment les oiseaux et c'est chez eux que l'on trouve les températures les plus hautes. Voici quelques températures d'oiseaux :

Canard	42°,11	Oie	42°,7
Pigeon	42°	Perroquet	41°,1

Comme on le voit, la moyenne de ces nombres est 41,7, soit 42° en chiffres ronds.

2° Homéothermes à fourrure moyenne. — Les mammifères à fourrure viennent immédiatement après les oiseaux. D'après un grand nombre de déterminations, les températures des animaux suivants sont :

Loup	40°,5	Renard	39°,2
Lièvre	39°,7	Cobaye	39°,17
Bœuf	39°,7	Panthère	38°,9
Lapin	39°,55	Écureuil	38°,8
Mouton	39°,5	Chat	38°,8
Veau	39°,5	Rat	38°,4
Chèvre	39°,3	Chacal	38°,3
Chien	39°,25		

Toutes ces températures oscillent autour de 39° environ.

3° Homéothermes à fourrure maigre. — Les autres homéothermes ont des températures propres plus basses, et cependant leurs réactions chimiques sont tout aussi actives. S'ils occupent dans l'échelle thermométrique un rang plus bas, c'est que leur déperdition de calorique par la périphérie est plus grande que chez les mammifères précédents. Et en effet, la fourrure de ces animaux est bien moins fournie, bien moins épaisse que celles du loup, du lièvre, du cobaye, etc.

Voici les températures rectales de quelques animaux à fourrure maigre.

Tigre	37°,2	Cheval	37°,7
Ane	37°,4	Singe	38°,1

L'homme, qu'on peut mettre dans une classe à part, celle des animaux à fourrure nulle, a une température sur laquelle nous reviendrons ; elle est très voisine de celle du cheval, soit 37°,6.

4° Rôle de la fourrure. — D'après ce qui précède, on voit qu'un caractère tout extérieur comme la fourrure peut exercer une influence considérable sur l'état physiologique des animaux. Un caractère, en apparence accessoire, est en réalité susceptible de jouer dans l'organisme qui en est pourvu un rôle important. Il y a quelque chose d'analogue, semble-t-il, entre le pelage et la température ou entre la couleur des fleurs et la fécondation. L'influence de 1° centigrade peut être très grande sur la nutrition et sur les fonctions vitales essentielles ; d'où l'épaisseur plus ou moins grande de la fourrure des mammifères.

Cependant il est quelques homéothermes qui paraissent faire exception à la loi que nous venons de mettre en relief : le porc, par exemple, dont la fourrure est essentiellement maigre, a une température rectale aussi élevée que celle du mouton et égale à 39°,5 (Gley et Rondeau). Mais si le porc n'a pas de fourrure extérieure apparente, il possède en revanche, sous sa peau, une enveloppe adipeuse épaisse jouant, au point de vue physique, le même rôle qu'une bonne toison.

La baleine et d'autres cétacés qui vivent dans les mers, ont de même une température élevée (38°,8 pour la baleine) qui s'explique de la même façon, par la protection qu'offre une couche importante de corps gras, placée en dessous de leur peau.

§ 2. — POÏKILOTHERMES

La nature des réactions chimiques qui s'opèrent dans l'organisme de ces animaux en fait de mauvais producteurs de chaleur; aussi leur température dépend-elle de conditions absolument différentes de celles qui président à la fixation de cette donnée importante chez les homéothermes. L'étude analytique de la température des animaux poïkilothermes a été faite très soigneusement par BERGONIÉ et nous ne saurions mieux faire que de rapporter ici les justes considérations développées par cet auteur. Les poïkilothermes sont, au point de vue thermique, assimilables à des corps inertes, mauvais conducteurs de la chaleur placés dans le milieu ambiant.

1° Température d'un corps inerte. — Plaçons un thermomètre enregistreur à l'air libre et observons la courbe tracée sur le papier quadrillé après vingt-quatre heures d'enregistrement. Nous voyons qu'en général la courbe s'élève depuis 7 heures du matin jusque vers 3 heures de l'après-midi, et qu'elle va ensuite en s'abaissant jusqu'à la fin des vingt-quatre heures. Plaçons, dans le voisinage

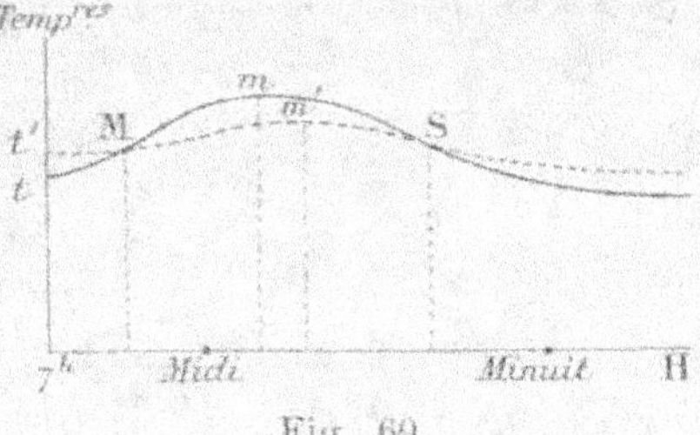

Fig. 69.

Variations de la température de l'air ambiant pendant la journée et d'un corps inerte mauvais conducteur (d'après BERGONIÉ).

du thermomètre, un corps mauvais conducteur de la chaleur, par exemple un ballon plein d'eau et recouvert de feutre, avec

un thermomètre sensible plongeant dans l'intérieur du ballon.
Si nous relevons, toutes les heures, la température du système, nous verrons que ce corps suit toutes oscillations du
milieu ambiant, mais avec un certain retard (fig. 69) : en sorte
que si nous représentons par une courbe les variations subies
par la température du corps, nous obtiendrons la courbe en
pointillé de la figure : les deux courbes se coupent en M et S.
Le maximum de la première a lieu en m ; celle de la seconde
en m', quelques heures après.

2° Température d'un poïkilotherme. — L'animal dit à
sang froid se comporte à peu près de la même façon : il n'est
cependant pas tout à fait assimilable à notre ballon. Il en diffère en ce que lui-même est une source de chaleur, mais fournissant peu de calories. Comment va se comporter cette faible
source de chaleur avec la nécessité d'obéir à la variation de
température du milieu ambiant ? Le poïkilotherme a une température un peu supérieure à celle du ballon : sa courbe aura
des ordonnées un peu supérieures aux précédentes, mais elle
sera parallèle à celle fournie par le ballon. Il ne suffit donc
pas de connaître la variation de la température ambiante pour
connaître la température de l'animal : dans la phase d'ascension de la courbe du milieu extérieur, la température du poïkilotherme est plus basse ; vers la fin de la phase de décroissance, cette même température est un peu plus élevée. La
phase de la variation de la température ambiante influe par
conséquent sur la température de l'animal.

Puisque la température des animaux à température variable
suit celle du milieu ambiant, on ne doit pas leur trouver des
valeurs thermométriques bien différentes de celles du milieu
extérieur où ils sont plongés. C'est ainsi que la température
des poissons, des grenouilles, ne s'éloigne que de quelques
dixièmes de degré de celle du milieu ambiant. Ces animaux
obéissent donc presque complètement aux lois physiques auxquelles sont soumis les corps inertes mauvais conducteurs de
la chaleur.

3° Température d'un homéotherme après la mort. —

L'étude que nous venons de faire nous permet de prévoir ce que deviendra la température d'un animal homéotherme chez lequel les échanges chimiques constituant la vie subissent une notable diminution, ou même finissent par s'annuler complètement, comme au moment de la mort. La chaleur s'étant éteinte dans cette source, le corps de l'animal mort doit suivre les mêmes variations que celles du poïkilotherme ou mieux du ballon de tout à l'heure. Cependant il y a lieu de faire remarquer que la température du corps ne baisse pas immédiatement après la mort : il existe une première période, qui est de deux heures environ, pendant laquelle on constate un état stationnaire ; une seconde période plus longue vient ensuite pendant laquelle le refroidissement se fait d'après la loi de Newton.

Bourneville a pensé à utiliser les renseignements fournis par le thermomètre pour distinguer la mort apparente de la mort réelle. Il a pris la température rectale de plusieurs sujets atteints de maladies inflammatoires et chez lesquels il existait une différence de 10 à 15° avec la température ambiante. En suivant les variations de la température de ces malades, Bourneville a constaté que seize à dix-sept heures après la mort, l'équilibre de température était établi, c'est-à-dire qu'à partir de ce moment, la température rectale du cadavre s'élève en même temps que celle du milieu extérieur, mais avec un retard, ainsi que nous l'avons vu dans le cas du ballon. Voilà ce qui se passe pour la mort réelle. Mais si les réactions chimiques ne sont pas complètement abolies dans l'organisme considéré, si la mort de l'individu n'est qu'apparente, la température est plus élevée que celle du milieu, la courbe est plus haute que celle de ce milieu, quelque affaiblies que soient ces réactions. Le seul inconvénient de cette méthode pour la reconnaissance de l'état de mort réelle, c'est qu'elle exige un temps bien long (dix-sept heures) et qu'elle nécessite des observations répétées pour suivre les variations thermométriques. Cependant avec un thermographe la méthode serait très simple, puisqu'il n'y aurait plus besoin de la présence du médecin et que les variations s'inscriraient automatiquement. C'est là encore une raison qui doit faire regretter que l'on ne possède pas encore un thermographe simple et pratique.

ARTICLE IV

ÉTUDE DE LA TEMPÉRATURE DE L'HOMME

La température de l'homme est assurément celle qui présente le plus d'intérêt pour nous.

1° Moyens de déterminer cette température. — Pour prendre la température du corps, le procédé le plus exact consiste à introduire le réservoir thermométrique dans le rectum : c'est une cavité naturelle dans laquelle le thermomètre est à l'abri des causes de refroidissement extérieur et qui donne aux déterminations un caractère d'identité manifeste. Les autres cavités telles que le vagin, la bouche, sont moins favorables à une bonne détermination thermométrique et sont bien moins utilisées que la cavité rectale.

Quant à la température axillaire, nous ne la conseillons pas et cela pour plusieurs raisons : d'abord la richesse de cette région en glandes sudoripares fait que le réservoir se recouvre de buée qui ensuite s'évapore, ce qui, par conséquent, est une cause de refroidissement du mercure : malgré le soin que l'on ait d'essuyer le creux de l'aisselle avant de placer le thermomètre, la sudation qui s'opère pendant l'observation elle-même, fait reparaître l'eau qu'on avait cru enlever. En second lieu, la présence de poils longs et nombreux dans cette région constitue une condition mauvaise pour l'établissement de l'équilibre de température : les poils sont de mauvais conducteurs de la chaleur, tant par eux-mêmes que par les couches d'air qu'ils retiennent immobilisées ; en sorte que le thermomètre ne peut que difficilement atteindre la même température que celle des parois formant le creux axillaire.

En troisième lieu, la température axillaire n'est jamais égale, ne peut jamais être égale, à la température rectale et le nombre indiqué par un thermomètre placé sous l'aisselle n'indique pas la température centrale du corps.

2° Choix de la température rectale. — Pour prendre la température rectale, qui pour nous est la seule ayant quelque valeur clinique, on peut procéder de deux façons : ou bien laisser le thermomètre en place jusqu'à ce que la colonne mercurielle soit bien stationnaire, ce qui demande dix à quinze minutes ; ou bien porter préalablement le thermomètre à une température supérieure à celle du corps et l'introduire alors dans le rectum. C'est ce qu'on appelle la méthode *per descensum* : la colonne mercurielle descend, puis remonte et se fixe au point qui représente la température du malade. Cette dernière méthode, quoique exigeant moins de temps que la première, est moins employée.

3° Variations de la température de l'homme à l'état physiologique. — Nous allons étudier successivement l'influence du froid, du chaud et du moment de la journée sur la température physiologique de l'homme.

A. Influence du froid. — Le froid n'a pas une très grande influence sur la température de l'homme et des animaux homéothermes. Dans les régions polaires où règne une température de 35 à 40° au-dessous de zéro, les animaux, tels que le renard arctique, le lièvre blanc, le loup, ont des températures de 39° à 40° ; il y a donc une différence de 80° très bien supportée par ces animaux et par les voyageurs qui ont visité ces régions glaciales. C'est par la fourrure et par les vêtements que résistent respectivement les animaux et l'homme exposés à des froids semblables.

Dans son voyage au pôle nord, Nanssen nota, le 11 mars 1894, à 11 heures du soir, vers le 80° degré parallèle, la température de — 51°,2. Son cahier d'observation mentionne : « Nous ne sommes nullement incommodés par cette température basse. Tout au contraire, elle nous semble très agréable. Nous nous sentons seulement froid au ventre et aux jambes ; mais il suffit de battre la semelle pour se réchauffer. »

A Yakoutsk, en Sibérie, on a vu la température descendre, en janvier, jusqu'à — 62°; ce qui représente un écart, pour l'homme de cette contrée, de près de 100°. Notre résistance à l'action du froid n'est cependant pas infinie; ce n'est qu'à condition que la différence de température s'établisse lentement que nous pouvons résister et ne pas être incommodés. Mais si l'on soutire brusquement à un animal une certaine quantité de chaleur, celui-ci ne peut pas la remplacer instantanément et l'on voit sa température baisser. Toutefois, en dehors des influences antiphysiologiques, le froid n'exerce qu'une faible influence sur la température des animaux à régulation parfaite.

B. INFLUENCE DU CHAUD. — Il faut tout d'abord distinguer deux cas bien tranchés au point de vue physique : 1° le milieu extérieur est chaud et *sec*; 2° il est chaud et *humide*.

a. *Milieu extérieur chaud et sec*. — Dans ce premier cas, la résistance de l'homme est considérable; quoique soumis à une température extérieure très notablement supérieure à la sienne propre, celle-ci n'éprouve pas de variations sensibles. En 1775, BANKS resta pendant sept minutes à 99°; BLAGDEN, pendant le même temps, à 126°,7; leur température ne dépassa pas 36°,6.

En 1806, DELAROCHE et BERGER s'exposèrent à une température de 109° pendant un quart d'heure. Un certain MARTINEZ pouvait, paraît-il, en s'enveloppant la tête d'une étoffe, demeurer un quart d'heure dans un four dont la température était de 170°.

Enfin, TILLET rapporta, en 1763, à l'Académie des Sciences qu'il avait été témoin à Larochefoucauld (Charente) du fait suivant : trois jeunes filles pouvaient rester pendant 10 minutes dans un four dont la température était de 131°, pendant qu'à côté d'elles on pouvait faire cuire de la viande et des pommes.

Indépendamment de ces températures élevées, créées artificiellement, on peut constater des températures naturellement établies auxquelles l'homme se trouve soumis : ainsi, sur les bords de la Mer Rouge, FINET et GALINIER ont vu 45 et 50° à l'ombre. En Australie, près de la rivière Maquaire, STURT a vu le thermomètre à 54° à l'ombre.

b. *Résistance de l'organisme.* — Malgré ces températures élevées, la température de l'homme, chaque fois qu'on a pensé à l'étudier, conserve sa valeur normale, pourvu que la chaleur soit *sèche*. Pourquoi? C'est que l'homme peut lutter contre la chaleur en évaporant de l'eau à la surface de son corps. Pour qu'il n'y ait pas élévation de sa température, il suffit que la quantité de chaleur provenant de l'évaporation de la sueur soit égale à la quantité de chaleur provenant du milieu extérieur et gagnée par le corps.

En admettant que la chaleur de vaporisation soit la même que celle de l'eau, ce qui est sensiblement exact, puisque la sueur renferme 99 p. 100 d'eau, la quantité de chaleur enlevée au corps par l'évaporation d'un kilogramme de sueur s'obtient par l'application de la formule de REGNAULT.

$$Q = 606,3 - 0,695 \times t.$$

En donnant à t la valeur de 37°, on trouve que la quantité Q est égale à 580^{cal},8.

Ce qui veut dire que la vaporisation d'un litre de sueur à la surface du corps absorbe une quantité de chaleur capable d'abaisser de 10° la température d'un homme pesant 58 kilogrammes. Comme on le voit, l'évaporation de la sueur constitue un excellent procédé de production du froid et de lutte contre la chaleur. En moyenne, nous évaporons un litre de sueur par vingt-quatre heures ; mais dans certains cas, cette quantité est très augmentée ; c'est ainsi que, dans l'exercice de la bicyclette, la quantité de sueur évaporée peut atteindre un chiffre dont on ne se douterait pas à priori : mais nous reviendrons plus loin sur ce point.

Une expérience qui montre bien l'analogie qu'il y a, au point de vue physique, entre un animal et un corps susceptible d'évaporer de l'eau est celle que firent DELAROCHE et BERGER : ils placèrent un alcarazas et un lapin de même poids dans une étuve sèche dont la température s'éleva jusqu'à 87°,5. En pesant les deux corps après l'expérience, ils trouvèrent qu'ils avaient perdu l'un et l'autre 120 grammes. Il est évident qu'ils avaient lutté tous les deux contre la chaleur par le même mécanisme, l'évaporation de l'eau ; la seule différence, c'est que, pour le lapin, l'évaporation avait lieu par la surface pulmonaire, puisqu'il est dépourvu de glandes sudoripares, tandis que pour l'alcarazas, l'évaporation se faisait par la surface externe.

c. *Milieu extérieur chaud et humide.* — On sait que le phénomène de la vaporisation est d'autant plus actif que le milieu ambiant est moins près de son point de saturation. Le poids de vapeur qui provient de l'évaporation d'un liquide de surface S, est donné par la formule :

$$p = \mathrm{K}\, \frac{\mathrm{S}\,(\mathrm{F} - f)}{\mathrm{H}}$$

K étant une constante dépendant de la nature du liquide et des conditions de l'expérience, F étant la tension maxima de la vapeur du liquide, pour la température à laquelle se fait l'évaporation, f la tension de la même vapeur dans le milieu extérieur ; enfin H étant la pression supportée par le liquide. Cette formule montre de suite qu'à mesure que la différence $\mathrm{F} - f$ devient plus petite, c'est-à-dire à mesure que le milieu ambiant approche davantage de son point de saturation, le poids de liquide évaporé diminue, pour devenir nul, lorsque $\mathrm{F} = f$.

Si donc on place un animal homéotherme dans un milieu chaud et saturé de vapeur d'eau, l'évaporation ne pourra plus avoir lieu et la température de l'animal s'élèvera de plus en plus. C'est ce que l'on observe par les temps chauds et pluvieux : le moindre exercice provoque un malaise provenant de l'impossibilité de l'évaporation de la sueur et par suite de l'hyperthermie consécutive. En général, l'air libre n'est pas complètement saturé de vapeur d'eau ; il ne l'est qu'aux trois quarts, ou même qu'à moitié, de sorte que les conditions d'évaporation sont satisfaites.

Cette impossibilité physique de l'abaissement de la température du corps, par évaporation dans un milieu saturé de vapeur d'eau et à une température voisine de 37°, permet de comprendre pourquoi les climats chauds et humides sont beaucoup plus malsains que les climats chauds et secs. Dans une atmosphère froide, à 10° par exemple, la saturation n'a pas de conséquences bien graves, au point de vue de la lutte contre la chaleur. C'est qu'il existe dans ces conditions une certaine différence entre F et f de la formule précédente : F correspond à la température de 37°, tandis que f est la tension de la vapeur d'eau à la température ambiante, 10° dans le cas considéré.

d. *Inconvénients pour l'organisme.* — L'élévation de température qui accompagne l'impossibilité d'évaporation de la sueur peut atteindre des valeurs assez grandes ; ainsi, dans une expérience faite par Delaroche sur lui-même, sa température centrale s'éleva de 3°,12 en 27 minutes dans un milieu gazeux saturé de vapeur à 38°,7.

Lorsque le milieu ambiant est liquide, l'élévation de température du corps peut acquérir rapidement une valeur dangereuse pour l'organisme. Ainsi Lemonnier ne put rester plus de huit minutes dans un bain de Baréges dont la température était de 44°,4 ; il éprouva de violents étourdissements et une extrême agitation qui l'obligèrent à cesser son expérience et qui durèrent quelque temps après.

En somme, l'évaporation de la sueur à la surface du corps, pour les animaux à glandes sudoripares, l'évaporation de l'eau à la surface des poumons, pour les autres homéothermes, sont les moyens que la nature a employés pour permettre aux animaux de lutter contre la chaleur. Mais il faut avoir soin de ne pas rendre brusquement l'évaporation trop intense, car elle produirait alors des abaissements de température trop brusques. « L'organisme, dit Pettenkofer, est un serviteur prudent et fidèle qui se tire d'affaire, lui et son maître, si on lui laisse le temps de se débrouiller et qu'on se garde de le bousculer. »

C. Variations nycthémérales de la température. — La température de l'homme et probablement de tous les homéothermes n'est pas absolument fixe ; aussi la dénomination d'animaux à température constante est-elle inexacte, au sens absolu du mot. La température de l'homme subit des oscillations autour d'un point moyen qui est celui qu'on prend pour température normale. D'après les différents observateurs, ce point moyen serait ainsi fixé :

JAGER	37°,13	REDARD	37°,65
HARTMANN	37°,19	JÜRGENSEN	37°,7
WENDERLICH	37°,35		

Si on fait la moyenne de ces températures, on trouve le nombre de 37°,45 qui peut être adopté, avec RICHET, comme

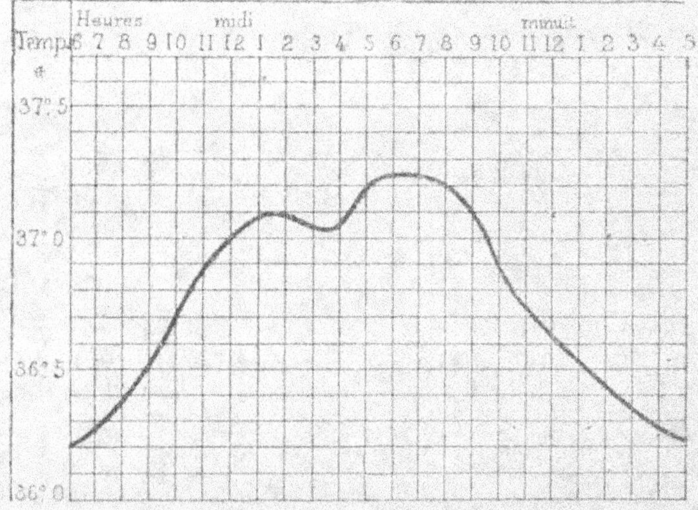

Fig. 70.

Variations nycthémérales de la température de l'homme
(VIAULT et JOLYET).

représentant la température normale de l'homme. En réalité, cette température ne se trouve être exacte qu'à un moment donné des vingt-quatre heures. Notre température est, en effet, soumise à des variations nycthémérales atteignant 1°,5 environ : ces variations se reproduisent périodiquement suivant une courbe qui, à l'état de santé, est toujours la même. Cette courbe présente un minimum et un maximum. Le maximum a lieu vers 6 heures du soir; le minimum se produit vers

5 heures du matin. Les limites entre lesquelles se déroule la courbe sont 37°,5 et 36°,7, d'après JÜRGENSEN.

Mais si l'on suit attentivement les variations de la température, on constate, ainsi que le représente la figure 70, qu'il y a en réalité deux maxima et deux minima; à 1 heure de l'après-midi, la température atteint une valeur maxima, puis elle diminue et passe par un minimum relatif, vers 3 heures du soir. Ces oscillations ne sont pas accidentelles et d'ordre imprévu. Le moment du minimum principal coïncide avec la sédation la plus profonde du système nerveux et musculaire, pendant le sommeil. Celui du maximum répond au contraire à l'instant de la journée où les excitations de ce système leur ont donné leur plus grande activité. On donne à la période d'ascension de la courbe le nom d'*exacerbation vespérale* et à la période de décroissance celui de *rémission matutinale*.

Pendant le jeûne, les mêmes variations s'observent; c'est une raison pour rejeter l'opinion qui fait dépendre le maximum thermométrique du travail de la digestion.

Lorsqu'on fait du jour la nuit, et de la nuit le jour, les variations nycthémérales sont renversées (KRIEGER).

Si on détermine la fréquence du pouls, les variations diurnes de cette fréquence coïncident avec les variations de la température. VAN BAREXSPRUNG a trouvé que le maximum de température de l'après-midi précède un peu le maximum de fréquence du pouls.

CHAPITRE II

CALORIMÉTRIE ANIMALE

La calorimétrie animale a pour but l'étude et la mesure des quantités de chaleur produite par les êtres vivants. Les mesures calorimétriques ont une bien plus grande importance que les déterminations thermométriques ; la température, en effet, n'est pas une grandeur, mais une simple étiquette, un numéro d'ordre dans une série, tandis que la quantité de chaleur est une grandeur mesurable.

Deux corps peuvent avoir la même température sans renfermer, sans dégager, sans produire la même quantité de chaleur ; de même, deux corps peuvent avoir la même température, et perdre par rayonnement, ou par évaporation, des quantités de chaleur différentes. On peut concevoir, et cette supposition est conforme à la réalité des faits, deux animaux, ayant la même température, alors que par suite des conditions diverses de leur périphérie cutanée, ils n'ont pas le même pouvoir émissif et ne dégagent pas la même quantité de chaleur. De même, comparons un Indou, habitant les régions des tropiques où la température moyenne est de plus 30°, avec un Lapon qui vit dans des régions glaciales où la température est inférieure à 20° au-dessous de zéro.

Nous savons, d'après ce qui précède, que ces individus ont la même température centrale ; ils diffèrent cependant beaucoup par leur genre de vie et leur alimentation ; le Lapon absorbe une assez grande quantité de graisses et d'alcool, mais produit très peu de travail mécanique ; le nègre, au contraire, mange beaucoup moins et produit une assez grande quantité de travail mécanique. Cette différence se traduit physiologiquement par une inégalité dans la quantité de chaleur qu'ils produisent et comme cette quantité de chaleur est une des formes de l'énergie sous laquelle se manifeste ordinairement l'activité vitale des êtres vivants, elle peut servir de mesure chez les individus appartenant aux diverses races ; c'est ce qu'est incapable de faire la détermination à l'aide du seul thermomètre.

Le dégagement de chaleur et sa mesure sont donc des données qu'il faut connaître et étudier. Les mesures calorimétriques ont une importance considérable et on devrait se hâter de les substituer aux déterminations thermométriques.

§ 1. — Méthodes calorimétriques applicables ux sources vivantes

Déjà, en 1777, Lavoisier avait écrit : « Il y a une relation constante, entre la chaleur de l'animal et la quantité d'air entré, ou au moins convertie en air fixe dans les poumons. » Pour arriver à la démonstration expérimentale de l'affirmation que nous venons de citer, Lavoisier imagina son calorimètre à glace et fit avec Laplace la première expérience de calorimétrie animale.

1° Calorimètre de Lavoisier et Laplace. — Cet appareil utilisait la méthode de fusion de la glace pour la mesure des quantités de chaleur ; on sait que la chaleur latente de fusion de la glace est égale à $79^{cal},25$, c'est-à-dire que pour faire passer, à la température de 0°, un kilogramme de glace de l'état solide à l'état liquide, il faut fournir 79,25 grandes calories. C'est cette donnée physique qui a servi à Lavoisier et à Laplace pour la mesure des quantités de chaleur produites par l'animal. Leur appareil se composait (fig. 71) de trois enceintes concentriques en cuivre mince, la plus intérieure percée de trous recevait l'animal, l'espace compris entre elle et la seconde était rempli de glace pilée dont l'eau de fusion était recueillie à l'aide d'un tube traversant la troisième enceinte dans un

vase placé au-dessous. L'espace entre la seconde et la troisième enceinte était lui-même rempli de fragments de glace
pour empêcher qu'aucune quantité de chaleur, autre que celle
l'animal, ne soit communiquée à la glace contenue dans l'enceinte moyenne. Pour permettre l'introduction de l'animal,
l'appareil était ouvert par le haut, mais muni d'un double
couvercle répétant la même disposition que le corps du calorimètre. Soit P le poids de la glace fondue après un temps θ, l'animal soumis à l'expérience a produit pendant ce temps une quantité de chaleur Q égale à $P \times 79.25$ et sa puissance calorifique π a pour expression :

$$\pi = \frac{P \times 79.25}{\theta}.$$

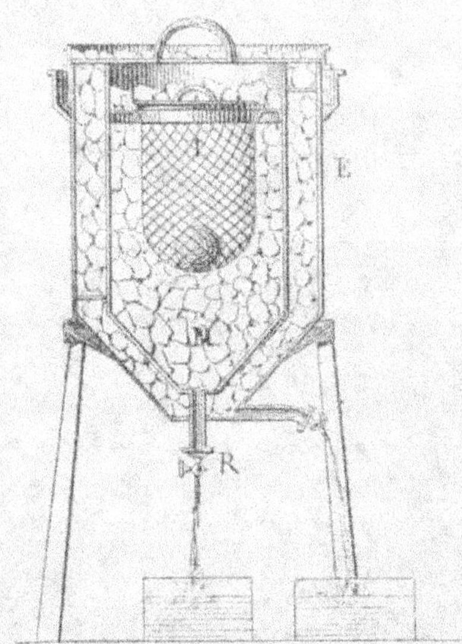

Fig. 71.
Calorimètre de Lavoisier
et Laplace.

Un cochon d'Inde, dans une expérience de dix heures, fit fondre 402^{gr},27 de glace. Mais, fait remarquer Lavoisier, l'animal a dû se refroidir et de plus toutes les humeurs excrétées par lui se sont refroidies à zéro : le poids de 402^{gr},27 est donc trop fort ; il n'aurait été que de 341 grammes, si la température de l'animal n'avait pas changé.

2° Objections. — Le calorimètre de Lavoisier et Laplace est sujet à un certain nombre d'objections.

a. *Au point de vue physique*, il est difficile, sinon impossible, d'évaluer exactement la quantité de glace fondue : une certaine quantité d'eau, variable d'ailleurs, est retenue sur les parois de la deuxième enceinte d'une part et entre les fragments de glace d'autre part. Cette erreur, absolument inévitable, est encore multipliée par le facteur 79,25. On ne peut donc pas obtenir avec cet appareil des résultats précis.

b. *Au point de vue physiologique*, l'animal enfermé dans une enceinte métallique à 0° ne peut pas être considéré comme se trouvant dans des conditions normales : il se refroidit considérablement, et par conduction, et par rayonnement ; les conditions de sa vie habituelle sont donc complètement modifiées.

Si la méthode de fusion de la glace, pour toutes ces causes d'erreur, est complètement abandonnée, la méthode qu'imagina Lavoisier pour l'étude de la respiration est encore aujourd'hui celle qui permet la mesure la plus précise des échanges gazeux respiratoires : faire respirer l'animal en vase clos et absorber l'acide carbonique à mesure de sa production, remplacer l'oxygène à mesure qu'il est absorbé.

3° Calorimètre de Dulong et calorimètre de Despretz. — Les expériences qui conduisirent séparément ces deux physiciens à construire un calorimètre furent instituées en 1823 pour déterminer les sources de la chaleur animale, sujet proposé comme prix par l'Académie des Sciences. Comme l'avait fait quarante ans plus tôt Lavoisier, Dulong, ainsi que Despretz, mesurèrent, d'un côté la quantité de chaleur perdue par l'animal pendant un temps donné, d'autre part la chaleur produite par la respiration, en déduisant de la quantité d'oxygène absorbé et de l'acide carbonique exhalé, les proportions de carbone et d'hydrogène brûlés ; puis en multipliant le poids de chacun de ces corps par sa chaleur de combustion.

§ 2. — MÉTHODES CALORIMÉTRIQUES RÉCENTES

Depuis les recherches de Dulong et de Despretz, la calorimétrie animale avait été complètement négligée. Ce n'est qu'à partir de 1872 que les physiciens biologistes ont repris l'étude de la mesure de la quantité de chaleur produite par l'homme et les animaux.

Les calorimètres modernes sont assez nombreux aujourd'hui

et il est nécessaire, pour s'y reconnaître, d'en faire une classification. On peut prendre comme base de cette classification l'état du corps calorimétrique choisi, c'est-à-dire l'état physique du corps auquel l'animal en expérience cède sa chaleur; quant au mode suivant lequel cette chaleur est cédée, c'est toujours par convection et par rayonnement, excepté dans la méthode du bain. Nous diviserons donc les calorimètres en deux grandes classes : 1° *les calorimètres à liquides*; 2° *les calorimètres à gaz*.

A) Calorimètres a liquides

Dans cette classe de calorimètres nous établirons trois subdivisions : les calorimètres à bain, les calorimètres à circulation, les calorimètres à distillation.

1° Calorimètres à bain. — Cette méthode de calorimétrie a été peu employée en biologie ; c'est surtout LIEBERMEISTER et ses élèves qui l'ont utilisée sur l'homme. Le sujet est plongé dans un bain d'eau de masse connue ; des thermomètres permettent de suivre la marche de la température. Deux procédés différents peuvent être employés.

a. *Bain froid.* — Quand un corps, susceptible de produire de la chaleur, est placé dans une masse d'eau de température connue, il cède de la chaleur à cette eau dont la température s'élève progressivement. Si, pendant ce temps, la température de la source reste constante, la quantité de chaleur produite s'obtient en multipliant le poids de l'eau par sa variation de température.

b. *Bain à la température du corps.* — Lorsqu'on plonge un corps de poids connu et de chaleur spécifique donnée dans une masse d'eau ayant une température égale à celle de la source calorifique, la température de celle-ci s'élève par suite de la chaleur qu'elle dégage. Pour avoir la quantité de chaleur produite par le corps, il faut alors multiplier son poids par sa chaleur spécifique et par l'élévation de sa température propre.

Telles sont les deux méthodes appliquées à l'homme par les auteurs allemands.

c. *Objections aux calorimètres à bain*. — L'une et l'autre sont passibles de graves objections, tant au point de vue physique qu'au point de vue physiologique. Un individu placé dans un bain à 18°, par exemple, se refroidit (première méthode) ; dans un bain à la température de son corps, il s'échauffe (deuxième méthode). Il ne reste donc pas dans des conditions normales. D'autre part, la tête du sujet reste en dehors du bain, on ne tient donc pas compte de la perte de chaleur provenant de la radiation calorique de cette partie du corps, pas plus que de celle emportée avec l'air expiré. En outre, au point de vue physique, il est très difficile d'évaluer la température du corps de l'homme dans ces conditions : on ne peut pas admettre que chaque point du corps possède la même température que celle indiquée par le thermomètre appliqué dans un endroit déterminé. Enfin, il est très difficile de connaître exactement la température moyenne d'une masse d'eau, comme celle nécessaire à un bain, qui est au moins de 300 litres ; d'autant plus qu'une faible erreur dans cette détermination en entraîne fatalement une autre, très considérable dans le résultat trouvé.

d. *Méthode de Lefèvre*. — Dans ces dernières années, LEFÈVRE a essayé de justifier la méthode des bains en y apportant de notables perfectionnements. La température de l'eau est rendue homogène à l'aide d'un agitateur ; des thermomètres étalonnés sont lus à distance au moyen d'une lunette à micromètre permettant d'apprécier le 1/500 de degré ; le temps est mesuré sur un chronomètre qui bat le 1/50 de seconde ; enfin la masse d'eau est réduite à 70 litres.

LEFÈVRE a utilisé deux procédés pour arriver à des mesures aussi exactes que possible : 1° un procédé analytique dans lequel le débit calorifique de la source est mesuré à chaque minute par la lecture à l'œil nu des thermomètres plongés dans l'eau ; 2° un procédé synthétique dans lequel on réunit dans un tableau douze expériences de minute en minute. Ce dernier procédé est le plus précis, car dans chaque expérience la détermination de la température, faite seulement avant et après le bain dans l'eau très bien mélangée par l'agitateur, est effectuée au moyen de la lunette. Il faut cependant, pour que les résultats ne soient pas entachés d'erreurs, que d'une expérience à l'autre toutes les circonstances expérimentales et l'état physiologique du sujet reste comparable.

2° Calorimètres à circulation. — Cette classe de calorimètres est tout à fait propre à fournir des résultats exacts pour la mesure des quantités de chaleur produites par les animaux. La méthode imaginée par d'Arsonval est si parfaite que l'on peut, avec elle, faire des déterminations de chaleurs spécifiques, de chaleur de fusion, de vaporisation, etc.

A. Conditions d'une bonne méthode calorimétrique. — Étant en présence d'une méthode à laquelle on ne peut faire aucune objection, c'est le moment de nous demander quelles sont les conditions que doit présenter une méthode calorimétrique pour être applicable aux sources vivantes. Ces conditions sont de deux ordres :

a. *Conditions d'ordre physiologique*. — Elles sont au nombre de trois : 1° la composition du milieu gazeux où l'animal en expérience est plongé doit rester constante et être normale ; 2° la température de ce même milieu ne doit pas varier pendant toute la durée de l'expérience ; 3° l'expérience doit pouvoir se faire pendant un temps très long pour qu'on soit sûr d'éliminer, soit les causes d'erreur accidentelles, soit les coïncidences heureuses.

b. *Conditions d'ordre physique*. — 1° Il faut avoir la certitude de mesurer toute la chaleur dégagée par l'animal ; 2° la certitude de ne mesurer qu'elle ; 3° la méthode doit permettre d'enregistrer automatiquement les indications fournies par l'appareil.

B. Calorimètre de d'Arsonval. — Ce calorimètre donne une complète satisfaction aux conditions qui viennent d'être énoncées. Voyons-en d'abord le principe :

a. *Principe de l'appareil.* — L'animal est placé dans un récipient métallique à double enveloppe (fig. 72). L'espace annulaire est rempli par un liquide dont l'échauffement est rendu impossible par un serpentin qui traverse le matelas liquide et dans lequel circule un courant d'eau qui entre à la température de 0°. Cette eau froide, *en circulant* dans le serpentin SS', emporte la chaleur cédée par l'animal au système et sort du serpentin à une température déterminée $t°$. Supposons qu'un appareil automatique puisse faire arriver l'eau dans le serpentin au moment où la température du liquide tend à s'élever au-dessus de $t°$, le volume de l'eau qui sortira sera évidemment égal à celui de l'eau qui est entrée. Or, l'eau entre à 0° et sort à $t°$: si donc, au bout d'un temps θ, il est sorti un poids P d'eau, la quantité de chaleur emportée par cette eau, et qui est exactement égale à celle produite par l'animal pendant le même temps, a pour expression le produit de P par t. Au point de vue physiologique, il importe de remarquer que l'animal aura été pendant toute la durée de l'expérience dans un milieu à température invariable $t°$. La mesure de la quantité de chaleur se fera donc par la seule détermination de P que la balance permet d'obtenir avec une précision rigoureuse.

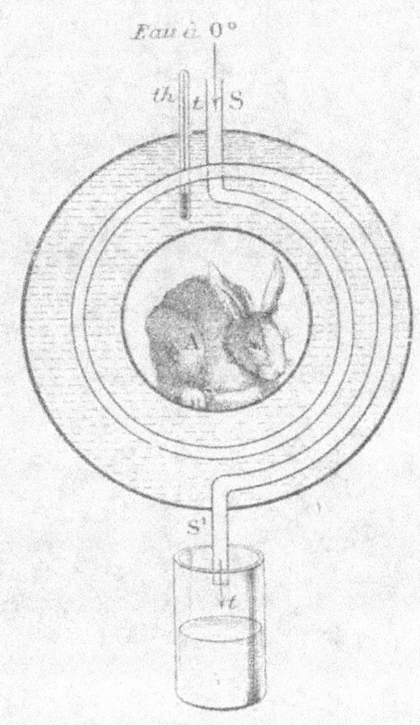

Fig. 72.

Schéma du calorimètre de D'ARSONVAL
(d'après BERGONIÉ).

Cette méthode, on le voit, possède une grande sensibilité.

Elle est, en outre, applicable non seulement au cas où la source de chaleur est *positive*, mais aussi au cas où cette source *absorbe* de la chaleur : dans ce deuxième cas, c'est de l'eau à $T°$ qui entre dans le serpentin pour sortir à $t°$. La quantité de chaleur cédée par le système à la source négative

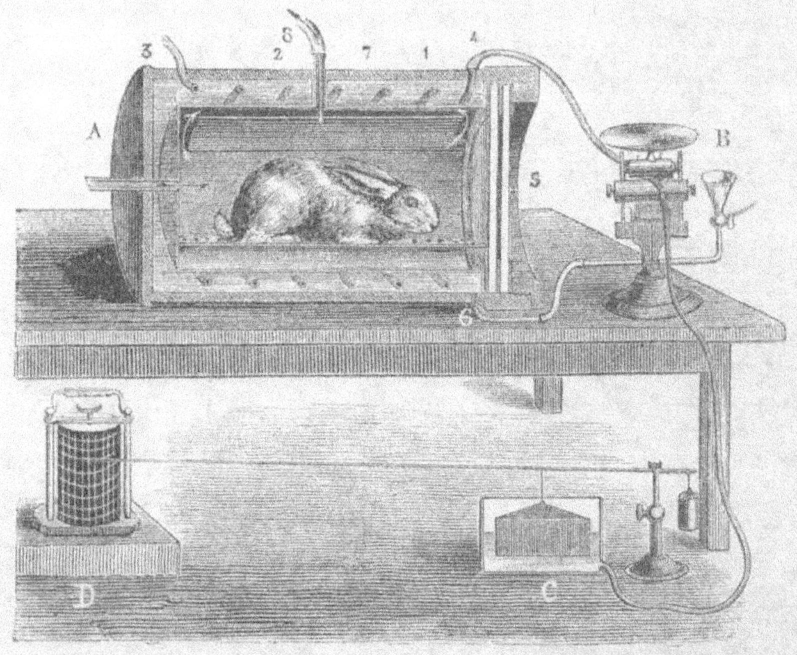

Fig. 73.

Calorimètre de D'ARSONVAL.

est ici $Q = P (T — t)$. C'est le cas des *sources endothermiques* comme les œufs pendant la période d'incubation.

b. *Description du calorimètre.* — Voyons maintenant l'ensemble de l'appareil. Le calorimètre est constitué par deux cylindres concentriques circonscrivant deux cavités : une centrale où est placé l'animal en expérience, l'autre annulaire qui renferme un liquide dilatable. Ce liquide est traversé par un serpentin à travers lequel passe l'eau à $0°$ chargée d'enlever

la chaleur produite par l'animal. Cette eau est fournie par
un réservoir qui contient de la glace maintenue immer-
gée sous l'eau ; le réservoir est isolé par des corps mauvais
conducteurs de la chaleur. Un des bouts du serpentin (celui
de gauche 3) est relié avec le récipient contenant l'eau à 0°,
l'autre extrémité 4 est en rapport avec le régulateur d'écoulement qu'on voit à droite de la figure 73. Ce régulateur est construit de manière à permettre l'écoulement de l'eau à travers
le serpentin, dès que la température du calorimètre tend à
s'élever au-dessus de la température ambiante. Tant que le
calorimètre est à cette température, aucun écoulement d'eau
ne peut avoir lieu, mais si on introduit un animal dans le
calorimètre, immédiatement l'écoulement d'eau à 0° commence et est d'autant plus rapide que la source de chaleur est
elle-même plus énergique. La température moyenne du calorimètre, pendant tout le temps de l'expérience, ne varie pas
de 1/100 de degré. Au lieu de peser l'eau sortie du calorimètre, on peut employer la méthode graphique : d'Arsonval
fait pour cela écouler l'eau dans un grand vase cylindrique C
muni d'un flotteur ne touchant pas la paroi. Ce flotteur est
suspendu à un long levier qui tend constamment à le soulever
sous l'influence d'un contrepoids. L'extrémité de ce levier
porte une plume qui vient inscrire les phases de l'écoulement
sur un cylindre D faisant un tour en vingt-quatre heures et
qui porte un papier divisé.

Pour empêcher la température du calorimètre d'être
influencée par des causes étrangères à l'expérience, d'Arsonval,
dans ses premières expériences, avait placé son calorimètre
dans une enceinte à température constante, ce qui était
obtenu à l'aide d'un régulateur de température particulier.
Mais cette enceinte peut être supprimée lorsqu'on installe
l'appareil dans une cave dont la température varie peu d'une
semaine à l'autre.

C. Calorimètre de Sigalas. — Ce calorimètre est basé sur le
même principe que celui de d'Arsonval. Il a la forme d'un
obus ; les deux enveloppes sont en cuivre rouge : dans

l'espace annulaire, rempli de pétrole, liquide très dilatable, se trouve deux serpentins, l'un servant à la circulation de l'eau, l'autre à la circulation des gaz expirés. Ce dernier serpentin a un diamètre assez considérable ($1^{cm},5$) de façon à ce que la vapeur d'eau ne puisse pas, en se condensant, l'obturer.

Le régulateur d'écoulement est très sensible, et il suffit de la moindre source de chaleur placée dans le calorimètre, pour voir l'eau s'écouler à travers le tube de caoutchouc qui était préalablement écrasé. Pour mesurer l'eau écoulée, SIGALAS s'est servi d'un dispositif spécial qui enregistre le volume de cette eau; en même temps, sur le même cylindre, s'inscrivent automatiquement la quantité d'oxygène absorbé et le temps pendant lequel dure chaque expérience. En plus de l'oxygène absorbé, l'acide carbonique exhalé était dosé par le jeu de pipettes à glycérine reliées à un vase à potasse violemment agité. Tous les éléments du problème sont donc parfaitement déterminés par l'emploi de cet appareil.

D. CONTRÔLE DES CALORIMÈTRES A CIRCULATION. — Étant donné un calorimètre, il faut commencer par le contrôler, c'est-à-dire par savoir si les quantités de chaleur qu'il indique sont bien celles qui correspondent à la réalité.

a. *Chaleur cédée par une masse d'eau.* — Une première méthode consiste à introduire dans l'intérieur du calorimètre une quantité d'eau P à la température T^o; cette eau se refroidit de T^o à T'^o et perd une quantité de chaleur égale à $P(T-T')$.

Si t^o désigne la température du calorimètre, p le poids de l'eau écoulée (entrée à 0° et sortie à t^o), la chaleur indiquée par l'appareil est $p \times t$ et, si les indications du calorimètre sont exactes, on doit avoir évidemment :

$$P(T-T') = p \times t.$$

b. *Chaleur de combustion de l'hydrogène.* — Une deuxième méthode consiste à faire brûler à l'intérieur du calorimètre un poids d'hydrogène connu à l'extrémité d'un chalumeau à bout de platine; connaissant la chaleur de combustion de l'hydrogène, il est facile d'avoir la quantité de chaleur fournie. Le volume d'hydrogène à 0° et à 760, s'obtient par la formule

$$V_{(0,760)} = V_t \times \frac{1}{1 + \alpha t} \cdot \frac{H - f}{760}.$$

H étant la pression atmosphérique au moment de l'expérience, f la tension de la vapeur d'eau dans l'hydrogène, toujours plus ou moins humide, t la température du gaz avant sa combustion.

c. Chaleur dégagée par un courant électrique. — Une troisième méthode, plus commode et sujette à moins de causes d'erreurs que les précédentes, consiste à placer dans le calorimètre un fil de platine ou de maillechort traversé par un courant dont on mesure l'intensité à l'aide d'un ampèremètre. Si on connaît la résistance du fil, on a (loi de Joule) :

$$Q = \frac{1}{4,17} \cdot R.I^2$$

Si on ignore la résistance, on place un voltmètre en dérivation aux extrémités du fil et on applique la formule

$$Q = \frac{1}{4,17} \cdot E.I$$

La quantité de chaleur calculée d'après ces formules correspond au passage du courant pendant une seconde ; il suffit donc de multiplier le nombre obtenu par le temps de l'expérience exprimé en secondes ; on a ainsi la chaleur exprimée en petites calories.

3ᵃ Calorimètres à distillation. — Le principe de ces calorimètres est facile à comprendre : la chaleur perdue par l'animal est communiquée à un liquide volatil placé dans une enceinte voisine de l'animal et en relation avec une autre enceinte dont la température est plus basse que celle du liquide. En vertu du principe de la paroi froide, la vapeur va se condenser dans cette dernière enceinte et il suffit de peser le liquide ayant distillé, pour connaître la chaleur emportée par le passage du liquide à l'état gazeux, à condition de posséder une donnée exacte sur la température à laquelle la distillation s'est produite.

Rappelons que la *chaleur de vaporisation* d'un liquide est le nombre de calories nécessaires pour faire passer l'unité de poids de l'état liquide à l'état gazeux, à une température donnée qui ne doit pas changer pendant le phénomène.

D'Arsonval a utilisé le phénomène de la distillation pour évaluer la quantité de chaleur produite par les animaux. Au lieu de prendre de l'aldéhyde comme liquide volatil (Rosenthal)

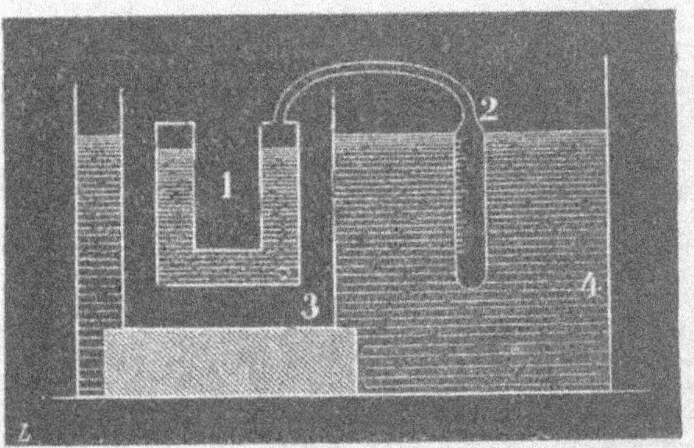

Fig. 74.
Calorimètre de d'Arsonval.

il a préféré s'adresser au chlorure d'éthyle dont le point d'ébullition est à 11°, soit 10° plus bas que celui de l'aldéhyde.

Un de ses modèles de calorimètres est construit comme le modèle du même auteur à circulation ; il y a donc deux enveloppes limitant une cavité centrale et un espace annulaire. Dans cet espace (fig. 74), on a placé le liquide volatil, et celui-là est en communication avec un récipient en verre 2, gradué en centimètres cubes. Le réservoir 1 destiné à recevoir l'animal est plongé dans un vase 3 contenant de l'air : ce vase 3 est lui-même plongé dans un vase 4 plein d'eau en contact direct avec le tube 2.

La chaleur dégagée par un animal placé en 1 sera exclusivement employée à volatiliser le liquide de 1 et à le faire distiller vers 2. Connaissant la chaleur de volatilisation du liquide, on obtient la mesure de la chaleur produite par la lecture du volume du liquide condensé en 2.

B) CALORIMÈTRES A GAZ

Nous établirons dans cette classe de calorimètres deux subdivisions, en prenant pour base le mode suivant lequel la chaleur cédée au gaz est dissipée dans le milieu extérieur, par convection ou par rayonnement.

1° Calorimètre à convection. — La chaleur est dissipée dans le milieu extérieur par le mécanisme de la convection. On sait que la chaleur peut se propager par conductibilité, par convection et par rayonnement. La convection consiste dans le transport des molécules chaudes, et a pour effet de tendre à uniformiser la température d'un fluide chauffé en l'un de ses points. Dans ce mode de dissipation de la chaleur, il se forme des courants dans la masse gazeuse (ou liquide) dont tous les points ne sont pas à la même température : ces courants sont dus aux différences de densités des diverses couches du fluide. Voyons comment ce phénomène de la convection a pu servir de base à une méthode calorimétrique.

a. *Anémo-calorimètre.* — C'est encore à d'ARSONVAL qu'est due l'ingénieuse idée de ce calorimètre auquel il a donné le nom d'*anémo-calorimètre*. Le grand avantage de ce calorimètre, c'est qu'il peut servir, non seulement aux animaux, mais encore à l'homme ; de plus, il pourrait être utilisé pour les besoins cliniques, car il peut s'installer dans n'importe quelle salle d'hôpital. Il est, grâce à son faible poids, facilement transportable ; il permet de prendre une mesure calorimétrique rapidement ; enfin, il peut être adapté au lit d'un malade et donner automatiquement des indications continues, sous forme de courbe calorimétrique, sans que personne ait à surveiller l'appareil. Ce sont là des conditions précieuses qui en font un calorimètre très pratique.

Pour en comprendre le principe très simple, supposons un homme enfermé dans une petite chambre l'isolant du milieu ambiant : si l'air peut pénétrer librement par la partie inférieure de cette chambre et qu'à la partie supérieure se trouve une courte cheminée, cet air s'échappera par là. Le sujet, source de chaleur, échauffe l'air qui est entraîné au dehors par convection, ce qui détermine

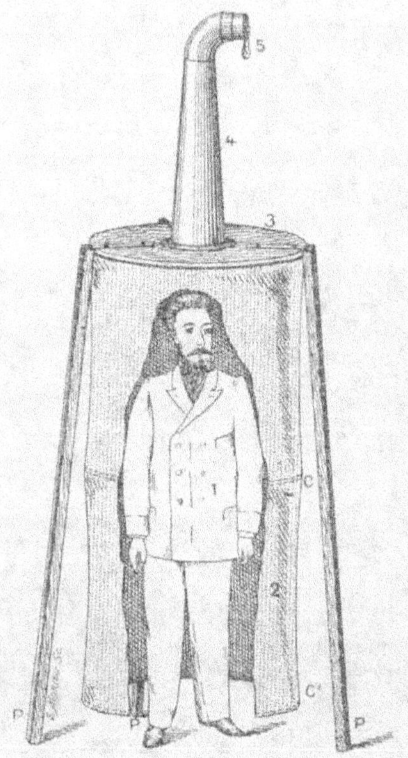

Fig. 75.
Anémo-calorimètre.

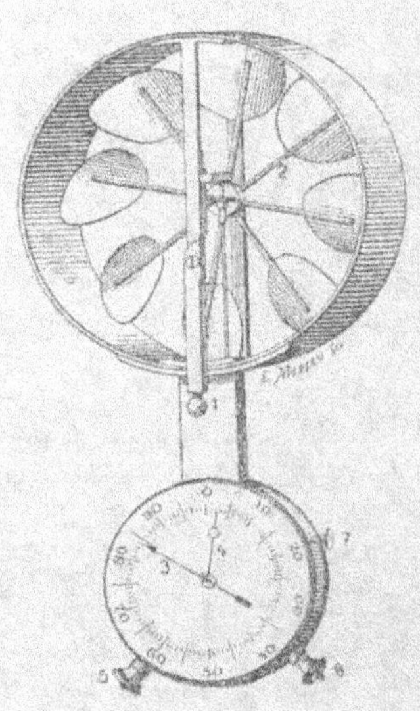

Fig. 76.
Anémomètre et son compteur.

un tirage d'autant plus actif que la chaleur dégagée par la source est plus considérable. En plaçant un anémomètre au-dessus de la cheminée d'appel, le nombre de tours du moulinet, dans l'unité de temps, fournira une mesure très exacte de la vitesse du courant d'air et par suite de la chaleur dégagée par l'individu.

Pour réaliser ce calorimètre (fig. 75), on prend un cylindre d'étoffe, de laine ou de soie, de 2 mètres de haut, qu'on fixe à la circonférence d'un disque de bois ou mieux d'un cône très évasé en planches, de 80 centimètres de diamètre. Le plafond ainsi formé porte à son centre une cheminée conique de 20 centimètres de base, et 10 centimètres à la partie supérieure, sur 60 à 80 centimètres de hauteur totale. La partie supérieure reçoit un embout métallique, coudé à angle droit, sur lequel vient s'adapter l'anémomètre. Enfin, trois tiges de bois supportent au-dessus du sol le cylindre calorimétrique.

L'anémomètre (fig. 76) est constitué par un moulinet très léger portant 8 ailettes en aluminium, inclinées à 45° sur l'axe de rotation. Le mouvement du moulinet se transmet à volonté à un compteur de tours placé plus bas, qu'on embraye au moment voulu. Ce compteur donne en mètres le chemin parcouru par l'air et en même temps le volume de l'air qui a traversé l'appareil, c'est-à-dire le coefficient de ventilation. La sensibilité de cet anémomètre est telle que la présence d'un homme dans ce calorimètre fait exécuter 2.500 tours en un quart d'heure.

Pour faire une mesure calorimétrique, il faut un temps excessivement court, car l'anémomètre prend sa vitesse maxima en moins d'une minute; quand cette vitesse est établie, il suffit d'enclencher le compteur de tours et de le déclencher après une, deux ou mieux trois minutes.

b. *Graduation de l'anémo-calorimètre.* — Il ne suffit pas de savoir que cet appareil est très sensible, qu'il peut donner des indications très rapides et quel est le nombre de tours effectués par l'anémomètre en une minute. Il faut encore connaître quelle est la relation qui existe entre la quantité de chaleur produite par la source placée dans le calorimètre et le nombre de tours de l'anémomètre. Cette relation, variant avec chaque modèle de calorimètre, avec ses dimensions, hauteur, diamètre, etc., il est plus simple, étant donné un anémo-calorimètre, de construire la courbe qui servira de graduation à l'appareil, en prenant pour abscisses le nombre de tours de l'anémomètre et pour ordonnées les calories dégagées.

2° Calorimètres à rayonnement. — Dans cette classe de calorimètres, la chaleur est dissipée dans le milieu extérieur par rayonnement. Le principe sur lequel reposent les calorimètres de cette catégorie est le suivant : supposons qu'une source de chaleur quelconque soit enfermée dans un vase métallique à double paroi, de forme cylindro-sphérique, par exemple, l'environnant de toutes parts. Dans la double paroi se trouve une masse d'air communiquant avec l'extérieur par l'intermédiaire d'un manomètre à air libre contenant du mercure ou tout autre liquide. Dans ces conditions, la chaleur dégagée par la source ne peut se perdre à l'extérieur par rayonnement qu'après avoir traversé la masse d'air en relation avec le manomètre. Celle-ci s'échauffe jusqu'à ce que la paroi extérieure du vase rayonne dans l'atmosphère une quantité de chaleur exactement égale à celle que dégage la source placée à l'intérieur ; à ce moment, la dénivellation produite par l'air du matelas annulaire sur le liquide du manomètre sera constante : c'est le moment de l'équilibre, c'est-à-dire le moment où les pertes sont égales aux gains.

Si la source placée dans le vase à double paroi est un animal, il suffira, une fois l'équilibre produit, de le remplacer par une source de chaleur connue et réglable à volonté, de manière à obtenir la même dénivellation manométrique.

a. *Calorimètre de d'Arsonval.* — Tel qu'il est décrit jusqu'à présent, ce procédé serait loin de fournir des indications précises ; en effet, toute variation de la pression atmosphérique, toute variation de la température ambiante ont un retentissement notable sur le volume de l'air du manchon et par suite sur la pression exercée sur le liquide du manomètre. Il faudrait, pour se mettre à l'abri des erreurs entraînées par ces variations, faire des corrections. Mais, au lieu de faire des corrections, d'Arsonval a pensé très justement qu'il valait bien mieux les éviter, ce qu'il a admirablement résolu en faisant communiquer l'autre branche du manomètre avec un vase à double paroi semblable au premier et soumis, comme lui, aux mêmes variations simultanées de pression et de température. Ce deuxième vase est appelé, à cause de sa fonction, le *compensateur*. Au lieu d'un vase à double paroi, on peut prendre pour compensateur un récipient fermé quelconque ayant une capacité égale à celle du manchon d'air du calorimètre proprement dit.

Le calorimètre à rayonnement de D'ARSONVAL peut donc fonctionner comme un véritable appareil différentiel ; en particulier, il pourra être employé pour faire l'étude calorimétrique de deux parties symétriques du corps dans certains états pathologiques, cette mesure calorimétrique locale remplaçant très

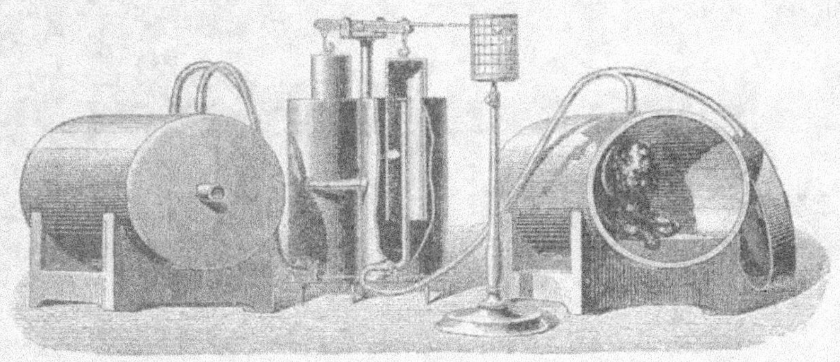

Fig. 77.

Calorimètre de D'ARSONVAL (d'après L. FRÉDÉRICQ).

avantageusement les déterminations thermométriques locales. Mais, en général, le calorimètre tel qu'il vient d'être exposé sert à la calorimétrie des animaux, lapin, canard, etc.

La même méthode de calorimétrie a été appliquée à l'homme par D'ARSONVAL ; le compensateur, en relation avec le manomètre différentiel, est ici un grand flacon. A la partie inférieure du calorimètre proprement dit est un tuyau qui communique avec un aspirateur et qui produit un renouvellement continuel de l'air qui entoure le sujet.

Etant donnée la masse d'air contenue dans l'espace annulaire du calorimètre, la sensibilité de la méthode est très grande ; D'ARSONVAL a indiqué un moyen pour augmenter encore cette sensibilité : il consiste à incliner le manomètre plus ou moins fortement sur l'horizontale. Dans ces conditions, à une même pression correspond une dénivellation manométrique beaucoup plus grande et par suite une sensibilité bien plus considérable.

La graduation se fait comme celle des autres calorimètres, en introduisant une source de chaleur dans la cavité destinée à l'animal ou à l'homme, suivant le modèle adopté. Graduer

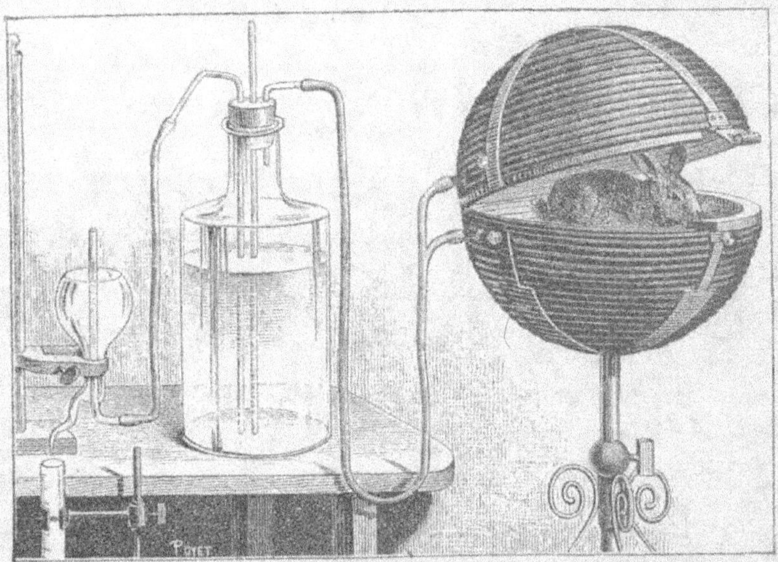

Fig. 78.
Calorimètre de Richet.

un calorimètre, c'est chercher à combien de calories correspond une dénivellation de 1 centimètre dans le manomètre.

Pour que la graduation reste constante, il faut que le pouvoir émissif conserve, lui aussi, la même valeur : pour cela, d'Arsonval conseille de recouvrir la paroi externe d'une couche de peinture au minium ou à la céruse, qu'on vernit ensuite pour pouvoir la laver aisément.

b. *Calorimètre de Richet.* — Ce calorimètre à rayonnement repose sur le même principe que le précédent, mais le dispositif expérimental adopté par Richet en diffère complètement. L'enceinte calorimétrique est, comme on le voit (fig. 78), constituée par un serpentin tubulaire en cuivre disposé en forme de double hémisphère articulé par une charnière. Chacun des deux serpentins est relié à un tube de caoutchouc amenant l'air dilaté à la partie supérieure d'un vase clos contenant de l'eau. L'air exerce, en se dilatant, une pression sur la surface du liquide et le force à s'écouler par le siphon, toujours exactement amorcé ; dans ces conditions, la moindre augmentation de pression fera écouler l'eau du siphon et la quantité d'eau qui tombera sera précisément égale en volume à la dilatation de l'air. Si l'on recueille, dans une éprouvette graduée, l'eau qui s'écoule, on mesure ainsi la dilatation de l'air du récepteur calorimétrique. Cet appareil travaille donc, comme dit Richet, à pression nulle ; celle-ci est réalisée en ramenant toujours le siphon au niveau exact du vase clos.

La graduation a été faite de la façon suivante : après avoir placé un poids P d'eau chaude à $t°$ dans le calorimètre, on observe qu'une certaine quantité d'eau V s'écoule par le siphon ; pendant que la température de l'eau placée dans le calorimètre baisse de $t°$ à $t'°$, la quantité de chaleur cédée par l'eau chaude au calorimètre est $P(t — t')$. Par suite, la quantité de chaleur correspondant à 1 centimètre cube d'eau écoulée est

$$q = \frac{P(t — t')}{V}$$

le nombre q représente des calories grammes-degré, si P est exprimé en grammes. Dans une expérience de graduation, on a trouvé pour q la valeur de 83 petites calories.

§ 3. — CHALEUR SPÉCIFIQUE DES TISSUS
DE L'ORGANISME

Il est naturel de placer, à la suite des méthodes calorimétriques, l'étude de la chaleur spécifique des tissus. Peu de recherches d'ailleurs ont été faites dans ce sens; aussi celles de

Kopp que nous allons exposer brièvement, mériteraient-elles
d'être reprises.

1° Tissus solides. — On en fait des fragments qu'on place
dans un tube à essai à parois minces fermé par un bouchon
que traverse un fil de cuivre recourbé. On introduit dans le tube
un liquide sans action sur le tissu et en assez grande quantité
pour recouvrir les fragments. Le tube vide ayant été pesé, on

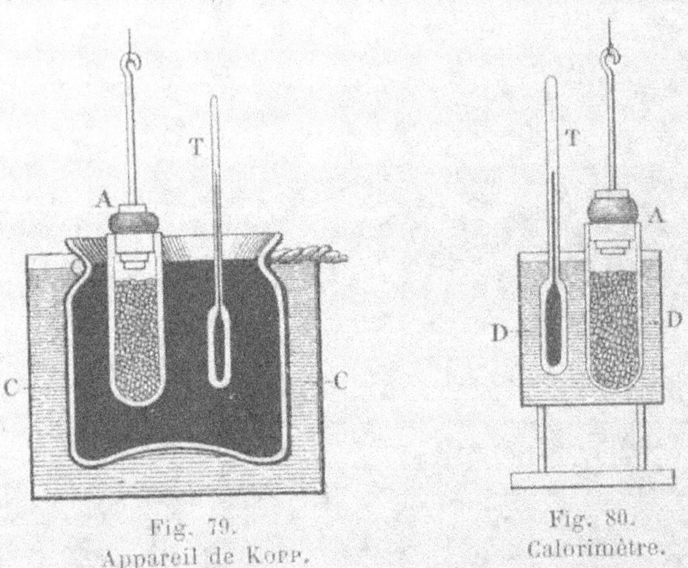

Fig. 79.   Fig. 80.
Appareil de Kopp.   Calorimètre.

le repèse successivement après l'introduction du tissu solide
et du liquide inerte. Soit p le poids du tissu et π celui du liquide.
Le tube est ensuite plongé dans un bain de mercure con-
tenu lui-même dans un bain d'huile (fig. 79) : le tout est porté
à la température T° (par exemple 40°).

On introduit alors rapidement le tube dans un calorimètre
ordinaire (fig. 80) (méthode des mélanges), on agite et on lit
l'élévation de température de l'eau, soit $T_1 - t$. Désignons
par x la chaleur spécifique du tissu, par c celle du liquide
inerte, par q la quantité de chaleur cédée à l'eau par le tube
seul et qu'une expérience préalable a fait connaître.

La chaleur cédée par le système à l'eau du calorimètre est

$$(p.x + \pi c + q)\,(T - T_1)$$

et la quantité de chaleur gagnée par l'eau est (M étant son poids), $M\,(T_1 - t)$. Et l'on peut écrire

$$(px + \pi c + q)\,(T - T_1) = M\,(T_1 - t)$$

On tire de là :

$$x = \frac{M\,(T_1 - t) - (\pi c + q)\,(T - T_1)}{p\,(T - T_1)}$$

Nous ferons de suite une objection à cette méthode ; c'est que la quantité q, que l'on est forcé de déterminer par une expérience faite sur le tube vide, n'est pas la même lorsque le tube renferme le tissu et le liquide inerte.

De plus, le choix du verre est mauvais, à cause de sa faible conductibilité calorifique.

2° **Liquides de l'organisme**. — Dans le cas des liquides, la même méthode s'applique plus simplement, car le terme πc disparaît de l'équation qui devient alors

$$x = \frac{M\,(T_1 - t) - q\,(T - T_1)}{p\,(T - T_1)}$$

Les mêmes critiques que précédemment s'adressent à ces déterminations.

Résultats. — Voici les nombres trouvés par Kopp pour les chaleurs spécifiques des solides et des liquides de l'organisme.

SOLIDES		LIQUIDES	
Tissu musculaire (homme)	0,741	Sang moyen (homme)	1,020
— — (bœuf)	0,787	Sang artériel	1,031
Tissu osseux, substance compacte	0,300	Sang veineux	0,892
Tissu osseux, substance spongieuse	0,710	Sang défibriné	0,927
Tissu adipeux	0,712	Lait de vache	0,902

Corps humain en totalité 1,000.

Comme nous le faisions remarquer tout à l'heure, il serait désirable qu'une méthode précise de mesure des chaleurs spécifiques des tissus et des liquides organiques soit établie, car la chaleur spécifique étant une caractéristique d'un corps, ces déterminations auraient l'avantage de permettre de voir s'il y a identité à ce point de vue entre des tissus ou des liquides de même ordre appartenant à des animaux différents. Peut-être trouverait-on là un moyen de différencier le sang humain de celui des autres animaux et en particulier de celui des mammifères.

§ 4. — Résultats calorimétriques

Maintenant que nous connaissons les méthodes calorimétriques, voyons quelques-uns des résultats fournis par l'expérience.

1° Influence de la température extérieure. — Lorsqu'on place un corps chaud dont la température est T dans une enceinte dont la température est plus basse t, le corps chaud perd de la chaleur par sa surface et se refroidit peu à peu jusqu'à ce que sa température devienne égale à celle de l'enceinte dans laquelle il est plongé. Si S désigne sa surface et si K est une constante dépendant de la nature du corps, la quantité de chaleur que perd le corps chaud a pour expression

$$Q = KS \, (T - t).$$

C'est la traduction algébrique de la loi de Newton, elle s'énonce : la quantité de chaleur perdue par un corps chaud placé dans une enceinte plus froide est proportionnelle à sa surface et à l'excès de la température du corps chaud sur celle de l'enceinte. Cette loi de Newton n'est applicable que lorsque T-t ne dépasse pas 30°, mais ses limites sont suffisantes pour qu'on puisse essayer d'appliquer la loi de Newton aux homéothermes placés dans les conditions habituelles de température.

2° La loi de Newton est-elle applicable aux homéo-thermes ? — Lorsqu'on ne possède pas le sens exact de l'énoncé de la loi de Newton, on est conduit à appliquer cette loi de la façon suivante et à se dire : un animal doit perdre d'autant

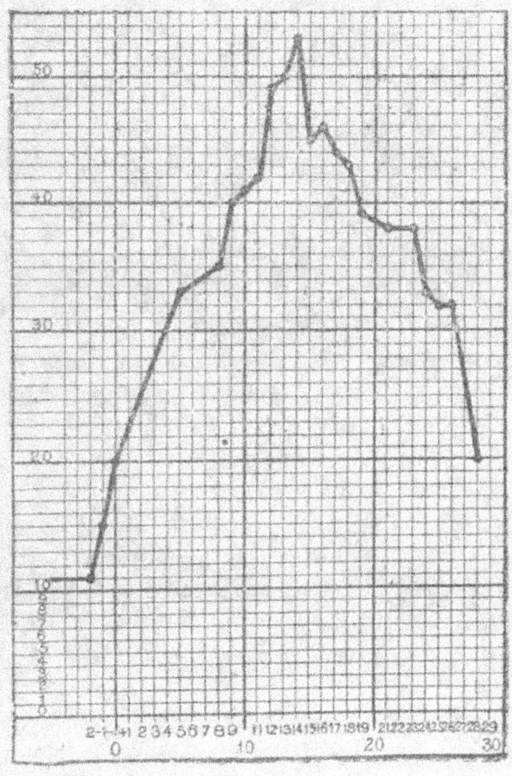

Fig. 81.
Courbe de l'optimum.

plus de chaleur, toutes les autres circonstances restant les mêmes, qu'il est placé dans un milieu dont la température est plus basse.

Voyons si l'expérience est d'accord avec ce raisonnement. D'Arsonval a le premier cherché ce que devenait la chaleur perdue par un animal à mesure que la température extérieure était plus basse. Il a trouvé que la proportionnalité indiquée par la loi de NEWTON n'existait qu'aux environs de 15°. Les expériences de RICHET ont confirmé les résultats de D'ARSONVAL : elles ont porté sur des lapins. Les résultats de ses recherches ont été résumés par l'auteur à l'aide de la courbe représentée dans la figure 81 ; les quantités de chaleur sont portées en ordonnées et les températures du milieu en abscisses. Cette courbe montre que les quantités de chaleur perdues par un lapin vont en augmentant, à mesure que la température extérieure décroît de 30° à 14°, et qu'elles vont au contraire en diminuant, depuis 14° jusqu'à 0 et au delà. Il y a donc une *température optima* pour laquelle la chaleur dégagée par le lapin est *maxima*.

Cet optimum de chaleur dépend de l'espèce ; ainsi sur les enfants ce n'est plus à 14° qu'a lieu l'optimum, mais bien vers 18°. L'existence de cet optimum a été confirmée par les recherches de SIGALAS sur les lapins. Ainsi donc, à partir de 14°, la chaleur rayonnée par l'animal, au lieu d'augmenter comme le voudrait la loi de NEWTON, va au contraire en diminuant. Faut-il en déduire que les animaux ne suivent pas la loi de NEWTON ? Nous avons dit que la quantité de chaleur dégagée par un corps qui se refroidit est proportionnelle à l'excès $T - t$; un animal devrait donc perdre plus de chaleur à 0° qu'à 15° puisque $T - o$ est plus grand que $T - 15$. Cela devrait être, en effet, si l'excès de sa température, *non de sa température centrale, mais de sa température périphérique*, sur la température de l'enceinte, était plus grand à 0 qu'à 15° et dans ce cas seulement. Or, cet excès de la température superficielle de l'animal sur la température du milieu extérieure est-il réellement plus grand lorsque ce milieu est à 0° que lorsqu'il est à 15° ?

Remarquons que lorsqu'un animal ou l'homme est exposé à une température voisine de zéro, sa périphérie cutanée subit un refroidissement considérable : il suffit de se toucher les oreilles, ou le nez, par un froid intense, pour constater ce grand refroidissement. Ce résultat thermique est dû à un phénomène physiologique qui intervient quand la température ambiante s'abaisse trop. Il se fait une constriction vasculaire périphérique ayant pour effet de diminuer l'afflux du sang à la surface rayonnante ; d'où l'abaissement de la température de cette surface. A partir de ce moment, l'excès de la température de l'animal sur celle du milieu est évidemment diminué au lieu d'être augmenté. Il s'ensuit que la perte de chaleur devrait diminuer, d'après la loi de NEWTON elle-même. Pour affirmer que les animaux vivants ne suivent pas la loi de NEWTON, ainsi que l'ont soutenu quelques physiologistes, il faudrait mesurer en même temps la chaleur émise et l'excès $T - t$ de la température *périphérique* de l'animal sur celle du milieu dans lequel il est placé.

3° Influence des téguments. — On sait que la quantité de chaleur qui traverse un mur à faces parallèles est d'autant plus petite que le mur est plus épais et que son coefficient de conductibilité est plus petit.

Les substances qui constituent les téguments des animaux, les plumes, les poils, les vêtements, doivent leur rôle protecteur à leur mauvaise conductibilité et à leur épaisseur, plus ou moins considérable. Nous avons déjà vu que l'on pouvait diviser les homéothermes en différentes catégories, en prenant pour base précisément l'importance de leurs téguments, fourrures, plumages, etc.

La quantité de chaleur rayonnée *par unité de surface* par les différents animaux est inversement proportionnelle à l'épaisseur du tégument protecteur. Voici des chiffres déterminés par RICHET et qui montrent bien cette influence :

Qualité de la fourrure.	Animaux.	Température.	Calories.
Animaux à fourrure très épaisse (plumage)	Oie.	41°,7	10,5
Animaux à fourrure épaisse . .	Chat.	39°	11,5
— fourrure maigre . .	Chien.	39°	13,2
— peau nue	Enfant.	37°,5	16,2

Ce tableau est très instructif ; il montre que plus la température centrale d'un animal est élevée et plus sa fourrure doit être épaisse et sa protection efficace.

Nous avons vu que la perte de calorique spécifique d'un animal va en croissant à mesure que sa surface devient plus petite : les homéothermes ne peuvent pas pour cette raison acquérir des dimensions aussi faibles que celles que l'on trouve chez les poïkilothermes ; mais ceux qui ont un volume très petit sont munis d'un appareil protecteur très efficace pour s'opposer à de trop grandes pertes de chaleur par leur surface. Ainsi les souris, dont le volume est très faible, ont une fourrure très épaisse ; les oiseaux-mouches, qui ne pèsent que 5 à 8 grammes, ont un plumage très abondant, et, de plus, ils ne vivent que dans les pays chauds. Cependant, des conditions mauvaises sont réalisées par les tout petits animaux qui sont dépourvus de fourrure, au moment de leur naissance : mais pour remplacer la fourrure absente et les empêcher de mourir de froid, ils sont pour ainsi dire couvés par leur mère ; c'est le tégument maternel qui supplée ici à l'insuffisance de leur propre tégument.

De tous les animaux, l'homme est celui dont la peau est le moins bien protégée ; aussi, la perte par rayonnement serait-elle considérable, si nos vêtements ne s'y opposaient en jouant le même rôle protecteur que les fourrures des autres homéothermes. Nous reviendrons, plus loin, sur ce tégument artificiel de l'homme.

4° Influence du moment de la journée. — Cette influence est surtout intéressante pour l'homme. Des mesures ont été faites par D'Arsonval sur lui-même, mesures très instructives et qui montrent à quelles énormes oscillations notre thermogénèse est soumise, même à l'état de santé.

Le poids de l'expérimentateur était de 74 kilogrammes, son âge de quarante-deux ans, la température ambiante de 18°.

Voici les quantités de chaleur, dégagées pendant une heure :

A jeun debout et habillé	79.200 calories.
Une heure après déjeuner	91.200 —
Après un bain à 28°	48.000 —

Cette quantité de chaleur varie aussi beaucoup suivant la station et suivant le vêtement. Ainsi, étant assis, le sujet dégageait à l'heure 79.000 calories, tandis que debout, les autres conditions étant les mêmes, il produisait 91.200 calories.

Les déterminations calorimétriques fourniraient de très intéressants renseignements si elles étaient faites, non seulement pendant le repos, mais aussi pendant le travail, soit physique, soit intellectuel, ou encore après un exercice violent, tel qu'une course à bicyclette ou à cheval. Il serait à souhaiter que ces recherches soient entreprises ; elles viendraient ainsi compléter les indications thermométriques et les analyses des urines faites dans les mêmes circonstances.

CHAPITRE III

THERMODYNAMIQUE ANIMALE

Nous avons considéré l'animal comme source de chaleur, nous savons mesurer sa puissance calorifique et nous connaissons les différentes influences qui font varier cette puissance : nous devons rechercher quelles sont les relations qui existent entre les quantités de chaleur produites par cette source d'énergie et le travail mécanique effectué par cette même source. C'est là le but de la thermodynamique animale.

ARTICLE PREMIER

RELATIONS ENTRE LA CHALEUR

ET LE TRAVAIL MÉCANIQUE

Avant d'exposer les expériences tentées sur les sources vivantes d'énergie dans le but d'établir les relations qui peuvent exister entre la chaleur produite par ces sources et le travail mécanique effectué, il est utile de rappeler d'abord le premier principe de la thermodynamique ou principe de l'équivalence.

1º Principe de l'équivalence. — Lorsque, dans un des organes d'une machine, il apparaît du travail mécanique, il disparaît par ce fait même, dans un autre organe de la même machine, soit du travail mécanique, soit de la chaleur, soit du courant électrique, etc., suivant la nature des organes de la machine. Si l'on considère en particulier une machine thermique et que l'on mesure d'une part la quantité de travail effec-

tué par la machine, et d'autre part la quantité de chaleur disparue pendant le même temps, on trouve un rapport constant
et invariable entre ces deux quantités.

Tel est le *principe de l'équivalence* formulé pour la première
fois par un médecin de Heilbronn, JULES-ROBERT MAYER. C'est en
réfléchissant au fonctionnement de la machine assurément la
plus complexe de toutes, la machine animale, que MAYER entre-
vit le premier principe de la thermodynamique.

Cherchons tout d'abord comment varie la quantité de chaleur
produite par les sources vivantes avec le travail mécanique
effectué. Les premières recherches tentées dans cette voie n'ont
porté que sur la variation thermométrique des organes qui
étaient le siège de la production de travail mécanique. Comme
on peut le prévoir par les considérations développées dans les
pages précédentes, cette étude à l'aide du
seul thermomètre devait être incapable de
donner des renseignements utiles sur le
problème ainsi posé. Nous allons cependant rapporter brièvement les expériences
entreprises dans ce sens. BECQUEREL et
BRESCHET, DAVY, HELMHOLTZ, JÜRGENSEN ont
pu mettre en évidence une élévation de
température dans un muscle humain au
moment de sa contraction.

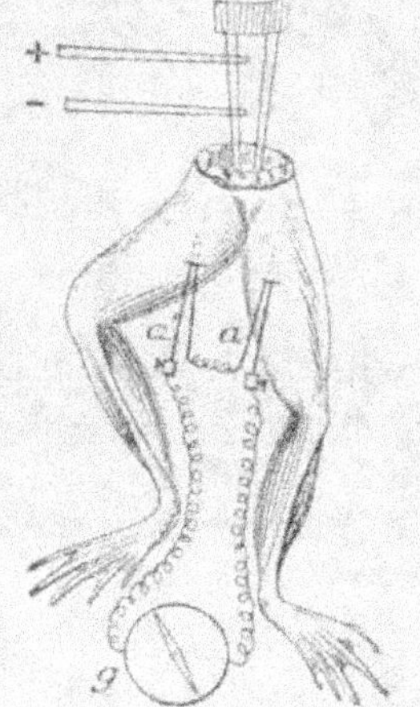

2° Expérience de Cl. Bernard. —
CLAUDE BERNARD a confirmé ces résultats
sur la grenouille ; pour cela, il prit deux
trains postérieurs de grenouille galvanoscopique et enfonça dans les muscles de
la cuisse (fig. 82) une aiguille thermo-électrique *a'* ; le galvanomètre n'indiquait alors

Fig. 82.
Expérience
de CL. BERNARD.

aucune différence de température. Il excita, à l'aide d'un courant faradique, les nerfs lombaires d'un des trains ; de fortes
contractions tétaniques apparurent aussitôt et en même temps
le galvanomètre indiquait une élévation de température du côté
contracté.

Mais cette élévation de température est loin de nous renseigner quantitativement sur les phénomènes mécaniques et calorifiques dont le muscle est le siège.

3° Première expérience de Béclard. — Béclard reprit la question et poussa un peu plus loin les mesures en ce qui concerne le travail mécanique. Il prit une grenouille galvanoscopique et excita de la même façon les deux muscles gastrocnémiens ; mais il empêchait l'un de ces muscles de se raccourcir, en fixant solidement son extrémité inférieure, tandis que, de l'autre côté, un poids était attaché au tendon et pouvait être soulevé par le muscle au moment de sa contraction.

Des aiguilles thermo-électriques reliées à un galvanoscope indiquèrent, dans ces conditions, une élévation de température plus grande dans le muscle qui se contractait sans produire de travail mécanique extérieur que dans le muscle soulevant un poids. Béclard conclut de cette expérience qu'un muscle qui effectue du travail mécanique produit moins de chaleur que lorsqu'il se contracte à l'état statique.

4° Deuxième expérience de Béclard. — Béclard chercha ensuite à voir si cette conclusion pouvait être vérifiée sur l'homme ; il essaya à déterminer la valeur de l'élévation de température du muscle biceps, suivant que ce muscle effectuait, soit du travail positif, soit du travail négatif, soit du travail statique.

Pour cela, il fit passer une corde (fig. 83) sur deux poulies de réflexion fixées au plafond et distantes de 70 centimètres environ ; aux extrémités de la corde qui arrivaient au niveau des coudes d'un sujet assis au-dessous se trouvaient deux manettes pouvant être saisies par le sujet. En dessous de la manette de droite, était fixé un poids convenable, par exemple 10 kilogrammes, à la hauteur duquel était un index servant à faire connaître sur une règle graduée verticale placée à côté la hauteur à laquelle ce poids était élevé ou soutenu. Un métronome permettait au sujet de soulever rythmiquement le poids. Voilà pour la partie mécanique. Pour apprécier l'élévation de température du biceps, Béclard appliquait le réservoir d'un thermomètre sur le centre du muscle et fixait ce thermomètre en l'entourant d'ouate d'abord, puis d'une bande de flanelle. Avant chaque expérience, on attendait que la colonne thermo-métrique soit bien stationnaire.

Pour produire du travail positif, le sujet élevait le poids avec la main droite jusqu'à la hau-teur convenue, 20 centimètres par exemple; puis, il soutenait ce poids avec la main gauche par l'intermédiaire de la corde et le laissait redescendre à son point de départ, en n'uti-lisant que l'effort du bras gauche, la main droite ne fai-sant qu'accompagner le poids dans sa chute.

Le travail produit était donné par l'expression :

$$T = P \times h \times n$$

n étant le nombre de soulève-ments de l'avant-bras droit.

Pour effectuer du travail négatif, au contraire, le poids était soulevé jusqu'à la hau-teur voulue par l'effort du bras gauche ; puis la main droite le retenait dans son

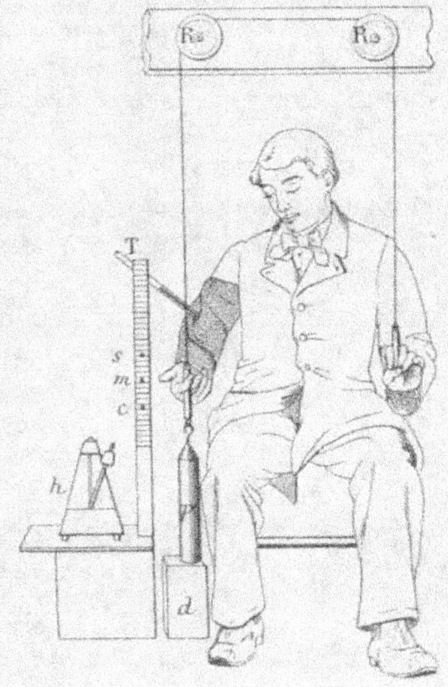

Fig. 83.
Dispositif de Béclard.

mouvement de descente, le biceps accomplissait ainsi du tra-vail négatif, puisque l'extrémité de son tendon se déplaçait en sens inverse de celui de l'effort fait par ce muscle. L'opération étant faite un certain nombre de fois, le travail négatif était :

$$T = - P \times h \times n.$$

Enfin, pour le travail statique, le poids était soutenu à une hauteur invariable pendant un certain temps.

5° Résultats de ces expériences. — Quelles furent les indications fournies par le thermomètre dans ces différentes expériences ? L'élévation de température fut moins forte pour le cas du travail positif que pour le cas du travail statique et l'élévation la plus grande fut celle correspondant au travail négatif.

Ainsi, les expériences de BÉCLARD semblent indiquer que la production d'un certain travail mécanique extérieur positif fait disparaître une certaine quantité de chaleur. Mais il ne faut pas s'empresser d'accorder une confiance absolue à cette conclusion.

6° Objections. — Il y a en effet des objections à faire : d'abord les liens servant à maintenir le thermomètre modifient la température ; ensuite, d'une détermination thermométrique, pour un corps aussi complexe, aussi hétérogène que le bras, on ne peut pas induire une donnée calorimétrique. Enfin, les élévations de température relevées par BÉCLARD n'ont pas une signification bien sûre, comme nous allons le démontrer.

Dans ses recherches récentes, CHAUVEAU a mis nettement en évidence ce fait, ignoré de BÉCLARD, à savoir que l'échauffement d'un muscle dépend du nombre des contractions effectuées.

Voici quelques nombres donnés par CHAUVEAU :

$$4 \text{ mouvements de soulèvement de l'avant-bras.} \quad 0°,005$$
$$24 \quad — \quad — \quad — \quad 0°,05$$
$$120 \quad — \quad — \quad — \quad 0°,19$$

De plus, si BÉCLARD a trouvé un échauffement plus grand pour le cas du travail statique que pour celui du travail positif, CHAUVEAU a montré que selon le nombre des contractions effectuées par le muscle pendant le même temps que celui qui correspond au travail statique, l'échauffement peut être inverse de celui de BÉCLARD. Ainsi, il a trouvé dans deux expériences :

$$\text{Soutien fixe, travail statique} \quad \ldots \quad 0°,16$$
$$\text{Soulèvement (120), travail positif.} \quad \ldots \quad 0°,19$$

Pendant le travail positif, l'élévation de température est ici plus grande que pendant le travail statique.

On peut s'étonner qu'un physiologiste de la valeur de Béclard ait omis de faire l'étude préalable de l'échauffement du muscle, de rechercher les lois de cet échauffement et les variations susceptibles de se produire, indépendamment de la nature du travail demandé au muscle. Le muscle est loin d'être comparable à une simple lanière de caoutchouc, sous le rapport des phénomènes thermiques surtout.

7° Expériences de Chauveau. — Les imperfections expérimentales de Béclard étant relevées et connues, Chauveau s'est demandé si, en reprenant l'idée de Béclard et en se mettant à l'abri des causes d'erreur signalées, on ne pourrait pas arriver à résoudre cette question : Y a-t-il pendant le travail positif absorption d'énergie calorifique, et pendant le travail négatif restitution de cette même énergie ?

Avant d'entreprendre des mesures, Chauveau a étudié le mécanisme de l'échauffement indiqué par le thermomètre appliqué sur la peau et il n'est pas inutile de connaître ses observations : d'abord, avant qu'il se produise une ascension de la colonne mercurielle, on constate une descente qui dure une à deux minutes ; vient ensuite l'ascension, d'une durée de cinq à huit minutes. Ces variations sont dues : 1° à ce que le biceps est d'autant moins chaud que le sang circule plus rapidement ; 2° pendant la contraction d'un muscle, les vaisseaux sont comprimés et une certaine quantité de sang est expulsée ; 3° la contraction d'un muscle entraîne une accélération notable de la circulation, environ cinq fois plus de sang qu'au repos. Cette suractivité circulatoire est surtout marquée au moment du relâchement du muscle et c'est alors que se fait l'élévation de température.

Le thermomètre employé par Chauveau donnait le 1/50° de degré et permettait d'apprécier le 1/100°. De grandes précautions étaient prises chaque fois pour ne pas comprimer le bras avec les bandes de flanelle et laisser une complète liberté à l'avant-bras.

a. *Travail statique.* — Voyons les résultats de cet éminent physiologiste : occupons-nous d'abord des échauffements correspondant au travail statique. En faisant soutenir au sujet des charges variables, sous le même état de raccourcissement musculaire, et pendant le même temps, deux minutes, on a obtenu :

Charges soutenues.	Échauffements.
1 kilogramme.	0°,25
2 —	0°,58
5 —	1°,15

Ces nombres montrent : *qu'à raccourcissement égal, le muscle s'échauffe d'autant plus que le poids soutenu est plus considérable.*

Ce premier point acquis, il fallait chercher comment varie l'échauffement avec le degré de raccourcissement du muscle.

Pour cela, le bras du sujet étant appliqué à une colonne, une tige horizontale portait en face de la main un arc de cercle divisé en degrés : une armature spéciale terminée par une aiguille permettait d'apprécier les déplacements angulaires de l'avant-bras : le zéro de la graduation correspondait à l'horizontale. En chargeant l'avant-bras d'un poids de 5 kilogrammes et en faisant effectuer au muscle un travail statique pendant deux minutes, l'échauffement a été de

	Échauffements.
Position de l'avant-bras sur l'arc gradué. — 30°	0°,08
— — — . — 10°	1°,18
— — — . + 10°	1°,50
— — — . + 30°	1°,64

Ainsi, *l'échauffement du muscle, pour un même travail statique, est d'autant plus grand que le raccourcissement du muscle est plus prononcé.*

b. *Travail mécanique alternativement positif et négatif.* — Voyons maintenant ce que devient l'élévation de température du muscle, lorsqu'on lui fait effectuer alternativement du travail positif et négatif : l'avant-bras élève un poids donné, de la position — 40° à la position + 20°, puis le descend de + 20° à — 40°. Voici la valeur des échauffements :

Charges.	Echauffements.
1 kilogramme.	0°,052
3 —	0°,147
5 —	0°,238

D'où la loi : *Si l'étendue et la durée de chaque contraction effectuant un travail alternativement positif et négatif restent constantes, l'échauffement est proportionnel aux charges entraînées.*

c. *Influence du raccourcissement du muscle.* — En faisant effectuer au muscle un même travail alternativement positif et négatif, mais sous des états de raccourcissement variables, CHAUVEAU a trouvé que *l'échauffement est d'autant plus grand que le muscle travaille sous un état plus considérable de raccourcissement.*

d. *Travail positif ou négatif.* — Enfin, il restait à voir ce que devient l'élévation de la température bicipitale, dans le cas du travail positif seul et dans celui du travail négatif seul. Les résultats obtenus, pour être comparables, devaient correspondre à une même quantité de travail mécanique : c'est ce qui a été soigneusement fait par CHAUVEAU qui a trouvé, pour un poids de 4 kilogrammes, déplacé pendant une minute de — 40° à + 20° :

	Echauffements.
Travail positif.	0°,108
Travail négatif	0°,095

Il y a donc, pendant le travail négatif, un échauffement du muscle plus faible que pendant le travail positif ; c'est l'inverse du résultat annoncé par BÉCLARD. On peut admettre, pour expliquer ce moindre échauffement dans le cas où le muscle retient un poids à la descente, qu'un phénomène physiologique intervient pour modifier le phénomène physique pur. Ce phénomène physiologique est, d'après CHAUVEAU, l'excitation des plaques nerveuses terminales : dans le travail positif, l'excitation va en croissant, ce qui exige plus d'énergie que l'excitation décroissante correspondant au travail négatif ; d'où échauffement moins grand dans ce dernier travail que dans le premier.

Ces expériences sont, comme on le voit, très instructives et nous éclairent beaucoup mieux que celles de BÉCLARD; malheureusement, les données du seul thermomètre ne nous renseignent que bien imparfaitement sur les quantités de chaleur qui apparaissent dans le biceps dans ces différents cas. Il ne faut pas perdre de vue, en effet, que le sang qui irrigue un muscle emporte pendant la contraction la chaleur produite au fur et à mesure de sa production locale.

8° Expériences de Hirn. — Les mesures calorimétriques qui seules pouvaient trancher la question relative aux problèmes posés plus haut, à condition de n'être entachées d'aucune cause d'erreur, furent tentées par un physicien de Colmar, HIRN, en 1856 et 1857. Quoique ces mesures méritent des critiques que nous ferons plus loin, nous en devons cependant au lecteur une relation. Le dispositif employé par HIRN se compose essentiellement d'une sorte de calorimètre à rayonnement constitué par une guérite en bois assez spacieuse pour loger une roue à aubes mue de l'extérieur; plusieurs thermomètres suspendus dans la guérite permettaient d'en suivre l'échauffement. Les différentes couches d'air étaient mélangées à l'aide d'un tourniquet. Ce calorimètre était étalonné au préalable au moyen d'un bec à hydrogène brûlant sous un débit connu. L'observateur se plaçait d'abord sur une étagère et avait à la hauteur de ses coudes une barre transversale sur laquelle il prenait un point d'appui.

Pour faire une expérience, on commençait par mesurer la chaleur dégagée et l'oxygène absorbé par le sujet *au repos*: on obtenait ainsi ce que HIRN appelle *la chaleur disponible*. Puis le sujet effectuait un travail qui consistait à s'élever alternativement sur l'une et sur l'autre jambe en appuyant les pieds successivement sur les différentes aubes de la roue. En désignant par P son poids, par R le rayon de la roue et par n le nombre de tours effectués par la roue, le travail mécanique T était donné par l'expression

$$T = P \times 2\pi R \times n.$$

On mesurait en même temps l'oxygène absorbé. On avait donc, d'une part la chaleur disponible ; d'autre part, la chaleur produite qui était déduite de l'élévation de température de la guérite, et enfin le travail mécanique effectué.

Hirn admettait, pour calculer la chaleur disponible que l'oxygène est proportionnel à la quantité de chaleur développée à l'état de repos ; il supposait qu'un gramme d'oxygène correspondait à 5.200 calories au repos ; c'est ce nombre qu'il appelait l'*équivalent calorifique* de l'oxygène. Hirn trouva ainsi que la chaleur dégagée par le sujet, pendant qu'il accomplit du travail mécanique, est plus petite que la chaleur disponible.

Cette conclusion ne peut pas être acceptée sans faire aux expériences de Hirn les critiques suivantes :

1° Dans toutes ses expériences, Hirn donnait à l'air expiré la même valeur qu'à l'air inspiré : par exemple 1.389 litres. Ce qui veut dire qu'il admettait que l'acide carbonique exhalé remplace, volume pour volume, l'oxygène absorbé : cela supposerait le quotient respiratoire égal à l'unité. Or, ce raisonnement est inadmissible, car $\frac{CO^2}{O}$ est toujours plus petit que 1 et égal en moyenne à 0,75.

2° Hirn ne s'est pas inquiété de la manière dont le travail musculaire était effectué. Or, le travail physiologique (nous verrons bientôt ce que signifie cette expression) varie beaucoup suivant la manière dont les muscles sont mis en action. Quand le sujet s'élève sur la roue à aube, il peut s'élever plus ou moins rapidement et faire contracter ses muscles pendant un temps plus ou moins long. Quand chaque jambe retombe, ce qui constitue du travail négatif, les muscles peuvent, ou bien retenir lentement le poids de la jambe, ou au contraire le laisser choir d'une façon pour ainsi dire passive, ce qui a une grosse importance, car s'il y a chute du membre, un certain travail est épargné.

3° Hirn n'a pas tenu compte non plus de la dépense d'énergie qui peut être engagée dans le travail de la digestion : celle-ci peut être assez grande et s'ajouter alors à celle du travail intérieur des muscles. Il aurait fallu, pour éviter cette critique,

que le sujet fût à jeun ou en état d'abstinence ; c'est la seule manière d'empêcher que la dépense d'énergie due à la digestion ne modifie l'équivalent calorifique de l'oxygène absorbé.

4° On ne peut pas attribuer, comme le faisait Hirn, à des oxydations seulement, la quantité de chaleur produite dans l'organisme. Beaucoup d'autres réactions exothermiques, dans lesquelles la quantité d'oxygène reste la même après comme avant la réaction, interviennent dans cette quantité de chaleur et doivent par conséquent entrer en ligne de compte.

On voit donc, par les critiques que nous venons de formuler, que les expériences de Hirn appellent des recherches plus précises et devraient être reprises en tenant compte de toutes les remarques qui précèdent. Quoi qu'il en soit, il semble résulter que, lors de la production d'un travail mécanique, il se fait une diminution de la quantité de chaleur produite dans l'organisme.

ARTICLE II

LE MOTEUR ANIMÉ EST-IL UN MOTEUR THERMIQUE ?

Nous devons donc nous demander si le moteur animé est un moteur thermique, c'est-à-dire s'il fait du travail en transformant de la chaleur. Voyons d'abord quelles sont les conditions de fonctionnement d'un moteur thermique et les lois qui régissent ce moteur. Dans une machine thermique, il y a trois parties principales : 1° une source chaude qui est le foyer ; 2° une source froide qui est le condenseur ; 3° un corps faisant le transport de chaleur de la source chaude à la source froide. Lorsqu'une telle machine fonctionne, la vapeur venant de la source chaude va se détendre sous le piston, le soulève et effectue du travail ; en même temps, cette vapeur perd de la chaleur, puis elle arrive au condenseur auquel elle cède la chaleur restante. Si on mesure la chaleur qui est ainsi soustraite à la source chaude et la chaleur cédée au condenseur, on trouve que, dans son trajet, la vapeur a perdu une certaine quantité de chaleur et l'on constate que le travail mécanique effectué par la machine est proportionnel à la quantité de chaleur disparue.

§ 1. — PRINCIPE DE CARNOT

Le second principe qu'il faut considérer dans le fonctionnement d'un moteur thermique est le *principe de Carnot*. Nous venons de voir que seule la chaleur qui disparaît sous le piston d'une machine fait du travail, qu'elle est la seule utile ; toute la chaleur cédée au condenseur a été enlevée inutilement. Le rapport de la chaleur utilisée (transformée en travail) à la chaleur totale s'appelle le *rendement* du moteur thermique. Si Q_1 désigne la chaleur prise à la source chaude et Q_2 la chaleur cédée au condenseur, on a :

$$R = \frac{Q_1 - Q_2}{Q_1}.$$

Dans ses *Réflexions sur la puissance motrice du feu*, 1824, CARNOT a établi le principe suivant : Le rendement d'une machine thermique est indépendant des agents mis en œuvre pour la réaliser ; sa valeur est fixée par la température des corps entre lesquels se fait en dernier résultat le transport de calorique. Ce qui veut dire que le rendement d'une machine restera le même, si l'on emploie de la vapeur d'alcool, d'éther, de benzine, etc., pourvu que la température des sources chaude et froide reste invariable.

L'expression précédente du rendement peut être remplacée par la suivante :

$$R = \frac{T_1 - T_2}{T_1}.$$

Ici les températures T_1 et T_2 sont les *températures absolues* des deux sources. Rappelons que la température absolue T d'un corps est égale à sa température centigrade t augmentée du nombre constant 273 ; $T = t + 273$.

1° Rendement du moteur animé. — Cette dernière

expression du rendement d'un moteur thermique permet facilement de trouver une des trois quantités si l'on connaît les deux autres. Voyons quelle est la valeur du rendement du moteur animé. HELMHOLTZ, HEIDENHAIN, HIRN, FICK, ont indiqué des valeurs de ce rendement; celles données par HIRN méritent plus de confiance que les autres ; dans une de ses expériences, Q_1 chaleur disponible, était égale à $303^{cal},9$; la chaleur transformée en travail $Q_1 - Q_2$ était de $76^{cal},5$; ce qui donne pour valeur du rendement :

$$R = \frac{Q_1 - Q_2}{Q_1} = \frac{76,5}{303,9} = 0,25.$$

HELMHOLTZ avait trouvé $1/3$.

Nous pouvons, à l'exemple de BERGONIÉ, étant donnée la valeur de ce rendement, chercher si le principe de CARNOT est applicable au moteur animé ; si l'application est possible, nous en conclurons que ce moteur est un moteur thermique. Donnons, par exemple, l'une des températures entre lesquelles le moteur humain fonctionne, la température $37°,6$, et supposons que cette température est la plus basse, qu'elle correspond à celle de la source froide du moteur. Nous prendrons, comme valeur du rendement la plus favorable à l'hypothèse, $1/3$; nous avons : $T_2 = 37,6 + 273$.

La formule du rendement devient dans ces conditions :

$$T_1 = \frac{(37,6 + 273)}{T_1} = \frac{1}{3}.$$

En faisant le calcul, on trouve $T_1 = 387,5$; d'où $t_1 = 387,5 - 273 = 114°,5$.

Ainsi, il faudrait, pour que le principe de CARNOT s'applique dans ce cas, qu'il y eût quelque part dans notre organisme un point dont la température fût de $114°,5$. Ce qui est évidemment une absurdité, car à cette température la myosine et les albuminoïdes des tissus seraient complètement détruits.

La conclusion à laquelle nous arrivons est donc la suivante : *le moteur animé n'est pas un moteur thermique.*

2° Nature du moteur animé. — Puisque le muscle
n'est pas un moteur thermique, dans quelle catégorie peut-il
être rangé ? Nous allons essayer de déterminer la nature
particulière de ce moteur, en exposant les idées nouvelles que
l'on se fait en physique biologique sur cette difficile question.

On a voulu (JOULE, 1846) faire du moteur muscle un moteur
électro-dynamique ; mais une grave objection peut être faite
immédiatement à cette conception ; c'est que s'il en était ainsi,
si nous devions l'énergie mécanique que nous mettons en jeu
à chaque instant de la vie à des courants électriques par leur
transformation en travail mécanique, on devrait très facilement, surtout avec les appareils de précision que nous possédons aujourd'hui, mettre en évidence l'existence de ces courants. Or, les manifestations électriques de l'organisme sont
tellement minimes que leur existence a été longtemps discutée et qu'en tout cas, pour les déceler, il faut des instruments
très sensibles. Le moteur animé n'est donc pas plus un
moteur électrique qu'un moteur thermique.

On est amené à admettre l'hypothèse que le travail mécanique n'est pas le résultat des transformations successives de
l'énergie, telles qu'on est habitué à les rencontrer dans les
machines et dans les phénomènes dont les corps inertes sont
le siège. Que voit-on dans un moteur thermique ? On trouve
que le combustible, la houille par exemple, subit des oxydations qui amènent sa combustion ; c'est de l'*énergie chimique*
qui apparaît la première, puis le résultat de cette énergie
chimique, c'est d'amener la production d'une certaine *quantité
de chaleur* qui est communiquée à la source chaude ; enfin,
le dernier terme de la transformation de l'énergie, c'est le
travail effectué par la machine.

Ainsi, énergie chimique, énergie calorifique, énergie mécanique, telles sont les transformations successives de l'énergie.

3° Évolution de l'énergie. — Il est naturel de se demander, pour arriver à établir la nature du moteur animé, si
c'est la même succession de transformations énergétiques qui
se manifestent dans le muscle, seul organe vraiment moteu,

de l'organisme. L'évolution de l'énergie, suivant le terme heureux de Chauveau, ne se fait pas de la même façon dans le muscle et dans une machine ; cette évolution est plus courte : les réactions chimiques qui s'opèrent au moment de la contraction musculaire sont l'origine directe du travail mécanique extérieur accompli ; en sorte que le terme intermédiaire, énergie calorifique, est supprimé. Cette forme de l'énergie n'apparaît, dans le moteur animé, que comme un résidu, une sorte d'excrétum qui se montre au moment où le muscle revient au repos. Nous verrons plus tard d'où provient cette chaleur et de quel travail elle est la transformation par *voie d'équivalence.*

§ 2. — Théorie de Chauveau

Les expériences et les idées émises par Chauveau ont permis de pénétrer plus profondément dans la nature intime du moteur animé. Tout travail extérieur, qu'il soit statique ou dynamique, résulte, ainsi qu'on l'a vu dans le chapitre de la *Mécanique animale,* de la transformation d'une quantité équivalente de travail interne, appelé aussi par Chauveau *travail physiologique.* Celui-ci, à son tour, résulte de l'apparition dans le muscle d'une force élastique dont l'intensité est variable avec les circonstances dans lesquelles le muscle travaille. Cette force élastique, nous l'avons dit, peut être rapportée, avec quelque vraisemblance, aux forces de tension superficielle qui existent à la surface de séparation des disques clairs et des disques sombres de la fibrille musculaire.

1° Réactions chimiques dans le muscle. — D'un autre côté, on sait depuis longtemps que les réactions chimiques sont plus actives dans un muscle en travail que dans un muscle au repos. Grâce aux recherches de Chauveau et Kaufmann sur le muscle releveur de la lèvre supérieure chez le cheval, on sait que la quantité de sang qui traverse, pendant une minute, un muscle à l'état d'activité est environ cinq fois

plus grande que celle qui traverse, pendant le même temps,
ce même muscle à l'état de repos. On sait aussi que la quantité d'oxygène qu'un muscle absorbe pendant un temps donné
est environ vingt fois plus considérable à l'état d'activité qu'à
l'état de repos et que la quantité de carbone brûlée par un
muscle pendant un temps donné est environ trente-cinq fois
plus grande à l'état d'activité qu'à l'état de repos.

Cette suractivité circulatoire et cette augmentation des
réactions chimiques constituent la cause la plus directe de
la création de la force élastique qui précède la contraction et
par suite du travail extérieur lui-même. La série des transformations énergétiques, qui aboutit à la production du travail
extérieur par un muscle, est donc la suivante :

1° Excitation nerveuse ;
2° Énergie chimique ;
3° Création d'élasticité (énergie physiologique) ;
4° Travail extérieur ;
5° Énergie calorifique (à la fin de la contraction).

2° Mesure de l'activité chimique du muscle vivant. —
Quoique l'énergie calorifique apparaisse comme un résidu
du travail musculaire, encore faut-il que nous sachions
quelle est cette quantité de chaleur, et d'où elle tire son
origine. Est-elle plus grande lors du travail statique que lors
du travail extérieur dynamique ? Il faut commencer par voir
quelle est la grandeur des réactions chimiques, origine de
tous les phénomènes énergétiques, dans chaque cas particulier; voir si ces réactions chimiques sont plus intenses dans
le cas de travail statique (sans travail extérieur) ou dans
celui du travail dynamique.

Pour étudier ce point primordial, CHAUVEAU et KAUFMANN
s'adressèrent à un muscle très commode sur le cheval, le releveur de la lèvre supérieure (fig. 84), qui a une seule artère, une
seule veine et un tendon très long et très grêle. Ils commen-
cèrent par sectionner le tendon du *côté droit* pour empêcher la
production de tout travail dynamique extérieur; puis ils pré-
sentèrent un repas d'avoine à l'animal : le muscle gauche,

intact, se contractait et relevait le côté correspondant de la lèvre supérieure, tandis que le muscle droit se contractait statiquement. L'énergie chimique mise en jeu dans les deux muscles fut mesurée par l'analyse du sang prélevé à l'entrée et à la sortie des muscles. L'expérience et les dosages fournirent des résultats identiques.

Par conséquent, l'énergie chimique est la même, que le muscle effectue ou n'effectue pas de travail mécanique exté-

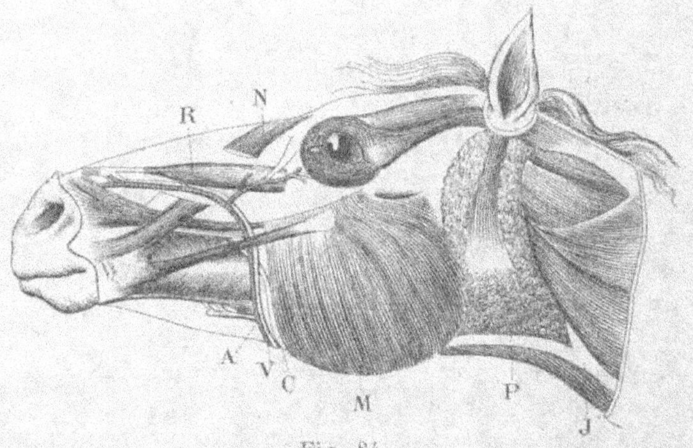

Fig. 84.

Face latérale de la tête du cheval (d'après MORAT et DOYON).

R, releveur propre de la lèvre supérieure. — A, artère faciale. — V, veine faciale.

rieur. *C'est donc seulement pour créer la force élastique du muscle que l'énergie chimique est dépensée.* Voilà déjà un point acquis qui est d'une haute importance, retenons-le ; il prouve que le travail mécanique et la chaleur consécutive résultent de la transformation, non pas de l'énergie chimique directement, mais de la force élastique créée dans le muscle par les réactions chimiques. Cette force élastique, de même que l'énergie chimique dont elle dérive, est la même, quelle que soit la nature du travail effectué par le muscle, statique ou dynamique.

3° Mesure de l'échauffement du muscle. — Pour étudier

plus particulièrement les phases et les valeurs de la quantité de chaleur qui apparaît dans un muscle qui vient de se contracter. CHAUVEAU et KAUFMANN ont commencé par déterminer exactement la température du muscle, à l'état de contraction statique et de contraction dynamique. Pour avoir une base exacte de comparaison, ils paralysèrent le muscle *gauche* en sectionnant la branche naso-labiale du nerf facial. Des aiguilles thermo-électriques furent ensuite enfoncées dans les muscles symétriques ; l'aiguille du côté gauche avait sa soudure à la température de l'état de repos complet du muscle, celle du côté droit prenait la température du muscle en activité : la différence de température représentait évidemment l'échauffement du muscle actif. Les causes de refroidissement étaient évitées à l'aide d'une couche épaisse de coton placée sur la face du cheval. Le galvanomètre ayant été étalonné au préalable, ils donnèrent au cheval un repas d'avoine, de façon à faire produire du travail extérieur au muscle droit. On constata, par la déviation galvanométrique, qu'il s'établissait une différence de température de t' qui fut notée avec soin.

On sectionna ensuite le tendon du muscle droit, de manière à le faire contracter à vide (travail statique) et la différence de température, lue sur le galvanomètre, fut t''. Les résultats numériques furent les suivants : la valeur de t' fut trouvée égale à $0°,42$; c'est-à-dire qu'il s'était établi, entre le muscle au repos et le muscle se contractant en effectuant du travail dynamique, une différence de température de $0°,42$. La valeur de t' fut de $0°,47$. Donc, *quand un muscle est en contraction statique, il s'échauffe davantage que quand il fait du travail extérieur.*

Voilà une deuxième conclusion également très importante.

4° Mesure des quantités de chaleur dans les muscles.

— Mais on pouvait aller plus loin et chercher à mesurer les quantités de chaleur qui apparaissent dans un muscle, pour savoir si ces quantités de chaleur ont la même valeur, ou si au contraire elles sont différentes, suivant la nature de la contraction musculaire. Pour résoudre ce problème expérimental, Chauveau et Kaufmann ont très habilement opéré. La méthode calorimétrique qu'ils ont imaginée a été très justement appelée *méthode auto-calorimétrique* : quand un muscle s'échauffe, la chaleur est emportée dans le torrent circulatoire, en sorte que le muscle représente en réalité un véritable calorimètre à circulation ; le sang entre par l'artère à une température t et sort par la veine à une température t' plus élevée que t, absolument comme dans le calorimètre de d'Arsonval ou de Sigalas. Si on connaît le volume du sang qui circule ainsi pendant la durée d'une expérience (dix minutes), il sera facile de connaître la quantité de chaleur emportée, étant données sa densité et sa chaleur spécifique. Or, la densité du sang est égale à l'unité, sensiblement, et sa chaleur spécifique est très voisine de 1, d'après les recherches de Korr.

Soit V le volume du sang ayant circulé dans le muscle pendant un temps θ et soit t' l'élévation de température de ce liquide : la quantité de chaleur, emportée par le sang, a pour expression

$$q_s = V \times t.$$

Mais, pendant le même temps θ, le muscle a subi lui aussi un échauffement ; en sorte que si P est son poids (sa chaleur spécifique étant égale à 1), la quantité de chaleur emmagasinée dans le muscle est

$$q_m = P \times t.$$

La quantité totale de chaleur qui a apparu dans le muscle est donc

$$Q = q_s + q_m = (P + V)t.$$

Tel est le principe de la méthode auto-calorimétrique de Chauveau et Kaufmann.

5° Résultats. — L'expérience précédente avait fourni les données précises pour évaluer les élévations de température, dans le cas du travail extérieur et dans celui du travail statique ;

il ne restait donc plus qu'à déterminer $P + V$. Dans une expérience, CHAUVEAU et KAUFMANN ont trouvé $P + V = 0^{kgr},155$; ce qui donne, pour la quantité de chaleur produite pendant le travail statique,

$$Q = 0,155 \times 0^o,47 = 0,07285 \text{ calorie.}$$

Dans le cas du travail dynamique, où l'élévation de température avait été trouvée égale à $0^o,42$, la quantité de chaleur a pour expression

$$Q' = 0,155 \times 0^o,42 = 0,0651 \text{ calorie.}$$

On voit nettement par là que les quantités de chaleur correspondant aux travaux statique et dynamique sont différentes et que l'avantage est pour le cas du travail statique. La différence $Q - Q'$ est égale à $0,00775$ calorie.

Si on ramène les quantités de chaleur produites à 1 gramme de muscle et à une durée d'une minute (au lieu de dix minutes) on trouve que la différence $q - q'$ est égale à $0,000034$ calorie.

ARTICLE III

RAPPORT ENTRE LE TRAVAIL EFFECTUÉ
PAR LE MUSCLE ET LA QUANTITÉ DE CHALEUR

Il faut maintenant examiner si la quantité de chaleur disparue $q - q'$ pendant que le muscle effectue du travail extérieur correspond par *voie d'équivalence* à ce travail extérieur, c'est-à-dire si, en désignant par T le travail effectué, on a

$$\frac{T}{q - q'} = 425.$$

Pour le savoir, il suffit de mesurer le travail T accompli par le muscle. Tout travail mécanique se compose de deux facteurs, une force et un chemin parcouru : il faut donc évaluer séparément chacun de ces deux facteurs.

1° Évaluation du chemin parcouru. — Pour cela, Chauveau et Kaufmann enlevèrent une partie du tendon du muscle releveur de la lèvre supérieure chez le même cheval et ils la remplacèrent par une lanière de caoutchouc de 3 centimètres de longueur et de 3 millimètres de diamètre. Lorsque le muscle se contractait, il étirait la lanière élastique qu'il amenait de la longueur l à la longueur l', en sorte que l'allongement, c'est-à-dire le chemin parcouru par le point d'application de la force, était $l' - l$.

2° Évaluation de la force. — Pour connaître l'effort fait par le muscle en se contractant, ils cherchèrent le poids p qu'il fallait suspendre à la lanière, placée verticalement, pour lui faire acquérir le même allongement $l' - l$.

3° Évaluation du travail. — Tous les éléments du travail sont donc maintenant connus ; pour une contraction, le travail est $p\,(l' - l)$ et pour n contractions, on a

$$T = p\,(l' - l)\,n.$$

Dans une expérience, le nombre des contractions par minute était de 162 ; l'allongement $l' - l$ de la lame élastique était de $2^{cm},46$; le poids p, produisant le même allongement, était de $0^{kgrm},07617$; ce qui donne, pour le travail correspondant à une contraction, $0^{kgrm},001813$, et pour le travail effectué pendant une minute, c'est-à-dire pour 162 contractions, $0^{kgrm},303552$. Le poids du muscle étant de $21^{gr},35$, on obtient pour le travail correspondant à *un gramme* du muscle et pendant *une minute*, $0^{kgrm},014247$.

4° Évaluation de la quantité de chaleur correspondante. — Quelle est la quantité de chaleur qui correspond *par voie d'équivalence* à ce travail ? La formule qui résume le principe de l'équivalence

$$\frac{T}{Q} = 425$$

nous montre que pour obtenir Q, il suffit de diviser le travail T par 425, et l'on a

$$Q = \frac{0^{kgrm},014217}{425} = 0,0000335 \text{ calorie}.$$

5° Vérification de la théorie de Chauveau. — Or, reportons-nous au nombre trouvé expérimentalement pour $q - q'$, ce nombre était 0,000034 calorie. L'accord entre le nombre fourni par le calcul, et celui obtenu par l'expérience, est pleinement suffisant, étant données surtout les difficultés de l'expérimentation. Les différentes vérifications qui ont pu être faites de la théorie de CHAUVEAU et de ses conséquences prouvent que l'on peut et que l'on doit admettre cette théorie comme conforme aux faits observés. En particulier, les résultats des expériences qui précèdent établissent nettement que la quantité de chaleur qui apparaît dans un muscle, comme résidu de la contraction, provient de la transformation, *par voie d'équivalence*, de la portion du travail interne qui n'est pas utilisée et qui disparaît au moment du relâchement du muscle.

En résumé, les réactions exothermiques qui s'accomplissent dans le muscle au moment de sa contraction constituent la source première de l'énergie ; la force élastique du muscle en est la conséquence, et cette force élastique est la source immédiate de toute production de travail, statique ou dynamique, lequel est suivi de la production de chaleur dans le muscle. La force élastique dont la création représente le travail interne ou physiologique doit être considérée comme une forme d'énergie particulière à l'être vivant et qui ne se retrouve par conséquent dans aucun autre moteur que le moteur animé.

CHAPITRE IV

PROPAGATION DE LA CHALEUR

Maintenant que nous connaissons la source de chaleur constituée par l'homme et les animaux, il faut nous demander comment se fait la propagation de la chaleur, du centre vers la périphérie, à travers les différents tissus. Cette étude nous servira aussi pour comprendre et expliquer le rôle physique de la fourrure artificielle de l'homme, c'est-à-dire des vêtements.

1° Conductibilité des différents tissus. — L'expérience de tous les jours nous apprend que cette conductibilité est médiocre : lorsqu'on applique un cautère thermique (pointes de feu) sur la peau d'un malade, le tissu est détruit au point touché, mais les parties voisines restent à la température qu'elles avaient avant l'application. Il en est de même dans la réfrigération locale ; lorsqu'on projette, par exemple, sur la peau un jet de chlorure de méthyle, il n'y a que les points directement intéressés qui subissent l'effet réfrigérant. (Dans l'un et l'autre cas, les actions vaso-motrices intenses, que l'on observe consécutivement, ne sont pas le résultat d'un phénomène de conductibilité et ne doivent pas nous occuper ici.)

2° Méthodes de mesure. — Malgré l'intérêt que présente, au point de vue physique, la connaissance de la conductibilité calorifique relative des différents tissus de l'organisme, il existe peu de travaux entrepris dans ce sens et ceux que l'on trouve dans les traités spéciaux ne sont pas à l'abri de toute critique.

a. *Procédé de Greiss.* — En 1870, GREISS a essayé de mesurer la conductibilité des tissus par la méthode suivante : il disposait des morceaux de cire à la surface du tissu étudié ; au centre de chaque fragment, il plaçait une source de chaleur, puis il notait le temps écoulé jusqu'au moment de la fusion de la cire. Ce procédé est bien défectueux et l'on peut s'étonner des résultats publiés par cet auteur.

b. *Procédé de Landois.* — LANDOIS a entrepris lui aussi des expériences sur cette difficile question. Voici comment il opérait : les différents tissus étaient appliqués en couche d'égale épaisseur sur un tube à essai, à parois minces, rempli d'eau *maintenue à la température d'ébullition* : la surface extérieure de chaque fragment avait été enduite de paraffine et l'on attendait que la fusion de cette paraffine s'opérât. Le temps employé à ce changement d'état mesurait la conductibilité des différents tissus. Ainsi, c'est contre un corps à 100 degrés que LANDOIS appliquait les tissus à étudier ! Il y a là un grave inconvénient : les albuminoïdes constituant ces tissus étaient coagulés par la chaleur et il en résultait fatalement une profonde modification physique et chimique, produisant une profonde perturbation dans la conductibilité calorifique que l'on se proposait de rechercher.

c. *Procédé de Bordier.* — L'auteur de ce Précis a repris la question et voici la méthode qu'il a employée : le tissu dont on veut mesurer la conductibilité intérieure est préparé suivant une rondelle à faces parallèles d'une épaisseur toujours la même et égale à 1 millimètre. Cette rondelle est placée entre les deux segments d'une barre en cuivre rouge nickelé (fig. 85) : l'un de ces segments est brasé sur une cuve cylindrique pleine d'eau et maintenue à une température constante ; l'autre segment est supporté par deux demi-gorges en liège et vient appuyer, toujours avec la même pression, sur le tissu interposé.

Deux petits puits sont forés dans ces segments, dans le voisinage des extrémités appuyant sur la rondelle de tissu, et à des distances connues de ces extrémités ; des thermomètres sensibles au 1/10 de degré plongent dans ces puits où est

introduit du mercure. Pour faire une expérience, on porte
l'eau du vase à une température donnée, par exemple 41°

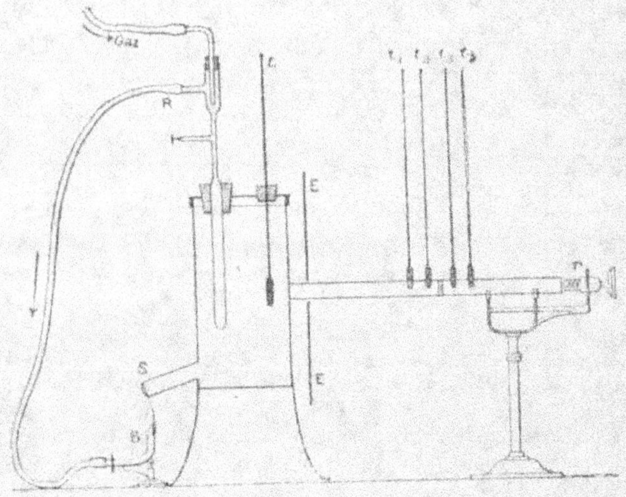

Fig. 85.
Appareil pour la mesure de la conductibilité.

et l'on attend que le régime permanent s'établisse. À ce
moment on lit les différents thermomètres.

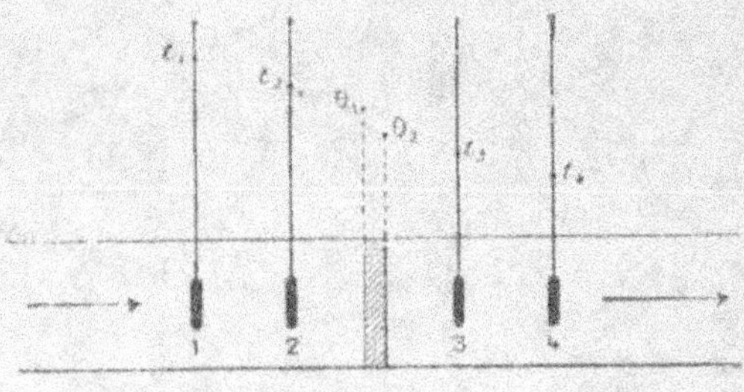

Fig. 86.
Tissu interposé entre les barres.

Pour connaître exactement la température θ_1 et θ_2 des
deux faces du tissu, au moyen des températures t_1 et t_2 des
puits du premier segment et des températures t_3 et t_4 du

deuxième segment, il suffit de remarquer que la variation de température le long d'une barre métallique se fait suivant une ligne droite, lorsque la longueur considérée n'excède pas 2 à 3 centimètres et que l'on peut par suite se servir de triangles semblables faciles à construire.

Aux points où sont placés les réservoirs thermométriques 1, 2, 3, 4 (fig. 86) élevons des perpendiculaires proportionnelles aux températures t_1, t_2, t_3, t_4 : nous obtenons les points a, b ; d, e (fig. 87). Joignons ab et de et prolongeons ces droites

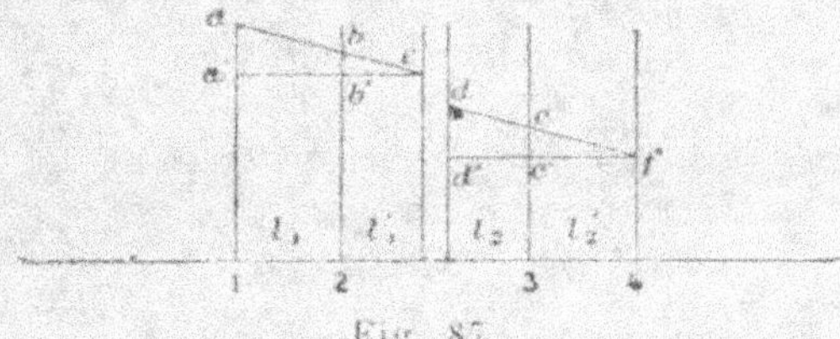

Fig. 87.

Triangles permettant de calculer les températures exactes
des deux faces du tissu.

jusqu'à leur rencontre en c et f avec les perpendiculaires élevées suivant les deux faces du tissu ; enfin, menons les lignes $c\,a'$ et $f\,d'$ parallèles aux deux segments.

Les triangles semblables de la figure 87 permettent d'obtenir les expressions suivantes pour θ_1 et pour θ_2 :

$$\theta_1 = t_2 - \frac{l'_1}{l_1}\,(t_1 - t_2)$$

en désignant par l_1 et l'_1 les distances $a'\,b'$ et $b'\,c$; par l_2 et l'_2, les distances $d'\,e'$ et $e'\,f$

$$\text{et} \quad \theta_2 = t_4 + \left(1 + \frac{l_2}{l'_2}\right)(t_3 - t_4).$$

Dans l'appareil, les distances l_1 et l_2 sont égales à 17 millimètres, l'_1 et l'_2 à 10 millimètres. Pour que toutes les expériences fussent comparables, l'appareil était placé dans une cave de la Faculté de médecine où la température se maintient sensiblement constante pendant des semaines.

3° Résultats. — Voici un exemple relatif au tissu tendineux pris parmi les nombreuses déterminations faites. La rondelle de 1 millimètre d'épaisseur, une fois placée entre les segments, l'état permanent (ce qui est démontré par la fixité des colonnes thermométriques) s'établit après quarante-cinq minutes. Les thermomètres marquent à ce moment :

$$t_1 = 42°,6 \qquad t_3 = 31°,6$$
$$t_2 = 42°,4 \qquad t_4 = 31°,5$$

La température ambiante est à 21°.

Les valeurs de θ_1 et de θ_2 s'obtiennent en appliquant les formules précédemment exposées.

$$\theta_1 = 42°,4 - \frac{10}{17} \times 0°,2 = 42°,29$$

$$\theta_2 = 31°,5 + \frac{27}{17} \times 0°,1 = 31°,65$$

D'où $\theta_1 - \theta_2 = 10°,64$.

En prenant pour mesure de la conductibilité des tissus étudiés la différence $\theta_1 - \theta_2$, on a le tableau suivant, dans lequel les tissus sont rangés par ordre de conductibilité décroissante :

Tissus.	$\theta_1 - \theta_2$
Tissu osseux (substance spongieuse). . . .	4°,61
— musculaire (sect. perpend. aux fibres).	7°,24
Caillot sanguin (après 24 heures).	7°,54
Tissu musculaire (sect. parall. aux fibres) .	8°,26
— tendineux.	10°,64
— cartilagineux	11°,54
— adipeux	14°,79

Ces expériences prouvent que la conductibilité du muscle est plus grande lorsque la chaleur se propage *dans le sens même* des fibres que lorsqu'elle se propage *perpendiculairement* à ces mêmes fibres. Dans les nombres fournis par LANDOIS, les tissus ne sont pas rangés dans le même ordre : ce qui n'a rien d'étonnant puisque les tissus subissaient une véritable coction par suite de leur exposition par une face à une température de 100°. Par la valeur des températures θ_1 et θ_2 des deux faces du tissu interposé, on peut voir que les conditions expérimentales adoptées se rapprochent beaucoup de celles qui sont réalisées dans l'organisme vivant, puisque chaque tissu étudié est traversé par un flux de chaleur entrant vers 40° et sortant vers 32°.

ÉTUDE PHYSIQUE DES VÊTEMENTS

Nous allons faire maintenant l'étude physique du tégument artificiel dont l'homme est obligé de recouvrir son tégument naturel pour suppléer à l'absence de fourrure qui se trouve au contraire chez tous les autres animaux.

Ce qui rend la protection de nos vêtements efficace, c'est qu'ils sont toujours accompagnés d'une couche d'air dont la température se maintient généralement à 24° ou 30°. Chacun de nous possède ainsi une petite atmosphère particulière qui se renouvelle sans se refroidir.

1° Propriétés physiques des étoffes. — L'étude physique des vêtements, considérés comme agents protecteurs contre le froid, devrait comprendre la définition nette et préalable de chaque propriété qui intervient pour empêcher la perte de chaleur par conductibilité, par rayonnement et par évaporation. La chaleur provenant de la calorification de l'organisme ne peut être dissipée au dehors qu'après qu'elle a traversé les différentes couches de tissus constituant les vêtements et qu'elle s'est propagée jusqu'à la face externe des étoffes qui recouvrent notre corps; elle se perd alors dans le milieu ambiant : 1° par conductibilité, 2° par rayonnement. D'où deux propriétés distinctes des étoffes : la *conductibilité calorifique* et leur *pouvoir émissif*.

En outre, la sueur qui est répandue à la surface de la peau, au lieu de s'évaporer directement comme sur les parties nues du corps (visage, mains), doit traverser, à l'état de vapeur, les vêtements pour arriver jusqu'à la face externe de ceux-ci où elle se mélange à l'air extérieur en en augmentant l'état hygrométrique. Enfin, les vêtements n'étant pas appliqués exactement sur la peau, il existe, entre leurs diverses couches, de l'air interposé qui, à cause de sa densité variable, doit pouvoir circuler à travers les tissus vestimentaires ; d'où une troisième propriété importante des étoffes, leur *perméabilité gazeuse*.

2° Expériences de Coulier. — Avant d'exposer les recherches récentes que nous avons entreprises pour résoudre les trois problèmes qui viennent d'être posés, nous devons parler d'expériences qui firent un certain bruit dans la science, les expériences de COULIER, ancien professeur au Val-de-Grâce. Son dispositif expérimental se composait d'un vase en laiton mince de 500 centimètres cubes rempli d'eau à une température de 50°. Ce vase était suspendu par des cordons de soie dans une atmosphère tranquille. Un thermomètre sensible traversait le bouchon du couvercle fermant l'appareil. Pour faire une expérience, on recouvrait la surface cylindrique du vase avec un manchon fait avec l'étoffe à étudier ; on laissait descendre la température de l'eau jusqu'à 40°. A partir de ce moment, on notait le *temps* que mettait cette eau pour se refroidir de 5°. Les différentes étoffes étudiées par COULIER furent celles qui entraient dans l'uniforme du soldat français. Voici les résultats obtenus :

Récipient non recouvert . . . . 18 min. 12 sec.
  — recouvert de toile coton pour chemise . . . 11 — 39 —
  —   —   chanvre pour doublure . . . . 11 — 25 —
  —   —   drap bleu foncé pour tunique . 14 — 45 —
  —   —   rouge garance pour pantalon . 14 — 50 —
  —   —   gris bleuté pour capote. . . . 15 — 05 —

Ainsi, le vase de COULIER se refroidissait plus vite, toutes choses égales d'ailleurs, lorsqu'il était recouvert de toile que quand il l'était de drap.

Il ne faut pas être étonné de voir le vase de laiton *nu* se

refroidir plus lentement que lorsqu'il est recouvert d'une
étoffe : c'est que les métaux polis ont un pouvoir émissif très
faible. Différents observateurs, W. Hammond, Krieger, Schuster,
ont répété les expériences de Coulier en les variant très légèrement, sur un assez grand nombre d'étoffes, flanelle, soie,
cheviotte, etc.

3° Critique des expériences. — Mais un grave reproche
peut être fait à tous ces expérimentateurs ; leurs recherches
ne permettent que d'apprécier un effet résultant complexe
dans lequel interviennent à la fois, et la conductibilité calorifique, et le pouvoir émissif des étoffes étudiées. La chaleur
provenant d'un vase chaud sur lequel est fixée une étoffe se
dissipe dans le milieu extérieur en se propageant, d'abord par
conductibilité, à travers la substance, et en second lieu, par
rayonnement de la surface externe de cette même substance.

4° Expériences de Bordier et Kolb. — Il était donc
indispensable d'étudier séparément la conductibilité calorifique des tissus employés pour les vêtements et leur pouvoir
émissif.

Comme Coulier, nous nous sommes occupés des draps de
troupe qui se prêtent, à cause de leur uniformité, à ce genre
de recherches, beaucoup mieux que les draps variés employés
dans la vie civile.

a. *Conductibilité calorifique.* — Nous nous sommes servis,
pour ces mesures comparatives, de l'appareil qui a été décrit
précédemment à propos de la conductibilité des tissus de l'organisme (voy. fig. 85, p. 234).

Dans chaque étoffe nous avons découpé, à l'emporte-pièces,
une rondelle ayant le même diamètre que les barres en cuivre
rouge entre lesquelles elle était interposée. En opérant dans
les mêmes conditions que celles qui ont été déjà décrites,
on attendait que le régime permanent s'établisse dans le système. La conductibilité des différentes étoffes a été appréciée
en rapportant à la différence $\theta'_1 - \theta'_2$ de température observée
entre les deux faces des barres de cuivre séparées par une

couche d'air de même épaisseur, la différence $\theta_1 - \theta_2$ correspondant à chaque étoffe. On a ainsi un coefficient relatif de conductibilité qui a pour expression

$$C = \frac{\theta'_1 - \theta'_2}{\theta_1 - \theta_2}.$$

b. *Résultats*. — Nos mesures ont porté sur les draps secs et sur les draps mouillés[1]. Nous résumons dans le tableau suivant nos principaux résultats :

DÉSIGNATION DES ÉTOFFES	DRAPS	
	Secs.	Mouillés.
Drap rouge ordinaire, officier.	1,093	»
» » satin. »	1,067	1,272
Tricotine rouge.	1,015	1,227
Tunique officier.	1,044	»
Drap rouge, sous-officier	1,036	»
Drap rouge, soldat, n° 1.	1,047	1,162
» » n° 2.	1,115	1,877
Capote bleu-gris, n° 1.	1,048	1,184
» » n° 2.	1,093	1,317
Tunique soldat.	1,036	1,303

Les déterminations expérimentales qui précèdent montrent : 1° que la conductibilité calorifique intérieure des vêtements est moins grande quand ils sont secs que quand ils sont mouillés ; 2° que les étoffes vieilles (n° 2) conduisent mieux la chaleur que les neuves (n° 1); 3° que les draps d'officier constituent une barrière bien moins efficace contre les pertes de chaleur par conductibilité que les draps de la troupe.

5° **Pouvoir émissif des vêtements.** — Un autre mode de propagation de la chaleur, c'est le rayonnement : aussi y a-t-il

(1) Voir Thèse de KOLB. *Recherches expérimentales sur les propriétés physiques des étoffes employées pour les uniformes de l'armée.* Lyon, 1899.

lieu de tenir compte du pouvoir émissif des étoffes employées pour la confection des vêtements. Au lieu de mesurer la quantité de chaleur qui correspond à la définition du pouvoir émissif d'un corps, on prend les déviations galvanométriques produites par une pile thermo-électrique vers l'une des faces de laquelle rayonnent les corps étudiés et l'on rapporte ces déviations à celle due au noir de fumée, dans les mêmes conditions. Bordier et Kolb [1] ont évalué le pouvoir émissif d'un certain nombre de draps employés dans l'armée : pour cela, un carré de chaque tissu était accolé à l'une des faces d'un cube de Leslie contenant de l'eau à 40° et qu'on laissait refroidir ; un thermomètre à température locale était appliqué dans un angle du carré et lorsqu'il marquait 35°, on relevait la déviation galvanométrique ; la pile thermo-électrique de Melloni était à 2 centimètres de l'étoffe et son autre face était maintenue, dans chaque expérience, à la température constante de 12°. En opérant sur les draps secs et mouillés, ces auteurs ont trouvé : 1° que le pouvoir émissif des étoffes mouillées est sensiblement le même pour tous les draps ; 2° que le pouvoir émissif du drap rouge de soldat est plus faible que celui du même drap d'officier ; par conséquent le drap d'officier rayonne plus de chaleur, toutes choses égales d'ailleurs, que celui de soldat ; 3° que le drap de tunique (soldat) possède un pouvoir émissif supérieur à celui du drap de pantalon et du drap de capote ; 4° que le drap de satin rouge pour pantalon d'officier a le pouvoir émissif le plus faible de tous les draps étudiés, ce qui tient au lustrage particulier de ce drap ; 5° que la couleur n'a aucune influence sur le pouvoir émissif des vêtements.

[1] Bordier et Kolb, *Journal de Physiologie et de Pathologie*, mars 1899.

CHAPITRE VI

APPLICATIONS DE LA CHALEUR

A LA THÉRAPEUTIQUE

Le corps de l'homme peut être mis en contact, dans un but thérapeutique, soit avec des corps chauds, soit avec des corps froids, ou produisant du froid. L'action directe de la chaleur sur les tissus peut intéresser à la fois toute la surface du corps ou, au contraire, ne porter que sur une région restreinte et limitée du corps. Nous allons étudier successivement les deux cas qui peuvent se présenter, la cautérisation et la réfrigération.

§ 1. — CAUTÉRISATION

Les solides employés dans ce but sont presque toujours portés à la température du rouge sombre ou du rouge blanc.

La cautérisation peut être *actuelle* ou *potentielle* : les procédés que nous étudions dans ce chapitre constituent la cautérisation actuelle ; au contraire, l'utilisation des actions chimiques constitue la cautérisation potentielle. Les anciens cautères employés, il y a peu d'années encore, étaient formés d'une tige terminée par une grosse masse métallique habituellement en fer que prolongeait une pointe ; la tige était tenue à la main, par l'intermédiaire d'un manche en bois. L'extrémité du cautère étant placée dans un foyer quelconque de chaleur, sa température s'élevait jusqu'au rouge : à ce moment, on retirait le cautère et on l'appliquait dans les régions malades. Mais la chaleur aurait été vite dissipée, par le contact du cautère métallique avec les tissus humides du malade, sans la présence du renflement voisin de la pointe : de cette façon, la capacité calorifique du cautère était d'autant plus grande que la boule était plus grosse et que le métal choisi avait une plus grande chaleur spécifique.

Le *marteau de Mayor* était un cautère en fer dont l'extrémité était aplatie ; au lieu d'exposer ce cautère à l'action directe du feu, on le plongeait simplement dans de l'eau bouillante pendant un certain temps. On l'appliquait ensuite sur la peau où il produisait une révulsion assez énergique.

1° **Thermo-cautères**. — Tous les cautères précédents ont été abandonnés le jour où parut le thermo-cautère de Paquelin.

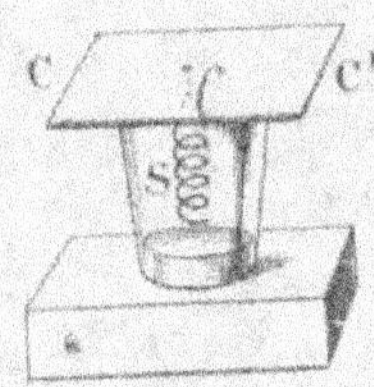

Fig. 88.
Lampe sans flamme.

Cet ingénieux appareil repose sur l'expérience de la lampe sans flamme. Prenons une spirale de platine S et plaçons-la, *après l'avoir chauffée*, au-dessus de la surface d'une petite masse d'alcool ou d'éther : nous voyons que la spirale se maintient au rouge cerise. La vapeur du liquide volatil est condensée par le platine, puis oxydée avec transformation de l'alcool en aldéhyde et acide acétique ; tous phénomènes qui élèvent suffisamment la température du platine pour le maintenir au rouge.

Le thermo-cautère de Paquelin se compose d'un tube métallique (fig. 89) terminé par un cône de platine destiné à être seul porté au rouge. A la partie inférieure du tube, aboutit un tube de caoutchouc relié, d'autre part, à un flacon renfermant un carbure d'hydrogène, de l'essence de pétrole. Ce flacon est en relation avec une poire en caoutchouc avec laquelle on injecte de l'air. Cet air, en passant au-dessus de l'essence, en entraîne la vapeur qui arrive, *mélangée d'air*, sur le cône de platine.

Pour amorcer le thermo-cautère, on commence par porter la pointe qui constitue le cautère proprement dit dans la flamme d'une lampe à alcool ; il faut avoir bien soin de ne pas lancer trop tôt le mélange gazeux sur le platine, sinon il serait ensuite difficile de produire l'incandescence du platine trop

refroidi. Ce n'est que lorsque le bout de platine est franche-
ment rouge qu'il faut faire fonctionner la poire : on peut alors
retirer le cautère de la flamme et l'incandescence se maintient,
à condition de lancer d'une manière régulièrement rythmée
le mélange d'air et de carbure dans l'appareil.

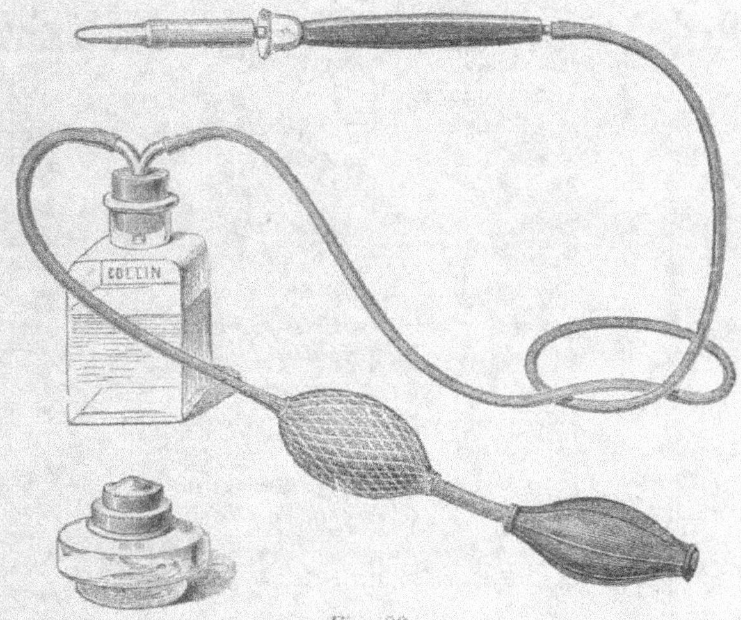

Fig. 89.

Thermocautère de PAQUELIN.

On peut adapter, à l'extrémité du tube creux, différents modèles de cautères, suivant la cautérisation à produire.

2° Galvano-cautères. — Si le thermo-cautère de PAQUELIN
utilise un principe de physique très intéressant, et d'une façon
très ingénieuse, le galvano-cautère utilise un des effets du
courant électrique et constitue un progrès, au point de vue
pratique, sur le précédent appareil. Nous n'indiquerons ici
que le principe des galvano-cautères, nous réservant d'en faire
l'étude plus complète dans le livre IV.

Lorsqu'un courant traverse un conducteur de résistance R, il l'échauffe et la quantité de chaleur développée par le courant est donnée par la loi de JOULE :

$$Q = K.R.I^2\ t.$$

Pour une même intensité I du courant, la quantité de chaleur est d'autant plus grande que la résistance du conducteur est plus considérable. Dans le galvano-cautère proprement dit, la résistance des lames de platine, fixées aux extrémités du manche (fig. 90), est très faible : d'après les mesures de H. BORDIER et H. CHEVALLIER, elle varie de 0ᵒ,02 à 0ᵒ,24. La source d'électricité employée devra donc avoir une très faible résistance intérieure et pour cela, il faudra associer les éléments de pile en batterie ou surface.

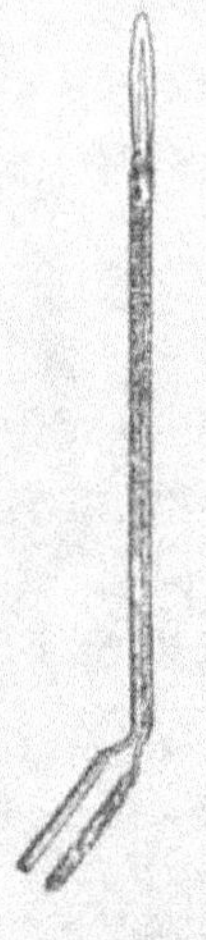

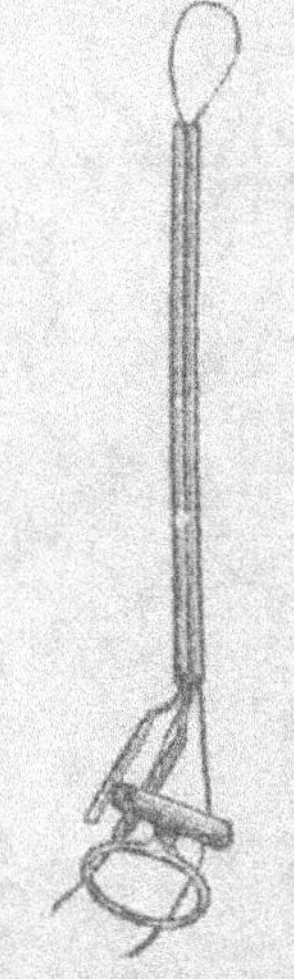

Fig. 90.
Lame de galvano-cautère s'adaptant sur le manche.

Fig. 91.
Anse électro-thermique.

Dans le cas (fig. 91) de l'anse électro-thermique (terme proposé par BERGONIÉ et qui est préférable à celui d'anse galvanique, car ce mot amène une confusion entre l'anse galvanique thermique et l'anse galvanique chimique) on peut utiliser du fer ou du platine ; mais le fil de fer vaut mieux ; en effet, pour porter au rouge un fil de 1 millimètre de diamètre, il faut 41 ampères, avec le platine, et 25 ampères seulement, avec le fer.

§ 2. — RÉFRIGÉRATION

L'ensemble des procédés employés pour soustraire de la chaleur au corps de l'homme, dans un but thérapeutique, s'appelle la *réfrigération*.

On peut soustraire la chaleur au corps de deux manières :
1° par le contact du corps humain avec un corps ayant un
potentiel calorifique plus bas; 2° par l'absorption de calorique
qui accompagne la vaporisation d'un liquide approprié et appliqué sur une région donnée du corps.

1° Réfrigération par contact. — Le corps le plus employé
pour soustraire de la chaleur à l'homme par contact, c'est l'eau :
cette eau est prise à une température plus basse que celle
du malade. D'une manière générale, on peut représenter le
pouvoir réfrigérant d'un liquide par la formule

$$\pi = K \frac{C}{t}$$

C étant la chaleur spécifique du liquide, t sa température et K
une constante dépendant des conditions de l'expérience. Cette
formule montre que le pouvoir réfrigérant π est proportionnel
à la chaleur spécifique du liquide et en raison inverse de sa
température. En d'autres termes, la soustraction de chaleur à
l'organisme sera d'autant plus grande que le liquide aura une
plus grande chaleur spécifique et une température plus basse.
Le choix de l'eau est donc tout à fait rationnel, car on sait
que c'est l'eau qui possède la chaleur spécifique la plus grande
de tous les liquides.

La réfrigération par contact peut être *générale* ou *locale*.
Occupons-nous d'abord de la première.

A. Réfrigération générale. — La méthode employée pour
produire une réfrigération générale, dans le cas d'une hyperthermie grave par exemple, est la méthode des *bains froids*.
Commençons tout d'abord par faire observer combien cette
expression est peu scientifique et peu exacte. Le froid et le
chaud ne signifient rien en physique : il suffit de se rappeler
l'expérience des trois vases renfermant de l'eau à 0°, à 25° et
à 80°. Quelle est la signification du terme bain froid ? A partir
de quelle température un bain est-il froid ? A partir de quelle

autre commence-t-il à être chaud ? Ces questions ne peuvent recevoir de réponse que par l'indication des températures ; nous remplacerons donc l'expression de bains froids par celle, conseillée par Bergonié, de *bains réfrigérants*.

Lefèvre a étudié, dans des recherches très complètes faites sur les animaux, les variations simultanément éprouvées par : 1° la surface cutanée ; 2° les régions sous-cutanées ; 3° les masses musculaires ; 4° le rectum ; 5° le foie. Ce dernier viscère présente un intérêt particulier à cause de l'intensité de ses travaux chimiques et de ses diverses fonctions. Les appareils qui ont servi à Lefèvre pour étudier la température de ces différentes régions sont la pile thermo-électrique de contact et les aiguilles thermo-électriques.

Il a ainsi trouvé que la topographie thermique, pendant la réfrigération, passe par trois phases :

Première phase. — Poïkilothermie périphérique avec homéothermie interne (de 5 à 10 minutes).

Deuxième phase. — Homéothermie périphérique très marquée et durable (entre 19 et 25°) avec poïkilothermie interne (jusque vers 25°).

Troisième phase. — Poïkilothermie généralisée jusqu'aux températures mortelles, de 18° à 20°.

La méthode des bains réfrigérants a été introduite dans la thérapeutique par Brand ; en France, c'est Franz-Glénard (de Lyon) qui l'a employée le premier et c'est l'Ecole lyonnaise qui a le mieux étudié cette méthode réfrigérante. Elle est aujourd'hui universellement adoptée ; on doit l'utiliser chaque fois que la température d'un malade s'élève au-dessus de 39° ; Brand conseille de donner un bain à 20° pendant vingt minutes. Mais cette formule n'est plus appliquée dans toute sa rigueur ; chez certains sujets, chez les obèses par exemple, la température du bain peut être abaissée jusqu'à 15° ; nous avons vu, à propos de la mesure de la surface du corps et du coefficient anthropométrique de Bouchard, la raison qui permet d'expliquer pourquoi cette température basse peut être supportée par les malades dont la corpulence est supérieure à 5, 8. Habituellement, il est prudent de donner d'abord un bain à

28°, puis à 24°, puis à 20°, pour se rendre compte de la susceptibilité du malade.

La durée est de quinze minutes, dans les hyperthermies moyennes ; chez les enfants, on ne fait durer le bain que dix minutes. D'ailleurs, on doit se laisser guider par la sensation de froid accusée par le malade et qui se traduit par un frisson ; cependant, dans les hyperpyrexies, on doit prolonger le bain pendant quelques minutes après le frisson initial.

La température du malade doit, comme toujours, être prise dans le rectum : l'indication du thermomètre après le bain renseigne sur la résistance de la fièvre. Aussi, pour les premiers bains, faut-il prendre la température du malade tous les quarts d'heure pour juger du temps qu'elle remet à revenir à son degré initial. Pendant le bain, on doit faire des affusions d'eau, à la même température que celle de la baignoire, sur la tête du patient. Quant aux multiples soins à donner au malade avant, pendant et après le bain, nous ne pouvons les indiquer ici.

B. RÉFRIGÉRATION LOCALE. — La soustraction de chaleur, au lieu de porter sur tout l'organisme, peut n'intéresser qu'une partie limitée du corps. La réfrigération locale a pour but, soit de combattre l'inflammation existant en un point donné, soit d'arrêter une hémorragie.

Pour faire de la réfrigération locale, on emploie habituellement des sacs ou des ceintures imperméables que l'on remplit de glace pilée. Ces sacs ont des formes variées suivant la région à laquelle on veut soustraire de la chaleur : c'est ainsi que pour la colonne vertébrale on emploie un sac allongé ; que pour la tête, on utilise la calotte de BITOT. Celle-ci mérite une description particulière : elle est formée d'un tube de caoutchouc (fig. 92) enroulé sur lui-même en forme de demi-sphère, de manière à s'appliquer sur la tête du malade ; l'extrémité supérieure plonge dans de l'eau à 0° placée au-dessus du lit, tandis que le bout inférieur pend dans un vase disposé sur le plancher près du lit. On a ainsi un véritable siphon qu'il suffit d'amorcer pour entretenir une circulation d'eau glacée dans la calotte.

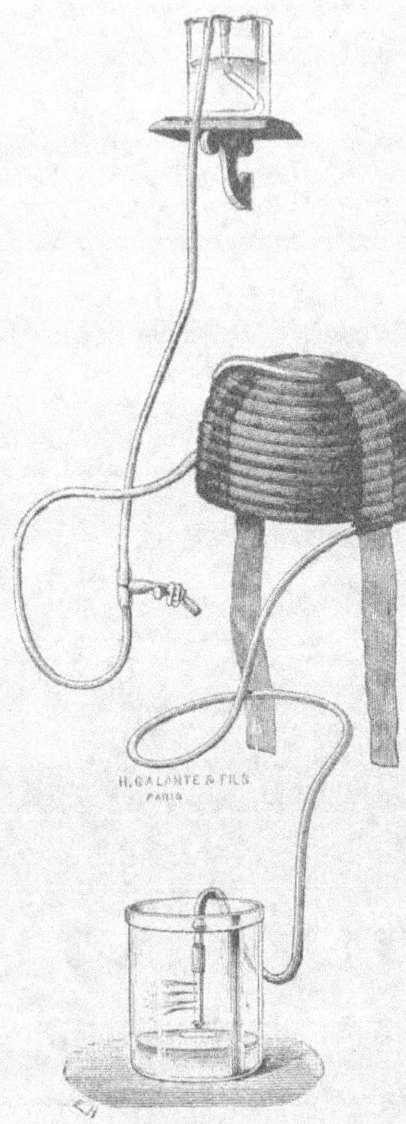

Fig. 92.
Calotte de Birot.

Pour la réfrigération interne de l'estomac, de l'intestin, on la produit en faisant avaler au malade des fragments de glace ou des boissons frappées.

La principale action consécutive à une soustraction suffisante de chaleur en un point où existe un état inflammatoire, c'est d'amener l'arrêt, ou en tout cas, la gêne des mouvements amiboïdes des globules blancs et par conséquent de s'opposer au phénomène de diapédèse des leucocytes. Dans l'usage de la réfrigération locale comme moyen hémostatique, le froid agit en paralysant les vaso-dilatateurs et en donnant à leurs antagonistes, les vaso-constricteurs, une part prépondérante ; d'où resserrement des vaisseaux.

2° Réfrigération par vaporisation. — Lorsque la quantité de chaleur soustraite à l'organisme en une région donnée est très grande, il en résulte deux effets : 1° l'anesthésie ; 2° la révulsion. Le premier effet est le résultat de la paralysie par le froid des terminaisons nerveuses sensitives du derme. Les liquides que l'on emploie le plus souvent, pour produire cet effet d'anesthésie locale, sont : l'éther éthylique et le chlorure d'éthyle.

a. *Pulvérisateur de Richardson.* — Pour la vaporisation de l'éther on se sert du pulvérisateur de Richardson qui projette l'éther dans un état de grande division. Cet appareil se compose de trois parties : 1° un flacon ; 2° un tube métallique à deux enveloppes concentriques, l'intérieur plongeant dans l'éther et l'extérieur n'atteignant pas la surface libre du liquide ; 3° un système de poires en caoutchouc permettant d'envoyer dans le flacon de l'air sous pression. Le tube à double enveloppe est coudé au-dessus du bouchon qu'il traverse ; à l'extrémité supérieure, les deux tubes concentriques sont terminés en pointe, le plus extérieur dépassant l'autre d'un centimètre. Il est facile de comprendre le mécanisme de la pulvérisation sous l'influence de l'augmentation de pression de l'atmosphère du flacon : l'éther monte dans le tube intérieur, en même temps, l'air qui s'échappe par l'espace annulaire compris entre les deux tubes entraîne l'éther qui apparaît à l'extrémité effilée du tube et le projette dans une grande division ; on a ainsi une véritable poussière formée par des gouttelettes d'une ténuité extrême.

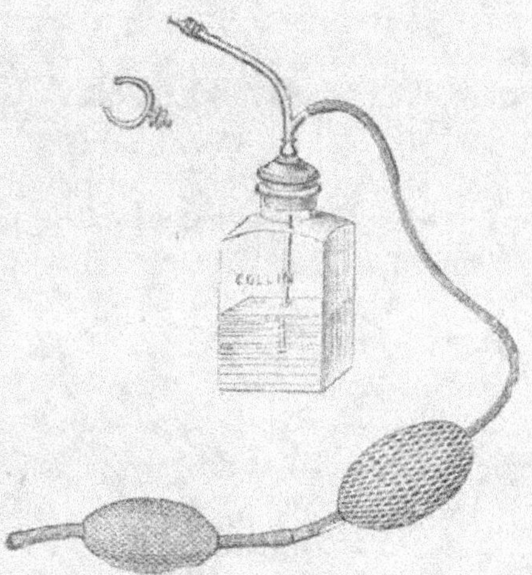

Fig. 93.
Pulvérisateur de Richardson.

L'éther, en arrivant à un grand état de division sur la région à anesthésier, est dans les meilleures conditions pour se vaporiser et absorbe une grande quantité de chaleur, pour son changement d'état, d'où soustraction d'une quantité égale à la surface sous-jacente. Rappelons que la température d'ébullition de l'éther est 35°.

b. *Appareils à chlorure d'éthyle et à chlorure de méthyle.* — Pour produire la vaporisation du chlorure d'éthyle, on emploie simplement un vase terminé par un ajutage étroit. Comme le point d'ébullition de l'éther chlorhydrique est 11°, la simple chaleur de la main qui tient le tube à chloréthyle suffit pour amener la tension de la vapeur de ce liquide à une valeur bien assez grande pour le chasser du vase sous la forme d'un jet intense.

Comme nous l'avons dit plus haut, la réfrigération peut amener, lorsqu'elle est assez énergique, des effets de révulsion. On se sert alors du chlorure de méthyle dont le point d'ébullition est de — 23°. Il faut alors, pour enfermer cet éther méthylique, un vase en métal muni d'un bouchon à vis qui permet de laisser échapper le jet de chlorure avec une pression plus ou moins forte. La soustraction de chaleur est, dans ces conditions, très grande et suivie de la désorganisation des tissus ; il se produit un effet de brûlure, d'où une révulsion qui est mise à profit dans le traitement des névralgies, et en particulier de la sciatique. L'effet de désorganisation des tissus consécutive à une trop grande absorption de chaleur s'explique par la destruction du protoplasma qui résulte de la dilatation de l'eau cellulaire des tissus.

Lorsque la soustraction de chaleur est générale et qu'elle est trop considérable, on observe avant la mort la succession des différents symptômes bien étudiés par LARREY pendant les campagnes de Russie. D'abord apparaît la pâleur du visage, une diminution de l'acuité visuelle, un affaiblissement musculaire, un engourdissement, puis une tendance au sommeil. Cette tendance est tellement forte que l'homme placé dans ces conditions, et sachant bien que le sommeil sera le dernier, ne peut vaincre ce besoin de dormir et ne se réveille plus.

LIVRE IV

ÉLECTRICITÉ

Les notions générales que possède le lecteur sur l'électricité nous permettent d'aborder d'emblée l'étude des phénomènes produits par l'énergie électrique sur les tissus vivants, ainsi que celles des manifestations électriques dont ces mêmes tissus sont le siège. C'est donc de l'électricité biologique que nous allons exposer ici avec le développement relativement restreint qu'impose le format et le but de ce Précis.

CHAPITRE PREMIER

EFFETS PHYSIOLOGIQUES DU COURANT
ÉLECTRIQUE

Ces effets doivent être soigneusement distingués, suivant que l'on considère le *régime permanent* d'un courant, ou, au contraire, les *états variables* pendant lesquels l'intensité subit, soit un accroissement très rapide à partir de zéro, soit une diminution brusque pour revenir à zéro.

Ces effets physiologiques sont très différents suivant le régime employé et l'on pourrait comparer les effets des états permanent et variable à ceux résultant de l'action lente et de l'action brusque d'une force. On peut prendre pour exemple l'effet d'une traction sur une ficelle tenue par ses extrémités dans chaque main : si l'on exerce lentement la traction, on n'arri-

vera pas, ou très difficilement, à rompre la ficelle ; tandis que,
si l'on opère brusquement la traction, en écartant vivement
les deux mains l'une de l'autre, la rupture s'opérera à coup sûr.
Il y a donc, en général, une grande différence dans les effets
des *actions lentes* et des *actions brusques*, et cette différence
est très nette dans le cas où le courant électrique agit sur le
corps d'un animal vivant.

ARTICLE PREMIER

ÉTAT PERMANENT DU COURANT

Nous devons distinguer encore le cas où le courant est
amené dans le corps de l'animal à l'aide d'électrodes spongieuses imbibées d'eau, du cas où le courant arrive au corps
par des électrodes métalliques, par exemple par des aiguilles
enfoncées dans les tissus de l'animal.

§ 1. — EFFETS DUS AU PASSAGE DU COURANT APPLIQUÉ AVEC DES ÉLECTRODES NON MÉTALLIQUES

Supposons que l'on ait placé sur la peau d'un sujet deux
électrodes constituées par une couche très épaisse de feutre,
recouverte d'une plaque en métal de surface égale, le feutre
ayant été au préalable très bien imbibé d'eau : lorsque le courant
aura été amené lentement, à l'aide d'un rhéostat convenable,
à l'intensité voulue, quels sont les phénomènes physiologiques
que l'on va observer ? Le courant, arrivant par l'électrode positive, rencontre d'abord la peau qui possède une très grande
résistance, à cause de la couche cornée de l'épiderme, puis les
lignes de flux du courant pénètrent dans les tissus sous-jacents
et se dirigent, par les voies de moindre résistance, vers l'électrode négative pour revenir à la source d'électricité.

Pour comprendre les effets du courant constant ainsi appliqué, il faut se rappeler que le corps de l'homme et des animaux ne peut pas être comparé à un conducteur métallique,
mais bien à un conducteur électrolytique.

1° Transport des ions. — Prenons trois capsules (fig. 94)
renfermant, la première de la potasse, la seconde de l'eau, la
troisième du sulfate de soude ; relions par des mèches de coton

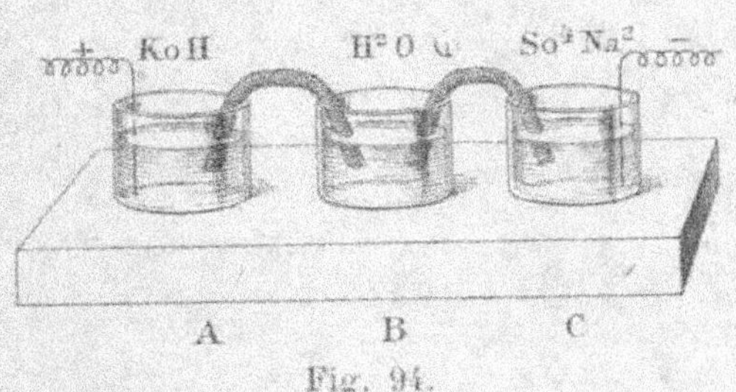

Fig. 94.

Electrolytes reliés entre eux par des mèches spongieuses.

mouillées la première et la seconde, la seconde et la troisième
capsule, puis faisons traverser ce conducteur électrolytique
par un courant, le pôle positif étant dans la potasse.

Lorsque le courant aura passé pendant quelque temps avec
une intensité suffisante, nous trouverons par l'analyse chimique que la première capsule renferme, en plus de la potasse,
de l'acide sulfurique, et la dernière de la potasse, en plus du
sulfate de soude primitif. Il y a donc eu, dans cette expérience due à DAVY, un transport de l'ion négatif K vers
l'anode et un transport de l'ion positif SO⁴ vers la cathode.

2° Conducteur vivant. — Dans le conducteur électrolytique représenté par le corps d'un animal, les masses
électriques sont liées aux ions qui, comme dans l'expérience
précédente, se déplacent avec ces masses ; il en résulte que
pendant le passage d'un courant à travers le corps, il y a toujours des déplacements de matière. Examinons quels sont les
déplacements et quelle en est la nature au niveau de chaque
électrode.

a. *A l'électrode positive* un double mouvement électrique se
produit : des masses positives se dirigent de l'électrode humide
vers les tissus à travers la peau, pendant que d'autres, négatives, vont de l'organisme vers l'électrode. Au double mouve-

ment correspond un double transport d'ions : 1° des cathions, liés aux masses positives, sont empruntés au liquide qui imbibe l'électrode et passent dans les tissus ; 2° des anions, liés aux masses négatives, sortent de l'organisme et pénètrent dans le liquide de l'électrode.

b. *A l'électrode négative* les échanges sont inverses, c'est-à-dire que : 1° des cathions sortent des tissus de l'organisme et passent dans le liquide de l'électrode ; 2° des anions passent de l'électrode dans les tissus sous-jacents.

Que le courant soit appliqué au moyen d'électrodes ou de bain d'eau, les échanges que nous venons d'examiner restent les mêmes entre les tissus et l'eau.

3° Effets électrolytiques à travers les tissus. — Demandons-nous maintenant quels sont les phénomènes biologiques qui se produisent sous l'influence du courant dans les tissus eux-mêmes compris entre les deux électrodes : ces tissus sont traversés par des lignes de flux et sont, par conséquent, le siège d'un transport d'ions, comme tout conducteur électrolytique. Ce transport se fait, soit à travers les différentes parties d'un même tissu, soit à travers les parties constituantes de deux tissus juxtaposés.

Les échanges qui résultent du transport des ions dans un même tissu n'en modifient pas la composition chimique, car, pour un même tissu, la composition du milieu de chaque cellule est uniforme. Par conséquent, chaque point cède au suivant ce qu'il vient de recevoir du précédent ; en d'autres termes, chaque cellule cède à la suivante ce qu'elle reçoit de la précédente. Lorsque les échanges se font entre deux tissus voisins de nature différente, la composition chimique de chaque tissu tend à se modifier, car le liquide qui les imprègne diffère d'un tissu à l'autre ; en sorte que chacun d'eux peut recevoir du voisin des éléments étrangers.

Ainsi donc, l'état permanent du courant établi à travers le corps d'un animal peut arriver à modifier la constitution du milieu liquide qui imprègne chaque tissu. Ces modifications sont évidemment proportionnelles à l'intensité du courant

employé et si les effets sont difficiles à apprécier d'une
manière objective dans le cas des courants appliqués sur
l'homme dans les conditions ordinaires, il n'en est plus de
même lorsque l'intensité est très forte ; si celle-ci atteint une

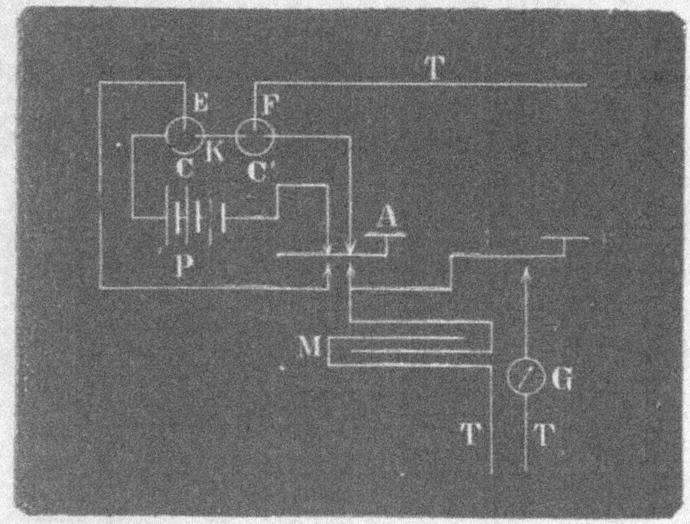

Fig. 95.
Mesure de la force électromotrice de polarisation interpolaire.

grande valeur, les ions transportés par le courant peuvent produire des perturbations considérables dans l'organisme et
même la mort, ainsi que l'a établi d'Arsonval.

4° Force électromotrice de polarisation. — Les tissus qui
ont été traversés pendant un certain temps par un courant, pris
dans son état permanent, sont, comme tout électrolyte, le
siège d'une force électromotrice inverse de polarisation que
l'on peut mettre en évidence et mesurer par la méthode de
Weiss. On se sert de deux cristallisoirs C et C' (fig. 95) contenant
de l'eau salée où l'on fait plonger les mains du sujet K : deux
électrodes en platine relient cette eau aux fils du circuit d'une
source P de courant constant. Le dispositif employé nécessite

encore deux clés, un condensateur M et un galvanomètre G.
Les connexions étant établies comme le représente la figure,
on comprend que si on abaisse la clé A', la pile est hors du
circuit ; mais le courant provenant de la polarisation des tissus
placés entre les deux cristallisoirs C et C' se rend par le fil E au
condensateur M qui est en relation avec le sol T, de même
que le cristallisoir F. Si alors on vient à abaisser la clé placée
au-dessus de G, le condensateur se décharge dans le galvanomètre balistique G dont on lit l'élongation. Connaissant la déviation α du miroir galvanométrique produite par le même
condensateur chargé avec une différence de potentiel V, on a,
pour la force électromotrice de polarisation x, et pour une
déviation α' :

$$\frac{\alpha}{\alpha'} = \frac{V}{x}$$

d'où la valeur de x. Dans le cas où le courant se propage dans
le corps humain d'une main à l'autre, Weiss, a trouvé que la
force électromotrice de polarisation des tissus interposés varie
de 0,25 à 0,20 volt.

§ 2. — Effets dus au passage du courant

appliqué avec des électrodes métalliques

Étudions maintenant le deuxième cas : l'une des électrodes
ou les deux électrodes sont métalliques et constituées par des
aiguilles enfoncées dans les tissus vivants. Lorsque le courant
constant est appliqué à l'aide d'électrodes métalliques, des phénomènes électrolytiques prennent fatalement naissance dans
les tissus.

1º Électrolyse des tissus vivants. — Indépendamment
des actions interpolaires que nous avons vu se produire précédemment, nous devons surtout nous occuper ici de celles qui
se passent au voisinage immédiat des électrodes.

Voyons d'abord la composition de l'électrolyte constitué par
les tissus : on peut admettre qu'ils consistent, au point de

vue physique, en un substratum poreux imprégné d'eau dans laquelle se trouvent des sels dissous. Ces sels sont surtout le chlorure de sodium, le sulfate, le carbonate et le phosphate de soude ; d'après Hope-Seyler, 1.000 grammes de sérum contiennent 4^{gr},92 de NaCl et seulement 0^{gr},44 de sulfate de soude, sel qui cependant vient immédiatement après le chlorure de sodium. On peut donc considérer que l'électrolyte formé par les tissus équivaut à une solution de sel marin à 5 p. 1000.

2° Effets secondaires de l'électrolyse. — L'effet électrolytique du courant constant sur une telle solution se traduit par la séparation des ions Cl et Na. Le sodium se porte à l'électrode négative où il donne naissance, en présence de l'eau, à la formation de soude ; ce qui est une action secondaire de l'électrolyse :

$$2Na + 2H^2O = 2(Na\,OH) + H^2$$

et il se dégage un gaz qui est de l'hydrogène.

3° Effets tertiaires de l'électrolyse. — Mais les produits formés secondairement aux électrodes, lors de l'électrolyse des tissus vivants, produisent sur les tissus des actions auxquelles Bergonié a très judicieusement donné le nom d'*actions tertiaires* de l'électrolyse : elles consistent, soit en effets de destruction des tissus, soit en effets de coagulation.

Les actions tertiaires sont proportionnelles aux quantités de composés formés au niveau des électrodes ; dans le cas où il y a effet de destruction, l'étendue du tissu détruit est proportionnelle à la quantité d'électricité qui le traverse, c'est-à-dire au produit de l'intensité par le temps. Il résulte de là que les actions tertiaires seront les mêmes, chaque fois que le produit $I \times t$ aura la même valeur. Ainsi, les effets électrolytiques seront les mêmes dans les deux cas suivants : 1° intensité du courant 0,012 ampère ; durée de l'application du courant, cinq minutes ; 2° intensité de 0,030 ampère ; durée, deux minutes : en effet, dans les deux cas, le produit $I \times t$ est égal à 3,6 coulombs.

Ces données sont utiles à connaître lorsqu'on opère sur l'homme dans un but thérapeutique, car les effets sensitifs, étant fonction de l'intensité du courant, seront bien diminués si l'on prend une intensité peu élevée.

4° Méthodes électrolytiques applicables aux tissus vivants. — Examinons maintenant quelles sont les méthodes permettant d'utiliser convenablement les actions tertiaires du

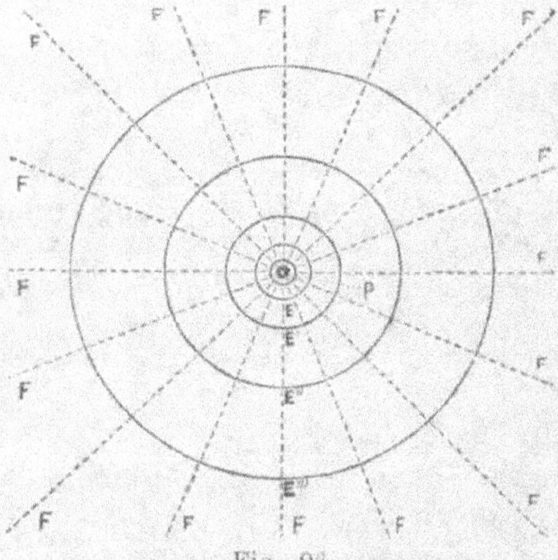

Fig. 96.

Lignes de flux (en pointillé) et lignes équipotentielles (trait plein).

courant : il y en a deux principales, la méthode monopolaire et la méthode bipolaire.

a. *Méthode monopolaire.* — Une des électrodes seulement est métallique, l'autre est une électrode ordinaire, ou un bain d'eau. Si l'on enfonce dans les tissus d'un animal une aiguille, par exemple en platine, les lignes de flux (fig. 96) divergeront à partir du point correspondant à l'aiguille et, si le conducteur est homo-résistant, les lignes de flux s'écarteront également dans toutes les directions : en sorte que si l'on considère l'unité de surface, 1 centimètre carré, placé à différentes distances de l'aiguille, cette surface sera traversée par un nombre de lignes d'autant plus petit qu'elle sera située plus loin ; en d'autres termes, la densité électrique est ici d'autant plus grande que l'on considère un point plus rapproché de l'aiguille. C'est

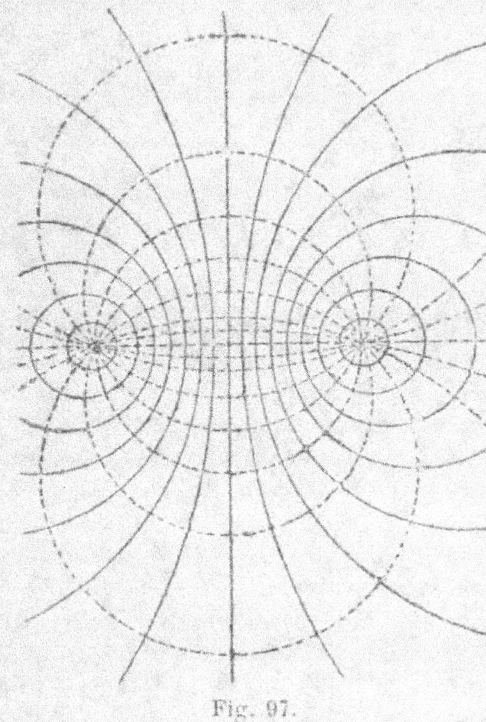

Fig. 97.

Lignes de flux (trait pointillé) et lignes équipotentielles (trait plein).

aussi aux points où la densité est la plus grande que les actions tertiaires ont la plus grande énergie : la destruction électrolytique est donc plus intense dans les parties situées tout autour de l'aiguille implantée.

b. *Méthode bipolaire*. — Les deux électrodes sont ici métalliques : supposons deux aiguilles introduites dans les tissus, l'une positive, l'autre négative (fig. 97) ; les lignes de flux, si l'on admet que la région traversée par le courant est homorésistante, se dirigent d'une aiguille à l'autre et c'est au voisinage de la ligne droite réunissant les deux aiguilles que

17.

le nombre de ces lignes est le plus élevé. C'est aussi sur cette ligne interpolaire, et dans son voisinage, que la densité électrique est la plus grande. D'après ce que nous avons dit plus haut, les actions tertiaires seront surtout importantes sur la ligne des pôles, c'est-à-dire que les tissus situés le long de cette ligne seront soumis à des actions de destruction beaucoup plus profondes que celles des régions situées tout autour des aiguilles.

Lorsque la distance des aiguilles est faible, cette destruction est tellement accusée le long de la ligne interpolaire que l'on peut arriver à détruire complètement les tissus placés sur cette ligne : on produit ainsi une véritable *section électrolytique* (BERGONIÉ). Cet effet de destruction maxima le long de la ligne des pôles a été quelquefois obtenu involontairement par des médecins qui ignoraient les considérations que nous venons d'exposer. Lorsqu'on retire les aiguilles des tissus, il se fait habituellement un léger écoulement de sang à la place occupée par l'électrode négative : on peut l'éviter en renversant le courant, de façon à rendre, pendant quelques instants, positive cette aiguille. Une remarque à faire, c'est qu'après le renversement, on est obligé de diminuer beaucoup la résistance du circuit pour revenir à la même intensité ; il est probable que les composés chimiques libérés ou formés secondairement autour des électrodes métalliques donnent naissance à une force électromotrice de sens inverse qui équivaut à une résistance ajoutée dans le circuit.

5° Influence de la nature du métal de l'électrode. — Electrodes solubles. — Quelle doit être la nature du métal constituant les aiguilles ? Dans la méthode monopolaire, et lorsque c'est le pôle négatif qui est utilisé, comme on doit le faire pour obtenir des effets de destruction, le métal peut être quelconque, excepté en aluminium. Dans la méthode bipolaire, puisque l'une des aiguilles doit être positive et qu'il y aurait attaque de la plupart des métaux, il est utile de se servir de platine, et mieux de platine iridié qui est plus rigide.

Enfin, dans certains cas, on a besoin de produire un composé

par action secondaire au niveau de l'électrode positive; si l'on
prend par exemple une aiguille en cuivre rouge et qu'on l'enfonce dans les tissus, en la reliant au pôle positif, le chlore provenant de l'électrolyse des liquides de l'organisme forme du
chlorure et de l'oxychlorure de cuivre aux dépens du métal de
l'électrode; on donne à une telle aiguille le nom d'*électrode
soluble*. Les composés ainsi formés se diffusent dans les tissus
et peuvent donner lieu à des actions thérapeutiques utiles
à connaître (traitement des granulations de la conjonctive,
ozène, etc.).

6° Electrolyse du sang. — Parmi les tissus dont nous
étudions les phénomènes électroly-
tiques, il en est un qui mérite d'être
examiné dans cette étude, c'est le sang,
ce tissu à cellules spéciales dont la substance intercellulaire est liquide.

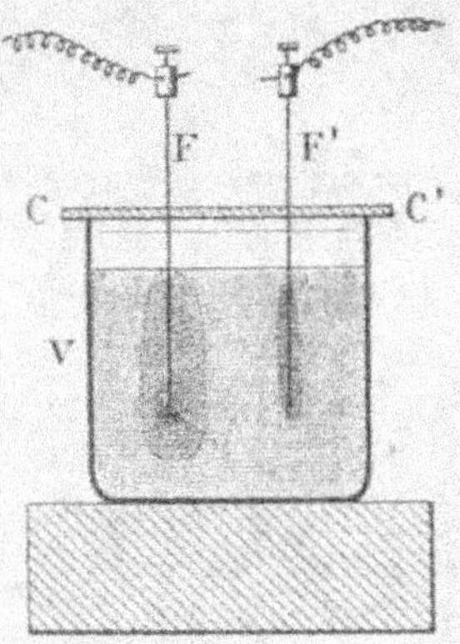

Prenons du sang défibriné et plon-
geons-y deux lames, ou deux aiguilles
en platine; lorsque le courant aura
passé un certain temps, retirons les
électrodes : nous constaterons la formation d'un caillot noir, dur, volumineux,
au pôle positif, tandis qu'au pôle négatif, le caillot est mou et peu adhérent.
Cette différence tient à l'inégal pouvoir de coagulation des deux pôles

Fig. 98.
Electrolyse du sang.

sur l'albumine, ou plutôt sur les albumines du sérum.

La coagulation est produite par l'action du chlore et des
composés chlorés sur l'albumine du sang : en effet, si on fait
passer un courant dans de l'albumine pure, on n'observe pas
de caillot autour des électrodes; mais si on additionne l'albumine d'un peu de sel marin, aussitôt la coagulation devient
apparente, surtout autour du pôle positif. Puisque c'est au
chlore qu'est dû le caillot que l'on obtient pendant l'électrolyse du sang ou du sérum, on a pensé à utiliser l'action
secondaire de l'électrolyse sur le métal de l'électrode de

manière à faire former un composé ayant une action coagulante plus grande que le chlore seul ; si l'on prend une aiguille en fer comme électrode positive, il se forme du chlorure de fer dont l'action coagulante est bien connue. On augmente ainsi, pour un même courant et dans les mêmes conditions, le volume du caillot obtenu. Cette coagulation énergique de l'albumine du sang par l'électrolyse positive au moyen d'une aiguille de fer est utilisée en thérapeutique pour le traitement des anévrismes : le caillot formé peut être obtenu assez volumineux pour remplir complètement le sac de l'anévrisme.

ARTICLE II

ÉTATS VARIABLES DU COURANT ÉLECTRIQUE

Après avoir étudié les effets physiologiques produits par l'état permanent du courant constant, nous devons examiner quels sont ceux qui dépendent de l'état variable du courant électrique. Nous traiterons d'abord la question en considérant une seule variation brusque du courant, soit à la fermeture, soit à l'ouverture ; puis, nous examinerons les effets dus à une série d'états variables du courant se succédant à des intervalles d'abord peu rapprochés ; nous étudierons ensuite les effets dus à une succession plus rapide de ces états variables, pour arriver ainsi graduellement à l'étude des courants de haute fréquence.

§ 1. — ACTION PHYSIOLOGIQUE DES PÉRIODES VARIABLES PRODUITES ISOLÉMENT

Lorsqu'on applique sur un nerf moteur ou sur un muscle deux électrodes reliées aux pôles d'une source de courant constant et qu'on vient à fermer le courant, on constate que le muscle innervé par le nerf, ou le muscle directement excité, est le siège d'une secousse très brève ; cette secousse très brève se produit plus facilement, avec un courant peu intense, au moment de la fermeture qu'à celui de l'ouverture du circuit. L'excitation d'un muscle par son nerf moteur (fig. 99) est dite *indirecte* ; elle est au contraire *directe* quand l'une des électrodes au moins est placée sur le muscle lui-même.

1° Influence de la forme du courant. — Quelle est la forme du courant qui produit l'excitation pendant les périodes d'état variable du courant ? Une première donnée, qu'il serait précieux de connaître, est celle relative au temps que met l'intensité du courant pour aller de zéro à la valeur correspondant à la fin de l'état variable. Mais, même en supposant ce temps connu, il faudrait, pour pouvoir représenter graphiquement la variation de cette intensité, être fixé sur les accroissements successifs qu'elle subit pendant la période de l'état variable du courant. Or, nous ignorons encore actuellement, et la durée de cet état variable, et les différents accroisse-

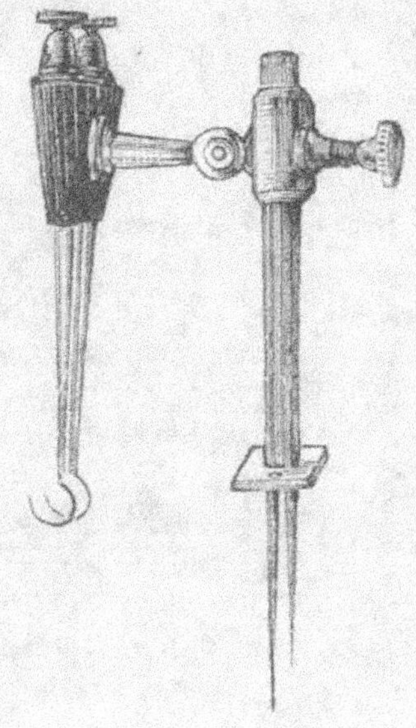

Fig. 99.

Crochets servant d'électrodes pour l'excitation indirecte.

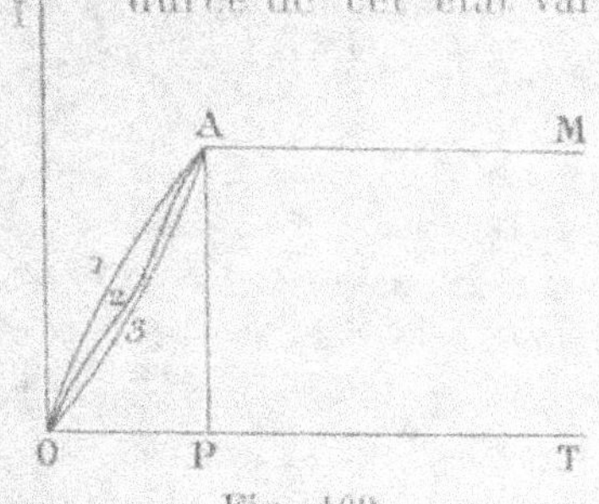

Fig. 100.

Diverses formes de l'état variable de fermeture.

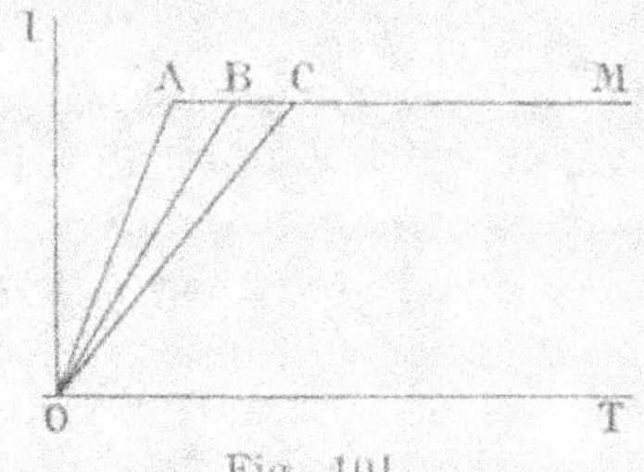

Fig. 101.

États variables de fermeture correspondant à des temps différents.

ments de l'intensité depuis zéro jusqu'à la valeur maxima I.

Les deux figures 100 et 101 montrent que l'on pourrait concevoir une infinité de formes de la période variable du courant et que si la forme de cette période était connue, on devrait se demander quelle est l'inclinaison de la courbe sur l'axe horizontal, c'est-à-dire quelle est la durée de cette période d'état variable.

Ces différentes questions se présentent aussi pour la période variable d'ouverture du courant pour laquelle nous ne sommes pas mieux renseignés que pour la période de fermeture.

2° Rôle de l'intensité du courant. — Quoi qu'il en soit, l'action physiologique de la période variable dépend de l'*intensité temporaire* pendant la fermeture et l'ouverture, et, en outre, du *temps* que met l'intensité à acquérir sa valeur maxima, à partir de l'intensité initiale (qui le plus souvent est égale à zéro) ou, ce qui revient au même, de la *vitesse* avec laquelle l'intensité s'accroît. D'après HOORWEG (d'Utrecht) on peut exprimer l'effet physiologique z de la période de fermeture (la plus importante pour nous) par l'équation suivante

$$z = \frac{\alpha}{\beta}\, I_0 \times \frac{\beta + v}{v}$$

dans laquelle α et β sont des coefficients qui caractérisent la sensibilité et la condition des nerfs et des muscles, I_0 l'intensité constante que le courant atteint, v la vitesse avec laquelle augmente l'intensité.

Cette équation peut, dans beaucoup de cas, se simplifier ; lorsque le circuit ne renferme pas de conducteurs ayant un coefficient notable de self-induction, la vitesse v est infiniment grande et l'expression précédente se réduit à

$$z = \frac{\alpha}{\beta}\, I_0.$$

Cette formule montre que l'effet physiologique total de la période de fermeture est proportionnel à l'intensité qu'acquiert le courant après la fin de son état variable.

Lorsque, dans le circuit traversé par le courant dont on utilise la période variable, se trouvent des résistances douées de self-induction, la vitesse v d'accroissement de l'intensité est considérablement ralentie et l'on n'a plus le droit de la considérer comme infinie. Cette vitesse dépend alors du quotient $\frac{R}{L}$, R étant la résistance du circuit, et L son coefficient de self-induction. Il est clair qu'à mesure que L augmente, R augmente aussi ; mais il faut remarquer que R croît avec la première puissance, tandis que L croît avec la seconde. En sorte que la vitesse v diminue de plus en plus, à mesure que la résistance inductive va en augmentant. C'est l'emploi de telles résistances dans le circuit qui a amené certains auteurs à soutenir que l'action physiologique de la fermeture ne dépendait pas de l'intensité, mais au contraire de la force électro-motrice du courant.

Les considérations qui précèdent montrent que l'on doit éviter, pour l'étude de l'action physiologique du courant, pendant sa période variable, l'emploi de résistances ayant une self-induction notable : c'est pour cette raison que les rhéostats métalliques formés par un fil enroulé en solénoïde, tels que les réducteurs du potentiel qu'on trouve dans le commerce, ne doivent pas être utilisés pour ces recherches.

3º Effets moteurs. — Étudions maintenant l'effet physiologique lui-même résultant de l'action des périodes variables de fermeture et d'ouverture sur un nerf ou sur un muscle.

L'action physiologique de l'état variable du courant se compose de deux phénomènes, un phénomène moteur appelé *secousse motrice*, ou simplement *secousse*, et un phénomène sensitif auquel on donne le nom de *secousse sensitive*. Lorsqu'on applique des électrodes convenables sur un nerf moteur ou sur un muscle, et que l'on produit un état variable de fermeture du courant, si l'intensité est assez grande, on constate que le muscle devient le siège d'un mouvement convulsif d'une grande brièveté auquel on a donné le nom de *secousse musculaire* pour le distinguer de la contraction durable du muscle.

4º Secousse musculaire. — On peut étudier cet effet moteur, dû à la période de fermeture du courant, sur tous les muscles, mais on s'adresse habituellement aux muscles de grenouille et parmi ceux-ci au gastrocnémien. La grenouille

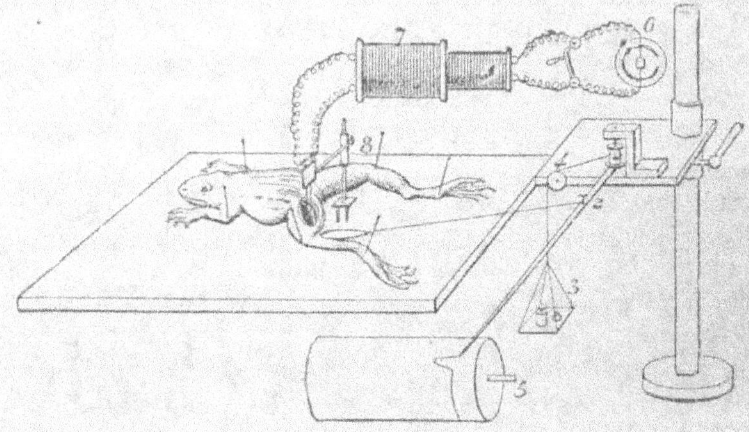

Fig. 102.
Myographe de MAREY.

étant immobilisée sur une plaque de liège, on fixe au tendon du muscle, mis à nu, un fil que l'on relie à un myographe de

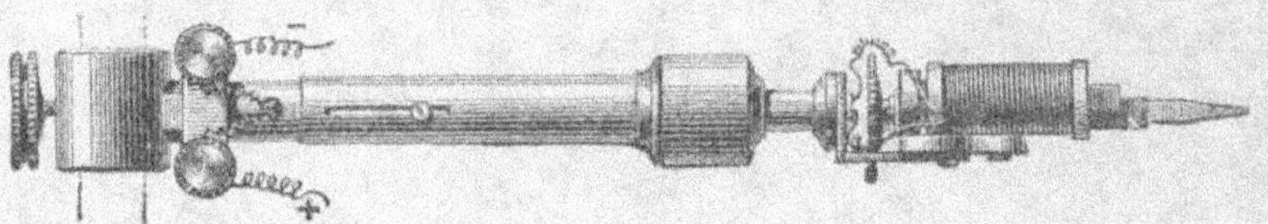

Fig. 103.
Chronographe.

MAREY, comme le représente la figure 102; on voit que ce myographe n'est autre chose qu'un levier du 3e genre dont l'extrémité libre est terminée par une pointe ou un style inscripteur qui vient frotter sur une feuille de papier recouvert de noir de fumée. L'amplitude des mouvements du muscle sont amplifiés par le myographe dans le rapport des bras de levier des deux forces qui agissent sur la tige.

Pour étudier la secousse, on enregistre sur le même cylindre les vibrations d'un diapason chronographe, relié électriquement au style du chronographe proprement dit (fig. 103), et, à côté, le moment de la production de l'état variable de fermeture du courant servant d'excitant. On voit (fig. 104) que la période variable du courant ayant eu lieu en *e*, le muscle commence à se contracter en *c*, et achève son raccourcissement en *s*, pour entrer aussitôt dans sa décontraction qui finit

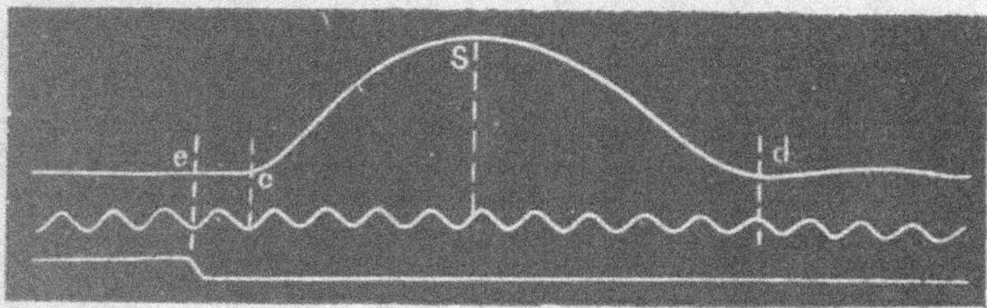

Fig. 104.

Secousse musculaire.

en *d*. Le diapason chronographe effectuant 400 vibrations doubles par seconde, on peut évaluer facilement la durée de chacun des deux actes de la secousse qui se trouve ainsi divisée naturellement en trois périodes.

a) La première *ec* d'une durée de 1/100ᵉ de seconde s'appelle période d'excitation latente, ou temps perdu du muscle.

b) La seconde *es* est la période d'énergie croissante, elle répond au raccourcissement du muscle; sa durée est de 5/100ᵉ de seconde.

c) La troisième *sd* est la période d'énergie décroissante; elle est un peu plus longue que la précédente, 0ˢ035.

La durée totale de la secousse, qui est ici de 1/10ᵉ de seconde, varie beaucoup avec différentes circonstances, telles que le froid, la fatigue du muscle, l'arrêt de sa circulation. Chez les poïkilothermes, la secousse musculaire varie dans de grandes proportions; chez les oiseaux elle est très brève et plus encore chez les insectes.

Lorsque le courant acquiert pendant sa variation une intensité faible, il n'y a que la période d'état variable qui produit la secousse du muscle excité ; mais si l'intensité devient assez grande, on constate que la période variable d'ouverture s'accompagne, elle aussi, d'une secousse.

5° Variations de la grandeur des secousses avec la différence de potentiel. — Il peut être utile, dans certains cas, de rechercher comment varie la secousse provoquée par l'état variable du courant constant avec les divers facteurs électriques

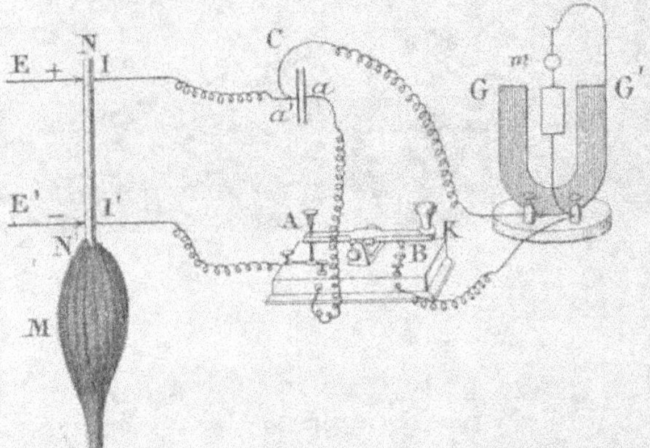

Fig. 105.

Mesure de la force électromotrice par la méthode du condensateur et du galvanomètre balistique.

dont nous avons parlé, et en particulier, avec la différence de potentiel qui existe entre les deux électrodes.

a. *Méthode du galvanomètre balistique*. — Nous savons déjà que l'on ne peut pas se servir du voltmètre placé en dérivation pour mesurer cette différence de potentiel, car la résistance des tissus est trop grande ; mais on peut cependant arriver à faire cette mesure à l'aide du condensateur et du galvanomètre balistique. Chaque électrode E et E' (fig. 105) est reliée à ces appareils à l'aide d'une clé de Morse, d'après les connexions indiquées sur la figure. Lorsque l'extrémité A de la clé repose sur le plot placé en dessous, le condensateur se charge ; en

appuyant sur l'extrémité B, il se décharge dans le galvanomètre balistique G G' : si l'on sait à quelle déviation z correspond la décharge du condensateur après qu'il a été mis en
relation avec une force électromotrice V connue, il suffit de
lire la déviation obtenue ; on a en effet :

$$\frac{z}{\alpha'} = \frac{V}{V'} .$$

La différence de potentiel cherchée V' se déduit facilement
de cette équation.

b. *Méthode des boîtes de résistances.* — Il est un autre moyen

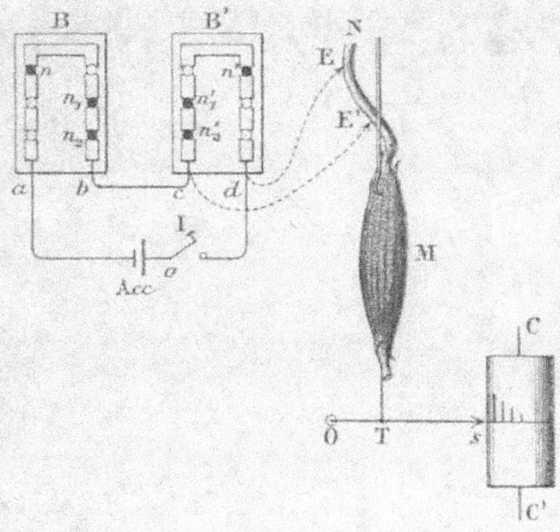

Fig. 106.
Mesure de la force électromotrice excitatrice par la méthode
des boîtes de résistance.

plus commode pour étudier la variation des secousses avec la
différence de potentiel maintenue entre les deux électrodes :
On emploie pour cela deux boîtes de résistances B et B' réunies en tension, et une pile *Acc* dont la force électromotrice
est connue, 2 volts par exemple. Les deux pôles de la pile sont
reliés aux bornes de la première boîte B et de la seconde B' ;

tandis que les bornes extrêmes de la seconde boîte B' sont mises en communication avec les deux électrodes placées sur le nerf moteur, ou sur le muscle, à exciter.

On enlève toutes les fiches de la boîte B et on laisse au contraire en place toutes celles de la boîte B'. Chacune de ces boîtes ayant, quand toutes les fiches sont enlevées, une résistance totale de 10 000 ohms, par exemple, on voit que la différence de potentiel établie entre les deux électrodes est nulle, puisque le courant ne trouve aucune résistance dans la boîte B' munie de ses fiches. Enlevons de la boîte B' la fiche marquée 5 et portons-la dans le trou 5 de la boîte B : la résistance totale du circuit restera bien 10.000 ohms, mais il y aura maintenant, entre les deux électrodes, une différence de potentiel égale à $\frac{5}{10\,000} \times 2$ volts $= \frac{1}{1000}$ de volt. On enlève ensuite à B' les fiches 10, 20, 50, etc., qu'on place à l'autre boîte B et l'on peut ainsi rechercher la variation de la secousse produite par ces différences de potentiel, toutes connues. Si on a enlevé, par exemple, la fiche marquée n à la boîte B' et que l'on a mise dans le trou correspondant de la boîte B, la différence de potentiel entre les électrodes est $\frac{n}{10\,000} \times 2° = \frac{n}{5000}$ de volt. On voit combien cette méthode est simple et élégante : en inscrivant chaque fois la secousse sur un cylindre enregistreur, il sera facile d'étudier l'influence de la différence de potentiel sur l'énergie de la secousse.

§ 2. — ACTION PHYSIOLOGIQUE DE DEUX PÉRIODES VARIABLES SE SUCCÉDANT IMMÉDIATEMENT

Dans l'étude que nous venons de faire des états variables du courant, les périodes de fermeture et d'ouverture ne se suivent pas immédiatement : après la période variable de fermeture OM, l'intensité conserve une valeur constante (fig. 107) jusqu'au moment où se produit la période variable d'ouverture M'R.

Il est possible de produire la variation de l'intensité du courant, de telle façon que cette intensité, après avoir augmenté jusqu'à une certaine valeur maxima, se mette à

décroître aussitôt pour revenir à zéro. On a donc ici une
période variable pendant laquelle l'intensité s'élève rapidement, suivie immédiatement d'une autre pendant laquelle l'in-

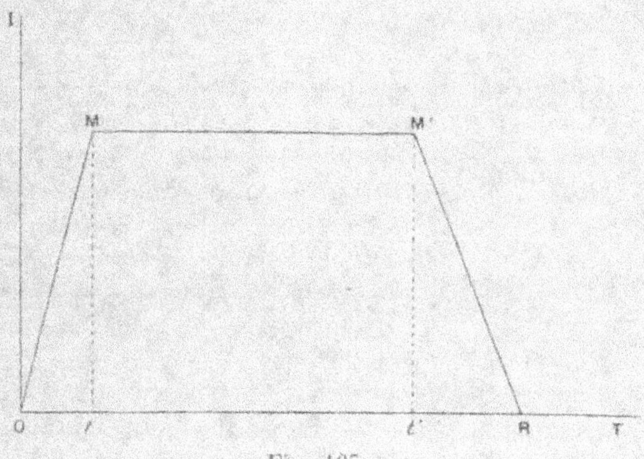

Fig. 107.
Périodes variables du courant.

tensité diminue rapidement aussi : chacune de ces périodes
reproduit, comme on le voit, les mêmes variations de l'intensité que celles qui constituent les états variables de fermeture
et d'ouverture du courant.

**1° Production de deux périodes variables se suivant
immédiatement.** — Avant d'étudier l'effet physiologique de
ces deux périodes ainsi accolées, pour ainsi dire, l'une à l'autre,
voyons comment on peut les produire.

Prenons une bobine d'induction dont le type est la bobine
de RUMKORFF et plaçons, sur le courant primaire qui se rend
à la bobine inductrice, un interrupteur quelconque, après
avoir amené le contact entre la pointe et la lame du trembleur,
ce qui s'obtient en vissant à fond la tige sur laquelle vient
habituellement buter la lame élastique du trembleur. Au
moment où le circuit primaire, primitivement fermé, est
ouvert à l'aide de l'interrupteur, une onde induite prend

naissance dans le circuit induit, et si ce circuit aboutit à un muscle ou à son nerf moteur, on voit, à l'instant même de la rupture du courant primaire, une vive secousse se manifester dans le muscle : on a ainsi produit un *choc* ou un *coup d'induction*.

2° Onde induite de rupture. — Quelle est la forme de ce choc, c'est-à-dire de l'onde induite de rupture ? Si nous prenons deux axes de coordonnées, en portant le temps en abscisses et l'intensité en ordonnées, on peut représenter graphiquement la variation de l'intensité en fonction du temps, et nous savons que c'est cette variation qui est la cause de l'effet physiologique constaté.

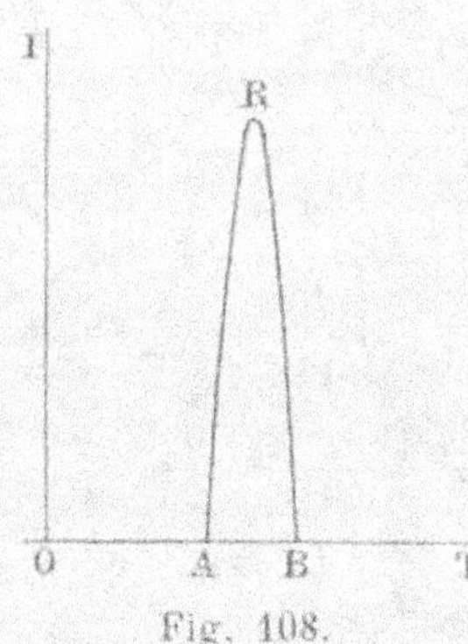

Fig. 108.

Onde induite de rupture.

La durée de l'onde induite étant égale exactement à celle de la période d'ouverture du courant primaire, on conçoit combien est bref le temps pendant lequel s'effectuent la période d'ascension et la période de décroissance jusqu'à zéro, de l'intensité du courant induit qui constitue le choc d'induction. La courbe (fig. 108) par laquelle on peut représenter la variation de l'intensité dans le circuit secondaire se compose donc, en somme, de deux états variables : un premier AR, pendant lequel l'intensité croît ; un second RB, pendant lequel cette intensité décroît. Demandons-nous quelle est celle des deux variations brusques de l'intensité qui agit sur le muscle, ou sur le nerf, pour provoquer la secousse.

3° Effet moteur de l'onde induite. — La première variation de l'intensité qui se présente, c'est la période d'ascension ; par conséquent, c'est elle qui sert d'excitant au muscle tout d'abord : la secousse se produit aussitôt. Mais, dès que l'intensité a fini de croître, elle redescend vers zéro : quel est ’effet de cette variation, en sens inverse, sur le muscle ?

Remarquons qu'au moment où se fait la rupture du courant primaire de l'appareil d'induction, on n'observe pas deux secousses du muscle excité, mais une seule : on doit donc conclure de là que la variation de l'intensité, de sa valeur maxima jusqu'à zéro (variation qui correspond au point de vue physique à la période variable d'ouverture d'un courant constant), est sans effet extérieur sur le muscle ou sur le nerf excité. Pourquoi n'observe-t-on pas une secousse pour chaque partie de la courbe qui représente l'onde induite ou coup d'induction ?

La principale raison, c'est le temps extrêmement court AB qui sépare les deux branches de cette courbe ; entre le moment où l'intensité a fini son ascension et celui où elle commence à décroître, il s'écoule un intervalle de temps bien plus petit que celui qui correspond à la période d'excitation latente ou temps perdu du muscle. C'est pendant que se fait la création de force élastique dans le muscle que ces deux excitations lui arrivent. Il n'y a donc pas, et il ne peut y avoir, deux secousses produites par un choc d'induction. Cependant, on observe que ce choc est admirablement propre à provoquer la secousse, même pour une intensité faible du courant inducteur.

Quelle est l'action de la période descendante de l'onde induite ?

Remarquons que les deux variations très rapides de l'intensité, qui se produisent pendant le choc d'induction, sont deux excitants énergiques du

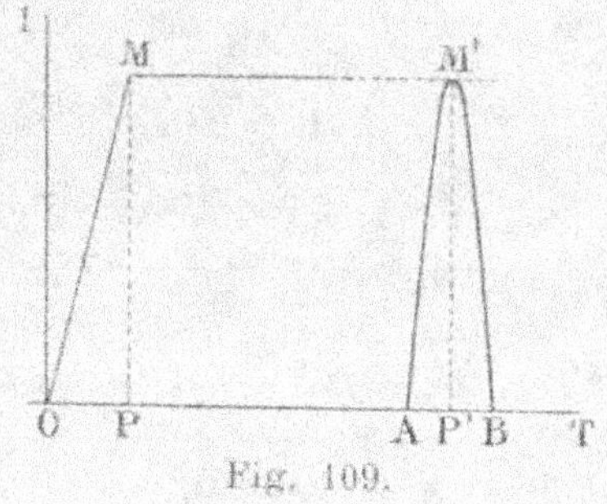

Fig. 109.

État variable de fermeture et onde induite de rupture ayant même intensité.

muscle ; la période descendante étant toutefois moins active que la période ascendante, puisqu'elle correspond à la période variable d'ouverture d'un courant constant, période qui ne provoque la secousse que beaucoup plus tardivement que la fermeture. Ces deux excitations, arrivant presque

en même temps aux nerfs, ou aux muscles, agissent syner-
giquement pour provoquer la contraction des fibrilles musculaires, en sorte que la secousse unique que l'on observe
est en réalité le résultat d'une double excitation due aux deux
branches de l'onde induite de rupture.

Cette déduction pourrait être vérifiée expérimentalement,
et c'est une question qui serait intéressante à étudier ; en donnant à l'intensité maxima de l'onde de rupture la même valeur
que celle d'un courant constant (fig. 109) dont on emploierait
l'état variable de fermeture pour produire la secousse d'un
muscle, l'énergie de la secousse serait probablement trouvée
plus grande, avec le choc d'induction, qu'avec la période de
fermeture du courant constant.

4° Onde induite de fermeture. — Il faut se demander
maintenant quel est l'effet phy-
siologique de l'onde induite
correspondant à la fermeture
du courant primaire.

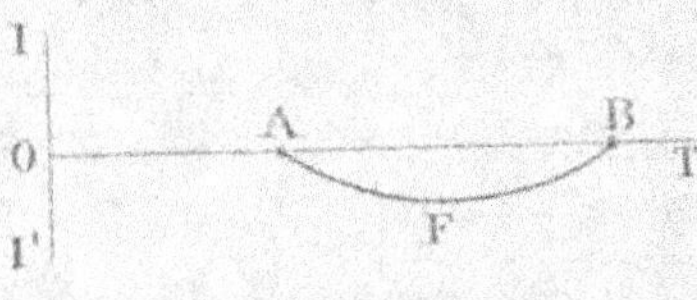

Fig. 110.

Onde induite de fermeture.

Si l'on mesure, à l'aide d'un
galvanomètre balistique, la
quantité d'électricité qui est
produite par chacune des deux
ondes induites, on trouve qu'il y a égalité : la déviation du
cadre galvanométrique est la même. Mais si l'on étudie l'intensité maxima correspondant à ces deux ondes, de rupture
et de fermeture, en lançant le courant induit dans un électro-
dynamomètre, on constate que les déviations de la bobine
mobile sont très différentes : l'intensité du courant induit
de rupture est beaucoup plus grande que celle du courant
induit de fermeture. Puisque les deux quantités d'électricité
sont égales, et qu'une quantité d'électricité s'évalue par le produit de l'intensité par la durée du courant, il faut nécessairement que le temps AB correspondant à l'onde induite de fermeture (fig. 110) soit beaucoup plus grand que celui de l'onde de
rupture.

5° Effet moteur de l'onde induite. — Il y a donc deux causes qui se réunissent dans le même sens pour diminuer l'action physiologique de l'onde induite de fermeture : d'abord, l'intensité qui a une valeur très faible dans les conditions ordinaires où l'on emploie la bobine de Ruhmkorff pour l'étude physiologique et, ensuite, la lenteur de la variation de cette intensité ; ces deux facteurs réduisent beaucoup l'effet de l'onde induite de fermeture sur le nerf ou sur le muscle.

§ 3. — ACTION PHYSIOLOGIQUE D'UNE SÉRIE DE PÉRIODES VARIABLES

Maintenant que nous connaissons l'effet physiologique produit par une variation donnée de l'intensité, examinons quelle est l'action d'une série de variations qui, isolées, donnaient naissance à une secousse unique. Mais d'abord demandons-nous comment on peut produire la succession de ces variations d'intensité.

1° Production d'une série de périodes variables. — La bobine de Ruhmkorff est assurément l'appareil le plus commode pour la production des variations de courant dont il vient d'être parlé ; il suffit, pour cela, de la munir d'un organe permettant d'obtenir des chocs d'induction se succédant à des intervalles de temps convenables. Un premier moyen qu'on peut employer, lorsqu'on désire une succession peu rapide des ondes induites, c'est l'emploi du métronome interrupteur ; on se sert d'un métronome ordinaire dont l'axe porte une tige terminée par deux pointes qui peuvent plonger dans des godets où l'on place du mercure ; l'axe et les godets étant reliés respectivement aux deux pôles de la source qui fournit le courant primaire ; on place le métronome en tension sur ce courant, qui est alors régulièrement interrompu. On règle la rapidité des interruptions en déplaçant le curseur sur la tige du métronome.

2° Effets moteurs. — Dans ces conditions, il arrive au nerf, ou au muscle, placé dans le circuit de la bobine induite, des chocs d'induction qui produiront des effets variables, suivant la valeur de l'intervalle qui sépare les ondes successives correspondant aux interruptions du métronome.

3° Succession lente des périodes variables. — Supposons que les ondes induites de rupture (celles dont l'effet physiologique est prépondérant) soient assez rapprochées pour que la deuxième arrive au muscle pendant qu'il effectue le raccourcissement correspondant à la secousse provoquée par la première onde ; l'effet excitant de cette deuxième onde s'ajoutera alors à celui de la première, en sorte qu'il n'y aura en apparence qu'une secousse unique, mais beaucoup plus énergique et plus longue que celle qui serait résultée de l'excitation due à la première onde induite seule. Si la durée des oscillations du métronome interrupteur est plus petite, et telle que l'onde qui suit la première arrivant au muscle se produise après que le muscle a déjà commencé son relâchement, alors il n'y a plus superposition complète des secousses ; il se fait un ressaut de la ligne de descente, d'autant plus marqué que l'onde arrive à un moment plus avancé du relâchement du muscle.

4° Succession plus rapide des périodes variables. — Supposons que l'on ait abaissé le curseur du métronome de manière à accélérer beaucoup les oscillations, et réglons l'intensité du courant induit, soit par un rhéostat à liquide, soit par le déplacement de la bobine secondaire sur le chariot, de manière à ce que les excitations soient suffisantes, c'est-à-dire produisent juste des secousses. Si la rapidité de la succession des ondes de rupture est assez grande, chacune de ces ondes viendra exciter le muscle, avant que l'effet de la précédente ne soit achevé, et l'on constate que le muscle entre dans un état de raccourcissement permanent qu'on appelle *tétanos musculaire physiologique*.

Il est facile de connaître quelle doit être la rapidité des interruptions du courant primaire pour provoquer le raccourcissement permanent. Si la durée de la secousse d'un muscle donné est égale à $\frac{1}{n}$ de seconde, il faudra au moins n chocs d'induction par seconde pour amener le muscle en état de tétanos. Si le nombre des excitations est égal à n, ou à peine

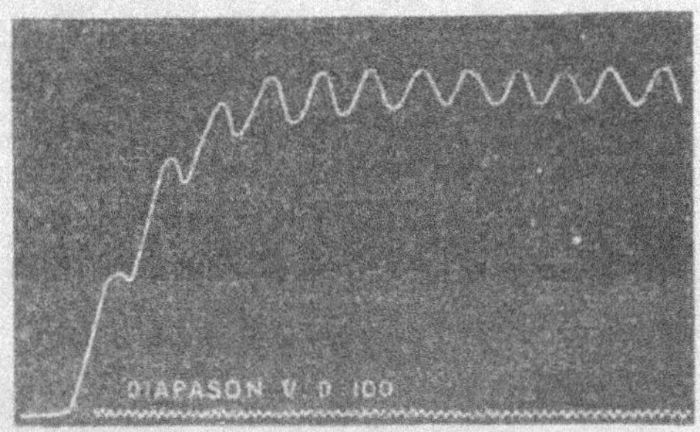

Fig. 111.
Secousses successives dues à des ondes induites rapprochées
les unes des autres.

supérieur, la fusion des secousses formant le tétanos est partielle et alors le tétanos est incomplet ou imparfait. La courbe inscrite par le myographe sur le cylindre enregistreur (fig. 111) présente des oscillations, plus ou moins marquées, qui correspondent aux secousses incomplètement fusionnées.

5° Succession rapide des périodes variables. — Mais il est possible d'obtenir un nombre d'ondes induites très nombreuses, en substituant au métronome que nous avons employé jusqu'ici un interrupteur plus rapide, par exemple le trembleur de Neef : c'est le trembleur ordinaire des bobines de Ruhmkorff ; il est formé d'une lame élastique qui vient buter sur une pointe que l'on peut avancer ou reculer. Le courant primaire est alors périodiquement interrompu un grand nombre de fois par seconde ; dans ces conditions, les secousses produites par les ondes induites sont entièrement confondues et le tétanos est parfait ou complet (fig. 112) ; la courbe s'élève rapidement à une hauteur maxima qui, une fois atteinte, est conservée pendant toute la durée du raccourcissement.

Pour que la fusion des secousses soit complète, il faut que

les chocs d'induction viennent surprendre le muscle avant qu'il n'ait commencé à se relâcher ou qu'il n'ait, tout au plus, effectué sa période d'ascension : soit $\frac{1}{m}$ de seconde la durée de la période d'ascension d'un muscle donné ; s'il arrive au muscle au moins m excitations par seconde, ou mieux un peu plus, le tétanos sera complet. Or, pour les muscles, m est égal à 35 ou 40 ; en sorte que pour provoquer le tétanos, il faut qu'il se produise 35 à 40 chocs d'induction de rupture par seconde. Les

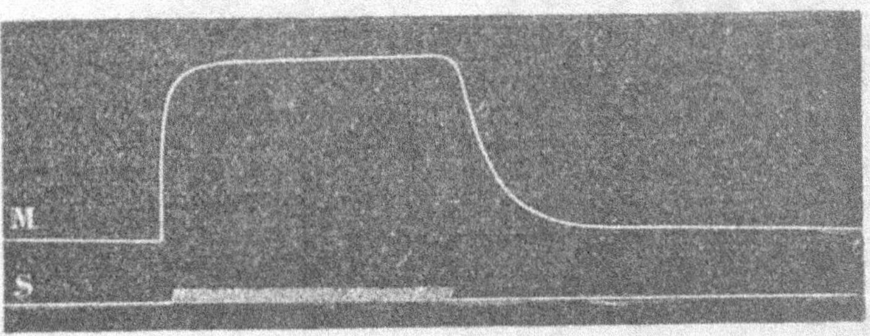

Fig. 112.
Tétanos complet.

trembleurs ordinaires des bobines produisent un nombre plus grand encore d'interruptions ; le tétanos est donc assuré avec ces appareils.

Si c'est surtout aux ondes de rupture que sont dus les effets moteurs qui viennent d'être étudiés, les ondes de fermeture jouent cependant un rôle non négligeable dans l'effet total.

La forme complète du courant induit, recueilli aux bornes de la bobine munie d'un trembleur, est une série d'ondes, les unes au-dessus, les autres au-dessous de l'axe des temps, séparées par un intervalle très grand, beaucoup plus grand que celui qui correspond à la durée du courant induit de rupture.

Portons sur une droite horizontale OT des points O, F, R, F', équidistants pour indiquer les moments où se produisent les ruptures et les fermetures du courant primaire ; s'il y a

100 interruptions par seconde, OF sera égal à $\frac{1}{50}$ de seconde, de même FR, etc.

C'est à ces moments O, F, R, etc., que commencent les ondes, soit de rupture, soit de fermeture ; mais, comme ces ondes ont une durée beaucoup plus petite que $\frac{1}{50}$ de seconde, il est facile de comprendre qu'entre la fin A d'une onde et le commencement F de la suivante, il s'écoule un intervalle de temps relativement considérable. Si l'on remarque, de plus, que ce sont surtout les ondes de rupture OMA, RM'A' qui agissent

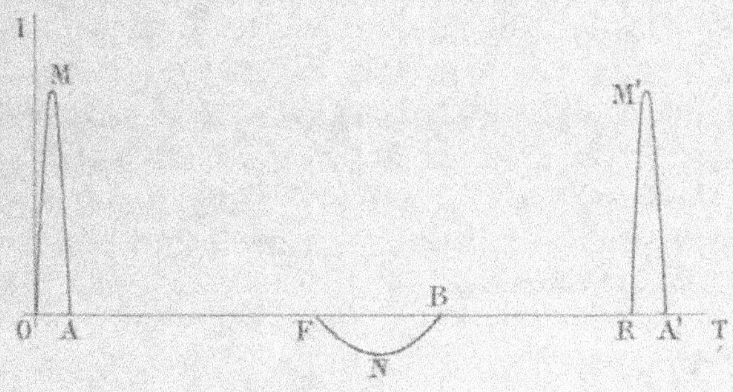

Fig. 113.
Forme du courant faradique.

sur la contraction musculaire, on voit que les excitations qui arrivent au nerf ou au muscle sont saccadées et représentent de véritables coups d'induction, dont l'action très brusque fait du courant faradique un des meilleurs excitants physiologiques. La figure 113 est la représentation graphique du courant faradique.

On voit que ce qui caractérise ce courant, c'est la brusquerie avec laquelle se produisent les variations de l'intensité correspondant aux ondes induites de rupture.

6° Succession très rapide des périodes variables. — Demandons-nous quels sont les phénomènes moteurs qui se manifestent quand on augmente de plus en plus le nombre, par seconde, des ondes efficaces qui arrivent au muscle. Supposons que l'on adapte à la bobine de RUHMKORFF un trembleur permettant d'augmenter de plus en plus le nombre des interruptions du courant primaire ou que l'on fasse tourner l'anneau d'une machine à courants sinusoïdaux, de façon à augmenter de plus en plus la fréquence : nous constaterons que le muscle est d'abord de plus en plus énergiquement excité ; mais cette augmentation de phénomènes d'excitation n'a pas lieu indéfiniment, comme on pourrait le croire à priori.

A partie d'un maximum, qui a lieu entre 2.500 et 5.000 excitations par seconde, on voit, au contraire, l'excitation décroître avec le nombre des variations de l'intensité électrique. Il en résulte ce phénomène surprenant qu'avec des variations suffisamment rapides, on peut faire passer à travers l'organisme des courants qui ne sont nullement perçus, alors qu'ils seraient foudroyants, si l'on abaissait la fréquence. C'est aux beaux travaux de d'Arsonval que l'on doit cette remarquable découverte. Voyons comment on peut arriver à augmenter le nombre des variations de l'intensité.

7° **Production de cette succession très rapide**. — Un premier dispositif consiste à employer la bobine d'induction ; mais il est difficile de dépasser 2.000 excitations par seconde, que l'on emploie comme interrupteur, soit le trembleur, soit un interrupteur automatique. Cela tient à la présence du fer doux du noyau qui demande un temps assez long pour s'aimanter ; ce temps d'aimantation fait que le nombre des ondes qu'on peut obtenir est rapidement atteint.

Il faut donc renoncer à l'emploi des appareils dans lesquels les courants sont produits par les variations d'aimantation du fer. Le résultat cherché est obtenu au moyen d'un alternateur, tel que celui employé par d'Arsonval ; il se compose d'un inducteur et d'un induit : l'inducteur est formé d'une bobine cylindrique en fer munie de deux grandes joues en fer ; cette bobine peut tourner rapidement autour de son axe. Autour de l'axe, est enroulé un fil de cuivre isolé qui, traversé par un courant constant, rend l'une des joues nord et l'autre sud ; à la face interne des joues, près de leur bord, sont implantées 100 chevilles en fer qui se font vis-à-vis. Dans l'espace compris entre ces chevilles se trouve une bobine circulaire, sans fer, constituant le circuit induit. Lorsque la grosse bobine est en mouvement, chaque paire de pôles qui passe devant la bobine fixe y induit une double onde sinusoïdale dont on gradue l'intensité, en modifiant le champ inducteur.

Cet appareil peut fournir un nombre d'ondes variables, sans en altérer la forme. On peut ainsi obtenir jusqu'à 10.000 alternances par seconde.

8° Courants de haute fréquence. — Le troisième moyen, plus simple, consiste à utiliser la décharge des condensateurs ; c'est le dispositif qui a servi à HERTZ pour produire les ondulations électriques extrêmement rapides.

Lorsqu'on opère la décharge d'un condensateur dans un conducteur dont la résistance R est telle que l'on a :

$$R > \sqrt{\frac{4L}{C}}$$

L étant le coefficient de self-induction du conducteur, C la capacité du condensateur, la décharge est *continue*. Si, au contraire, on a

$$R < \sqrt{\frac{4L}{C}}$$

la décharge est *oscillante*, les oscillations sont isochrones et leur amplitude décroît suivant les termes d'une progression géométrique. On peut comprendre le sens physique des inégalités précédentes en examinant ce qui se produit dans deux vases communiquants contenant un liquide. Si les surfaces du liquide se trouvent à des niveaux différents, au moment où l'équilibre du niveau pourra s'établir, il y aura oscillation des surfaces du liquide, si la résistance éprouvée par le liquide, pour passer d'un vase dans l'autre, est très petite ; au contraire, les oscillations seront supprimées et l'équilibre s'établira lentement, d'une façon continue, si le liquide éprouve une grande résistance dans son passage d'un vase dans l'autre.

Lorsque la résistance du conducteur parcouru par la

décharge du condensateur est négligeable, la valeur de la
période du courant oscillatoire est :

$$T = 2\pi \sqrt{L.C.}$$

En donnant au coefficient de self-induction et à la capacité

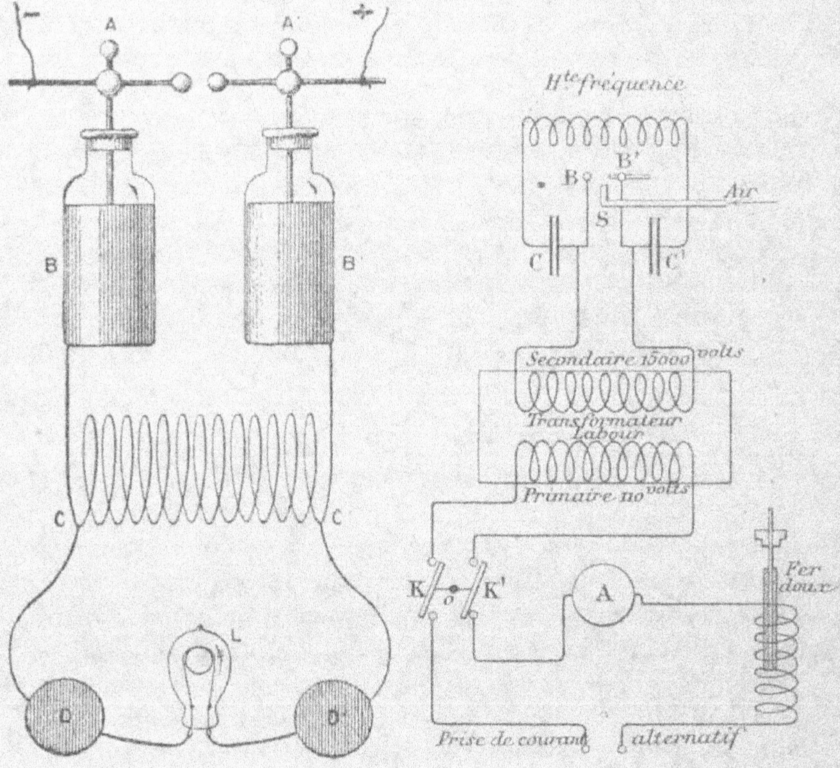

Fig. 114.
Schéma du dispositif pour
courants de haute fréquence.

Fig. 115.
Dispositif de D'ARSONVAL pour les
courants de haute fréquence.

des valeurs convenables, HERTZ a pu réduire la valeur de T à
1 millionième de seconde.

9° Production des hautes fréquences. — Cette fréquence

vraiment étonnante s'obtient de la façon suivante indiquée par d'Arsonval : on monte en cascade deux bouteilles de Leyde dont les armatures internes AA' (fig. 114) sont reliées à une source d'électricité à haut potentiel (bobine de Ruhmkorff, machine statique, transformateur) ; les armatures externes BB' sont réunies entre elles par un solénoïde CC' formé d'un gros fil de cuivre faisant 15 à 20 tours. Dans ces conditions, chaque fois qu'une étincelle jaillit entre AA', un courant oscillant extrêmement énergique prend naissance dans le solénoïde. On peut mettre en évidence la grande intensité de ce courant en fixant aux extrémités du solénoïde CC' deux fils tenus, d'autre part, par deux personnes DD' entre lesquelles se trouve une lampe à incandescence L.

On a ainsi donné à R, résistance du fil parcouru par la décharge des condensateurs, une valeur très faible et à la self-induction une valeur convenable pour que l'inégalité

$$R < \sqrt{\frac{4L}{C}}$$

se trouve satisfaite.

On désigne les courants ainsi produits, à cause même de leur fréquence énorme, sous le nom de *courants de haute fréquence*. — Ces courants sont obtenus aujourd'hui, avec une très grande puissance, de la façon suivante : on fait arriver aux bornes d'un transformateur Labour (fig. 115) le courant alternatif provenant d'une station centrale, comme celui du secteur de la rive gauche à Paris, dont le voltage est de 110 volts. Le transformateur porte la différence de potentiel à 15.000 volts ; cette haute force électromotrice serait très dangereuse : aussi, le fil secondaire du transformateur est-il enfermé dans un récipient métallique et complètement plongé dans une masse de paraffine : l'isolement est donc aussi parfait que possible. L'intensité du courant alternatif primaire est mesurée par un ampèremètre spécial. Le fil secondaire du transformateur est relié aux armatures internes de deux condensateurs plans C et C' dont les armatures externes communiquent au conducteur doué de self-induction sur lequel on prend une dérivation pour utiliser les courants de haute fréquence. Les étincelles éclatent entre deux boules BB' sur lesquelles on dirige un courant d'air S sous pression destiné à souffler l'étincelle et à augmenter ainsi beaucoup la fréquence. Pour régler l'intensité du courant primaire, D'ARSONVAL a eu l'idée de placer sur le circuit primaire une bobine de self, à l'intérieur de laquelle peut se déplacer un noyau de fer doux.

L'efficacité du nouveau dispositif adopté pour courants de haute fréquence est considérable : l'énergie dépensée dans le circuit primaire peut atteindre 3.000 watts.

§ 4. — Effets physiologiques des courants de haute fréquence

Maintenant que nous savons obtenir ces courants de haute fréquence, étudions-en les propriétés.

Pour montrer la puissance d'induction du solénoïde que parcourt la décharge des condensateurs, on peut réaliser quelques expériences : si l'on entoure le solénoïde, où se propagent les courants de haute fréquence, d'un fil de cuivre circulaire relié à une lampe de 100 bougies consommant 3 ampères sous 110 volts, on voit cette lampe devenir éblouissante.

On peut remplacer le fil circulaire par un circuit organique formé par les tissus : en entourant le solénoïde avec les bras et en fermant le circuit sur une lampe dont les fils sont tenus dans les deux mains, les phénomènes d'induction sont tellement intenses que la lampe, si elle n'exige pas plus de 0,4 ampère s'allume, comme si elle était placée sur un courant continu : il faut avoir soin de rendre la résistance de l'épiderme aussi faible que possible, en humectant soigneusement les mains. On voit par ce qui précède quelle énorme puissance d'induction possèdent les courants de haute fréquence qui circulent dans le solénoïde.

Occupons-nous maintenant des effets physiologiques de ces courants si intéressants. Nous envisagerons successivement le cas où les courants traversent directement les tissus et le cas où ces mêmes tissus sont placés dans l'intérieur du solénoïde, sans aucune communication avec lui.

1° Cas où les courants sont appliqués directement sur les tissus. — Si on applique sur un muscle les électrodes dont les fils sont reliés au solénoïde, on constate que l'excitation est nulle ; il n'y a ni secousse, ni tétanos musculaire. Ce n'est cependant pas l'intensité qui fait défaut, puisque nous avons vu qu'une lampe de 3.000 milliampères peut s'allumer entre deux personnes placées dans le circuit ; le seul phénomène constaté, c'est une sensation de chaleur aux points d'entrée et de sortie du courant. L'intensité de 3.000 milliampères serait extrêmement dangereuse si la fréquence diminuait ; une intensité même 10 fois plus faible deviendrait mortelle si la fréquence, au lieu d'être de 500.000 à 1 million par seconde, s'abaissait à 100, comme c'est le cas pour les courants industriels.

Il est intéressant de se demander pourquoi ces courants n'agissent pas sur l'excitabilité du muscle ou du nerf : deux hypothèses ont été faites tout d'abord : ou bien ces courants, à cause de leur énorme fréquence, passent exclusivement à la surface du corps ; ou bien, les nerfs moteurs et sensitifs sont organisés pour répondre seulement à des vibrations de fréquence déterminée. C'est ce qui a lieu pour le nerf optique dont les terminaisons sont aveugles pour les ondulations de l'éther d'une période inférieure à 497 billions par seconde (rouge) et supérieure à 728 billions (violet). Il en est de même pour le nerf acoustique, car on sait qu'il existe deux limites pour les sons que notre oreille peut percevoir.

Laquelle des deux hypothèses doit-on accepter ? Si le corps d'un animal était assimilable à un conducteur métallique, la première hypothèse aurait de grandes probabilités d'exactitude, mais nous savons qu'il n'en est pas ainsi et que l'on ne peut pas appliquer la loi d'Ohm au corps de l'homme et des animaux. C'est donc la seconde hypothèse qu'il faut adopter : les courants de haute fréquence, au lieu de s'écouler par la surface du corps, pénètrent dans l'organisme. La meilleure preuve qu'on puisse en donner, c'est que les centres nerveux profondément situés sont influencés par eux, soit directement, soit par les courants induits engendrés.

2⁰ Cas où les courants agissent sans aucune communication avec les tissus. — Pour faire traverser les tissus par

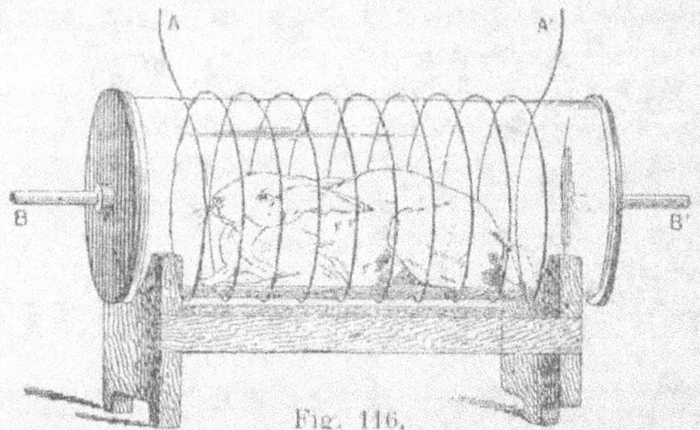

Fig. 116.
Solénoïde relié à un appareil de haute fréquence.

les courants de haute fréquence, sans aucune communication

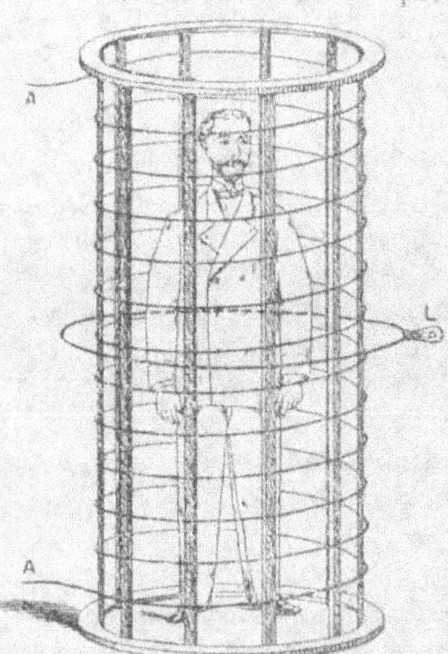

avec le circuit, on place l'animal (fig. 116) ou l'homme (fig. 117) dans le solénoïde dont le volume est adapté au corps de l'animal en expérience : pour le lapin, par exemple, le solénoïde entoure un cylindre de verre dans lequel l'animal est introduit. Pour l'homme, c'est un solénoïde de 2 mètres de haut et de 80 centimètres de diamètre.

Les phénomènes d'induction qui prennent naissance dans les tissus ne sont accompagnés d'aucune sensation, ni d'aucun phénomène moteur, mais la pression artérielle est abaissée, la peau se recouvre de sueur, enfin les combustions respiratoires sont très activées. Cette

Fig. 117.
Autoconduction.

seconde méthode porte le nom d'*autoconduction* (D'ARSONVAL).

L'absence d'excitation motrice et sensitive s'explique par un effet d'inhibition. Cette action inhibitoire des courants de haute fréquence peut être démontrée expérimentalement : on constate en effet que les tissus traversés deviennent rapidement moins excitables aux excitants ordinaires : il se produit même de l'analgésie au niveau des électrodes.

Les effets physiologiques produits par l'autoconduction sont les suivants :

1° Le système nerveux vaso-moteur est fortement influencé. Si l'on prend la pression artérielle d'un chien, on la voit tomber de plusieurs centimètres, sous l'influence de l'autoconduction. C'est bien là une preuve de l'action profonde des courants de haute fréquence;

2° Sur l'homme placé dans le solénoïde *ad hoc*, on constate que sa peau se vascularise et se couvre de sueur par suite de l'action sur les vasomoteurs.

3° Il se produit une augmentation des combustions respiratoires, augmentation de l'oxygène absorbé et de l'acide carbonique exhalé. C'est là un fait très important pour les applications thérapeutiques.

4° Sur les toxines microbiennes, d'ARSONVAL et CHARRIN ont vu qu'il se produisait une atténuation des effets produits sur un animal, lorsque la toxine avait été soumise par autoconduction, sans aucun contact par conséquent avec les fils, à l'action de ces courants.

On voit, par ces quelques données, combien est grande la différence entre les courants à basse fréquence, tels que ceux obtenus par la bobine de RUHMKORFF, ou la machine à courants sinusoïdaux, et les courants à haute fréquence. L'état variable du courant électrique est loin de produire des effets identiques, pour une même intensité maxima; il faut encore considérer la durée de la variation de cette intensité et la rapidité de cette variation. Nous avons montré les différents phénomènes physiologiques qui se manifestent sous l'influence de l'état variable, à mesure que les périodes deviennent de plus en plus voisines les unes des autres et nous croyons que cette manière d'exposer les faits est préférable, pour la clarté du sujet, à l'ordre habituellement adopté dans les livres.

ARTICLE PREMIER

EFFETS PHYSIOLOGIQUES DE L'ÉLECTRICITÉ

STATIQUE

Après avoir étudié l'action du courant électrique dans son état permanent, dans son état variable, et les différents modes de ce courant caractérisés par des variations déterminées de l'intensité, il est utile d'envisager l'action de l'électricité statique sur les tissus vivants et sur le corps de l'homme en particulier.

Nous examinerons successivement les effets qui se rapportent au bain électrique, au souffle et enfin aux étincelles.

§ 1. — Bain électrostatique

Le sujet, placé sur le tabouret isolant et mis en communication avec l'un des pôles de la machine, est porté au même potentiel que la machine elle-même : l'électricité s'échappant par toutes les aspérités du corps, celui-ci est parcouru par un courant de haute tension.

La sensation éprouvée n'est pas désagréable ; on ressent, lorsqu'on s'observe avec soin, une impression comparable à celle d'un voile de gaze qui vous frôlerait la figure ; en même temps, une sensation de chaleur apparaît. L'action du bain statique est manifeste, même sur les sujets sains.

§ 2. — Souffle électrique

Boudet de Paris avait émis la loi suivante : « Le diamètre de la surface influencée par la pointe de décharge est égal à une fois et demie la distance qui sépare la pointe de cette surface. » D'après cette donnée, que beaucoup d'auteurs classiques ont reproduite, il semblerait que la surface de la peau soumise au souffle soit indépendante, et du signe de l'électricité qui s'écoule par la pointe, et de l'angle au sommet de cette pointe. Il n'en est rien, comme l'ont mis en évidence les expériences de l'auteur.

Si l'on se sert, comme réactif, du papier ioduré amidonné qui bleuit sous l'action de l'ozone formé, on constate que, dans les mêmes conditions, le souffle négatif produit une teinte moins large, mais plus foncée, que le souffle positif; celui-ci est beaucoup plus éparpillé que celui-là : en d'autres termes, la densité électrostatique est plus petite avec le souffle positif qu'avec le souffle négatif.

La sensation de vent éprouvée sur la peau au moyen du souffle n'est pas la même, suivant que l'électricité qui s'écoule est positive ou négative ; en mesurant avec une sorte d'anémomètre, l'intensité de ce vent, nous avons pu établir que le vent négatif souffle plus fortement que le vent positif.

Enfin, l'influence de l'angle des pointes est importante à considérer, au point de vue de l'étendue de l'action du souffle dirigé sur la peau. Des recherches entreprises dans ce sens nous ont amené à cette conclusion que la surface impressionnée par le souffle est d'autant plus grande que l'angle de la pointe est plus grand : c'est avec un angle de 90°, ou même un peu plus grand, que l'effet est maximum.

L'effluve statique possède une action sédative manifeste qui est mise à profit, soit dans le traitement de certaines douleurs des neurasthéniques, soit encore dans celui de la migraine. Des actions vasomotrices importantes ont lieu sous l'influence du souffle électrique ; elles sont différentes, suivant le signe de l'électricité qui s'écoule par la pointe. Le souffle négatif produit un abaissement de la température locale cutanée plus grand que le souffle positif ; de plus, l'abaissement thermométrique continue après l'arrêt du souffle et la température ne reprend sa valeur initiale que très lentement. Il faut noter encore que la région soumise au souffle conserve pendant plusieurs heures l'odeur d'ozone.

La mesure des actions vasomotrices produites par le souffle permet de comprendre la sensation de fraîcheur que l'on

éprouve, soit dans le cas du souffle ordinaire, soit dans le cas
de la douche statique. Le fait que la température locale ne
revient que longtemps après à son point de départ, prouve
que l'action est bien plus profonde que celle que produirait
un simple courant d'air.

§ 3. — ÉTINCELLES

Lorsqu'une étincelle jaillit entre un conducteur et la peau,
on éprouve, au point frappé, la sensation d'une piqûre accompagnée d'un choc. La sensation de piqûre existe seule, lorsque
les étincelles sont très petites.

1° Énergie de l'étincelle. — L'énergie emmagasinée dans
une étincelle est, en désignant par V le potentiel de la machine
et par C sa capacité,

$$W = \frac{1}{2}\, C.V^2,$$

Cette formule permet d'expliquer pourquoi la sensation de
choc est d'autant plus prononcée que le potentiel est plus
élevé et que la machine est armée de condensateurs plus puis-
sants.

L'application d'étincelles sur la peau est accompagnée de
phénomènes vasomoteurs intéressants à connaître. Les actions
vasomotrices sont plus importantes avec les étincelles positives
qu'avec les négatives.

Les téguments présentent, au début, de la pâleur qui est
ensuite remplacée par de la rougeur, quand les étincelles ont
jailli pendant quelques minutes au même point, on voit appa-
raître, plusieurs heures après, une phlyctène qui laisse, après
sa guérison, une coloration brune de l'épiderme. Dans certains
états pathologiques, notamment dans le goitre exophtalmique
les effets vasomoteurs de l'étincelle statique sont tellement
accusés qu'ils ont fait donner le nom de *dermographisme électrique* aux signes que l'on peut tracer sur la peau au moyen
des étincelles.

2° Effets moteurs. — Indépendamment des actions vaso-

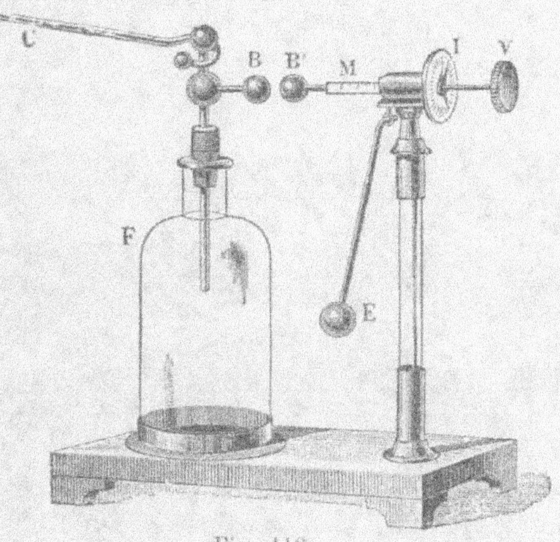

Fig. 118.
Excitateur médiat de Bonnier.

motrices dont nous venons de parler, l'étincelle statique pro-

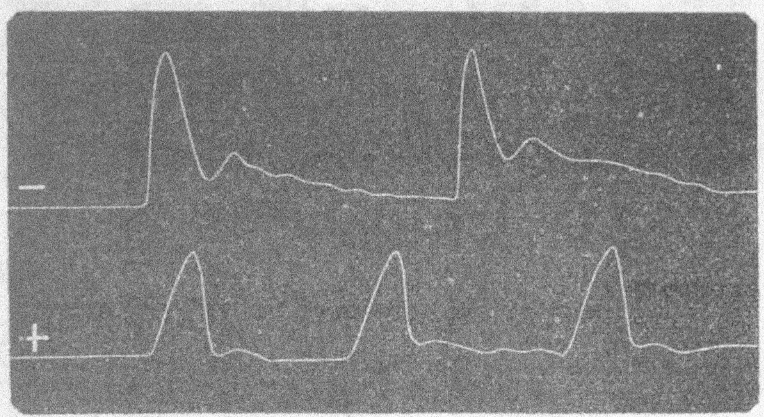

Fig. 119.
Influence du signe.

duit des contractions musculaires. Ce moyen d'excitation tend

aujourd'hui à être de plus en plus employé, soit pour l'électrodiagnostic, soit pour l'électrothérapie de certaines affections.

Dans le cas où l'on veut produire l'excitation médiate, on
peut employer l'excitateur médiat tel que celui qui a servi à

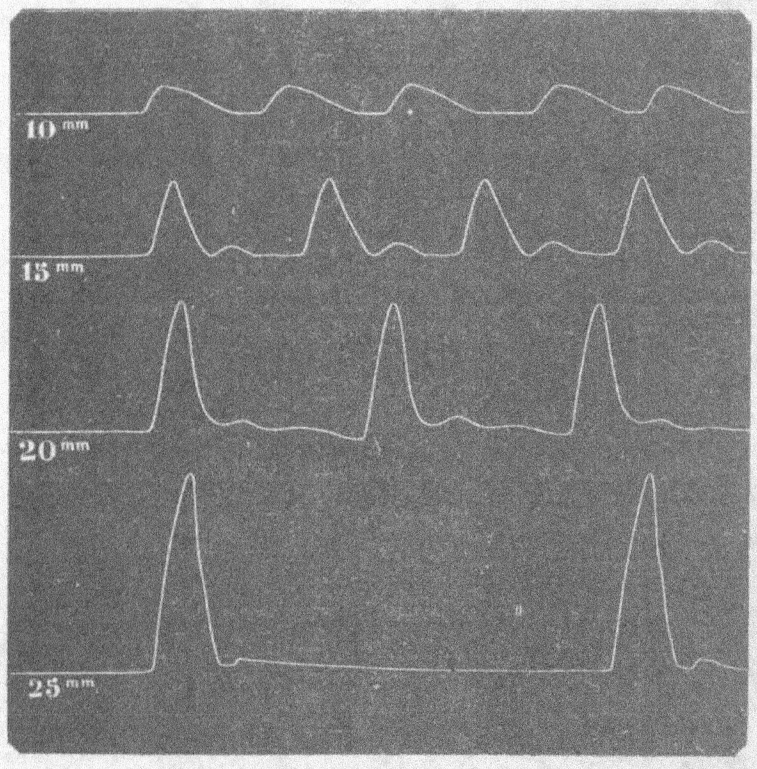

Fig. 120.
Influence de la longueur.

l'auteur pour établir ces lois (fig. 118). Les étincelles, dont la
longueur peut être exactement mesurée, jaillissent entre les
boules BB' et la boule E repose sur le muscle à exciter. Le
flacon de verre F ne sert que de support isolant.

a. *Influence du signe de l'étincelle*. — Le graphique de la figure 119 montre que la contraction ne se produit pas de la même façon avec les deux étincelles ; la courbe du pôle négatif s'élève brusquement, tandis que celle du positif s'incline légèrement. Il y a donc, entre les contractions provoquées par les deux étincelles, une différence très nette qui rappelle beaucoup la différence d'action de la cathode et de l'anode des courants galvaniques à la fermeture.

b. *Influence de la longueur des étincelles.* — Le graphique de la figure 120 obtenu avec des étincelles de 10, 15, 20, 25 millimètres montre que l'énergie de la contraction croît beaucoup plus vite que la longueur des étincelles. En mesurant la hauteur de chaque secousse, nous avons pu établir la loi suivante : la grandeur de la contraction musculaire est directement proportionnelle au carré de la longueur des étincelles.

CHAPITRE II

RÉSISTANCE ÉLECTRIQUE DES TISSUS
DU CORPS HUMAIN

L'application des lois des courants dérivés montre que le courant électrique appliqué dans une région donnée du corps humain, ou sur une masse de tissus d'un animal quelconque, passe en quantité plus ou moins grande, par unité de section, suivant la nature des tissus constituant la masse traversée et surtout suivant la conductibilité propre de chacun de ces tissus. Il est donc important d'être fixé sur la valeur de la résistance des tissus lorsqu'on fait une application du courant dans un but, soit physiologique, soit thérapeutique ; on comprend en effet que la technique doit varier suivant la nature du tissu que l'on veut soumettre à l'action du courant. Une autre considération qui montre l'importance de cette question, c'est le parti que l'on peut tirer en électrodiagnostic de la connaissance de la résistance électrique d'une partie donnée du corps humain. C'est ainsi que dans la maladie de Basedow, la résistance d'une surface donnée de l'épiderme est bien plus petite que celle de la même surface chez un homme sain.

Il est donc indispensable de faire une étude complète de cette question qui est essentiellement médicale.

§ I. — CONSIDÉRATIONS CRITIQUES

Faisons d'abord remarquer que les résultats trouvés par les différents auteurs qui ont essayé de mesurer la résistance, soit des tissus, soit d'une région donnée du corps, ont eu le tort de ne pas bien préciser les conditions dans lesquelles la résistance à mesurer était traversée par le courant. C'est que la résistance des tissus est loin de se présenter de la même manière que celle d'un corps métallique ; dans ce dernier cas, il suffit de connaître la longueur de la barre ou du fil métallique, sa section et la température à laquelle la mesure a été faite.

1° Difficultés de la mesure des résistances organiques. — Pour les tissus, un très grand nombre de circonstances font varier la résistance électrique dans des proportions considérables ; aussi la mesure des résistances organiques et, en particulier, celle des tissus vivants est-elle très difficile. C'est cette difficulté qui explique les écarts énormes que l'on constate dans les nombres trouvés par les divers expérimentateurs. Beaucoup d'entre eux ont eu la prétention de mesurer la résistance du corps humain, comme si cette résistance était assimilable au volume, ou au poids du corps ; ensuite, on manque de données physiques précises sur la longueur des tissus placés entre les électrodes, sur la densité du courant, etc. Aussi trouve-t-on indiqués des nombres absolument discordants pour la valeur de la résistance des tissus de l'homme : cette résistance serait, d'après certains auteurs de 600 ohms, d'après d'autres de 1.250.000 ohms, avec toutes les valeurs intermédiaires !

Pour comprendre combien l'expression résistance du corps humain est peu scientifique, supposons que l'on veuille mesurer la résistance d'un liquide donné. On commencera par indiquer la longueur de la colonne liquide à laquelle se rapportent les nombres trouvés, on mesurera la section traversée par le courant et on déterminera la température à laquelle les mesures ont été faites : on pourra ainsi rapporter la résistance à une longueur déterminée du liquide, 10 centimètres par exemple, et à une section donnée, 1 centimètre carré. Dans ces conditions, les mesures acquièrent une précision très grande et l'on peut aisément retrouver les mêmes nombres. Pour le corps humain, on ne trouve pas d'indications semblables : chaque expérimentateur a opéré dans des conditions ne ressemblant pas à celles d'un autre. d'où il résulte une grande confusion dans tous les nombres qui ont été publiés.

2° Nature du conducteur vivant. — A quelle catégorie de conducteurs déjà connus peut-on assimiler les tissus et surtout les tissus vivants ? Ce n'est évidemment pas aux conducteurs métalliques, car ceux-ci laissent passer le courant sans subir de décomposition et nous avons vu que tel n'est pas le cas des tissus organiques.

C'est aux conducteurs électrolytiques qu'il faut comparer les tissus : ils ne laissent passer le courant que parce que les ions provenant des dissolutions salines de l'organisme de l'animal considéré transportent des charges électriques vers les deux électrodes d'entrée et de sortie au courant. Nous devons donc admettre que le conducteur tissu présente des analogies avec les conducteurs électrolytiques.

3° La loi d'Ohm est-elle applicable à ce conducteur ? — Un des premiers effets du passage du courant dans un conducteur de cette catégorie, c'est la création d'une force électromotrice, de sens inverse à celle du courant primaire, que nous avons appelée force électromotrice de polarisation ; désignons-la par e, tandis que E représentera la différence de potentiel aux bornes des électrodes, lorsque le courant primaire traverse le conducteur. Si nous désignons encore par R la résistance rencontrée par le courant et par I l'intensité de ce courant, ce n'est pas à E que le produit R $\times$ I sera égal, mais bien à E diminuée de e ; en sorte que la loi d'Ohm, appliquée à ce cas, se traduira par la formule

$$E - e = RI ;$$

on tire de là

$$E = RI + e = I \left(R + \frac{e}{I} \right).$$

Cette dernière expression montre clairement que tout se

passe comme si, à la résistance rhéostatique R, on ajoutait une autre résistance $\frac{e}{i}$. Quelle est la conséquence de ce fait, au point de vue des mesures de la résistance des conducteurs électrolytiques par l'application de la loi d'Ohm ? Elle apparaît nettement d'après les considérations précédentes : la valeur de la résistance propre R des tissus n'est qu'une partie de la résistance totale dont le produit par l'intensité est égal à la différence de potentiel entre les deux électrodes : si l'on voulait éviter la cause d'erreur introduite par la force contre-électromotrice e, il faudrait mesurer la différence de potentiel, non pas entre les deux électrodes, mais entre deux couches du conducteur électrolytique comprises entre les électrodes, et placées à une certaine distance (procédé Bouty et Lippmann).

Ces phénomènes, dus à la polarisation des électrodes, sont communs aux électrolytes ordinaires et aux tissus organiques ; mais il existe, pour les tissus, d'autres phénomènes qui ne se retrouvent pas dans les électrolytes, tels que les solutions salines : ces phénomènes surajoutés sont dus au défaut d'homogénéité des tissus, homogénéité qui existe au contraire pour les conducteurs liquides. La conséquence du défaut d'homogénéité des tissus, c'est la production d'une force électromotrice de polarisation que nous avons appris précédemment à mesurer par la méthode de Weiss. Cette force contre-électromotrice ne doit pas être confondue avec celle qui se produit au niveau des électrodes mêmes : elle prend naissance dans les tissus placés entre les électrodes et vient ajouter son effet à celle dont nous avons parlé tout à l'heure ; elle résulte des échanges qui se font entre les différents tissus interposés, tous les points de contact hétérogènes constituant autant d'électrodes virtuelles. La force électromotrice de polarisation des tissus interpolaires vient donc augmenter encore la résistance apparente des tissus et l'on devra en tenir compte, ou employer une méthode capable de l'éliminer.

Ainsi, quoique les tissus soient des conducteurs électrolytiques, ils se distinguent cependant de ceux-ci par la formation de cette force électromotrice interpolaire, qui ne se manifeste pas dans les électrolytes habituels.

4° Influence de la capacité électrique des tissus. — Mais
ce ne sont pas là seulement les caractères différentiels des électrolytes et des tissus : il y a encore à considérer des points
importants. D'abord la capacité électrique : les tissus se comportent en effet non seulement comme une résistance, mais
encore comme une capacité, ce qui n'a pas lieu pour les dissolutions salines.

Le corps d'un animal se comporte comme un condensateur
dont le diélectrique est médiocrement conducteur, au lieu
d'être très mauvais conducteur, comme dans les condensateurs ordinaires ; en sorte que, tout en laissant passer le courant, les tissus sont le siège de phénomènes de condensation et
l'on a pu déterminer la valeur de cette capacité dans le cas
corps de l'homme.

5° Influence des effets vasomoteurs. — Un autre point
important qui intervient très efficacement pour faire varier
dans de grandes proportions la résistance des tissus pris sur
l'animal vivant, c'est la vaso-dilatation consécutive à l'application du courant sur la peau. Le courant constant surtout
donne naissance, comme nous le savons déjà, à des actions
vasomotrices qui ont pour effet de diminuer beaucoup la
résistance des tissus traversés par le courant. La dilatation des
vaisseaux a pour conséquence non seulement le remplissage
des espaces capillaires et intercellulaires par des liquides
bons conducteurs, mais encore une imbibition du contenu
même des cellules qui se gonflent.

L'influence de ces actions vasomotrices peut se mettre en
évidence de la façon suivante : l'épiderme ayant été bien humecté préalablement, on constate qu'après un instant d'application du courant l'intensité au lieu de se maintenir constante,
s'élève progressivement : donc la résistance des tissus traversés a diminué. Ce qui prouve que cette diminution de résistance est bien due aux actions vasomotrices, c'est que, dans
les régions où existe un épaississement notable de l'épiderme,
et où par conséquent l'influence des actions vasomotrices ne
peut que difficilement se faire sentir sous les électrodes, l'in-

tensité du courant reste à peu près constante. Il est facile de prévoir que dans les affections capables de modifier d'une façon quelconque les actions vasculaires périphériques, on trouvera des variations notables dans la résistance électrique des régions examinées à ce point de vue.

§ 2. — MÉTHODES DE MESURE DE LA RÉSISTANCE ÉLECTRIQUE DES TISSUS

Examinons les divers procédés qui ont été essayés pour la mesure, soit des tissus pris sur l'homme vivant, soit des tissus isolés des animaux.

1° Méthodes basées sur la loi d'Ohm. — Commençons par les méthodes qui utilisent la loi d'Ohm. Nous savons que dans le cas d'un conducteur métallique, si l'on connaît la différence de potentiel aux deux extrémités (voltmètre placé en dérivation) et l'intensité du courant (galvanomètre placé en tension), la résistance du conducteur est obtenue par la formule

$$R = \frac{E}{I}.$$

Dans le cas d'un conducteur électrolytique, cette formule n'est déjà plus exacte, nous savons pourquoi ; *a fortiori*, ne peut-elle être employée, sans de grosses causes d'erreur, pour les tissus. En plus des raisons données plus haut, il y a l'impossibilité matérielle d'avoir un voltmètre ayant une résistance assez grande, par rapport à celle des tissus traversés par le courant pour que ses divisions indiquent des volts.

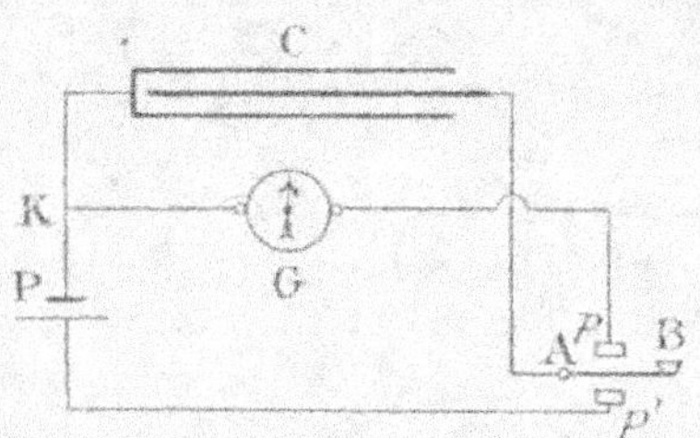

Fig. 121.

Mesure d'une force électromotrice par la méthode du condensateur et du galvanomètre balistique.

Cependant on pourrait tourner cette dernière difficulté en

utilisant le condensateur et le galvanomètre balistique (fig. 121).
Les bornes des électrodes P sont mises en communication avec
un condensateur C et un galvanomètre balistique G par l'intermédiaire d'une clé de Morse AB : le courant charge d'abord le
condensateur et la décharge de celui-ci est lancée dans le galvanomètre balistique dont on lit l'élongation sur une échelle
graduée. On sait que les déviations d'un tel galvanomètre sont
proportionnelles aux quantités d'électricité et, par suite, aux
différences de potentiel, lorsque, comme c'est le cas ici, la
capacité du condensateur reste constante.

$$\frac{\alpha}{\alpha'} = \frac{Q}{Q'} = \frac{C.V}{C.V'}$$

ou

$$\frac{\alpha}{\alpha'} = \frac{V}{V'} \, .$$

Si donc on a déterminé α à l'aide d'une force électromotrice connue V, il suffira de mesurer la déviation α' pour calculer V'. Mais quoique la mesure de la différence de potentiel
puisse ainsi être connue exactement, l'application de la loi d'Ohm
ne peut pas conduire à une mesure exacte de la résistance des
tissus. Il y a, nous l'avons déjà dit, création d'une force contre-
électromotrice due à deux causes, et l'on n'a pas le droit de
considérer cette force électromotrice à retrancher de E comme
constante, car elle varie beaucoup avec l'intensité du courant;
de plus, même pour des expériences comparatives, on n'a pas le
droit d'admettre que cette force électromotrice négative, se retranchant dans chaque expérience, tout se passe comme si
l'on se servait d'une balance dont on emploierait toujours le
même bras de levier pour faire les pesées, puisque la quantité qu'il faut retrancher est essentiellement variable.

Si l'on voulait utiliser la formule d'Ohm, il faudrait, pour
obtenir des résultats exacts, ou présentant quelques garan-
ties d'exactitude, employer des électrodes impolarisables, de
manière à éviter la création de la force électromotrice de
polarisation polaire ; ensuite, mesurer la force électromotrice
de polarisation interpolaire des tissus par la méthode indi-

quée précédemment, et enfin mesurer la différence de potentiel entre les électrodes par la méthode du condensateur et du galvanomètre balistique. En tenant compte alors de la résistance des électrodes impolarisables, on aurait exactement la valeur de la résistance cherchée.

Nous devons donc regarder comme entachées d'erreur les mesures de résistance des tissus vivants faites par la seule application de la loi d'Ohm.

2° Méthode du pont de Wheatstone. — On peut obtenir des résultats précis en utilisant la méthode du pont de WHEATSTONE traversé par un courant constant. Nous n'avons pas à rappeler

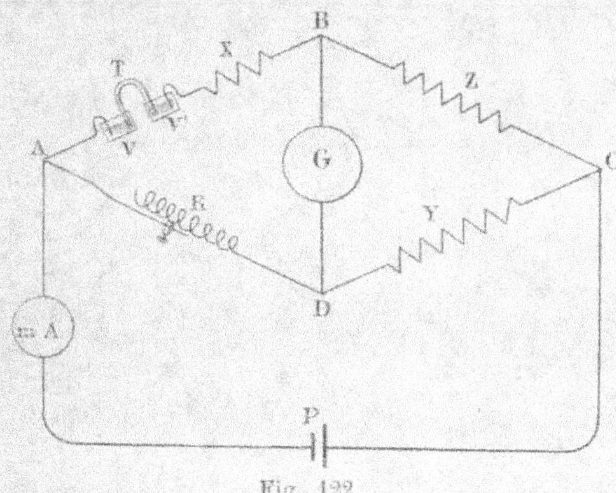

Fig. 122.
Schéma de la méthode de WEISS.

ici le principe de cette méthode qui doit être connue du lecteur.

Le dispositif imaginé par WEISS est le suivant : les tissus, ou les parties du corps de l'animal dont on veut mesurer la résistance, sont plongés dans deux vases V et V' (fig. 122) contenant de l'eau salée : dans la même branche du pont est intercalée une résistance X de 500 ohms; dans les branches BC et CD se trouvent deux résistances Z et Y de 50 ohms chacune, enfin dans la quatrième branche D A est placé un rhéostat à manette ou à curseur sur lequel on agit pour ramener l'aiguille du galvanomètre G au zéro. Sur le trajet du courant on place un milliampèremètre A qui mesure l'intensité, et que l'on doit noter avec soin dans le cas des tissus vivants.

Le tissu T étant placé sur les deux vases V et V', il est évident que lorsque l'équilibre est rétabli dans le pont, on a, en désignant par T la résistance à mesurer,

$$\frac{T + X}{R} = \frac{Z}{Y} ;$$

mais puisque nous avons pris Z de même valeur que Y, il vient immédiatement

$$T = R - X.$$

Donc, la valeur de la résistance s'obtient en retranchant du rhéostat R gradué, le nombre constant 500 : si on lit par exemple sur le rhéostat à curseur 4.800 ohms, la valeur de T est 4.300. La force électromotrice de polarisation au niveau des électrodes n'intervient pas ici, ainsi que l'auteur de la méthode s'en est assuré ; quant à la force électromotrice de polarisation interpolaire, il est indispensable d'en faire la correction, après l'avoir déterminée au préalable pour plusieurs intensités. Pour les tissus de l'homme, cette force électromotrice possède les valeurs suivantes, déterminées par WEISS et MERGIER :

	F. é. m. de polarisation interpolaire.
Pour un courant de 1,5 m. A.	0,5 à 0,9 volt.
— — 2,25 —	0,96 à 1,47 —

Lorsque l'on veut étudier sur l'homme la résistance comparative de deux régions, par exemple la résistance de la jambe gauche par rapport à celle de la jambe droite, on applique un tampon C sur la région sacrée et au milieu, pendant que les deux pieds plongent dans les vases V et V'.

Le courant arrive alors au pont de WHEATSTONE par l'élec-

trode C, en sorte qu'on peut écrire, en désignant par J et
les résistances des jambes gauche et droite

$$\frac{J' + X}{J + R} = \frac{Z}{Y}$$

d'où (à cause de l'égalité $Z = Y$)

$$J' + X = J + R.$$

La différence $J' - J$ des résistances a donc pour valeur l'excès de R sur 500 ohms qui est la valeur donnée à X. Il n'y a
que dans ce cas qu'il n'y ait pas à faire de corrections relativement à la force électromotice de polarisation, à cause
de la symétrie des organes traversés.

3º Méthode de Kohlrausch. — La méthode du pont de
WHEATSTONE peut être encore utilisée en remplaçant le courant
constant par le courant alternatif ou faradique ; le dispositif
utilisé est dû à KOHLRAUSCH.

La substitution du courant alternatif au courant continu
a l'avantage de rendre minimum l'effet nuisible de la
polarisation, soit polaire, soit interpolaire ; rigoureusement
cette polarisation n'est pas nulle, car il faudrait que la fréquence du courant alternatif soit infinie, mais il n'y a pas
à tenir compte de forces électromotrices inverses.

A la place du galvanomètre du pont, KOHLRAUSCH emploie un
téléphone sensible (fig. 123). L'équilibre se reconnaît alors par le
silence du récepteur téléphonique qui correspond à la position
zéro de l'aiguille d'un galvanomètre. On arrive à produire
l'équilibre, et par conséquent le silence du téléphone, en déplaçant un contact mobile le long d'un fil rectiligne de maillechort, en face duquel sont indiquées les résistances : il suffit
donc de lire le chiffre placé devant le curseur mobile au moment
du silence et de le multiplier par la résistance connue introduite dans l'une des branches du pont, pour connaître de suite
la valeur de la résistance à mesurer.

Si cette méthode paraît très commode et très pratique de

prime abord, il y a des remarques à faire au sujet de la résistance que l'on se propose de mesurer : pour que la méthode
fournisse des résultats ayant quelque précision, il faut que le

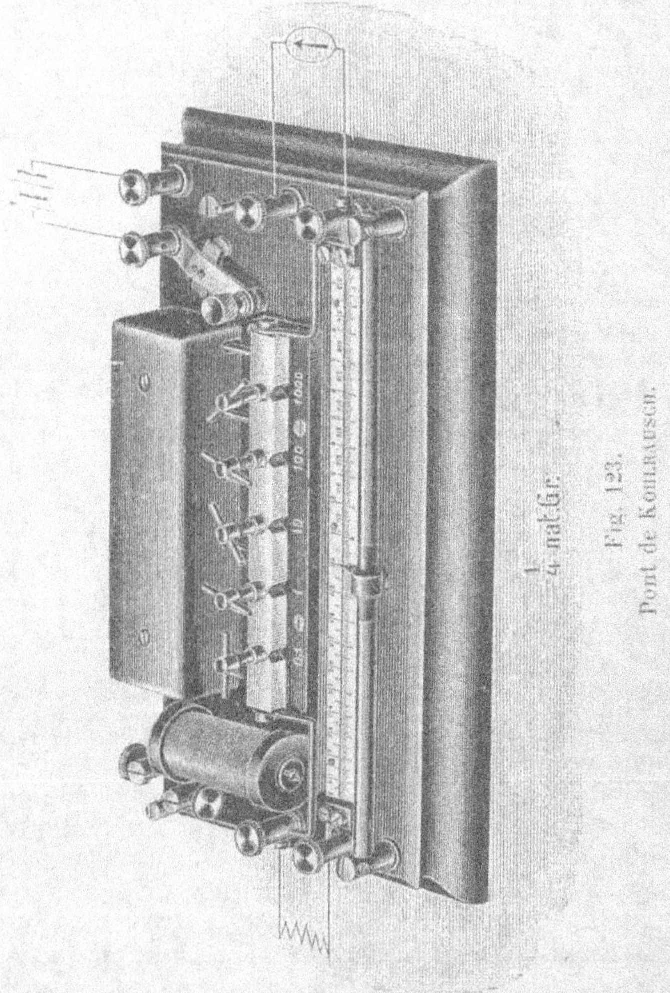

Fig. 123.

Pont de Kohlrausch.

conducteur ne soit doué, ni de self-induction, ni de capacité.
La self-induction s'opposerait en effet à l'établissement du
courant dans la branche où se trouve le conducteur, en sorte

que l'on n'obtiendrait pas le silence du téléphone, mais seulement un minimum de bruit. Cette remarque ne peut s'appliquer aux tissus organiques, car, de même que les conducteurs électrolytiques, ils ne possèdent qu'un coefficient très faible de self. Il n'en est pas de même de la capacité électrique : les tissus de l'organisme se comportent comme un condensateur dont le diélectrique aurait un mauvais pouvoir inducteur spécifique. Quel va être l'effet de la capacité électrique des tissus sur le téléphone dont on doit obtenir le silence pour faire une mesure exacte de résistance ?

Comme ce sont des courants alternatifs qui arrivent aux tissus, le condensateur qu'ils représentent se décharge et se recharge, à chaque inversion du courant, en sens opposé. Le résultat de la capacité sur le courant électrique est d'avancer la phase de l'intensité du courant sur celle de la force électromotrice dans la branche du pont où est

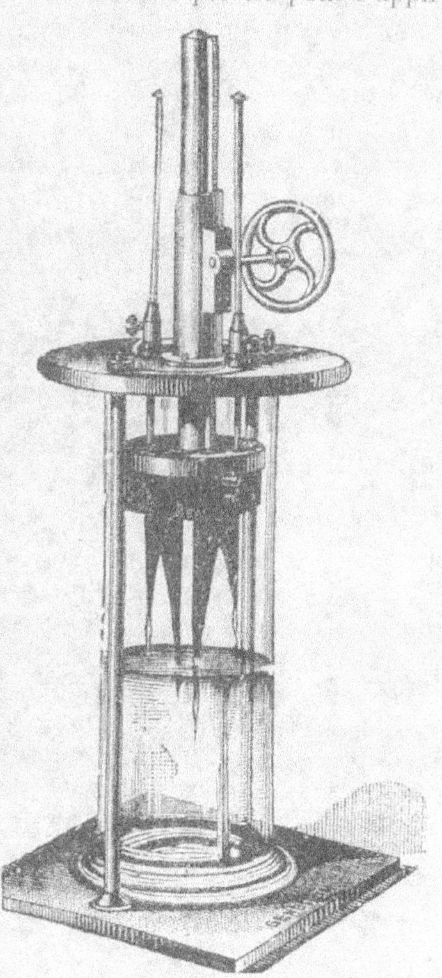

Fig. 124.
Rhéostat de Bergonié.

intercalé le tissu et où circule un courant dérivé. De plus, l'intensité de ce courant alternatif dérivé est d'autant plus réduite que la capacité du conducteur est plus faible.

On comprend, d'après cela, combien doit être nuisible pour l'obtention du silence téléphonique le rôle de condensateur joué par les tissus de l'organisme, quoique leur capacité soit très faible, lorsqu'on cherche à mesurer leur résistance par la méthode de Kohlrausch. C'est en effet ce que l'expérience confirme exactement; il est impossible dans le cas des tissus de faire passer le téléphone par le silence; on n'obtient, quoi qu'on fasse, qu'un minimum du claquement de la plaque vibrante. Il en résulte un défaut de précision provenant de l'incertitude où l'on est pour placer le curseur mobile au point qui correspond au zéro du téléphone servant d'appareil galvanoscopique. Il serait cependant à désirer que l'on trouve le moyen de rendre cette méthode précise, car elle rendrait de grands services, surtout en clinique.

4° Méthode de Bergonié. — Cette méthode de mesure des résistances des tissus vivants est basée sur un principe tout différent. Le courant faradique provenant d'une bobine d'induction traverse parallèlement la résistance à mesurer d'une part, et un rhéostat à liquide (modèle de Bergonié (fig. 124) préalablement étalonné) d'autre part, pour aboutir aux deux circuits d'un téléphone différentiel : celui-ci est constitué par deux fils distincts enroulés en sens inverse. En agissant convenablement sur le rhéostat, il arrive un moment où les actions du courant alternatif sur la plaque du téléphone se neutralisent et où, par conséquent, on obtient un silence complet; il suffit de noter la résistance qu'oppose à ce moment-là le rhéostat au passage du courant pour connaître immédiatement la valeur de la résistance à mesurer qui lui est égale. Pour la description du rhéostat nous renvoyons au chapitre des applications de l'électricité à la thérapeutique (p. 368). Pour étalonner le rhéostat, on peut employer la méthode du pont de Kolrausch. On obient ainsi la courbe (fig. 125) dans laquelle les résistances sont portées en ordonnées et les hauteurs de la colonne liquide en abscisses. A l'aide de cette courbe, il est aisé de mesurer la résistance d'une partie du corps. Assurément la capacité électrique des tissus inter-

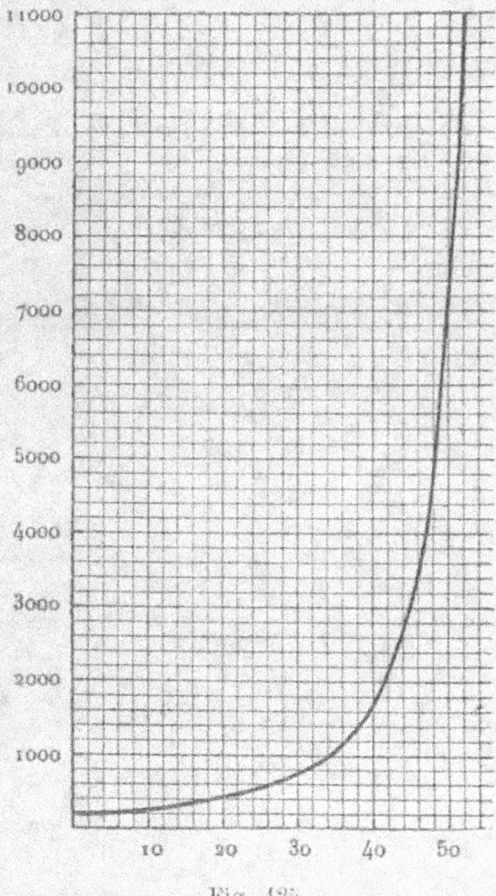

Fig. 125.

Variations de la résistance du rhéostat.

posés intervient pour modifier la phase de l'intensité du courant faradique par rapport à celle de la force électro-motrice dans la branche où est placé le tissu, mais les résultats obtenus paraissent très suffisamment exacts pour des mesures cliniques ; l'erreur ne dépasse pas d'ailleurs $\frac{1}{20}$, d'après les déterminations faites par l'auteur de cette élégante méthode.

§ 3. — Résultats expérimentaux

Il faut maintenant examiner les résultats fournis par les différentes méthodes que nous connaissons : si un grand nombre de mesures ont été faites, beaucoup l'ont été par des moyens défectueux, en sorte que l'on ne peut compter sur l'exactitude que de quelques-unes seulement. Voyons d'abord les résultats obtenus pour les tissus isolés.

D'après Eckardt, le muscle serait le moins résistant de tous les tissus, et, en général, la conductibilité d'un tissu serait fonction de sa teneur en eau ; si l'on représente par 1 la résistance du muscle, on a, toutes choses égales d'ailleurs, le tableau suivant :

	Résistance.	Teneur en eau.
Tissu musculaire	1	78 p. 100
— cartilagineux	1.8 à 2,3	70 —
— nerveux	1.6 à 2.4	66 —
— tendineux	1.8 à 2,5	62 —
— osseux	16 à 22	7 —

Ce qui ressort de ces chiffres, c'est que les os sont beaucoup plus résistants que les autres tissus, et c'est aussi ce qu'il faut se rappeler lorsqu'on applique le courant dans un but thérapeutique ; par exemple, pour la galvanisation de la moelle épinière, qui est logée dans un canal osseux, il faudra employer un courant très intense, si l'on veut que les lignes de flux arrivent jusqu'au tissu nerveux.

D'après les recherches d'Hermann, la résistance des muscles dans le sens de la longueur des fibres est moindre que dans une direction perpendiculaire : ce résultat serait dû à la polarisation interpolaire, moindre dans le premier cas que dans le second. Sur le muscle cuit, la force électromotrice de polarisation interne devient nulle et la résistance est la même dans les deux sens.

Un résultat relatif au tissu nerveux mérite encore d'être signalé : CHARPENTIER a constaté que la résistance du nerf diminue notablement dans un nerf écrasé. Il en est de même lorsqu'on badigeonne un nerf avec une solution concentrée de cocaïne qui lui fait perdre ses propriétés physiologiques ; il n'en est pas ainsi avec le curare qui n'agit que sur les plaques terminales dans les muscles. La perte des propriétés physiologiques du nerf entraîne l'augmentation de sa conductibilité apparente : on peut admettre, avec CHARPENTIER, que, suivant la loi de la transformation de l'énergie électrique, l'intensité baisse quand le nerf produit du travail ; au travail nerveux correspond une force contre-électromotrice qui disparaît avec lui, en sorte que l'on pourrait évaluer le travail du nerf par cette force électromotrice inverse.

Pour les variations de la résistance dans les diverses maladies, nous renvoyons le lecteur aux traités d'électrothérapie.

CHAPITRE III

PRODUCTION D'ÉLECTRICITÉ PAR LES ANIMAUX

Tous les êtres vivants, animaux ou végétaux, produisent de l'énergie sous les formes mécanique, calorifique, électrique, etc.

Chez les animaux, ainsi que nous l'avons vu dans les chapitres précédents, c'est surtout l'énergie calorifique et l'énergie mécanique qui apparaît dans les conditions ordinaires de la vie ; chez les végétaux, ces formes d'énergie se manifestent également, mais elles sont moins apparentes.

Il y a une autre forme de l'énergie qui apparaît chez l'être vivant : c'est l'*énergie électrique*. Cette forme est, dans la majorité des cas, moins visible que les deux formes précédentes de l'énergie ; il faut la rechercher pour la mettre en évidence, mais elle n'en existe pas moins chez tous les êtres et fait partie de leur activité vitale. Depuis les organismes monocellulaires jusqu'aux organismes les plus compliqués, l'énergie électrique est une des manifestations de la vie.

Si, chez la plupart des êtres vivants, l'énergie électrique est une forme parasite, pour ainsi dire, de l'énergie ; chez d'autres, au contraire, c'est la forme qui prédomine, pendant que l'énergie mécanique et l'énergie calorifique ont un rôle très effacé. Il semble qu'il y ait une compensation entre ces différentes formes d'énergie. Les animaux de cette dernière catégorie sont les poissons électriques tels que la torpille, le gymnote, le malaptérure électrique, etc. Si ces poissons constituent de mauvais producteurs de travail mécanique et de chaleur, en revanche, ils produisent facilement de l'énergie électrique, qui leur sert à se défendre et à agir sur leur proie à distance.

Examinons donc l'être vivant considéré comme producteur d'énergie électrique et commençons par l'homme.

§ 1. — PRODUCTION D'ÉLECTRICITÉ PAR L'HOMME
A L'ÉTAT PHYSIOLOGIQUE

Certaines personnes peuvent fournir de l'électricité lorsqu'elles sont isolées du sol : on peut tirer de leur corps des étincelles, faire dévier les feuilles d'un électroscope chargé, etc. Un sujet étudié par d'Arsonval, en 1888, présentait à ce point de vue des manifestations très intéressantes : le potentiel, mesuré à l'électromètre, dépassait 1000 volts. Chaque côté du corps était à un potentiel différent et les excitations sensorielles (odeurs, couleurs) modifiaient instantanément la valeur du potentiel.

A quelle cause peut-on attribuer ces phénomènes d'électrisation spontanée ? D'abord cette électricité n'est nullement d'origine organique, mais bien d'origine extérieure au sujet. La cause de l'électrisation réside entièrement dans la sécheresse plus grande de la peau et le frottement des vêtements. Quant aux variations de potentiel sous l'influence des excitations sensorielles, elles ne tiennent nullement à une production d'électricité, mais à une modification de la sécrétion cutanée qui entraîne un changement dans la répartition de la charge. D'ailleurs lorsqu'on mesure, en prenant toutes les précautions physiques nécessaires pour éviter les causes d'électrisation extérieure au sujet, les différences de potentiel que présentent normalement les différentes régions de la peau humaine, on trouve qu'elles n'atteignent jamais 1 volt.

Pour qu'un animal produise *organiquement* de l'électricité, il est de toute évidence qu'il doit d'abord posséder un *organe spécial*, comme celui qu'on constate chez les poissons électriques.

§ 2. — PRODUCTION D'ÉLECTRICITÉ DANS LES TISSUS

L'organisme des divers animaux est le siège d'une production d'électricité que l'on peut mettre en évidence surtout

lorsqu'on s'adresse aux tissus musculaire et nerveux. Il n'y a
là rien de bien surprenant : les tissus sont constamment soumis à des variations provenant du double travail d'assimila-
tion et de désassimilation qui entraînent des actions chimiques
auxquelles on ne saurait méconnaître une cause efficace et
incessante d'électrogenèse.

Cette production d'électricité peut être constatée, non seulement lorsque les tissus sont à l'état de repos, mais aussi
pendant l'état actif.

D'où la nécessité de diviser cette étude en deux chapitres :
1° les manifestations électrophysiologiques à l'état de repos ;
2° les manifestations à l'état d'activité.

A) Manifestations de repos

La découverte de l'existence d'un courant électrique dans
les tissus est due à Galvani ; mais c'est Nobili qui, en 1827,
établit d'une façon décisive l'existence de ce courant. Pour
cela, il prépara une patte de grenouille à la Galvani et la fit
plonger dans deux vases pleins d'eau pure ou d'eau salée ;
Nobili reconnut que si l'on plongeait les extrémités des fils de
son galvanomètre dans chacun des vases, l'aiguille était déviée
chaque fois ; le sens du courant, indiqué par la déviation galvanométrique, était dirigé de bas en haut de la patte, c'est-à-
dire des muscles vers le nerf.

La confirmation de la production de ce courant dans les
tissus a été faite par Dubois-Reymond et Claude Bernard sur
d'autres animaux et sur des homéothermes.

L'expérience précédente ne porte pas sur un seul tissu,
et l'on pourrait peut-être objecter que la production d'électricité constatée par Nobili est due au contact de tissus hétérogènes, tels que le muscle et le nerf. Mais on a pu démontrer
l'existence d'un courant électrique dans chaque tissu détaché
du corps de l'animal : les premières recherches ont été faites
par Matteucci et Dubois-Reymond, et c'est aujourd'hui une
expérience classique que celle qui a pour but de mettre en
évidence la production d'électricité dans un tissu, par exemple
dans le tissu musculaire.

Ces courants d'origine animale étant très faibles, il est indispensable de connaître la technique instrumentale que l'on doit employer.

Il y a deux points essentiels qui constituent cette technique :

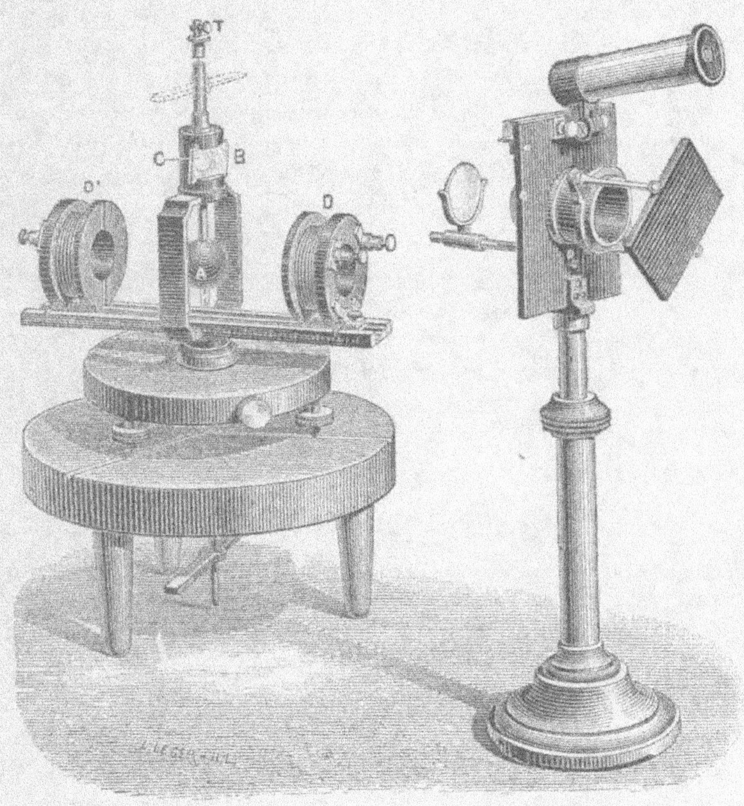

Fig. 126.
Boussole de Wiedemann-d'Arsonval.

1° les méthodes permettant de déceler et de mesurer le courant produit par le tissu étudié ; 2° les électrodes qui servent à introduire le tissu dans le circuit.

1° Méthodes de mesure. — L'une des conditions de sensibilité maxima d'un galvanomètre, c'est de posséder une résistance électrique égale à celle du circuit extérieur, ou, tout au moins, la plus voisine possible de cette résistance. Or, la résistance des tissus dont on recherche les courants est très grande.

a. *Galvanomètre de Nobili.* — On devra donc prendre un galvanomètre à fil très long et très fin et faisant un très grand nombre de tours sur le cadre du multiplicateur. Un tel galvanomètre, à cause de sa grande résistance, peut être employé comme appareil mesureur de la différence de potentiel existant entre deux points donnés du tissu étudié : il suffit de l'étalonner avec des forces électromotrices connues.

Mais le lecteur connaît les inconvénients du galvanomètre ordinaire de Nobili, et nous savons qu'un des principaux c'est sa lenteur à se fixer pour un courant donné.

b. *Boussole de Wiedemann-d'Arsonval.* — Aussi est-il préférable d'employer la boussole de Wiedemann-d'Arsonval, dans laquelle on peut employer soit un fil fin, soit un fil gros : c'est évidemment le fil fin qui sera employé pour ces expériences. Elle se compose essentiellement (fig. 126) d'un aimant en forme de fer à cheval très puissant (puisqu'il peut porter jusqu'à quarante fois son poids) suspendu à un fil métallique sur lequel est collé un miroir ; cet équipage est porté par un fil de cocon et est logé dans une boîte épaisse en cuivre rouge, destinée à produire un amortissement très efficace. Les bobines sur lesquelles est enroulé le fil parcouru par le courant à mesurer entourent la boîte de cuivre, mais peuvent se déplacer sur une règle horizontale en cuivre. Pour astatiser l'appareil, on place un barreau d'Haüy, soit au-dessus, soit au-dessous de l'aimant.

Cette boussole est apériodique, c'est ce qui lui constitue une grande supériorité sur le galvanomètre ordinaire.

c. *Électromètre capillaire de Lippmann.* — Un autre appareil de mesure préférable encore aux précédents est l'électromètre capillaire de Lippmann (fig. 127 et 128) sur lequel le lecteur doit posséder des indications techniques suffisantes. Avant de le mettre dans le circuit, il faut s'être assuré de la situation des pôles du tissu dont on veut mesurer le courant, par exemple avec un galvanomètre ordinaire, et avoir soin de relier le pôle

négatif au mercure du tube capillaire. Pour faire une mesure de
la force électromotrice développée dans un tissu par le courant

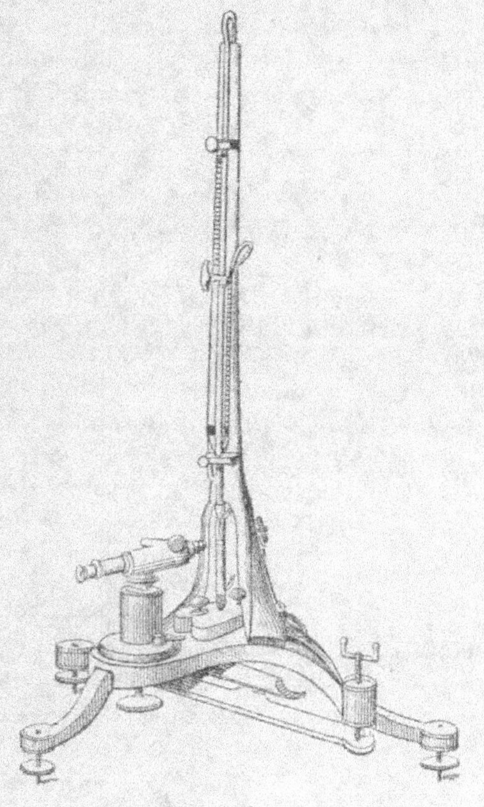

Fig. 127.
Électromètre capillaire de LIPPMANN.

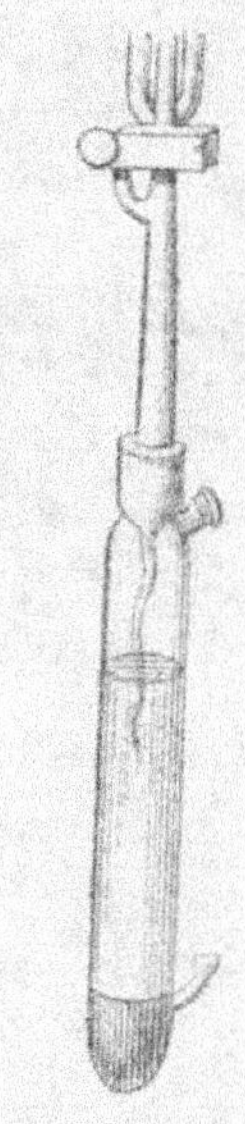

Fig. 128.
Partie essen-
tielle de l'é-
lectromètre.

organique, il n'y a qu'à suivre les indications des guides de
travaux pratiques.

2° Électrodes impolarisables. — Le courant provenant
des tissus étant toujours très faible, il est de la plus haute
importance d'éviter toutes les causes qui pourraient donner
naissance dans le circuit à des forces électromotrices autres

que celles que l'on veut étudier. Or, si l'on se contentait d'établir les connexions entre le tissu en expérience et le reste du circuit, à l'aide de simples fils conducteurs, comme on le fait dans le cas d'un électromoteur quelconque, il y aurait fatalement production d'une force électromotrice, par suite de l'action des liquides organiques sur le métal des fils. Il est donc de toute nécessité d'employer des *électrodes impolarisables* ; pour éviter la force électromotrice de polarisation entre un électrolyte et les électrodes qui y sont plongées, il faut que le métal de ces électrodes soit le même que celui du sel qui constitue l'électrolyte.

On ne pourra, par conséquent, empêcher la force électromotrice de polarisation qu'en mettant le tissu en contact avec une solution de chlorure de sodium à 5 p. 1000, ce liquide intermédiaire étant lui-même en rapport avec un conducteur métallique exempt de phénomènes de polarisation.

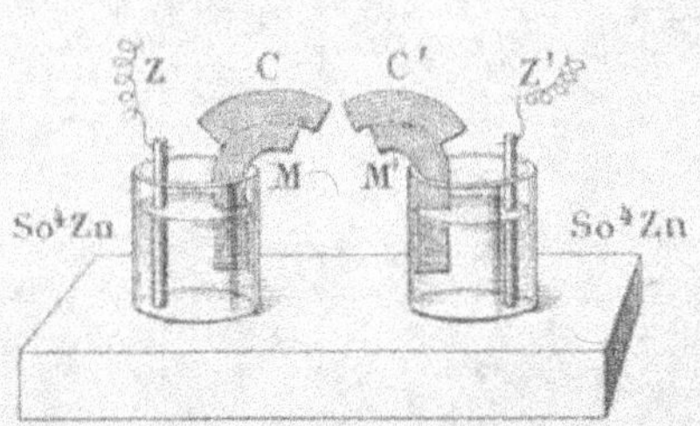

Fig. 129.
Électrodes impolarisables
de Regnauld.

a. *Électrodes de Regnauld.* — On les prépare très facilement de la façon suivante (fig. 129) : on prend deux petits vases en verre dans lesquels on met une solution saturée de sulfate de zinc pur ; dans ces vases plongent deux tiges de zinc pur Z, Z' ou de zinc soigneusement amalgamé. Sur un des côtés de chaque vase, on dispose des masses M, M' de papier buvard blanc recourbées en dehors des vases : ces masses sont imbibées par la solution de sulfate de zinc. Enfin, sur ces deux masses servant de support, on dispose deux autres masses C, C' de papier buvard bien imbibé avec la solution physiologique de chlorure de sodium, puis légèrement exprimé. C'est sur ces deux dernières masses, qui sont les véritables électrodes, que l'on dépose le tissu dont on veut étudier les phénomènes électriques.

Il faut avoir soin de ne pas faire durer l'expérience trop

longtemps pour que la solution du sel de zinc ne vienne par
diffusion se mélanger au chlorure de sodium ; on doit donc
avoir soin de renouveler assez fréquemment les masses de
papier imbibé de sel marin, lorsque l'expérience dure un certain temps.

b. *Électrodes de Dubois-Reymond.* — Ces électrodes sont
formées chacune d'un tube
de verre contenant un fil de
zinc pur ou amalgamé et fermé à la partie inférieure par
une petite masse plastique
d'argile qui a été saturée au
préalable avec une solution
de sel marin. On verse dans
le tube une solution concentrée de sulfate de zinc comme
dans les vases de REGNAULD.
Ce sont les bouchons d'argile
que l'on met en contact avec
les points des tissus dont on
étudie les manifestations électriques.

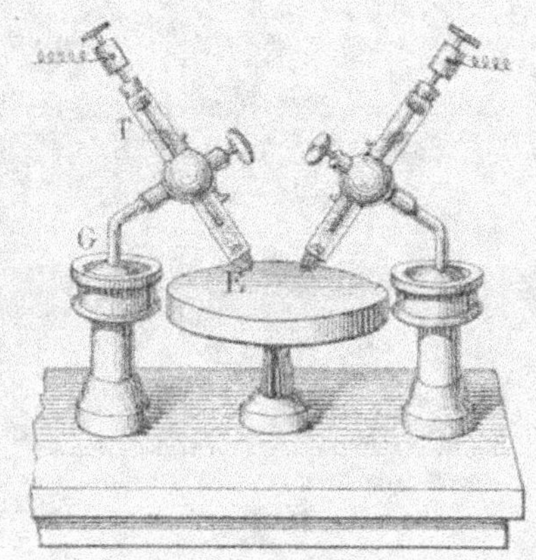

Fig. 130.
Électrodes impolarisables
de DUBOIS-REYMOND.

Il y a à tenir compte de la même observation que celle que
nous avons faite précédemment : si l'expérience se prolonge
pendant un certain temps, la solution de zinc pénètre dans
la masse argileuse et vient troubler les mesures que l'on
effectue.

c. *Électrodes de d'Arsonval.* — Aussi doit-on donner la préférence, pour des mesures précises, aux électrodes imaginées
par D'ARSONVAL ; d'autant plus que les électrodes précédentes
ne sont pas homogènes et que la diffusion dont nous avons
parlé et qui se produit, soit dans les masses de papier, soit
dans les bouchons d'argile, s'accompagne de courants élec-
tro-capillaires qui provoquent une petite déviation de l'aiguille
d'un galvanomètre sensible, même lorsque aucun tissu n'est
interposé.

Les électrodes de D'ARSONVAL se composent simplement d'un

tube de verre T effilé en pointe, rempli de la solution physiologique de sel marin dans laquelle trempe un fil d'argent A
reconvert de chlorure d'argent fondu : le tube étant fermé en

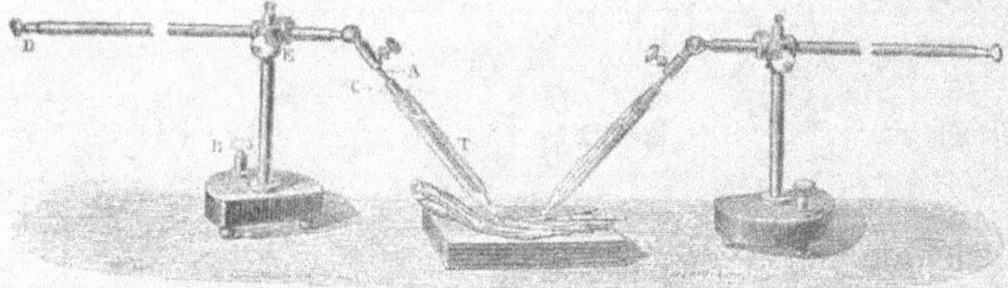

Fig. 131.
Electrodes impolarisables de D'ARSONVAL.

haut par un bouchon C, le liquide ne s'écoule pas. On met
chaque extrémité effilée en contact avec le tissu que l'on étudie ; le liquide physiologique qui pénètre par capillarité dans la
pointe constitue ainsi l'électrode proprement dite et tout phénomène de polarisation ou autre est alors parfaitement évité.
Il n'y a pas à craindre l'action du chlorure d'argent sur les
tissus, car ce sel est insoluble et ne peut pas, par conséquent,
se mélanger à la solution sodique.

3° Manifestations électriques du tissu musculaire. —
Maintenant que nous connaissons la technique instrumentale,
examinons quels sont les résultats obtenus par les tissus pris
à l'état de repos, et commençons par le muscle.

Le muscle doit être coupé à une de ses extrémités perpendiculairement aux fibres pendant que l'autre extrémité est
intacte du côté du tendon : le muscle qui se prête bien à ces
expériences est le gastrocnémien de la grenouille.

Plaçons un tel muscle en contact avec les électrodes impolarisables, d'un modèle quelconque, de manière à ce que le contact ait lieu au niveau de la surface de section droite d'une
part, et de la région tendineuse d'autre part. Relions alors les
électrodes à un des appareils galvanométriques ou électromé-
triques, que nous connaissons : on constate aussitôt une
déviation de la partie mobile de l'appareil employé, déviation

qui indique la production d'un courant électrique par le tissu en expérience. Mais la déviation n'est pas passagère ; *elle se maintient constante*, tant que durent les connexions établies et jusqu'à ce que se produise la mort du tissu, c'est-à-dire l'abolition des procès de nutrition du muscle.

Le *sens* de ce courant musculaire est dirigé, dans le circuit extérieur, de la surface externe du muscle vers la surface de section : à l'intérieur de la substance musculaire, ce courant est, par conséquent, dirigé de la surface de section vers la surface externe ; autrement dit, si l'on considère le muscle comme un générateur d'électricité, comme une pile par exemple, le pôle positif se trouve à la surface externe, et le pôle négatif à la surface de section.

Lorsqu'on explore les différents points d'un muscle, on trouve que la différence de potentiel entre la section et les différentes régions de la surface externe n'a pas partout la même valeur. Cette force électromotrice est maxima lorsque l'électrode que l'on déplace sur la surface externe arrive à l'équateur du muscle. Pour les muscles de grenouille et pour ceux de mammifères, cette force électromotrice est égale à 0,1 volt.

L'existence du courant musculaire propre a été mise en doute par HERMANN qui attribuait les manifestations électriques aux lésions artificiellement produites dans le muscle pour sa préparation, la partie lésée étant rendue négative par rapport à la partie intacte ; mais on admet généralement aujourd'hui que le courant est bien d'origine musculaire propre, car son intensité est liée intimement à l'intensité des phénomènes de nutrition du muscle.

4° Manifestations électriques du tissu nerveux. — Ces manifestations électriques offrent une grande analogie avec celles du muscle à l'état de repos. Pour en faire l'étude, c'est le même dispositif qu'il faut employer ; on prend un fragment de tissu nerveux et l'on met une des électrodes en contact avec la section droite, l'autre avec un point de la surface externe du nerf. Lorsqu'on ferme le circuit, il se produit une déviation galvanométrique qui indique l'existence d'une différence de potentiel entre les deux points considérés, le potentiel de la surface longitudinale (externe) étant plus élevé que celui de la section transversale. Si l'on plaçait au contraire les électrodes en contact avec deux points pris sur une même surface, on n'obtiendrait aucune déviation.

La force électromotrice du tissu nerveux est plus faible que celle du muscle ; ainsi, pour le nerf sciatique de la grenouille, elle est égale à 0,02 volt. Cette force électromotrice diminue rapidement, si l'expérience se prolonge et s'annule complètement quand le tissu est mort.

5° Manifestations électriques dans les autres tissus. — On peut mettre en évidence la production d'un courant électrique dans les glandes, dans la muqueuse du tube digestif (ROSENTHAL), dans la cornée (GRÜNHAGEN), dans la peau. CLAUDE BERNARD a montré l'existence d'un courant électrique, soit entre un muscle et la peau, soit entre deux régions de la peau. Pour cela, il enlevait sur la cuisse d'une grenouille un petit lambeau de peau, puis il appliquait sur le muscle, ainsi mis à nu, un doigt bien humecté d'une main dans laquelle était une petite patte galvanoscopique ; le nerf sciatique était alors mis en contact avec un point de la peau. Dans ces conditions, CL. BERNARD vit une secousse se produire à chaque fermeture du circuit ainsi constitué et il reconnut de plus que le courant musculo-cutané, ainsi décelé, était dirigé extérieurement de la surface longitudinale du muscle à la surface cutanée.

6° Cause des phénomènes électriques des tissus à l'état de repos. — On ne peut attribuer la production d'électricité que nous venons d'étudier dans les tissus qu'au fonctionnement chimique du protoplasma pendant le phénomène de nutrition des tissus. D'ARSONVAL compare le rôle du protoplasma à celui du zinc dans une pile.

L'intensité du courant d'origine organique est en effet proportionnelle à l'intensité des échanges interstitiels : elle diminue quand les tissus sont refroidis ou anesthésiés, elle augmente au contraire quand la température s'élève jusqu'à un optimum, pour disparaître ensuite. Les courants que nos appareils permettent de déceler ne sont très probablement d'ailleurs qu'une dérivation très faible du courant total produit dans la masse d'un tissu : c'est qu'en effet ces courants sont fermés sur eux-mêmes, dans l'intimité des tissus ; d'où la difficulté de les mettre commodément en évidence.

B) Manifestations électriques dans les tissus à l'état d'activité

Les méthodes qui nous ont servi à étudier les phénomènes électriques dans les tissus au repos sont également applicables au cas où ces tissus sont à l'état d'activité. Mais il faut ajouter à la technique instrumentale déjà décrite des appareils convenables pour faire entrer chaque tissu considéré en action, c'est-à-dire pour en produire l'excitation. Pour le muscle et pour le nerf ces appareils sont les mêmes et consistent habituellement en une bobine de Ruhmkorff dont la bobine induite peut se déplacer sur un chariot. Cet appareil d'induction est disposé de façon à provoquer, soit une excitation unique, soit une série d'excitations suffisamment rapprochées pour amener la tétanisation, soit du muscle, soit du nerf.

1° Tissu musculaire. — Le muscle à l'état d'activité est le siège d'une force électromotrice qui montre qu'une partie de l'énergie mise en jeu au moment de la contraction se transforme en énergie électrique. Voyons d'abord ce qui se passe dans le muscle au moment d'une *secousse unique*.

On prend un muscle muni de son nerf moteur et l'on dispose les électrodes impolarisables comme dans le cas déjà décrit pour l'état du repos. Le nerf est placé sur une électrode double (voy. fig. 99) constituée par deux fils logés dans une pince isolante et qui communiquent avec les bornes du fil secondaire de l'appareil d'induction. Dans ces conditions, on voit, nous le savons, se produire une déviation de l'aiguille du galvanomètre, ou un déplacement du ménisque dans le tube de l'électromètre de Lippmann, et cette déviation persiste. Le courant primaire de la bobine de Ruhmkorff ayant été fermé au préalable, produisons une rupture de ce courant ; à ce moment, une onde induite de rupture parcourt le fil secondaire et provoque une excitation du nerf moteur laquelle est suivie immédiatement de la secousse du muscle : on a ainsi produit un choc d'induction de rupture.

a. *Variation négative.* — A l'instant même où a lieu la secousse du muscle, on constate que l'aiguille galvanométrique *revient vers le zéro* de la graduation, que le ménisque du tube capillaire de l'électromètre *revient vers sa position initiale du zéro* ; mais ce retour au zéro de la partie mobile des appareils galvanométriques ne dure pas ; la déviation se reproduit aussitôt, de façon à devenir la même qu'avant la secousse du muscle.

On a donné à ce phénomène électrique le nom de *variation négative* ou *d'oscillation négative* du muscle. Hermann l'a appelé *courant d'action*. Cette oscillation négative est bien due à une force électromotrice *de sens contraire* à celle du courant de repos, car si l'on place convenablement une patte galvanoscopique sur le muscle qui est le siège de cette variation négative, celle-ci manifeste une secousse au moment où l'on voit l'aiguille galvanométrique revenir vers le zéro.

Nous avons pris, pour provoquer la secousse du muscle placé sur les électrodes impolarisables, un appareil d'induction, mais l'excitant importe peu ; qu'il soit mécanique, électrique, physiologique, le résultat est le même. Si donc on prend un muscle excité physiologiquement, et qui est le siège de secousses uniques, comme le *cœur*, on verra, à chaque secousse, la déviation tendre à devenir nulle ; en d'autres termes, la variation négative se produit à chaque systole cardiaque. L'oscillation négative du muscle, avons-nous dit, se produit à l'instant même où a lieu la secousse ; mais si on analyse de près le phénomène, on arrive à trouver qu'en réalité l'oscillation négative *précède* la contraction du muscle. Helmholtz, qui a pu mesurer l'ordre de succession des phénomènes, électrique et moteur, a trouvé que la variation négative a lieu 0,001 seconde après l'excitation du muscle, tandis que la secousse musculaire n'arrive que 0,01 seconde après l'excitation.

b. *Courant du muscle tétanisé*. — Voyons maintenant quelles sont les manifestations électriques du muscle lorsqu'on en produit la *tétanisation*. L'appareil d'induction qui nous a servi tout à l'heure à provoquer une secousse du muscle doit être disposé ici avec son trembleur, de manière à envoyer dans le nerf moteur 30 à 40 ondes induites par seconde : dans ces conditions, le muscle est tétanisé; il demeure en contraction permanente, comme dans la contraction volontaire.

On constate, dès que commence la tétanisation, que l'aiguille du galvanomètre revient encore vers la position zéro, mais que, cette fois, *elle y demeure* tant que dure la tétanisation. C'est la *variation négative du muscle tétanisé*. En réalité, cette fixité de l'aiguille n'est pas absolue, mais elle est le résultat d'une série de variations électriques aussi nombreuses que les excitations tétanisantes. Si donc l'aiguille du galvanomètre se fixe dans le voisinage du zéro, c'est que son inertie l'empêche de suivre les oscillations rapides du courant musculaire.

Cette position stationnaire de l'aiguille montre que la variation négative du muscle tétanisé se compose d'une série de courants d'action, de sens contraire au courant de repos, et de force électromotrice à peu près égale, et non pas d'une série de cessations du courant de repos; car si on interrompt simplement une trentaine de fois par seconde le courant de repos, au lieu de produire le même nombre d'excitations dans le muscle, l'aiguille ne se rapproche que très peu du zéro, à cause de son inertie. Lorsqu'on emploie l'électromètre capillaire, on voit le ménisque mercuriel osciller pendant la tétanisation du muscle au voisinage de la position zéro.

Enfin, on peut se servir de la patte galvanoscopique : on observe alors un tétanos de cette patte qui dure aussi longtemps que la faradisation du nerf moteur.

2° Tissu nerveux. — Pour le nerf, il y a à distinguer deux cas, comme pour le muscle : 1° le cas d'une seule excitation;

2° le cas d'une série d'excitations provoquant la tétanisation du nerf.

1° On dispose un nerf sur les électrodes impolarisables et l'on procède exactement ensuite comme on l'a vu pour le muscle. Un choc d'induction étant lancé dans le nerf, on constate que l'appareil de mesure indique un *retour au zéro*, mais passager, en sorte que la déviation redevient aussitôt égale à sa valeur de l'état du repos du nerf. C'est la *variation négative* du courant nerveux.

2° Si, au lieu d'exciter le nerf par une seule onde induite de rupture, on provoque 30 à 40 excitations par seconde, l'aiguille du galvanomètre se rapproche du zéro et se fixe dans son voisinage ; c'est la variation négative du courant du nerf tétanisé. Bien que l'on ne puisse pas obtenir, avec le nerf tétanisé, la tétanisation de la patte galvanoscopique, on doit admettre que la variation négative du nerf dans ce cas est de nature oscillatoire, comme celle du muscle. D'ailleurs, le téléphone, beaucoup plus sensible comme appareil galvanoscopique que la patte de grenouille, permet de constater la nature oscillatoire de la variation négative du nerf ; on entend un son qui correspond au nombre des excitations tétanisantes ; si on augmente l'intensité des excitations, on constate que le son téléphonique augmente aussi d'intensité.

Le téléphone doit être placé dans le circuit des électrodes impolarisables de la même façon que le galvanomètre ou l'électromètre dont il joue le même rôle.

§ 3. — CAUSE DES COURANTS D'ACTION
THÉORIE DE L'OSCILLATION NÉGATIVE

Plusieurs théories ont été proposées pour expliquer les manifestations électriques des tissus ; nous indiquerons celle de DUBOIS-REYMOND et celle de D'ARSONVAL.

1° Théorie de Dubois-Reymond. — DUBOIS-REYMOND a émis l'hypothèse que chaque fibre musculaire se compose d'une infinité de petits éléments générateurs d'électricité, appelés *molécules péripolaires*. Ces molécules seraient disposées en rangées et entourées d'un liquide conducteur indifférent : on pourrait, d'après ce physiologiste, distinguer dans ces molécules une zone équatoriale positive, tournée vers la surface externe et deux zones polaires négatives tournées vers les deux extrémités du muscle. Pour expliquer la variation négative du courant, il faut encore supposer que pendant l'activité du nerf ou du muscle, la force électromotrice de toutes les molécules diminue.

On voit combien cette théorie est hypothétique et satisfait peu l'esprit : la variation négative ne serait pas produite par un courant de force électromotrice inverse à celle de l'état de repos, mais par une simple diminution de la force électromotrice directe. Ce qui est contraire à ce que nous a appris l'expérience. Il n'y a donc pas lieu de s'arrêter plus longtemps sur cette théorie et si nous l'avons indiquée, c'est à cause de la valeur du physiologiste qui l'a défendue.

2ª Théorie de d'Arsonval. — Nous allons, au contraire, examiner avec soin la théorie de d'Arsonval qui repose sur les données physiques précises que nous connaissons. Nous savons que l'effet Lippmann est réversible et que toute déformation de la surface de contact de deux conducteurs juxtaposés entraîne la production d'une force électromotrice facile à mettre en évidence.

Eh bien, considérons un globule de mercure plongé dans l'eau acidulée et relié à l'une des bornes d'un galvanomètre par un fil isolé, l'autre borne étant réunie électriquement aussi à un autre globule de mercure placé dans la même eau acidulée. Dans ces conditions, prenons une baguette de verre et déformons avec elle le premier globule de mercure : nous voyons aussitôt l'aiguille du galvanomètre indiquer l'existence d'un courant dans le circuit : mais la déviation galvanométrique varie de sens, suivant que la déformation du globule a eu pour effet d'augmenter sa surface, ou de la diminuer : si sa surface augmente, son potentiel est plus élevé que celui de l'eau ; si sa surface diminue, c'est le potentiel de l'eau qui est plus grand que celui du mercure. Imaginons que le globule de mercure soit spontanément déformable et qu'il soit étalé primitivement ; si une déformation se produit, de manière à rendre sphérique ce globule, sa surface diminuera et son potentiel sera plus bas que celui de l'eau acidulée. Or, c'est précisément le cas d'un globule de protoplasma placé au sein du liquide plasmatique : au moment de sa contraction, la surface diminuant, la force électromotrice qui prend naissance, par suite de la déformation, doit être dirigée du liquide vers le globule, c'est-à-dire que le globule devient négatif par rapport au plasma liquide. C'est en effet ce que montre l'expérience : HERMANN a constaté que tout point musculaire excité est négatif relativement à la substance non excitée.

Voyons maintenant si la fibre musculaire présente une structure cadrant bien avec les conditions de l'expérience précédente. La fibre striée est composée de deux substances différentes superposées alternativement, les disques clairs et les disques sombres. La substance du disque clair, ainsi que l'a démontré RANVIER, est isotrope ; celle du disque sombre est au contraire anisotrope.

3° Muscle schématique. — On peut réaliser schématiquement, comme l'a fait D'ARSONVAL, un muscle strié ayant une constitution physique se rapprochant de celle du muscle vrai ; pour cela, on prend un tube de caoutchouc A B (fig. 132) et on le sépare en une série de compartiments par des disques poreux en roseau, ou en terre poreuse, solidement ficelés au tube élastique. Dans chaque compartiment, on introduit avec une seringue de PRAVAZ une couche de mercure (en noir sur le dessin) et de l'eau acidulée ; pour bien remplir exactement chaque compartiment, on se trouvera bien d'opérer entre un tube à rayons X et un écran fluorescent sur lequel on suivra l'état de chaque case musculaire pendant l'injection des liquides. Le petit trou de l'aiguille est ensuite fermé avec une solution de caoutchouc.

Une fois cette fibrille musculaire terminée, suspendons-la par sa partie supérieure en A ; et introduisons deux électrodes destinées à recueillir le courant correspondant à la variation négative ; relions enfin ces électrodes par des fils à d'autres électrodes spéciales appliquées sur le corps, ou bien à deux vases contenant de l'eau où l'on plonge les mains. Si nous venons à allonger brusquement le tube A B, le sujet placé dans le circuit reçoit une *secousse*. Si l'on suspend en B un poids et que l'on fasse osciller de haut en bas le système élastique, le sujet reçoit une secousse quand le poids remonte et que le tube se raccourcit, et une autre secousse quand le poids redescend et que le tube s'allonge ; les courants ainsi produits sont alternatifs. Dans un cas, en effet, la déformation de chaque masse de mercure est telle que la surface augmente ; dans l'autre cas, au contraire, la surface diminue.

Si l'on rapproche maintenant les déformations dont une fibrille musculaire est le siège pendant sa contraction de

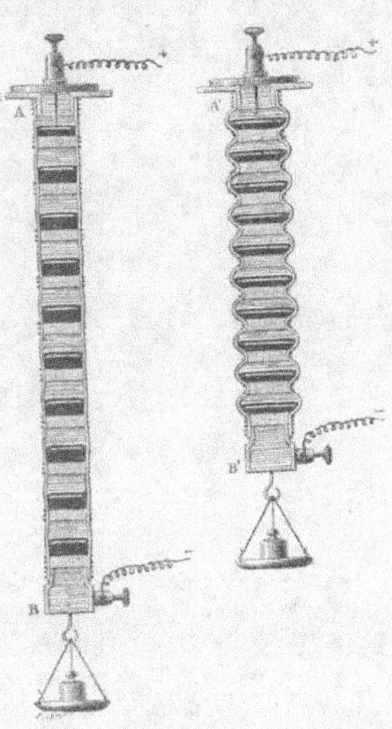

Fig. 132.
Muscle schématique.

celle qui existent dans la fibrille artificielle des D'ARSONVAL, on ne peut s'empêcher de trouver, au point de vue physique, une grande analogie. Pendant la contraction d'un muscle, en effet, des déformations analogues se produisent au niveau de la surface de contact des disques clairs avec les disques sombres : il en résulte un courant électrique dont le sens est inverse du courant de repos, parce que la substance contractile, les disques sombres, diminuent de surface en tendant à se rapprocher de la forme sphérique.

4° Vérification des idées de d'Arsonval. — Si cette théorie est vraie, on doit pouvoir en faire la preuve, pour ainsi dire, et l'on doit, en *allongeant* un muscle produire une oscillation *positive*, inverse de celle qui correspond à son raccourcissement. L'expérience confirme parfaitement cette déduction : fixons, à l'aide d'une pince, la partie tendineuse T d'un muscle M, et relions, par un fil de soie F, l'autre extrémité au

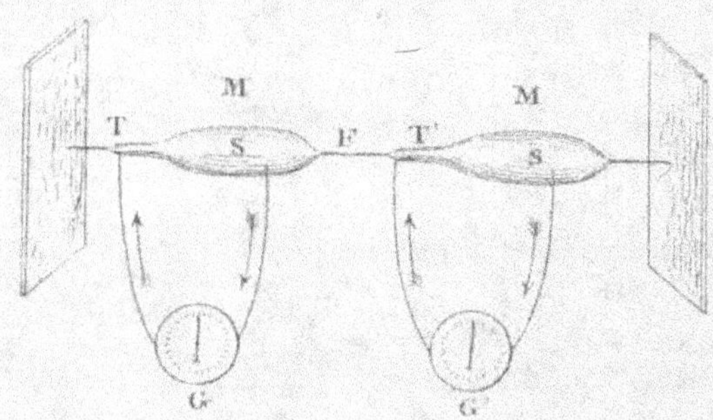

Fig. 133.
Dispositif de D'Arsonval.

tendon T' d'un second muscle M' fixé d'une manière rigide par son autre bout.

A l'aide d'électrodes impolarisables, plaçons en dérivation sur chaque muscle un électromètre de Lippmann ou un galvanomètre sensible G et G'. Chaque muscle possède, dans ces conditions, son courant propre de repos, les équateurs S et S' étant positifs par rapport aux tendons T et T'. Excitons maintenant l'un des muscles M par son nerf moteur, que nous aurons eu soin de laisser adhérent, en lançant dans ce nerf un courant faradique : le muscle M se contracte et son raccourcissement a évidemment pour effet d'allonger l'autre muscle M'. Or, les appareils G et G' indiquent qu'il se produit une variation *négative* en G, tandis que l'appareil G' accuse une oscillation *positive* pour le muscle qui *s'allonge* : de ce côté, par conséquent, la force électromotrice du courant correspondant à l'allongement est de même sens que celle du courant de repos du muscle.

Tout se passe donc exactement comme avec le tube de caoutchouc et l'on comprend combien ce résultat expérimental donne de solidité à la théorie de D'ARSONVAL. Mais on peut encore donner une autre preuve de la justesse de cette théorie. Nous avons vu que la variation négative se produit dans le muscle avant le phénomène moteur : la variation négative suit immédiatement, à 0,001 seconde, l'excitation du muscle. Or, la variation de tension superficielle des surfaces de contact des disques clairs et des disques sombres, variation qui engendre la déformation de la partie contractile, se produit bien avant le raccourcissement du muscle. Cette proposition peut être démontrée expérimentalement ; si on prend une fibre musculaire épuisée, ou près de mourir, dont on a fixé une des extrémités, et si on lui envoie une excitation unique, le changement dans la striation se produit dans le champ du microscope au moment même de l'excitation ; mais ce n'est qu'un instant après qu'on voit se mouvoir l'extrémité faiblement fixée de la fibre. La variation de tension superficielle semble donc, comme la variation négative, précéder la contraction en masse du muscle et coïncider avec la période d'excitation latente.

Les déformations moléculaires des surfaces de contact qui ont lieu dans les tissus ne s'accompagnent pas toujours d'un changement de forme extérieure et perceptible, comme dans le muscle artificiel, mercure et eau, de D'ARSONVAL. Les choses se passent comme dans le téléphone de A. BRÉGUET et où il est impossible de constater un mouvement en masse produit par les vibrations très complexes dont la colonne de mercure est le siège.

CHAPITRE IV

DÉCHARGES ÉLECTRIQUES

DANS LES GAZ RARÉFIÉS

Lorsque deux conducteurs, dont les extrémités sont voisines
l'une de l'autre, sont reliés aux deux pôles d'une source d'électricité à haut potentiel (machine statique, bobine de Ruhmkorff),
une étincelle jaillit entre ces deux conducteurs si leur distance
est convenablement réglée.

Si l'on place ces deux conducteurs dans une ampoule où la
pression va en diminuant de plus en plus, l'étincelle disparaît
et est remplacée d'abord par une aigrette, puis par une lueur
qui entoure les extrémités des conducteurs.

La pression intérieure de l'ampoule diminuant encore et
arrivant à être égale à 3 millimètres de mercure, la lueur, qui
est la manifestation de la décharge électrique, se répand dans
toute l'ampoule et l'illumine d'une coloration rouge, dans le
cas où le gaz primitivement renfermé était de l'air. Nous désignerons ce phénomène sous le nom d'*effet Geissler*.

§ 1. — RAYONS CATHODIQUES

Si la pression est amenée à être inférieure à 3 millimètres,
il se forme à l'intérieur de l'ampoule des stratifications observées par Abria, en 1843, et dues à l'intermittence de la décharge.
Enfin, lorsque la pression est diminuée de manière à n'être
plus que de quelques millionièmes d'atmosphère, les lueurs
et les stratifications précédentes disparaissent, l'espace compris entre les deux conducteurs devient obscur et la décharge

électrique n'est plus manifestée que par une belle fluorescence que prend la paroi de l'ampoule opposée au conducteur relié au pôle négatif ou cathode. Ce phénomène, auquel on pourrait donner le nom d'*effet Crookes*, a été observé par CROOKES, HITTORFF et GOLDSTEIN. Pour expliquer ce phénomène de fluorescence, on a émis l'hypothèse qu'il s'agissait de radiations particulières émanant de la cathode et on les a nommés *rayons cathodiques*.

Lorsqu'on place dans un tube de CROOKES un corps phospho-

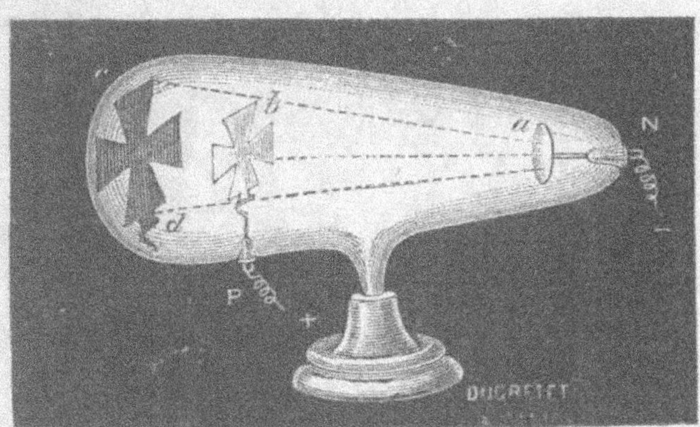

Fig. 134.

Tube de CROOKES et croix métallique.

rescent, tel que du sulfure de calcium, celui-ci devient très fortement phosphorescent sous l'action des rayons cathodiques.

Si l'on place dans l'ampoule une lame métallique (fig. 134), on aperçoit, sur la paroi opposée à la cathode, l'ombre de cette lame ; ce qui semble démontrer que les rayons se propagent normalement à la cathode.

Les rayons cathodiques peuvent produire des effets mécaniques ; on met cette propriété en évidence à l'aide d'un tube de CROOKES muni intérieurement de rails en verre sur lesquels repose l'axe d'un petit moulinet en aluminium : dès que la décharge électrique a lieu, le moulinet se met en mouvement vers l'anode.

Une autre propriété des rayons cathodiques, c'est de produire des effets thermiques ; ils sont capables de fondre une lame de métal ou de ramollir la paroi du verre sur laquelle ils tombent.

Perrin a démontré que ces rayons transportent des charges électriques négatives.

Enfin, si l'on approche un aimant de l'ampoule où se propagent les rayons cathodiques, on constate que la teinte

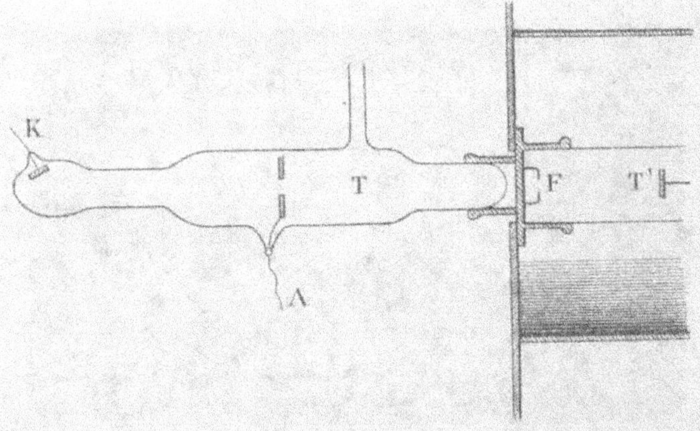

Fig. 135.
Dispositif de Lénard pour l'étude des rayons cathodiques.

fluorescente du verre se déplace sous l'influence de l'aimant.

Cette expérience prouve que les rayons cathodiques sont influencés par un champ magnétique.

Lénard leur trouva une autre propriété importante. Si l'on pratique dans la paroi d'un tube de Crookes (fig. 135) une fenêtre F fermée par une mince lame d'aluminium, celle-ci peut être traversée par les rayons cathodiques. En soudant à ce premier tube un autre tube T', Lénard put étudier les propriétés de ces rayons, après leur sortie du tube générateur ; il trouva ainsi que les rayons cathodiques peuvent pénétrer et se propager dans le vide absolu, vide dans lequel ils ne peuvent prendre naissance ; que les rayons peuvent décharger rapidement un corps électrisé placé dans le second tube, quel que soit le signe de l'électricité du corps introduit.

§ 2. — RAYONS DE RŒNTGEN

Les recherches de LÉNARD furent reprises et répétées dans la plupart des laboratoires de physique et c'est pendant cette étude que RŒNTGEN, de Wurtzbourg, fit la découverte des rayons X, en

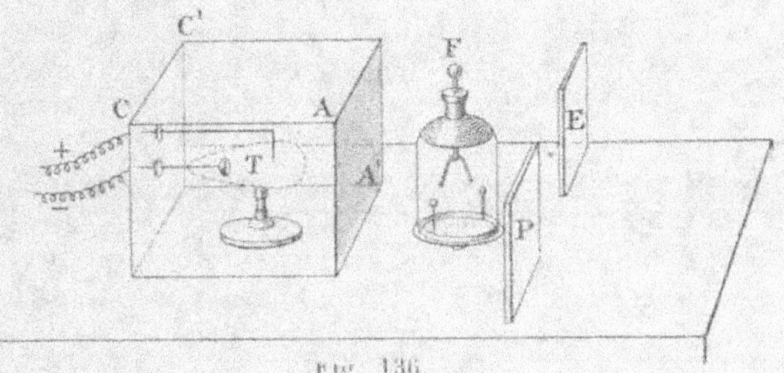

Fig. 136.
Propriétés fondamentales des rayons X.

décembre 1895. Imaginons un tube de CROOKES T, à rayons cathodiques (fig. 136), placé à l'intérieur d'une caisse opaque CC', en bois par exemple, et dont la paroi voisine de la partie devenant fluorescente sous l'action des rayons cathodiques est constituée par une plaque d'aluminium AA' reliée au sol. Devant cette plaque, disposons : 1° une feuille de papier E saupoudrée d'une substance fluorescente, de platino-cyanure de baryum, par exemple ; 2° une plaque sensible de photographie P enveloppée dans du papier noir ; 3° un électroscope chargé F.

Au moment où la décharge a lieu dans le tube de CROOKES, nous constaterons que le platino-cyanure devient fluorescent ; que la plaque sensible est impressionnée et que l'électroscope se décharge. Il y a donc certaines radiations qui sont sorties de la caisse opaque et qui sont venues influencer les trois réactifs placés en avant : ce sont les *rayons de Rœntgen* ou *rayons* X.

1° Propriétés des rayons de Rœntgen. — Si l'on place entre un tube de CROOKES et un écran fluorescent différentes substances, on constate que certaines se laissent traverser par les rayons X, tandis que d'autres arrêtent ces rayons et forment une ombre, plus ou moins foncée, sur l'écran : l'opacité est proportionnelle à la densité de la substance considérée. Le papier, le bois, le liège, le cuir, les étoffes, etc., sont transparentes aux rayons X ; les métaux sont opaques, sauf l'aluminium dont la densité est faible. Le carbone est transparent, tandis que le phosphore, le soufre, l'iode sont opaques.

Si l'on interpose un membre entre l'écran et un tube en activité, on voit que les parties charnues sont traversées, tandis que les os projettent une ombre foncée sur l'écran. Cette opacité s'explique facilement : la densité du tissu osseux est supérieure à celle des tissus voisins, et, de plus, ils sont formés de composés renfermant du phosphore.

Les rayons X se propagent en ligne droite, ainsi que le démontre la formation des ombres sur un écran fluorescent ou sur une plaque photographique. Leur intensité, et par suite leur activité sur les surfaces sensibles, varie en raison inverse du carré de la distance.

Les rayons X ne se réfléchissent pas, ni ne se réfractent. Ils sont capables de décharger les corps électrisés ; cette propriété peut même se manifester sans que le corps électrisé soit rencontré directement par les rayons X, ainsi que l'a démontré Perrin : si l'on place un corps opaque aux rayons X en avant du tube, de manière à intercepter les rayons qui iraient directement frapper le corps électrisé, celui-ci perd sa charge tout comme si le corps opaque n'existait pas.

Les rayons X ne produisent pas d'effets thermiques, ni ne subissent l'action d'un champ magnétique, contrairement à ce que nous avons vu exister pour les rayons cathodiques.

Les rayons X prennent naissance au niveau de la paroi de l'ampoule frappée par les rayons cathodiques, là où se manifeste la fluorescence : on donne à cette région le nom d'*anticathode*. Mais si l'on introduit dans l'ampoule de Crookes une lame de platine, sur laquelle tombent les rayons cathodiques, celle-ci devient aussitôt une source de rayons X : on a donné aux tubes ainsi construits le nom de *tubes focus* (fig. 137).

Lorsque les rayons X rencontrent une lame métallique, celle-ci donne naissance à de nouveaux rayons étudiés par Sagnac et appelés par lui *rayons secondaires* : ces rayons secondaires

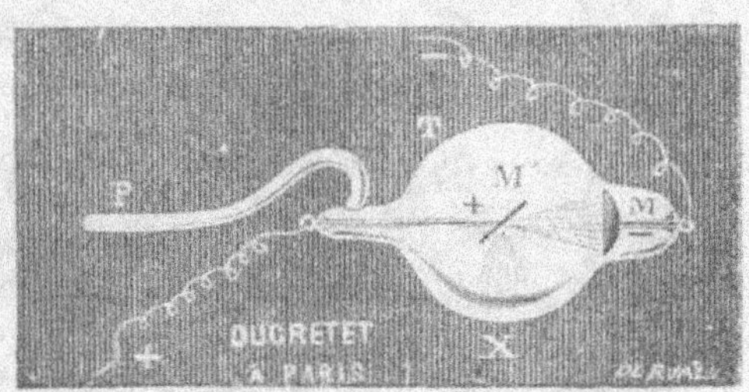

Fig. 137.
Tube focus.

se propagent en ligne droite ; ils ne subissent ni réflexion, ni réfraction ; ils impressionnent les plaques sensibles, déchargent les corps électrisés. Les rayons secondaires provenant des divers métaux se distinguent entre eux par leur inégale transmission à travers une même substance.

2° Production des rayons X. — Comme nous l'avons dit au début, c'est à une source d'électricité à haut potentiel qu'il faut avoir recours pour produire la décharge dans l'ampoule à rayons cathodiques. Cette source peut être soit une bobine de Ruhmkorff, soit une bonne machine statique.

a. *Bobine de Ruhmkorff.* — La bobine doit être puissante lorsqu'on veut obtenir des rayons X dans un but médical ; elle doit pouvoir donner des étincelles de 25 centimètres (fig. 138). L'organe le plus important, c'est l'interrupteur ; il existe un grand nombre d'interrupteurs que nous ne saurions tous décrire ici.

Un des meilleurs est celui que vient de faire connaître tout récemment Vehnelt ; il est on ne peut plus simple (fig. 139). Le principe sur lequel il repose est le suivant : si un courant arrive dans un électrolyte par deux électrodes b et c de surface très inégale, il se produit au niveau de la plus petite électrode c, électrode active, un phénomène lumineux et le courant, de con-

tinu qu'il était, devient intermittent : en même temps, on perçoit un son de hauteur variable avec l'intensité du courant.

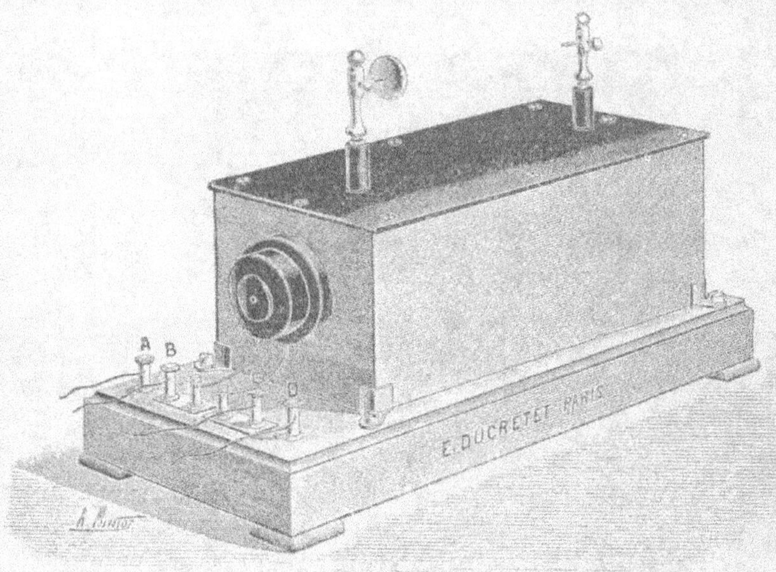

Fig. 138.
Bobine de RUHMKORFF.

Les interruptions sont très rapides : on admet qu'elles sont au
nombre de 1.200 à 1.700 *par seconde.*

L'interrupteur de VEHNELT se compose d'un récipient renfermant de l'acide sulfurique dilué et pesant 20 à 25 Baumé;
les électrodes sont formées d'une lame de plomb *b* et d'un
fil de platine *c* soudé à l'extrémité d'un tube de verre *d* contenant du mercure.

La rupture affectuée par cet interrupteur est si complète que
le condensateur des bobines devient superflu. Les connexions
sont établies (fig. 140) de façon à ce que le fil de la platine *c*
soit relié au pôle positif et l'interrupteur est placé en tension
sur le circuit primaire, comme l'indique la figure 140.

b. *Machines statiques.* — On peut utiliser les modèles de

machines qui servent en électricité médicale, et de préférence les machines genre WIMSHURST BONETTI ou HOLTZ. L'important

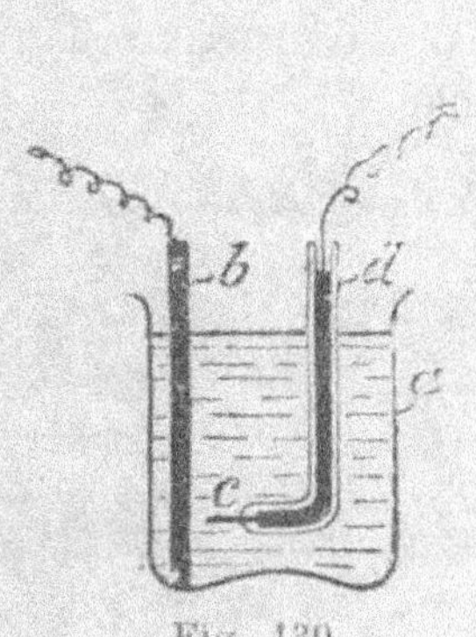

Fig. 139.
Interrupteur de WEHNELT.

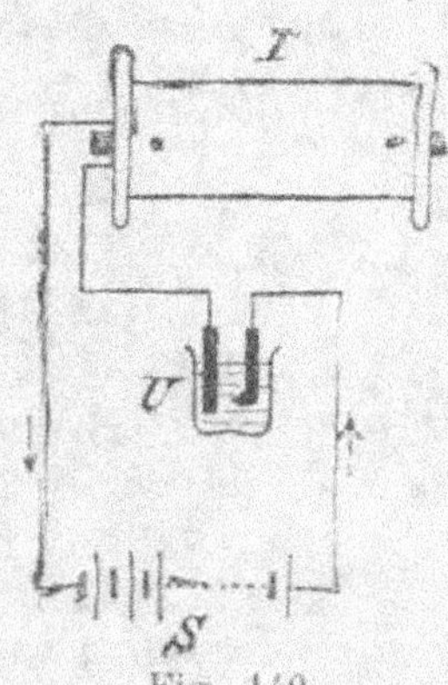

Fig. 140.
Dispositif pour l'emploi de
l'interrupteur de WEHNELT.

c'est que la machine ait un débit aussi grand que possible. L'excitation du tube de CROOKES se fait le plus efficacement en

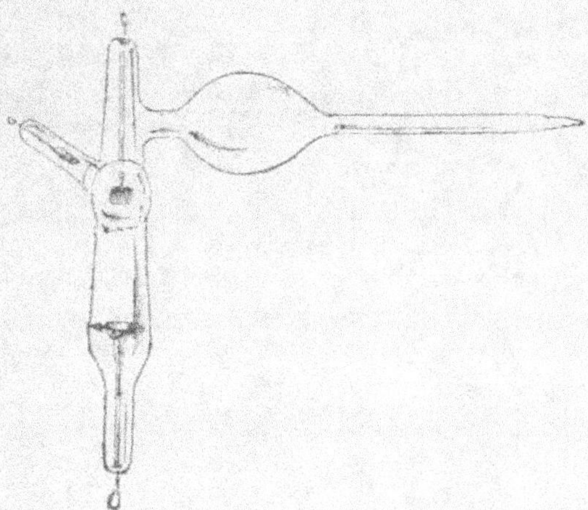

Fig. 141.
Tube de COLARDEAU.

interrompant en un point chacun des conducteurs qui relient les électrodes du tube aux pôles de la machine. Pour cela, on interpose entre les électrodes du tube de Crookes et les pôles deux excitateurs entre les boules desquels jaillissent les étincelles qui amènent la décharge électrique dans le gaz très raréfié de l'ampoule.

c. *Tubes de Crookes*. — Indépendamment de la source d'électricité qui produit la décharge dans le gaz raréfié, il est utile de posséder un tube de Crookes dans lequel le vide soit fait à un degré convenable. Le rendement d'un tube en rayons X varie en effet beaucoup, toutes choses égales d'ailleurs, avec la qualité du tube. Il existe un grand nombre de tubes ou ampoules ; le *tube de Colardeau* (fig. 144) est constitué par deux électrodes placées dans un tube de faible diamètre ; l'anode, inclinée à 45° sur l'axe de la cathode, n'en est séparée que de quelques millimètres ; en face de l'anode, la paroi du tube présente un renflement hémisphérique dont la paroi très mince est très facilement traversée par les rayons X. Les tubes de Colardeau sont excellents pour l'examen des objets de peu d'étendue.

Un modèle très répandu a la forme d'un ballon (T, fig. 144) dont le col renferme l'électrode négative : sur la paroi opposée se trouvent deux renflements qui livrent passage à deux conducteurs dont l'un, situé juste en face de la cathode, est terminé par un disque en platine incliné à 45° sur lequel viennent tomber les rayons cathodiques ; c'est l'*anticathode* ; l'autre conducteur relié en quantité, extérieurement, au premier, constitue l'anode ; mais, en réalité, il y a ici deux anodes, d'où le nom de *bianodique* donné à ce tube.

Au bout d'un certain temps, les tubes de Crookes soumis aux fortes décharges nécessaires à l'obtention d'un faisceau puissant de rayons X deviennent très résistants ; cette augmentation de résistance, qui se traduit par la difficulté qu'a la décharge à se faire entre les électrodes, provient d'une diminution de la pression intérieure, le vide étant devenu plus grand encore qu'au début ; c'est que les molécules gazeuses qui restent dans un tube dont la pression intérieure a été amenée à une très faible valeur sont absorbées par le métal des électrodes et par les parois du tube. Il résulte de cette *dureté* du tube un inconvénient très gênant ; on peut heureusement y porter remède et cela de plusieurs façons. Le dispositif de Villard (fig. 142) permet de régler facilement le degré du vide d'un tube de Crookes. Un tube étroit en platine P fermé à un bout est soudé par son extrémité ouverte à une tubulure en verre elle-même soudée à l'ampoule de Crookes ; si l'on vient à chauffer le

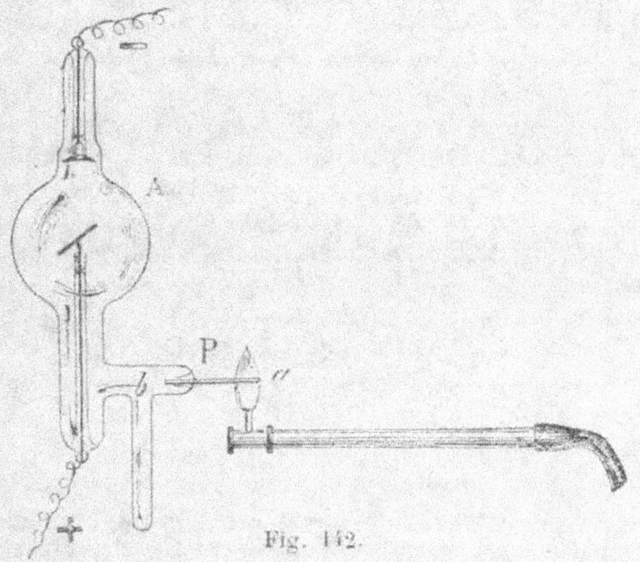

Fig. 142.

Tube osmo-régulateur de P. Villard.

tube de platine, avec un brûleur de Bunsen, l'hydrogène de la flamme pénètre par osmose dans le tube de platine et de là dans tout l'appareil : en deux ou trois secondes, l'augmentation de résistance a disparu et le tube est placé dans les conditions de bon fonctionnement. On peut, avec ce dispositif, faire l'opération inverse, c'est-à-dire augmenter le degré du vide intérieur. Pour cela, on entoure le tube de platine d'une gaine de platine mince qui l'isole du contact de la flamme, tout en laissant circuler librement l'air. Lorsque cette gaine est chauffée, les molécules d'hydrogène de l'ampoule sortent de l'appareil par osmose encore, à travers le tube de platine, chauffé indirectement, en vertu des lois de Graham relatives aux densités des gaz soumis à l'osmose; en sorte que le vide augmente à l'intérieur de l'ampoule.

On peut remédier d'une autre façon à l'inconvénient de l'augmentation de résistance intérieure d'un tube : il suffit de chauffer légèrement le tube avec une lampe à alcool sur toute sa surface, mais surtout au voisinage de la cathode. Si le tube se montre réfractaire à ce mode de traitement, on le maintient pendant plusieurs heures dans une étuve à 150 à 200°.

Boxetti obtient l'élévation de température à l'aide d'une spirale de platine qu'on peut amener à l'incandescence par un courant continu; et cela, même pendant le cours d'une expérience.

Lorsqu'un tube de Crookes a fonctionné un certain temps, on voit ses parois se colorer en noir plus ou moins foncé : cette coloration est due aux molécules métalliques provenant de l'anticathode, et qui ont été vaporisées sous l'influence des effets thermiques produits par les rayons cathodiques.

Pour reconnaître, dans le cas où le tube est actionné par les décharges d'une bobine de Ruhmkorff, si les pôles sont convenablement reliés aux électrodes du tube, il suffit de savoir que la région de l'ampoule qui se trouve en avant de l'anticathode doit s'illuminer d'une belle fluorescence qui est habituellement verte, dans les tubes les plus usuels. Avec la machine statique, il n'y a aucune difficulté, puisqu'on sait d'avance le signe des pôles.

§. 3. — Méthodes d'exploration par les rayons X

Demandons-nous comment on peut, étant en possession d'une source de rayons X, utiliser les propriétés de ces rayons dans un but médical ou chirurgical. Il y a deux manières de faire l'exploration à l'aide des rayons X : 1° la radioscopie; 2° la radiographie.

1° Radioscopie. — L'appareil indispensable pour pratiquer un examen radioscopique, c'est l'*écran fluorescent*. On peut employer comme substance fluorescente, soit du platino-cya-

nure de baryum, soit du tungstate de calcium ; mais c'est surtout le premier sel qui est utilisé. Le platino-cyanure est fixé
sur une feuille de carton et il est important que le grain du
sel de baryum soit très fin.

Pour faire un examen radioscopique, on doit se placer dans
l'obscurité ; on peut, ou bien disposer tous les appareils,
bobine, tube, écran, sujet, dans un cabinet noir, ou bien dis-

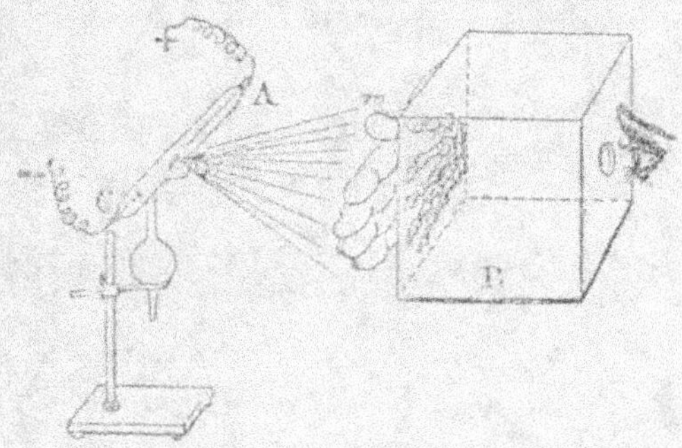

Fig. 143.
Examen radioscopique.

poser devant une feuille d'aluminium constituant une des parois
du cabinet noir le tube de CROOKES et la bobine ; alors il n'y a
a que le sujet à examiner et l'écran qui soient dans l'obscurité.
Quelle que soit la disposition adoptée, il faut régler la vitesse
du trembleur, dans le cas de la bobine, ou la longueur des
étincelles, dans le cas de la machine statique, de manière à ce
que la luminescence de la surface fluorescente soit continue ;
ensuite, on s'appliquera à donner à la source d'électricité dont
les décharges produisent les rayons X un débit suffisant pour
que l'illumination de la substance fluorescente soit aussi grande
que possible. Ce résultat étant obtenu, le malade à examiner
est placé en avant de l'écran, entre le tube et la face postérieure
de l'écran : le membre à explorer est appliqué contre l'écran
fluorescent et placé à plusieurs dizaines de centimètres du
tube.

2° Radiographie. — La radiographie consiste à fixer, d'une

façon durable, sur une plaque photographique l'aspect obtenu
sur l'écran fluorescent. Le principe de la méthode consiste
donc à remplacer l'écran fluorescent de l'opération précédente

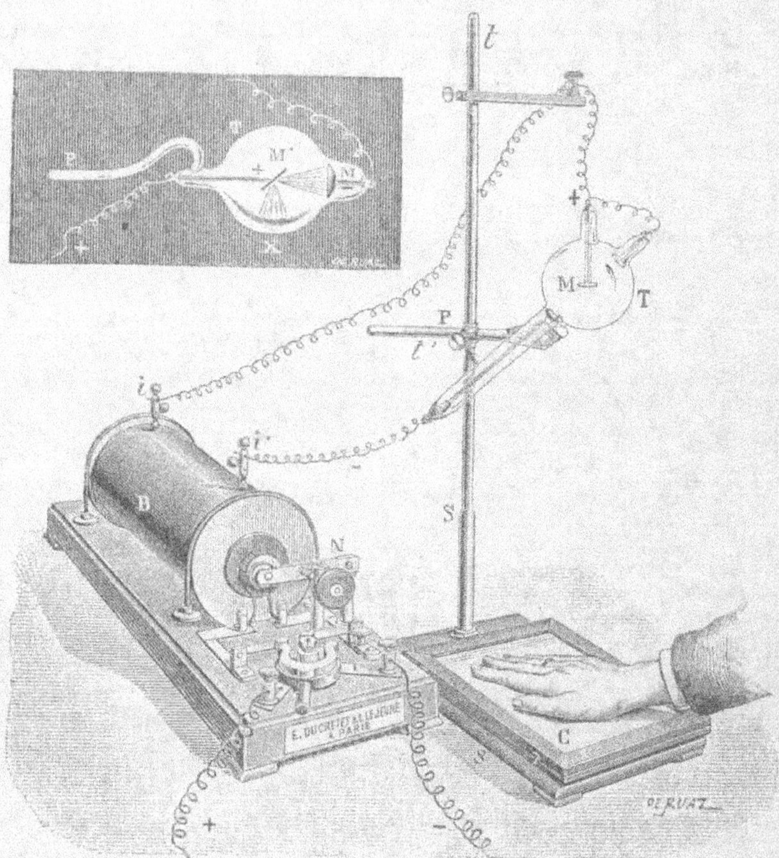

Fig. 144.
Dispositif pour la radiographie.

par une plaque sensible dont le gélatino-bromure est tourné
du côté du corps et du tube de CROOKES.

La cliché radiographique peut être obtenu *négatif*, à la façon
ordinaire, ou *directement positif* avec développement au grand

jour et en pleine lumière, suivant le procédé découvert par
P. VILLARD.

a. *Obtention des clichés négatifs*. — La plaque photographique doit être placée dans un châssis ordinaire ou spécial, ou simplement enveloppé dans du papier-aiguille. Il est
préférable de se servir d'un châssis dont la face immobile
est constituée par une lame d'aluminium ou de carton et
contenant à l'intérieur une lame de plomb de 2 à 3 millimètres d'épaisseur. L'emploi de cette lame de plomb, empêchant la dissémination des rayons X dans le verre de la
plaque sensible, permet d'éviter le voile qui résulterait de cette
dissémination. On ne doit placer le châssis chargé près du
tube qu'au moment précis où l'on veut faire le cliché radiographique. Pour cela le membre à radiographier est placé sur
le châssis du côté de la feuille de carton ou d'aluminium vers
laquelle est tournée la face sensible de la plaque et l'on doit
faire en sorte que ce membre puisse rester immobile pendant
l'opération. Le tube est ensuite disposé à la distance convenable du membre, et cette distance varie suivant les organes à
explorer et suivant les modèles de tubes de CROOKES. On fait
alors, et alors seulement, passer la décharge dans le tube pendant le temps que l'on juge suffisant pour l'épaisseur du
membre à radiographier. Ce temps de pose est très variable :
avec les bobines puissantes et les interrupteurs excellents que
l'on construit actuellement, on peut arriver aux temps de pose
suivants (IMBERT et BERTIN-SANS) :

Main d'adulte.	10 secondes.
Avant-bras	15 —
Coude	30 —
Bras	35 —
Pied	15 —
Jambe	35 —
Genou	50 —
Cuisse	3 minutes.
Thorax	2 —
Bassin	5 —

Pour cette dernière partie du corps, PINARD a constaté

qu'une seule minute de pose est suffisante avec une bobine et un interrupteur de DUCRETET.

Lorsque le temps jugé nécessaire est atteint, on arrête le passage du courant et on procède au développement du cliché. Les développateurs sont en très grand nombre ; nous conseillons la formule suivante, qui nous donne de bons résultats :

$$
\begin{array}{lr}
\text{Diamédophénol} & \text{5 grammes.} \\
\text{Sulfite anhydre de sodium} & \text{40 —} \\
\text{Eau} & \text{1 litre.}
\end{array}
$$

Il est important d'immerger la plaque d'un seul coup dans le révélateur, de manière à ce que l'action de celui-ci commence *en même temps* en tous les points du gélatino-bromure d'argent. Le développement étant jugé suffisant, on lave le cliché et on le fixe dans un bain d'hyposulfite de soude à 15 p. 100. Enfin, on lave le cliché pendant une heure environ et l'on peut ensuite en faire des tirages, comme dans le cas d'une photographie ordinaire.

b. *Obtention des clichés positifs et développement des plaques en pleine lumière.*

Tout récemment, P. VILLARD en reprenant une ancienne expérience de Ed. BECQUEREL, a découvert un phénomène des plus intéressants et qui peut se résumer de la façon suivante : les actions chimiques produites par les radiations X, de très faible longueur d'onde, sont détruites par des radiations de beaucoup plus grande longueur d'onde, telles que les radiations lumineuses. En sorte que, si l'on a impressionné une plaque sensible ordinaire par les rayons X en interposant des objets opaques à ces rayons, il suffira de la sortir du châssis où elle avait été primitivement enfermée et de la mettre à la lumière pour obtenir pendant le développement un cliché positif d'emblée, qu'on fixera par les procédés habituels.

La technique de cette curieuse opération est la suivante : on met une plaque dans un châssis ordinaire comme dans le cas précédent, et on la soumet à l'action des rayons X en plaçant en avant d'elle l'objet ou la partie du corps à radiographie. Après le temps de pose convenable, on sort la plaque

au grand jour et on l'approche à 30 centimètres d'un bon bec
Auer : après 40 secondes d'exposition aux rayons lumineux,
on immerge la plaque dans le révélateur habituel, puis on
lave et on fixe. On a ainsi un cliché positif présentant des
noirs très foncés, noirs qui proviennent de la réduction du sel
d'argent par les rayons lumineux, puisque ces parties correspondent aux régions opaques pour les rayons X.

§ 4. — APPLICATIONS DES RAYONS X AUX SCIENCES MÉDICALES

Comme on pouvait le prévoir, les rayons X ont fourni un

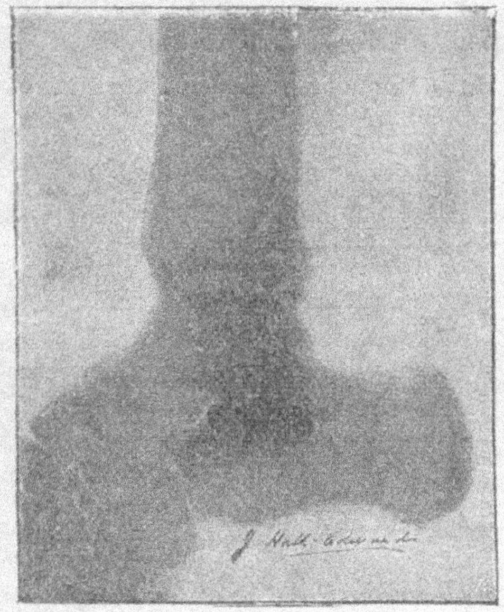

Fig. 145.
Radiographie d'un pied renfermant une balle.

grand nombre d'applications ; nous ne nous occuperons que
des applications à la chirurgie et à la médecine.

1° Applications à la chirurgie. — Une première application consiste à reconnaître la présence d'un corps étranger

dans un point de l'organisme : c'est là une exploration facile et qui donne d'excellents résultats, surtout si ce corps possède une grande densité, comme l'acier, le plomb, etc. On commence par faire l'examen radioscopique pour obtenir un premier renseignement ; puis, après avoir reconnu la présence et la position approximative du corps étranger, on dispose la plaque sensible placée dans son châssis contre la surface cutanée qui est la plus rapprochée de ce corps : le tube est alors

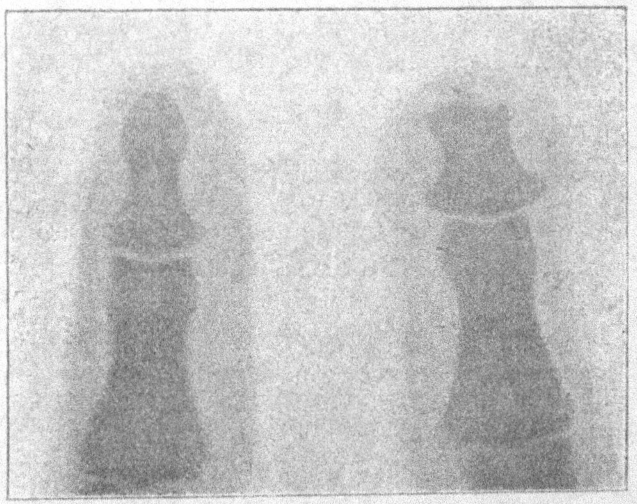

Fig. 146.
Doigt sain et doigt après un panaris.

orienté de façon à ce que l'ombre du corps se fasse aussi normalement que possible à la plaque photographique. S'il s'agit, par exemple, d'une balle logée dans la masse sacro-lombaire, la plaque sera appliquée contre cette région lombaire pendant que l'ampoule de CROOKES sera placée du côté de l'abdomen et à une certaine distance, 40 à 50 centimètres.

Une autre application de la radioscopie et de la radiographie se rencontre dans l'étude des fractures et des luxations. L'exploration se fait comme dans le cas des corps étrangers. On peut encore se rendre compte des affections inflammatoires des os : sur les clichés radiographiques, ou sur l'écran, on peut reconnaître les épaississements syphilitiques ou tuberculeux, les lésions déterminées par les panaris (fig. 146), les exostoses, etc., etc.

2° Applications à la médecine interne. — Quoique ces applications paraissent à priori plus restreintes que les précédentes, on a pu cependant, par les perfectionnements apportés à la technique radiographique, obtenir des renseignements très utiles dans un grand nombre d'affections relevant de la médecine proprement dite.

C'est ainsi que l'on peut explorer assez facilement le cœur avec l'écran fluorescent : on voit une ombre peu intense, il est vrai, mais suffisamment nette pour reconnaître ses contours ; en avant et à gauche, l'ombre cardiaque est formée par une ligne irrégulièrement convexe partant de la 2° côte pour arriver à la 6° ; on remarque, chez l'adulte, que le cœur repose sur le diaphragme, surtout par sa face postérieure.

La radioscopie permet de reconnaître les changements de position du cœur dans les hypertrophies ventriculaires. On retire encore de précieux renseignements dans les cas d'anévrisme. Il est encore possible de distinguer les plaques athéromateuses sur les gros vaisseaux.

Dans les maladies du poumon, la radioscopie et la radiographie peuvent rendre de grands services. BOUCHARD a justement comparé les renseignements fournis par l'examen radioscopique à ceux que donne la percussion : la grande différence, toutefois, entre ces deux méthodes d'investigation, c'est que la percussion n'atteint guère que les couches superficielles de la poitrine, tandis que les rayons de RŒNTGEN en traversent toute l'épaisseur, y compris les parties tout à fait centrales. Parmi les maladies pulmonaires, dans lesquelles la radioscopie fournit des données utiles, il faut citer en premier lieu la phtisie ; chez des malades soupçonnés seulement de tuberculose, les rayons X peuvent montrer, à l'un des sommets, une diminution de clarté pulmonaire, souvent accompagnée d'une diminution des mouvements d'abaissement de la moitié correspondante du diaphragme. Les rayons X peuvent encore faciliter le diagnostic précoce de la tuberculose en dévoilant l'épaississement et l'adhérence des feuillets pleuraux. Dans les maladies qui simulent la tuberculose, la radioscopie aide à éviter l'erreur, soit en montrant la parfaite clarté de l'image pulmonaire, soit en révélant des lésions profondément cachées, comme une collection purulente enkystée capable d'expliquer les symptômes de consomption.

Dans le pneumothorax, le diaphragme paraît abaissé du côté malade et à peu près immobile, sauf dans sa portion moyenne, qui est mise en mouvement par la partie du muscle qui est située sous le poumon sain. Il faut avoir soin d'immobiliser le thorax à l'aide d'un bandage de corps fortement serré, pour éviter le flou qui résulte des mouvements respiratoires. Guillleminot a imaginé un appareil qui permet de prendre l'ombre de la cage thoracique, soit pendant l'inspiration, soit pendant l'expiration. Ce dispositif rend surtout des services pour radiographier les mouvements du cœur qu'il isole pour ainsi dire les uns des autres.

CHAPITRE V

ACCIDENTS CAUSÉS PAR L'ÉLECTRICITÉ

Parmi ces accidents, il faut distinguer ceux qui sont produits par la foudre et ceux qui sont produits par les courants industriels.

§ 1. — Accidents dus a l'électricité atmosphérique

Les cas de mort par la foudre sont, en France, compris entre 100 et 200 par an. De 1865 à 1875, il y a eu, d'après la statistique de Turoïan, en moyenne 110 personnes foudroyées par an ; de 1883 à 1892, on en a compté 133.

Le sexe ne joue probablement aucun rôle, cependant les femmes sont en plus petit nombre parmi les victimes que les hommes.

Si l'on cherche la mortalité des accidents causés par la foudre, on trouve que sur 4 blessés, il y a en moyenne 1 mort.

Il est intéressant de savoir à quels moments de la journée se produisent les plus nombreux accidents de fulguration mortelle. Cette statistique a donné les résultats suivants :

De minuit à 6 heures du matin.   4 morts sur 100 victimes.
De 6 heures à midi 13   —   —
De midi à 6 heures du soir . . 60   —   —
De 6 heures du soir à minuit . . 23   —   —

On n'a pas constaté, ou du moins très rarement, de cas de fulguration mortelle sur des personnes au lit. D'ailleurs de 11 heures du soir à 3 heures du matin, on ne compte aucun cas de fulguration. Un cinquième des victimes ont été frappées à domicile : le plus souvent, les personnes foudroyées l'ont été sous les arbres.

Quant à la répartition géographique des accidents, on a observé les cas les plus nombreux vers la région de la Lozère, puis dans la vallée du Rhône ; enfin, dans les pays où existent les montagnes élevées. C'est dans l'ouest que les cas mortels sont les plus rares.

On utilise pour protéger les maisons et les édifices contre la

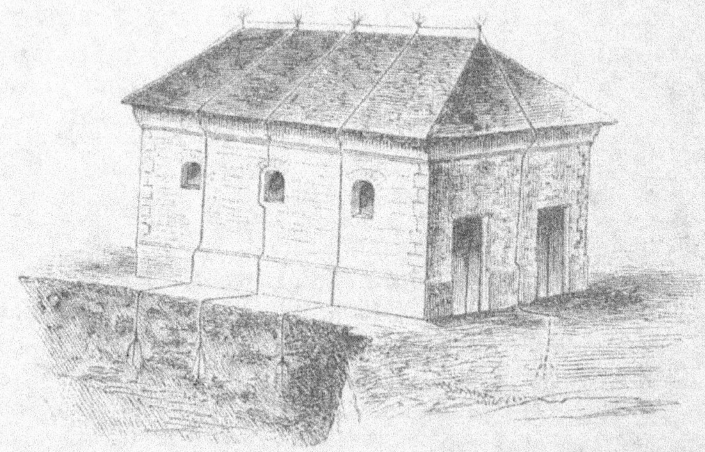

Fig. 147.
Paratonnerre de MELSENS.

foudre, soit le paratonnerre de FRANKLIN, soit celui de MELSENS (fig. 147) sur lesquels le lecteur est déjà renseigné. Mais nous devons ajouter que ces paratonnerres ne sont pas toujours d'une protection aussi efficace qu'on se l'imagine. Il y a en effet deux natures d'éclairs :

1° Les éclairs qui résultent d'une décharge directe entre le sol et le nuage chargé d'électricité à haute tension. Ces éclairs suivent le chemin de moindre résistance offert par le paratonnerre qui alors est efficace à condition que la communication de la chaîne avec la terre soit très bien établie ;

2° Les éclairs constitués par les décharges indirectes ou *éclairs-ruades* (LODGE) qui éclatent par rupture brusque d'un équilibre électrostatique, à l'instant de la production d'un éclair du premier genre. Ces éclairs sont d'une soudaineté extraordinaire et sont, aux éclairs du premier genre, ce qu'est une avalanche par rapport à un torrent.

Ils sont le résultat de décharges oscillatoires très rapides qui se propagent suivant des lois toutes spéciales. La résistance électrique ne les retarde que fort peu ; le trajet effectué par ces éclairs-ruades présente des bizarreries apparentes très surprenantes ; par exemple, la décharge quittera un gros conducteur métallique pour bondir à travers un mur et plusieurs mètres d'air sur un corps mauvais conducteur.

On ne peut donc jamais avoir une confiance absolue dans le meilleur des paratonnerres, car il peut toujours exister une forme de décharge qui déroute les prévisions.

§ 2. — ACCIDENTS DUS AUX COURANTS INDUSTRIELS

Demandons-nous d'abord quels sont les courants les plus dangereux, les courants alternatifs ou les courants continus ? On serait tenté, à priori, de penser que ce sont les courants alternatifs qui constituent le plus grand danger, à cause des excitations motrices auxquelles ils donnent lieu ; mais d'ARSONVAL, qui a bien étudié la question, affirme que le danger est bien plus grand avec les courants continus aux hauts potentiels usités dans l'industrie ; ils sont presque toujours mortels, par suite des effets électrolytiques qui accompagnent le courant : les actions polaires, nous le savons, se produisent non seulement aux points d'entrée et de sortie du courant, mais encore au niveau de chaque tissu différent traversé par le courant : c'est donc le transport des ions qui, en devenant très exagéré par suite de la haute intensité, est en somme la cause du grand danger des courants continus.

Un courant alternatif de haute tension (1.500 volts), appliqué pendant un temps très court, ne tue sûrement ni des cobayes, ni des lapins. Ce n'est pas le voltage du courant qui est la cause efficiente de la mort. Il faut tenir surtout compte de la *durée* pendant laquelle le corps est traversé par le courant :

des courants identiques, très bien supportés par les animaux,
lorsque la durée de contact était d'une seconde, tuent ces
mêmes animaux, lorsque l'application dure pendant trois, cinq
ou dix secondes. L'action courte, mais répétée, d'un courant
tue fatalement l'animal en expérience : ces résultats s'expliquent aisément si l'on se rappelle que les effets électrolytiques sont proportionnels à la quantité d'électricité ou, ce qui
revient au même, à l'intensité et à la durée pendant laquelle le
courant passe $(Q = I. t)$.

<h2 align="center">§ 3. — CAUSES DE LA MORT
PRODUITE PAR LES DÉCHARGES ÉLECTRIQUES</h2>

Les phénomènes observés sur les animaux sont les suivants : tétanisation du système musculaire strié, arrêt respiratoire, persistance des battements cardiaques, même après
l'arrêt de la respiration ; si cet arrêt se prolonge au delà d'une
certaine durée, le cœur cesse de battre et l'animal succombe.

Cette issue fatale varie avec le voltage, la durée de l'application, la fréquence des interruptions du courant et la constitution de l'animal. Ce dernier facteur est très important et rend
difficile l'application à l'homme des résultats obtenus sur les
autres animaux.

D'après les recherches de D'ARSONVAL, le courant électrique,
quelle que soit sa forme, produit la mort de deux manières
seulement : 1° par action directe (effets disruptifs, électrolytiques), désorganisant physiquement les tissus ; 2° par action
réflexe ou indirecte, en agissant sur les centres nerveux dont
l'irritation entraine les différentes variétés d'effets connus,
depuis BROWN-SÉQUARD, sous le nom d'inhibition.

<h2 align="center">§ 4. — SOINS A DONNER AUX VICTIMES DES
ACCIDENTS ÉLECTRIQUES</h2>

Dès 1887, D'ARSONVAL, a montré qu'il était possible de rappeler des animaux à la vie après le shock électrique, en prati-
quant la respiration artificielle : *Un foudroyé doit être traité*

comme un noyé. Lorsqu'un individu est victime d'un accident dû au contact de conducteurs d'électricité ou de machines génératrices, le contact peut exister encore au moment où l'on arrive pour le secourir, ou bien le contact peut avoir cessé. Dans le premier cas, on arrêtera, si possible, le générateur d'électricité ; si cela est impossible, et c'est la plupart du temps ce qui a lieu, on coupera le conducteur à l'aide d'appareils munis de manches isolants, ou bien on établira un shunt, à l'aide d'un conducteur peu résistant qui diminue l'intensité dans la partie où la victime est en contact avec les conducteurs. D'après l'instruction de l'Académie de Médecine, on transportera d'abord la victime dans un local aéré où l'on ne conservera qu'un petit nombre d'aides : on desserrera les vêtements et on s'efforcera le plus rapidement possible à rétablir la respiration et la circulation. Pour rétablir la respiration, on peut avoir recours principalement aux deux moyens connus : la traction rythmée de la langue ou la respiration artificielle. Il convient de commencer toujours par la traction rythmée, en appliquant en même temps, s'il est possible, la méthode de la respiration artificielle.

Il conviendra, d'autre part, de chercher à ramener la circulation en frictionnant la surface du corps, en flagellant avec les mains ou avec des serviettes mouillées, en jetant de temps en temps de l'eau froide sur la figure, en faisant respirer de l'ammoniaque ou du vinaigre. Si l'on possède sous la main de l'oxygène, il faudra faire respirer ce gaz à la victime pour hâter la fin des symptômes de l'asphyxie.

Depuis que cette instruction a été rendue publique, on n'en est plus à compter le nombre des personnes rappelées à la vie et pour ainsi dire ressuscitées.

CHAPITRE VI

APPLICATIONS DE L'ÉLECTRICITÉ
A LA THÉRAPEUTIQUE

Nous étudierons successivement les applications dans lesquelles le courant électrique n'est pas utilisé directement sur le corps de l'homme et les applications directes de l'électricité, c'est-à-dire celles qui ont pour but de soumettre une partie ou la totalité du corps de l'homme à l'action du courant électrique.

§ 1. — GALVANOCAUTÈRES ET ANSE ÉLECTROTHERMIQUE

Les galvanocautères, dont l'usage est si répandu aujourd'hui, constituent l'une des plus importantes applications des effets calorifiques du courant à la thérapeutique chirurgicale.

D'après la loi de JOULE, la quantité de chaleur développée dans un conducteur de résistance R, par un courant d'intensitée I, est donnée par la formule

$$Q = \frac{1}{4,17}\, RI^2 t.$$

C'est sur cette loi que sont basés le galvanocautère et l'anse électrothermique que nous allons étudier successivement.

1° Galvanocautères. — Un galvanocautère comprend : 1° un manche en substance isolante (fig. 148) dans lequel est placé un interrupteur à bouton P, ou à pédale, permettant de faire passer

ou d'interrompre, au moment voulu, le courant; 2° deux conducteurs de section assez grande qui viennent se visser en BB sur
le manche et à l'extrémité desquels se trouve 3° le galvanocau-

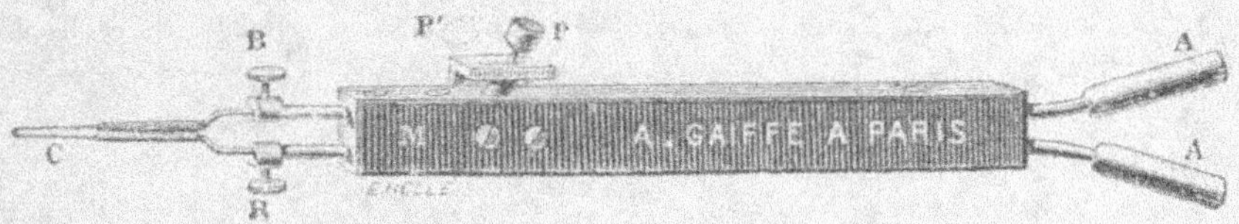

Fig. 148.
Galvanocautère monté sur son manche.

tère proprement dit C, formé (fig. 149), soit par une lame de
platine, soit par un fil formant un angle aigu, soit par une spirale.

a. *Résistance électrique des galvanocautères.* — La résistance du cautère proprement dit, la seule portion du circuit

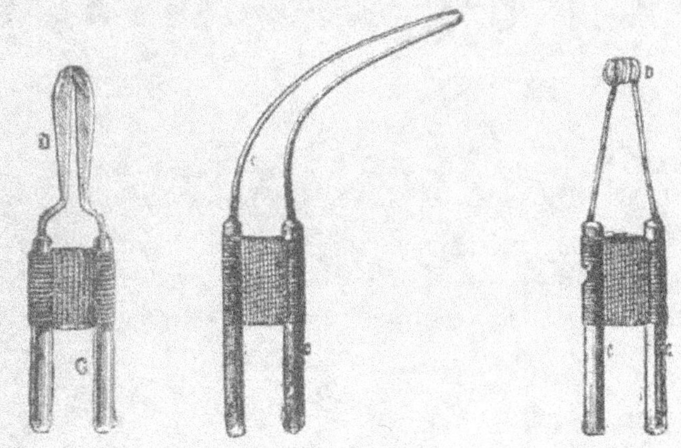

Fig. 149.
Diverses formes de galvanocautères.

où doivent se développer les actions calorifiques, est très
faible ; d'après les mesures faites par H. BORDIER et H. CHEVAL-
LIER, cette résistance est comprise entre 0.02 et 0.24 ohm. Les
conducteurs compris entre le cautère et le manche sont quelquefois trop minces et s'échauffent pendant le passage du

courant, ce qui doit être évité : pour que ces conducteurs ne
dépassent pas la température de 25°, ils doivent avoir un diamètre d'au moins 3 millimètres.

Il est utile de placer un rhéostat métallique dans le circuit, si l'on veut pouvoir régler l'aspect du cautère.

b. *Température des différents rouges*. — D'après POUILLET
voici les températures correspondant aux différents rouges :

Rouge naissant.	450°
— sombre	700°
— cerise.	900°
— blanc.	1300°

Pour les galvanocautères représentés dans la figure 149, les
intensités ont été déterminées pour obtenir le rouge sombre
et le rouge vif *dans l'air* ; ces nombres fournissent immédiatement un renseignement sur l'ordre de grandeur de l'intensité à employer dans les différentes applications de ces cautères :

Modèles.	Rouge sombre.	Rouge vif.
N° 1	12 ampères.	16,5 ampères.
N° 2	16,5 —	19 —
N° 3	18 —	27,5 —

On voit, par ces nombres, que, même dans l'air, l'intensité
du courant qui doit échauffer les cautères est considérable ;
quand les lames sont plongées dans les tissus, l'intensité doit
être, comme nous le verrons, encore plus grande.

2° **Anse électrothermique**. — L'anse est constituée par un
fil de platine ou de fer (A, fig. 150) qui passe dans deux conducteurs creux fixés sur le manche ordinaire des galvanocautères ;
les deux extrémités sont attachées à un anneau qui sert à
opérer la traction suffisante pour produire l'effet désiré.

Vaut-il mieux employer un fil de platine ou un fil de fer ?
La réponse est facile à donner : en effet, pour porter au
rouge sombre un fil de 1 millimètre de diamètre, il faut con-
sommer une intensité de 41 ampères, pour le platine, et de

25 ampères seulement, pour le fer. C'est donc au fil de fer qu'on doit donner la préférence, d'autant plus que ces fils se

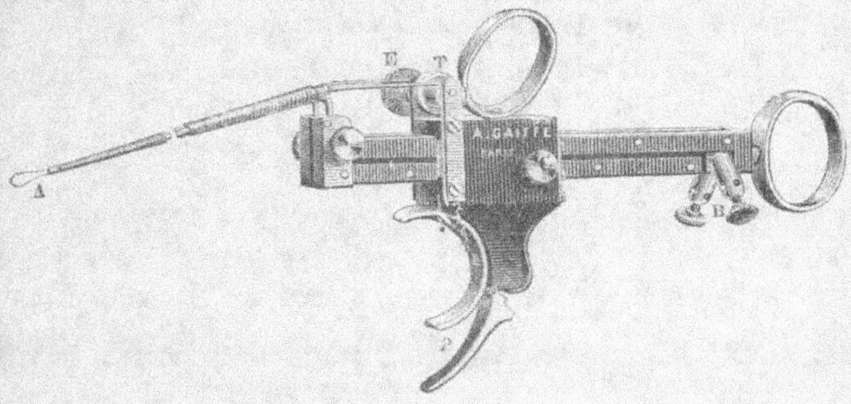

Fig. 150.
Anse électrothermique montée sur son manche.

trouvent facilement et sont d'un prix moins élevé que ceux de platine.

Nous savons que lorsqu'un fil parcouru par un courant est placé dans l'air, il s'échauffe jusqu'à ce que les pertes par rayonnement soient égales à la chaleur gagnée et provenant de la transformation du courant. Mais quand ce fil est plongé dans les tissus, comme c'est le cas ici, la perte de chaleur se fait par conductibilité et elle est beaucoup plus grande que dans l'air; en sorte que l'intensité à utiliser doit être alors beaucoup plus grande. Ainsi, prenons un fil de fer de 0^{mm},4 et cherchons quelles sont les intensités à employer depuis le rouge naissant jusqu'à la fusion dans l'air. On a les valeurs suivantes :

Rouge naissant	5	ampères.
— sombre	5,5	—
— vif	6	—
Fusion	8	—

Maintenant, plongeons ce fil dans les tissus et cherchons à obtenir la section d'un parallélipipède de tissu musculaire ayant une section carrée de 20 millimètres de côté ; si on note les temps correspondant au sectionnement, on obtient les résultats suivants (H. Bordier et H. Chevallier) :

TEMPS	INTENSITÉS
2 minutes 45 secondes.	9,5 ampères.
1 minute	11 —
17 —	13 —
10 —	15,5 —
5 —	17 —
1 —	21 —

Ainsi, même pour la durée la plus grande du sectionnement du tissu, l'intensité du courant, 9,5 ampères, a été plus forte que celle pour laquelle la fusion se produit dans l'air.

Il est donc nécessaire, non seulement de mettre un rhéostat dans le circuit, mais encore un ampèremètre, puisque l'on ne peut plus suivre l'aspect du fil constituant l'anse, lorsque celle-ci est noyée dans les tissus.

3° Conditions thermiques compatibles avec l'hémostase. — Que l'on emploie l'anse ou le galvanocautère, il est important de tenir compte de la température du cautère, si l'on veut que la cautérisation se fasse sans hémorragie.

L'hémostase, qu'on obtient en général par l'usage des galvanocautères, cesse en effet d'exister si la température de la lame ou du fil est trop élevée. Au lieu de mesurer la température, on peut évaluer l'intensité du courant qui produit l'échauffement du cautère : voici des nombres obtenus pendant l'introduction d'un couteau de platine constituant le galvanocautère dans es tissus d'un chien vivant :

INTENSITÉS	RÉSULTATS
17 ampères.	Hémostase.
18 —	Hémorragie des petits vaisseaux.
21 —	Plaie saignante, plus d'hémostase.

Avec ce cautère (n° 4, résistance égale à 0,0395 ohm), c'est donc pour l'intensité 18 ampères que l'effet hémostatique cesse de se produire : au delà, on perd le bénéfice de la cautérisation. Par conséquent, l'usage de l'ampèremètre est indispensable.

Lorsqu'on étudie l'hémostase avec l'anse, on trouve que c'est pour l'intensité 16 ampères que celle-là cesse d'exister. Comme cette intensité est bien plus grande que celle qui amène la fusion dans l'air, il est nécessaire que toutes les parties de l'anse soient entourées par les tissus ; car, autrement, les portions placées dans l'air entreraient en fusion et le courant serait interrompu : l'ampèremètre est donc, là encore, très utile et le chirurgien doit avoir l'œil non seulement sur l'anse, mais aussi sur l'aiguille du galvanomètre.

Quant au mécanisme de l'hémostase, il s'explique par l'action coagulante de la chaleur sur le sang et aussi par le recroquevillement des parois des vaisseaux sectionnés. Il se forme un bouchon qui obstrue la lumière rétrécie des vaisseaux (H. BORDIER et H. CHEVALLIER). On admettait, avant les recherches de ces auteurs, que la cause de l'hémostase par les cautères thermiques résidait seulement dans l'altération des vaisseaux (BOUCHACOURT, 1836).

§ 2. — UTILISATION DIRECTE DU COURANT ÉLECTRIQUE DANS UN BUT THÉRAPEUTIQUE

Sans entrer dans le détail de l'électrothérapie, pour l'étude de laquelle il existe d'ailleurs des livres spéciaux, nous devons exposer maintenant les principes physiques de cette branche de la thérapeutique. La puissance curative de l'électricité s'affirme tous les jours davantage, à mesure que l'on sait mieux jouer des ressources variées que nous fournissent ses innombrables modalités ; le point important, en effet, est de connaître les effets physiologiques des diverses formes du courant électrique appliqué à l'homme, ou aux animaux (c'est cette partie que nous avons exposée dans les pages qui précèdent), et de pouvoir graduer, mesurer, appliquer, rigoureusement cette énergie électrique, suivant les perturbations que l'on veut produire, dans un but thérapeutique, soit dans la nutrition des tissus, soit dans leur sensibilité : c'est ce que nous allons étudier dans ce paragraphe.

Il est naturel, dans une exposition méthodique des applications thérapeutiques de l'électricité, de commencer par faire connaître : 1° les moyens propres à *produire* l'énergie électrique que l'on veut employer ; 2° les méthodes permettant la *graduation* du courant utilisé ; 3° les appareils de *mesure* des diverses formes de ce courant. Quant aux procédés simples permettant d'interrompre automatiquement le courant ou de renverser le sens du courant employé, ils sont plutôt à leur place dans les traités d'électrothérapie que dans un ouvrage de physique ; nous en dirons autant pour la technique des applications proprement dites au corps de l'homme.

A) Sources médicales d'électricité

Nous devons consacrer quelques lignes à la production de l'énergie électrique destinée aux usages thérapeutiques ; nous exposerons les trois formes principales du courant : galvanique, faradique et franklinien.

1° Courant galvanique. — Rappelons que le courant galvanique est le courant qui est défini par une ligne parallèle à l'axe des temps (fig. 151), lorsque l'état permanent est établi : la forme de ce courant est par conséquent celle d'un courant constant.

Le courant galvanique peut être produit par trois méthodes différentes : 1° par les piles médicales ; 2° par les accumulateurs ;

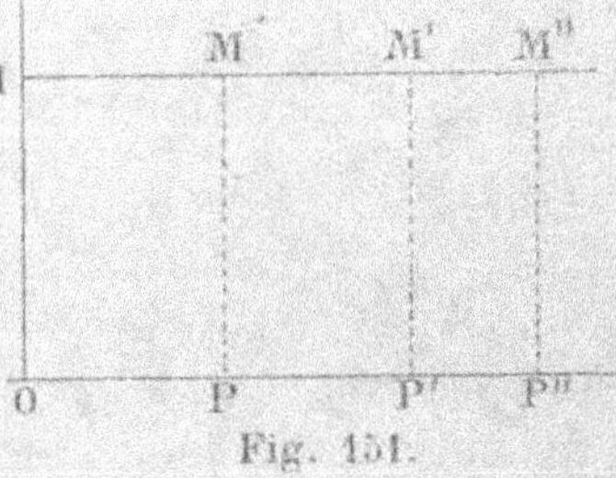

Fig. 151.

Forme du courant constant.

3° par les machines dynamos. Étudions successivement ces trois catégories de générateurs.

a. *Piles médicales*. — Les conditions que doit remplir une pile pour pouvoir servir aux usages médicaux sont les suivantes : 1° elle doit être *impolarisable* et, par conséquent, fournir un courant à intensité constante ;

2° La pile doit posséder une résistance intérieure la plus faible possible ;

3° Elle doit avoir une force électromotrice moyenne (1ᵛ. 5), de façon à éviter un très grand nombre d'éléments ;

4° Elle doit avoir des dimensions, ni trop grandes, ni trop restreintes ;

5° Elle ne doit pas dégager de produits odorants ou corrosifs ;

6° Elle ne doit pas demander un renouvellement des liquides

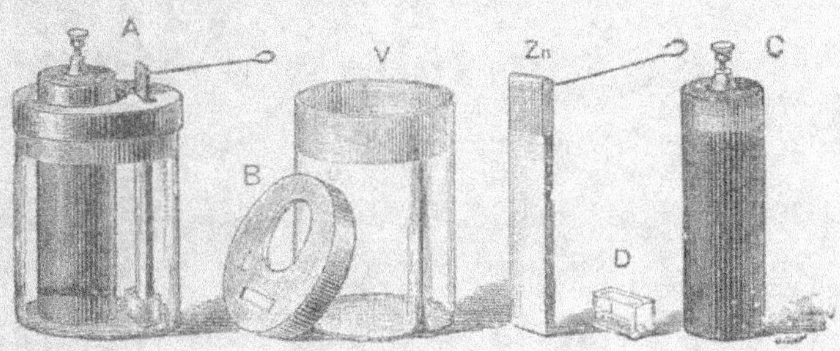

Fig. 152.
Pile Bergonié.

trop fréquent et pour cela, elle ne doit pas travailler si on ne ferme pas le circuit extérieur.

Toutes ces conditions se trouvent parfaitement remplies dans certains modèles, comme la pile Bergonié, par exemple (fig. 152).

b. *Accumulateurs*. — L'énergie électrique se répand aujourd'hui de plus en plus, et dans beaucoup de villes, le médecin a à sa disposition une canalisation industrielle dont il peut tirer parti comme source galvanique, à condition : 1° que le canalisation industrielle soit du courant continu, et 2° de le transformer à l'aide d'accumulateurs. Nous ne dirons que peu de chose des accumulateurs dont l'étude a été faite déjà par le lecteur.

Il convient de ne pas dépasser la valeur 1,85 volt, pendant la décharge des accumulateurs ; si l'on épuisait davantage les éléments, on observerait, à la surface des négatifs, la formation d'une croûte de sulfate blanc qui s'écaille et tombe au fond du récipient en occasionnant une perte de matière active et d'acide sulfurique. La résistance intérieure d'un accumulateur varie nécessairement par suite du changement progressif de composition de l'électrolyte et des matières actives pendant la charge et la décharge ; cette résistance croît à la fin de la charge et aussi à la fin de la décharge.

Il est utile, pour le médecin qui emploie des accumulateurs, de pouvoir reconnaître le moment où une batterie d'accumulateurs est finie de charger et le moment où il faut la recharger, de manière à ne pas modifier le rendement des éléments et à ne pas les altérer. C'est le voltmètre et le densimètre qui sont les meilleurs guides à suivre pour constater l'état des éléments. Prenons un accumulateur qui vient d'être chargé ; à ce moment, le voltmètre marque environ 2,3 volts, tandis que le densimètre plongé dans le liquide accuse une densité variant entre 1,18 et 1,22, suivant la quantité et la teneur de l'électrolyte.

Un indice plus frappant de la fin de la charge, c'est l'état laiteux de l'électrolyte produit par le dégagement gazeux abondant des éléments de la décomposition de l'eau. On doit recharger les accumulateurs lorsque le voltmètre marque 1,85 volt.

c. *Machines dynamos*. — Depuis quelques années, les machines dynamos sont utilisées en électrothérapie. Trichot, de Clermont-Ferrand, est un des premiers qui ait installé une dynamo destinée aux usages médicaux et qui ait donné une bonne description du fonctionnement de cette machine.

Pour régler le courant provenant d'une machine dynamo et pour pouvoir lui donner toutes les valeurs dont on a besoin pratiquement, on peut employer plusieurs procédés :

1° Si le moteur qui actionne la machine peut fonctionner à des vitesses variables, on réglera le courant en modifiant la vitesse et en lui donnant celle qui correspond à l'effet désiré ;

2° On peut encore placer un rhéostat dans le circuit d'excitation de la machine, ce qui fait varier le champ magnétique dans lequel tourne l'induit, et, par suite, la force électromotrice ;

3° Enfin, et c'est le procédé de choix pour les besoins médicaux, on peut régler l'intensité du courant recueilli aux bornes de la machine, à l'aide d'un rhéostat intercalé en tension dans le circuit.

2° Courant faradique. — On produit le courant faradique à l'aide du transformateur dont le type est la bobine de RUHMKORFF. On sait que le rôle d'un transformateur est le suivant : on lui fournit, par exemple, un courant à faible force électromotrice E et à forte intensité I et il restitue un courant à faible débit I', et à fort voltage E' ; de sorte que (en faisant abstraction des pertes) l'on a :

$$E \times I = E' \times I'.$$

Le courant que l'on envoie dans le transformateur s'appelle le *courant primaire*; le courant induit que l'on recueille s'appelle le *courant secondaire* et les bobines correspondantes portent les mêmes noms.

Une bobine destinée aux usages médicaux doit remplir les trois conditions suivantes :

1° L'interrupteur ne doit pas effectuer un trop grand nombre

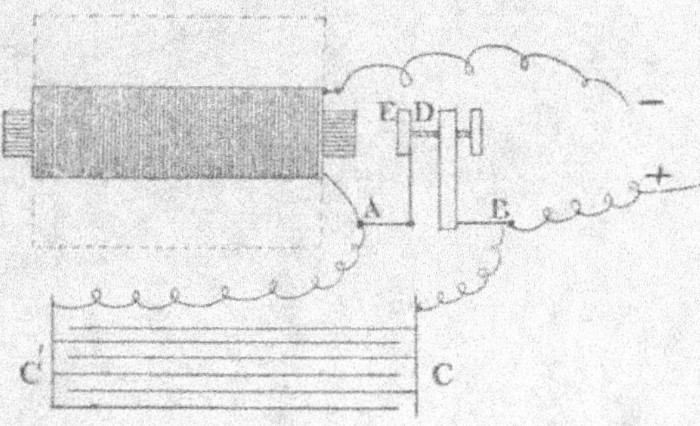

Fig. 153.
Condensateur placé en dérivation.

de vibrations ; 60 à 80 par seconde sont plus que suffisantes pour produire la tétanisation des muscles ; ce nombre est une limite supérieure ;

2° Le fil de la bobine induite doit être gros et non pas fin ; avec une bobine primaire, telle que celle conseillée par le Con-

grès des électriciens, le fil secondaire doit avoir un diamètre
de 1,2 à 1,3 millimètre, une longueur de 60 mètres à 100 mètres
seulement, et une résistance d'environ 1 ohm. C'est surtout
dans le choix du fil de la bobine secondaire que réside le
moyen d'obtenir de bonnes contractions musculaires, sans
faire souffrir le patient.

3° L'appareil doit être muni du condensateur de FIZEAU placé
en dérivation de part et d'autre du trembleur, sur le courant
primaire (fig. 153). La capacité de ce condensateur ne doit pas
être quelconque, si l'on veut obtenir l'effet sensitif le plus
faible possible.

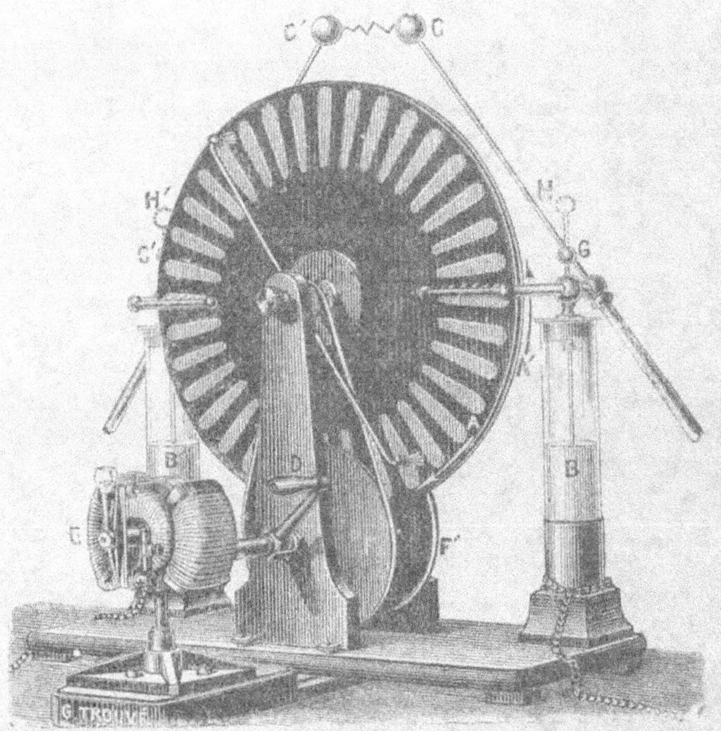

Fig. 154.
Machine de WIMSHURST.

3° Franklinisation. — La franklinisation est l'application de l'électricité statique, prise sous une forme quelconque, au corps de l'homme, dans un but thérapeutique.

a. *Machines électrostatiques.* — Depuis RAMSDEN, les modèles de machines ont été en se multipliant et il n'entre pas dans le cadre de cet ouvrage d'en faire une description détaillée.

Les machines statiques se divisent en deux classes :

1º Celles où l'espace n'est pas modifié, et où c'est le frottement d'un corps mauvais conducteur qui est utilisé ;

2º Celles où il y a création d'un champ électrique, et où les phénomènes d'influence servent seuls à faire la transformation de l'énergie mécanique en énergie électrique.

b. *Conditions que doit remplir une machine médicale.* — Ces conditions sont assez nombreuses, mais on peut les ramener aux trois suivantes :

1º Une bonne machine statique doit pouvoir fonctionner à tout moment ; elle ne doit donc pas être sensible aux variations de l'état hygrométrique de l'air ambiant ;

2º Elle ne doit pas exiger une forte dépense d'énergie mécanique ;

3º Elle doit avoir un grand débit et porter ses conducteurs à un haut potentiel.

B GRADUATION DU COURANT, RHÉOSTATS MÉDICAUX

Graduer un courant, c'est l'amener d'une intensité nulle à une intensité déterminée ; puis ramener à zéro cette intensité, lorsque l'application électrique est terminée.

Pour faire varier l'intensité d'un courant, on modifie la résistance du circuit en introduisant au préalable un conducteur dont la résistance peut varier à volonté ; un tel conducteur s'appelle un *rhéostat*.

1º Rhéostat de Bergonié. — Il est formé par une large éprouvette en verre (fig. 155) contenant de l'eau ordinaire dans laquelle plongent des lames de charbon destinées à faire varier la longueur et la section de la colonne liquide servant de conducteur résistant. On fait plonger plus ou moins les lames de charbon dans le liquide au moyen d'une roue à crémaillère qui meut l'ensemble du système, comme un piston dans son corps de pompe ; de chaque côté de la tige de ce piston sont deux tringles de laiton qui passent à frottement dur dans les bornes servant à relier le rhéostat au circuit général.

Les lames de charbon sont prolongées à la partie inférieure par un faisceau de coton de verre qui retient toujours, par capillarité, une certaine quantité d'eau. Il est facile de comprendre comment on fait usage de l'appareil ; la crémaillère étant au haut de sa course, les pinceaux de coton de verre affleurent juste le liquide et leur distance est à ce moment maxima. Le rhéostat présente à ce moment sa plus grande résistance. La résistance de cet appareil peut aller jusqu'à 1/2 mégohm et descendre à 20 ou 30 ohms, avec tous les intermédiaires.

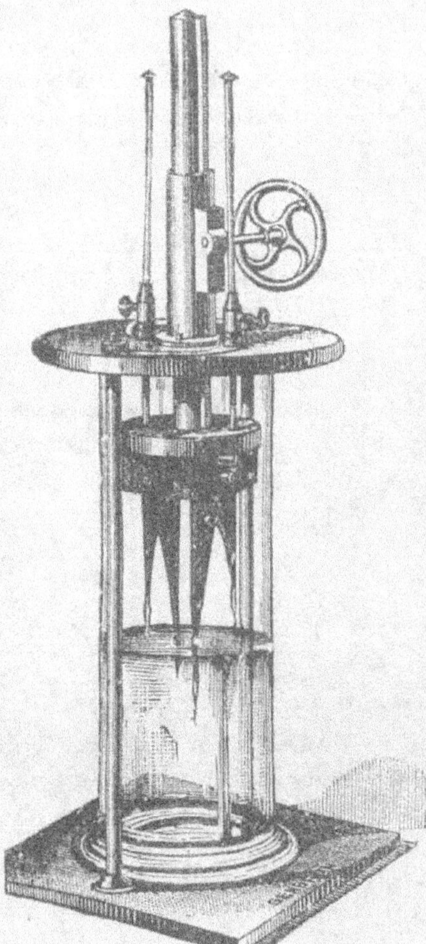

Fig. 155.
Rhéostat de Bergonié.

2° Rhéostat à trois liquides (modèle Bergonié-Bordier). — Un autre modèle, qui ne le cède en rien au précédent au point de vue de la commodité de la graduation du courant, a été imaginé également par Bergonié et modifié depuis par l'auteur de ce livre.

Il se compose d'un tube en U (fig. 156) contenant de l'eau dans laquelle peuvent plonger, plus ou moins, deux crayons de charbon de 1 centimètre de diamètre, taillés en pointe et terminés par des faisceaux de coton de verre. Les charbons sont fixés et serrés dans des bornes qui sont reliées aux conducteurs amenant le courant. Le tube est mobile : il est appliqué sur une planchette qui porte en arrière, et en son milieu, une crémaillère verticale à laquelle correspond un petit pignon traversé par un axe horizontal et qui porte deux volants à ses extrémités. Le point important à obtenir, avec cet appareil, était de lui donner une résistance telle que la variation de l'intensité du courant se fasse très lentement à partir de zéro. Pour obtenir ce résultat, voici la disposition que nous avons imaginée : d'abord les deux charbons ne sont pas à la même hauteur ; l'extrémité

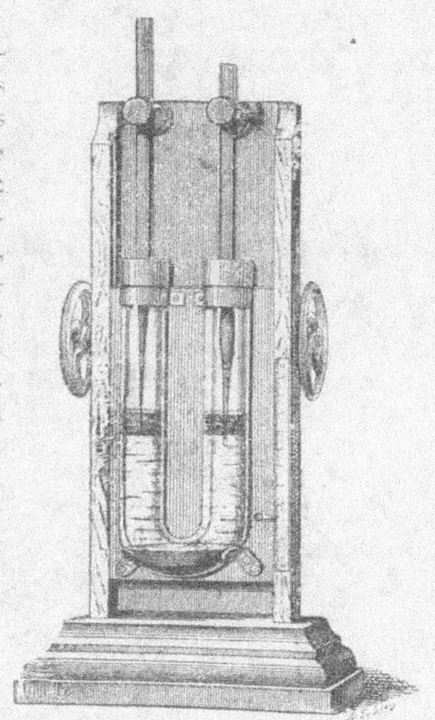

Fig. 156.
Rhéostat à trois liquides.

du faisceau de verre le plus élevé forme un cône excessivement aigu ; de plus, on a placé, à la surface de l'eau de chaque branche, une couche d'huile de vaseline d'environ 1 centimètre de hauteur.

Pour diminuer la résistance minima du rhéostat, lorsque les charbons plongent au maximum dans le liquide, nous avons placé au fond du tube en U une masse de mercure qui supprime la résistance d'une colonne d'eau dont la longueur serait égale à l'écartement des deux branches du tube.

Ce rhéostat est donc à trois liquides : huile de vaseline, eau, mercure. L'huile de vaseline présente, indépendamment de sa très grande résistance, l'avantage d'empêcher l'évaporation de l'eau et de maintenir par suite la hauteur de celle-ci constante pendant très longtemps.

C) Mesure des courants en électricité médicale

Avant d'examiner les principaux appareils de mesure du courant, il est utile d'examiner les conditions auxquelles doit satisfaire un bon galvanomètre médical.

1° Il doit être apériodique ; 2° il doit avoir une résistance intérieure aussi faible que possible ; 3° il doit avoir une graduation très nette ; les divisions doivent être assez distantes les unes des autres pour que la lecture se fasse, sans hésitation possible, à une distance suffisamment grande, 2 ou 3 mètres ; ce qui exige une aiguille longue et une large graduation ; 4° enfin, il doit pouvoir fonctionner aussi bien dans un plan horizontal que dans un plan vertical.

Les galvanomètres médicaux étant gradués en milliampères, on leur donne, à cause de cela, le nom de *milliampèremètres*.

1° Milliampèremètre de Gaiffe. — Le milliampèremètre de Gaiffe se compose d'un aimant fixe et d'une bobine mobile à l'intérieur de laquelle est une pièce en fer doux. L'aimant fixe et le fer doux aimanté par influence produisent sur le circuit mobile des actions tellement puissantes par rapport à l'aimant terrestre que ces dernières sont négligeables.

La bobine mobile est reliée à une aiguille qui se déplace sur un cadran divisé en milliampères. Le zéro est au milieu de la graduation, en sorte que, quel que soit le sens du courant, l'évaluation de l'intensité est possible. L'aiguille est toujours au zéro avant l'observation.

2° Milliampèremètre de Chauvin et Arnoux. — Le second genre de milliampèremètres qu'il nous reste à décrire est celui de Chauvin et Arnoux (fig. 157).

Le cadre galvanométrique de cet appareil est, comme dans

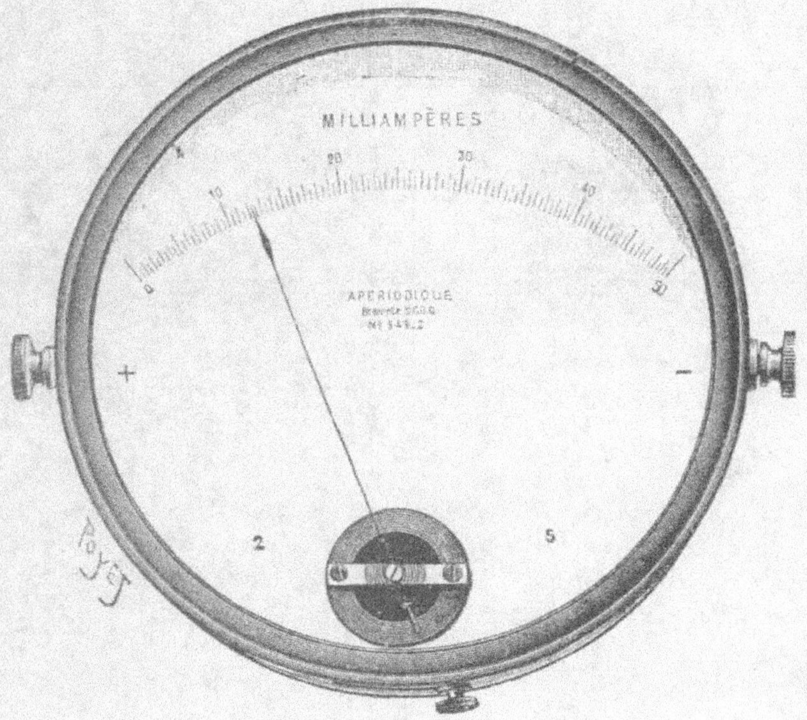

Fig. 157.
Milliampèremètre de Chauvin et Arnoux.

le précédent, mobile dans un champ magnétique ; ce cadre est constitué par une couronne de fil de cuivre de haute conductibilité (fig. 158), logée entre deux bagues concentriques de cuivre électrolytique : les deux extrémités du fil sont soudées respectivement à l'une et à l'autre bague.

Le courant à mesurer arrive par deux ressorts au cadre mobile, l'équipage galvanométrique ainsi constitué est renfermé dans un tube à embase muni à ses deux extrémités de deux traverses portant les deux crapaudines. A l'intérieur du cadre mobile est une sphère en fer doux E destinée à renforcer le champ magnétique créé par un aimant A (fig. 159) en forme de couronne circulaire venu d'une seule pièce.

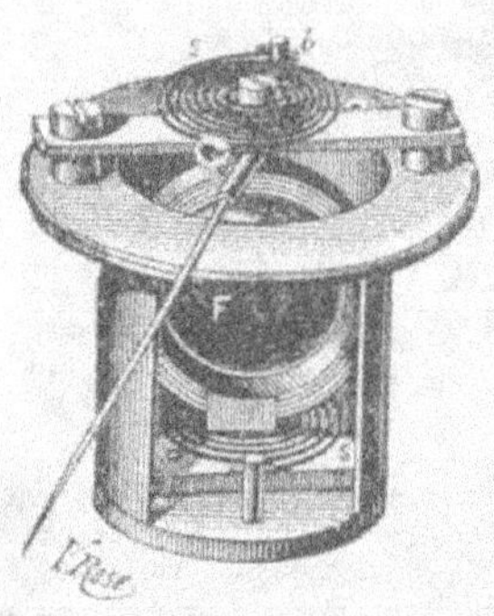

Fig. 158.

Équipage galvanométrique.

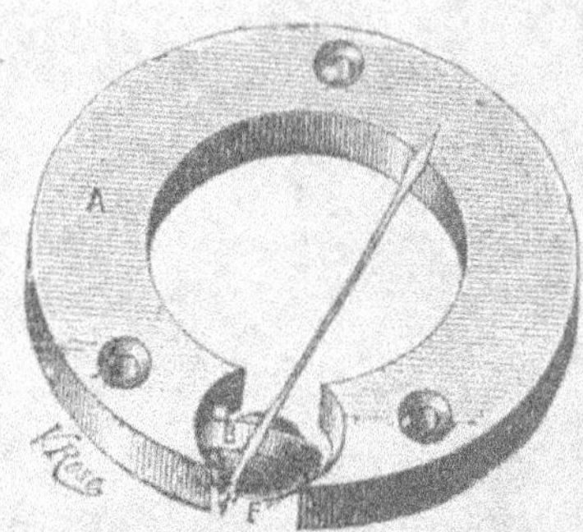

Fig. 159.

Champ magnétique du galvanomètre.

Avec l'un quelconque des milliampèremètres que nous venons de décrire, l'intensité sera mesurée très facilement et très exactement. Pour s'en servir, il faut évidemment placer l'appareil dans le courant même, et par conséquent en tension.

LIVRE V

OPTIQUE

C'est d'optique biologique qu'il va être question dans ce Livre : nous n'avons pas à rappeler ici les lois générales de l'optique avec lesquelles le lecteur doit être familiarisé.

Après avoir fait l'étude optique de l'œil et celle des anomalies de la vision, nous exposerons les méthodes d'analyse des radiations lumineuses et les conséquences utiles au médecin.

Nous consacrerons le dernier chapitre aux applications de l'optique à la thérapeutique.

CHAPITRE PREMIER

OPTIQUE DE L'ŒIL

Si l'on considère l'œil dans son ensemble, on trouve que la lumière, avant d'arriver à la rétine, doit traverser trois milieux réfringents, séparés par des surfaces courbes ayant pour effet de modifier la direction des divers segments de chaque rayon lumineux, depuis son entrée dans l'œil, au niveau de la cornée, jusqu'à son arrivée sur l'écran sensible constitué par la rétine. Les trois milieux sont, en supposant l'épaisseur de la cornée comme nulle, l'humeur aqueuse, le cristallin, et l'humeur vitrée; les trois surfaces courbes qui limitent ces milieux sont la cornée, la face antérieure du cristallin et sa face postérieure.

Si on appelle *dioptre*, comme l'a proposé Monoyer, l'ensemble de deux milieux inégalement réfringents séparés par une surface courbe, on voit qu'il y a à considérer dans l'œil trois dioptres : ces dioptres sont, tous les trois, convergents, car leur concavité est, pour chacun d'eux, tournée vers le milieu le plus réfringent; l'indice total du cristallin étant 1,4371 et ceux des humeurs aqueuse et vitrée étant 1,336 et 1,339.

Nous devons donc, au début de ce chapitre, rappeler les principales propriétés des dioptres convergents : nous ferons ensuite une étude sommaire des systèmes centrés.

§ 1. — DIOPTRES CONVERGENTS

Supposons que la surface courbe qui constitue le dioptre soit sphérique, et que le milieu vers lequel est tournée la concavité du dioptre soit plus réfringent que celui qui est du côté de la convexité : nous aurons un dioptre sphérique convergent dont l'axe principal est la ligne qui réunit le centre de la sphère à laquelle appartient le dioptre et le pôle P du dioptre (fig. 160). Un dioptre possède évidemment deux foyers principaux : leur foyer postérieur, par où passent les rayons réfractés des incidents qui se sont propagés dans le milieu le moins réfringent, et un foyer antérieur pour les rayons réfractés provenant d'incidents qui se sont propagés dans le milieu le plus réfringent.

Il est important de connaître l'expression des distances focales des dioptres, en fonction de l'indice de réfraction et du rayon du dioptre. Nous supposerons, pour simplifier, que le premier milieu (le moins réfringent) est l'air, l'indice du deuxième milieu étant n. Si le premier milieu était autre que l'air et avait un indice égal à n_1, l'indice du deuxième milieu étant n_2, il suffirait de remplacer n par le rapport $\dfrac{n_2}{n_1}$.

1° Calcul des distances focales d'un dioptre. — Pour calculer la distance focale postérieure, menons un rayon SI parallèle à l'axe principal et décrivons, comme l'a indiqué

BERGONIÉ, autour du point I, deux arcs de circonférence dont
les rayons v et v' soient tels qu'on ait.

$$\frac{v}{v'} = n.$$

Si n est égal à $\frac{4}{3}$, on prendra $v = 4$ millimètres, et $v' =$
3 millimètres. Prolongeons l'incident SI (fig. 160) jusqu'à la
rencontre en K avec la circonférence v', puis, menons par K
une parallèle à la normale IC : cette parallèle coupe la circonférence v en R : il suffit de joindre IR et de prolonger jusqu'à
l'axe pour obtenir le foyer postérieur F du dioptre, car le

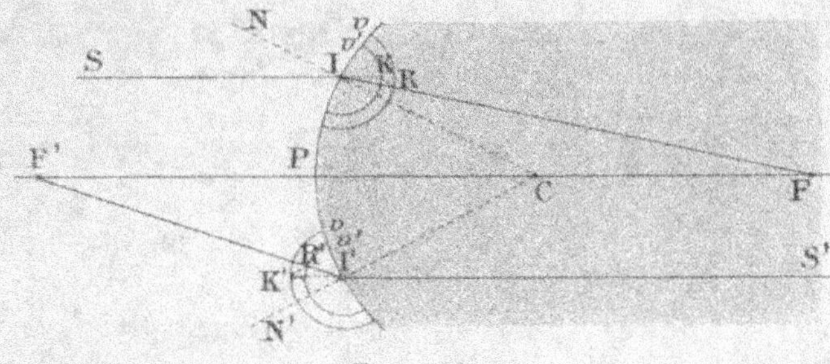

Fig. 160.
Construction des foyers d'un dioptre.

réfracté de SI est IR, comme il est facile de le démontrer, en
partant d'une surface plane de séparation de deux milieux.

Pour calculer PF, remarquons qu'à cause de la faible amplitude du dioptre, on peut admettre que PF = IF. Considérons
les deux triangles IRK et ICF ; on peut écrire :

$$\frac{IF}{CF} = \frac{IR}{IK}.$$

Mais, par construction, $\frac{IR}{CF}$ c'est-à-dire $\frac{v}{v'}$ est égal à n ; on
a donc

$$\frac{IF}{CF} = n.$$

24...

Désignons IF ou PF par φ et PC par r (rayon du dioptre) ; si on remarque que CF $=$ PF $-$ PC $= \varphi - r$, on a

$$\frac{\varphi}{\varphi - r} = n$$

ou

$$\varphi = \varphi.n - r.n$$

d'où

$$\varphi = \frac{r.n}{n - 1}.$$

Telle est la valeur de la distance focale postérieure du dioptre.

Pour connaître la position du foyer antérieur F' du dioptre, il suffirait de faire la même construction, en prenant, comme rayon incident, une parallèle à l'axe principal se propageant dans le deuxième milieu ; on obtiendrait ainsi un réfracté I'F' et la distance focale antérieure PF' $= \varphi'$ a pour valeur

$$\varphi' = \frac{r}{n - 1}.$$

Il faut remarquer que la distance du foyer antérieur F' au pôle P du dioptre est égale à la distance du foyer postérieur F au centre C ; en effet, CF c'est $\varphi - r$; or, si l'on remplace φ par sa valeur, on obtient

$$CF = \varphi - r = \frac{r.n}{n - 1} - r = \frac{r}{n - 1}$$

ce qui est précisément la valeur de la distance focale antérieure PF'.

De plus, si l'on fait le quotient de la distance focale postérieure par la distance focale antérieure, on a

$$\frac{\varphi}{\varphi'} = \frac{\dfrac{r.n}{n - 1}}{\dfrac{r}{n - 1}} = n.$$

Le rapport des deux distances focales est donc égal à l'indice du deuxième milieu relativement au premier.

Enfin, une autre expression qui peut encore être utile est
la suivante ; si on considère un point lumineux situé sur l'axe
principal dans le premier milieu, à une distance p du pôle P,
l'image de ce point se fera en un point dont la distance p' au
pôle P du dioptre est reliée à la distance p par l'expression,
facile à établir,

$$\frac{\varphi}{p} + \frac{\varphi'}{p'} = 1.$$

2° Image d'un objet. — Ces différentes formules fondamentales étant établies, étudions la formation des images
d'un objet qui se déplacerait depuis l'infini vers le dioptre.

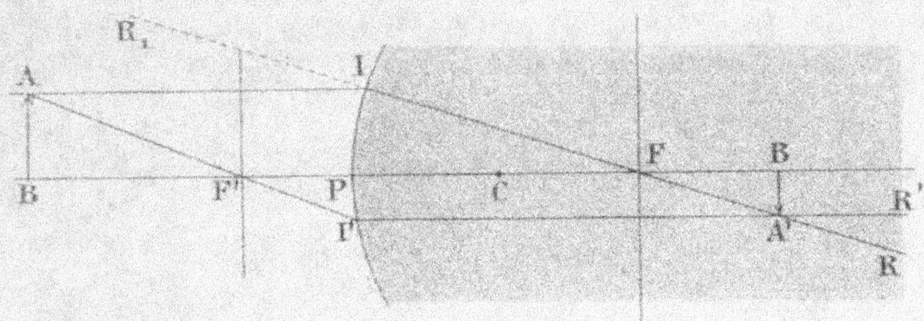

Fig. 161.

Formation de l'image d'un objet dans un dioptre.

a. *L'objet se trouve entre l'infini et le double de la distance
focale antérieure.* — Soit l'objet AB ; pour construire son
image, prenons deux rayons lumineux émanant du sommet A
de l'objet (fig. 161) ; ces rayons pourraient être quelconques,
mais prenons-les, pour plus de facilité, l'un AI parallèle à l'axe,
l'autre AI' passant par le foyer antérieur F' ; le réfracté de AI
est IF ; on donne à cette droite IF le nom de *caractéristique
de l'objet AB par rapport au dioptre*. L'image du point A se
trouve nécessairement sur cette caractéristique : le réfracté
de AI' est évidemment parallèle à l'axe, en vertu du principe du
retour inverse de la lumière ; en sorte que l'image du point A
est à l'intersection A' des deux réfractés et l'image de l'objet est
A'B'. Cette image est renversée, réelle et plus petite que l'objet.

Lorsque l'objet est à l'infini, son image est réduite à un

point et située au foyer F. Lorsque l'objet est arrivé au double
de la distance focale antérieure, alors son image se forme au
double de la distance focale postérieure et dans ce cas la grandeur de *l'image est égale à celle de l'objet.* MONOYER a donné aux
deux plans perpendiculaires à l'axe situés à ces doubles distances focales le nom de *plans anti-principaux* : on voit que
leurs propriétés sont remarquables, puisque que quand l'objet
est placé dans l'un d'eux son image est contenue dans l'autre.

Il est facile de calculer, avant d'aller plus loin, le rapport
des dimensions de l'objet et de son image, en fonction de
leurs distances, soit aux plans focaux, soit au pôle du dioptre.

1° Désignons par l la distance de l'objet AB au plan focal
antérieur et par l' la distance de l'image A'B' au plan focal
postérieur : les triangles semblables AB F' et F'PF' donnent

$$\frac{AB}{I'P \text{ ou } A'B'} = \frac{BF'}{F'P} = \frac{l}{\varphi'} \tag{1}$$

D'autre part, les triangles IPF et FB'A' étant semblables, on
peut écrire

$$\frac{IP \text{ ou } AB}{A'B'} = \frac{PF}{FB'} = \frac{\varphi}{l'} \tag{2}$$

En comparant les égalités (1) et (2), on voit que

$$\frac{AB}{A'B'} = \frac{l}{\varphi} = \frac{\varphi'}{l'}$$

Ce qui donne encore

$$l l' = \varphi . \varphi'.$$

2° Si l'on considère les distances de l'objet et de son image,
non plus à partir des deux foyers, mais à partir du pôle P du
dioptre, les formules nouvelles sont faciles à établir ; il suffit
de poser $l = p - \varphi'$ et $l' = p' - \varphi$.

Alors on a

$$\frac{AB}{A'B'} = \frac{p - \varphi'}{\varphi} = \frac{\varphi'}{p' - \varphi}.$$

b. *L'objet est placé entre le premier plan anti-principal et le premier plan focal.* — Il est facile de voir, soit par le calcul, soit par la construction géométrique, que l'image est plus grande que l'objet, réelle et renversée ; elle se trouve située entre le second plan anti-principal et l'infini.

c. *L'objet est entre le plan focal antérieur et le plan principal.* — L'image devient virtuelle, droite et plus grande que l'objet : elle se forme alors entre l'infini, à gauche, et le plan principal. Lorsque l'objet se rapproche du dioptre, de manière à le toucher, son image, droite et virtuelle, devient égale à l'objet et se forme dans le même plan que l'objet.

d. *L'objet (virtuel) est placé entre le plan principal et l'infini.* — La construction de l'image montre que celle-ci est droite, *réelle*, et plus petite que l'objet ; lorsque l'objet va du plan principal à l'infini, l'image va du plan principal au foyer et son sommet A' se déplace sur la ligne IF, de I en F.

3° Puissance dioptrique d'un dioptre. — On appelle *puissance* ou *pouvoir dioptrique* d'un dioptre ou d'un système optique quelconque, l'inverse de la distance focale située du côté opposé à celui d'où vient la lumière. — Si la lumière vient, dans le cas du dioptre convergent qui a été considéré, de l'air, la puissance dioptrique a pour valeur

$$F = \frac{1}{\varphi}.$$

L'unité de puissance dioptrique des systèmes optiques s'appelle *dioptrie* (MONOYER) ; c'est la *puissance dioptrique d'un système optique*, d'une lentille par exemple, *ayant un mètre de distance focale*. Si un dioptre a une distance focale de $0^m,50$, sa puissance dioptrique est de

$$\frac{1}{0,50} = 2 \text{ dioptries.}$$

§ 2. — SYSTÈMES CENTRÉS

On sait que l'on appelle *système centré* un système optique formé par la réunion d'une série de milieux inégalement réfringents séparés les uns des autres par des dioptres sphériques dont les axes principaux sont situés sur une même ligne droite qui est l'*axe du système*.

Le lecteur ayant déjà fait l'étude des systèmes centrés ainsi que celle des lentilles épaisses, nous considérerons seulement le cas, plus intéressant pour nous, où le système centré est formé d'un dioptre et d'une lentille épaisse, cas qui se trouve exactement dans l'œil, où le dioptre est constitué par la cornée, et la lentille épaisse par le cristallin.

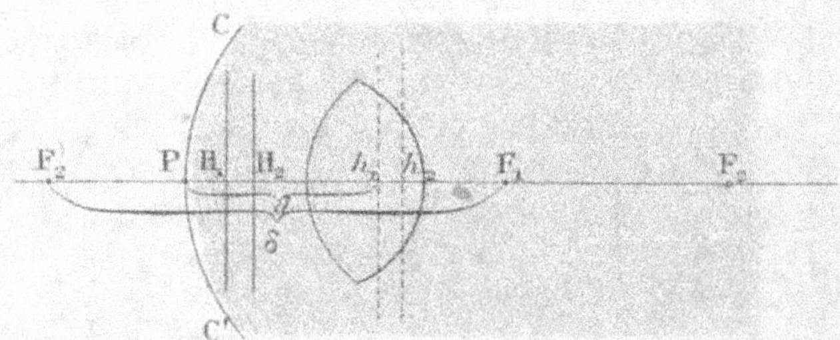

Fig. 162.
Pouvoir dioptrique d'un système centré.

Soit donc en P le pôle du dioptre convergent et en h_1 h_2 les deux plans principaux de la lentille épaisse ayant le même axe que le dioptre. La puissance dioptrique de ce système centré peut être exprimée simplement, à l'aide d'une formule très générale, facile à démontrer, et à laquelle Monoyer a donné une forme très commode.

Si l'on désigne par F_1 la puissance dioptrique du dioptre, par F_2 celle de la lentille, et par δ la distance comprise entre le foyer postérieur du dioptre et le foyer antérieur (placé du côté d'où vient la lumière) de la lentille, on a, pour la valeur de la puissance dioptrique du système

$$\Phi = \delta . F_1 . F_2.$$

Dans le cas de l'œil, en désignant par φ_1 la distance focale postérieure du dioptre cornéen, par φ_2 la distance focale de la lentille cristallinienne et par d la distance du pôle P de la cornée au premier plan principal h_1 du cristallin, la distance δ est égale à $\varphi_1 + \varphi_2 - d$.

Si l'on remplace δ par sa valeur, on obtient, pour la puissance dioptrique Φ',

$$\Phi' = \varphi_1 F_1 F_2 + \varphi_2 F_1 F_2 - d F_1 F_2 = F_1 + F_2 - d F_1 F_2$$

§ 3. — ŒIL SCHÉMATIQUE

Quoique l'appareil dioptrique oculaire ne soit pas exactement centré, on admet, à cause de la petitesse des angles formés par la cornée et la lentille cristallinienne, que l'œil est un système optique centré auquel sont applicables toutes les lois et formules des dioptres et des systèmes centrés. Les valeurs des éléments dioptriques de l'œil ont été déterminés par HELMHOLTZ sur l'œil au repos.

Rayon de courbure de la cornée.		$7^{mm},82$
— — face antérieure du cristallin . .		10
— — face postérieure.		6
Dist. du pôle de la cornée à la face ant. cristallin.		$3^{mm},6$
— — face postérieure . .		$7^{mm},2$
Épaisseur du cristallin.		$3^{mm},6$

Ces données sont suffisantes pour permettre de calculer la position des plans principaux, des points nodaux et des foyers de l'œil.

Si l'on prend le pôle de la cornée pour origine des distances, on trouve que le premier point principal H_1 est situé en arrière de la cornée à $1^{mm},75$; le deuxième point principal H_2 à $2^{mm},11$: ce qui donne, pour la distance des points principaux, $2,11 - 1,75 = 0^{mm},36$. Quant aux points nodaux, le premier est à $6^{m},96$, en arrière de la cornée et le deuxième à $7^{mm},32$; ces deux points sont éloignés l'un de l'autre de $7,32 - 6,96 = 0^{mm},36$.

Enfin, les foyers sont situés : le foyer postérieur à $22^{mm},82$ en arrière de la cornée, et le foyer antérieur à $13^{mm},74$ en avant.

Les distances focales devant être comptées à partie des points principaux, on obtient :

Distance focale postérieure . . . . 22.82 — 2,11 = 20^{mm},71
—   —   antérieure . . . . 13,74 + 1,75 = 15^{mm},49

L'œil, avec ses différents éléments dioptriques tels que nous venons de les donner, représente la moyenne des yeux examinés et est connu sous le nom d'*œil schématique* : il est constitué par un milieu d'indice uniforme égal à 1,33, renfer-

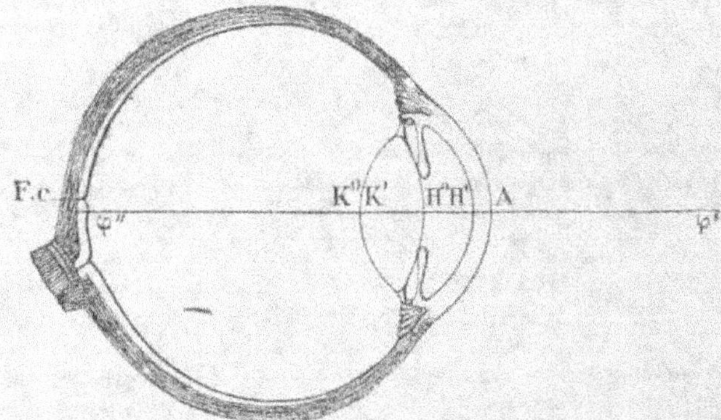

Fig. 163.
OEil schématique.

mant une lentille épaisse dont l'indice est plus grand et égal à 1,43.

Si l'on porte son attention sur la distance qui sépare l'un de l'autre les points principaux et les points nodaux de l'œil schématique, on voit que cette distance est très petite, puisqu'elle est à peu près le 1/3 d'un millimètre (0^{mm},36) ; dans la plupart des cas, et en particulier, pour les calculs que nous avons à faire sur l'œil, on peut admettre que cette très faible distance équivaut à la confusion des deux points principaux H' et H'' et des points nodaux K' et K'' de l'œil schématique (fig. 163).

L'œil se trouve alors *réduit* à n'avoir qu'un point principal et un point nodal : cette simplification porte le nom de simplification de Listing, et l'œil qui en résulte s'appelle *œil réduit de Listing*.

§ 4. — ŒIL RÉDUIT

Si, comme l'a fait Donders, on suppose que la cornée $C'C'_1$ est à 2 millimètres en arrière de celle de l'œil schématique CC_1 et que le point nodal unique N soit le centre de cette cornée fictive, celle-ci a un rayon de courbure égal à 5 millimètres (fig. 164). Enfin si l'on donne aux différents milieux réfringents de l'œil le même indice de réfraction 4/3, on obtient l'*œil réduit*

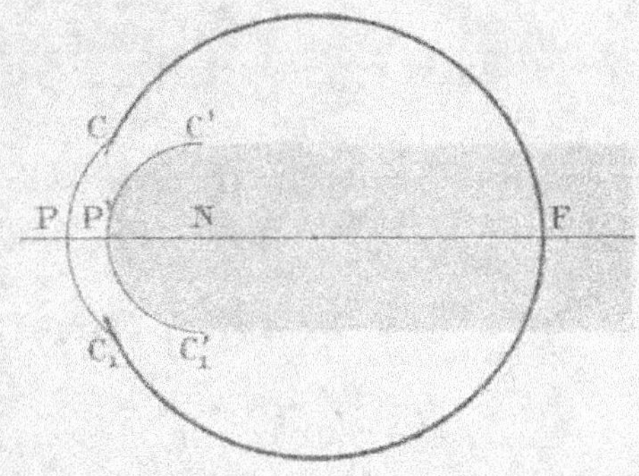

Fig. 164.
Passage de l'œil schématique à l'œil réduit.

simplifié qui est un véritable dioptre convergent dont le plan principal passe en P' et dont le centre de courbure est en N. C'est sur cet œil que nous ferons les calculs nécessités par l'étude optique des différentes anomalies de la vision.

Nous ne saurions trop insister sur l'équivalence dioptrique de l'œil réduit avec l'œil schématique et sur l'impossibilité absolue de comparer l'œil à une lentille, comme le font certains auteurs et un trop grand nombre de médecins. Pour que deux systèmes optiques soient équivalents, il faut qu'ils aient mêmes points principaux, mêmes points nodaux et mêmes plans focaux : on reconnaît que deux systèmes sont équivalents à ce qu'ils fournissent d'un même objet, situé de n'importe quel côté du système, une image de même sens, de même grandeur et de même nature (réelle ou virtuelle). Or une lentille, qui a ses deux distances focales égales, et dont les points principaux coïncident avec les points nodaux, ne peut, dans aucun cas, remplacer, au point de vue de l'équivalence optique, un système centré formé de plusieurs dioptres, ou même un dioptre unique : ce dernier système a *toujours* ses distances focales inégales, et les points principaux et nodaux sont très distincts, très éloignés les uns des autres. Il faudra donc considérer comme très mauvais et entachés d'erreurs les raisonnements faits sur une lentille prise comme équivalente à l'œil.

Au contraire, si un système centré formé d'une série de dioptres a ses deux points principaux peu éloignés l'un de l'autre, ainsi que ses deux points nodaux, on pourra, avec une grande approximation, remplacer ce système centré par un dioptre unique dont le plan principal passera par le point résultant de la confusion des deux points principaux du système primitif et dont le centre sera au point résultant de la confusion des deux points nodaux : ce dioptre unique est alors équivalent au système centré considéré et tous les résultats, tous les raisonnements que l'on fera sur ce dioptre unique équivalent pourront être reportés au système centré primitivement considéré. C'est bien ce qui a été fait pour l'œil réduit simplifié par rapport à l'œil schématique ; en sorte que nous sommes autorisés à faire sur l'œil des calculs dont les résultats pourront être reportés à l'œil schématique lui-même.

Les formules que nous avons établies pour un dioptre convergent vont nous servir à calculer les distances focales de l'œil réduit ; nous savons que la distance focale postérieure a pour valeur

$$\varphi = \frac{r \cdot n}{n - 1}$$

et la distance focale antérieure

$$\varphi' = \frac{r}{n - 1}$$

Puisque r est égal à 5 millimètres et n à $\frac{4}{3}$, nous obtenons, pour valeur numérique de φ et de φ'

$$\varphi = \frac{5 \times \frac{4}{3}}{\frac{4}{3} - 1} = 20 \text{ millimètres.}$$

et

$$\varphi' = \frac{5}{\frac{4}{3} - 1} = 15 \text{ millimètres.}$$

Telles sont les deux distances focales du dioptre-œil réduit, comptées à partir du pôle de la cornée fictive de cet œil.

CHAPITRE II

DE L'ACCOMMODATION

Si l'œil réduit est physiquement équivalent à l'œil, lui est-il aussi physiologiquement équivalent ?

L'écran sensible, sur lequel viennent se peindre les images des points et des objets dans l'œil réduit, sera, dans une première partie de cette étude, supposé coïncider avec le plan focal postérieur du dioptre-œil ; cette coïncidence correspond à l'œil normal qu'on appelle œil *emmétrope*.

§ 1. — FORMATION DES IMAGES DANS L'ŒIL

Pour savoir si l'équivalence physiologique existe aussi bien que l'équivalence physique, prenons un point lumineux que nous déplacerons devant l'œil sur l'axe à partir de l'infini.

Un point L_1 ou un objet placé à l'infini forme son image au foyer ; dans ces conditions, le point ou l'objet sera vu nettement par l'œil puisque l'écran sensible, c'est-à-dire la rétine, est en F par hypothèse (fig. 165). Si l'objet ou le point L_2 s'approche du dioptre-œil, l'image, nous le savons, se formera au delà du plan focal en L_2 et par conséquent au delà de la rétine ; l'image ne se peindra donc plus nettement sur la rétine ; celle-ci sera coupée en a par les rayons réfractés qui donnent naissance à l'image.

Si l'objet ou le point est virtuel, c'est-à-dire s'il tombe sur l'œil un faisceau de rayons convergents L_3, l'image de l'objet ou du point se fera, non plus au delà du plan focal, mais en avant de ce plan en L'_2 ; il n'y aura donc pas dans ce cas encore formation de l'image nette sur la rétine.

Quoique l'image de l'objet ou du point ne se forme pas exactement sur la rétine, quand l'objet se déplace sur l'axe, voyons si cependant l'œil ne voit pas nettement l'objet ou le point. Que faut-il pour que la vision d'un objet soit nette ? La seule condition, c'est que l'intersection du faisceau réfracté dans le

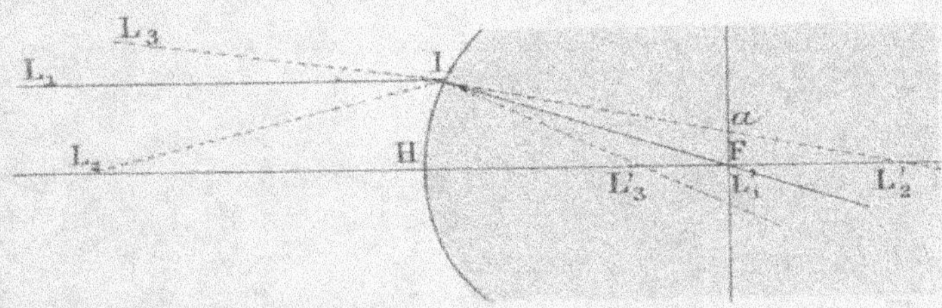

Fig. 165.
Rayons incidents parallèle, divergent et convergent.

dioptre-œil, provenant de chaque point d'un objet, par l'écran sensible, la rétine, soit une surface plus petite ou tout au plus égale à la section d'un des éléments sensibles de la rétine, dont le diamètre est de trois millièmes de millimètre.

Si on cherche à quelle distance un point lumineux doit être

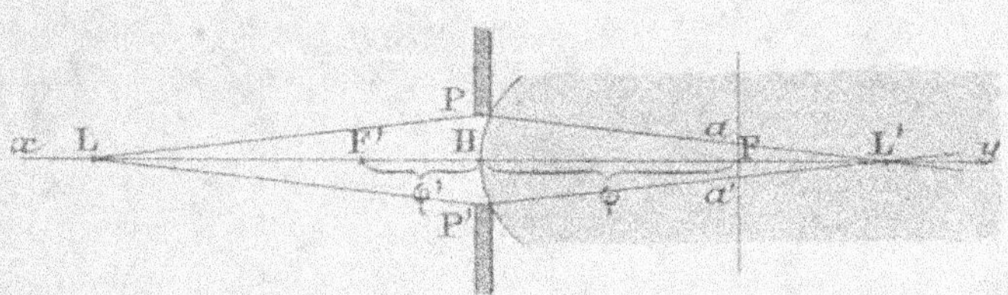

Fig. 166.
Calcul du diamètre des cercles de diffusion.

placé de l'œil pour que le faisceau réfracté coupe la rétine suivant une surface ayant un diamètre $a\,a'$ tout au plus égal à 0,003 millimètre, on trouve (fig. 166), en prenant un diamètre de la pupille P P' égal à 4 millimètres, que cette distance est de 20 mètres ; si le point était placé à 15 mètres, le diamètre du cercle formé par l'intersection du faisceau réfracté avec la rétine, cercle de diffusion, serait de 0,004 millimètre, plus grand par conséquent que le diamètre des cônes de la fovea.

Mais la pupille, qui tient sous sa dépendance la grandeur des cercles de diffusion, peut prendre un diamètre plus petit que 4 millimètres ; si on lui considère un diamètre de 1,8 millimètre, comme c'est le cas lorsqu'on est exposé à une bonne lumière, alors le diamètre des cercles de diffusion diminue beaucoup, toutes choses égales d'ailleurs. Cherchons à quelle distance l'œil pourra encore voir nettement un objet, avec ce diamètre pupillaire de 1,8 millimètre ; la figure 166 contient des triangles semblables qui permettent de faire facilement ce calcul en se rappelant que les distances focales φ et φ' valent 20 et 15 millimètres.

On a en effet, d'une part,

$$\frac{aa'}{PP'} = \frac{FL'}{HL'} \tag{1}$$

et, d'autre part (formule de Newton)

$$FL' \times LF' = \varphi.\varphi' \tag{2}$$

On trouve ainsi en remplaçant dans (1) FL' par sa valeur tirée de (2), que c'est à $8^m,90$ que l'objet doit être placé pour que les cercles de diffusion aient un diamètre égal à 0,003 millimètre.

Ainsi donc, malgré la diminution de l'ouverture pupillaire, la vision nette d'un objet ou d'un point cesse à partir d'environ 9 mètres de l'œil : l'œil réduit n'est donc pas *physiologiquement* équivalent à l'œil.

La propriété que possède l'œil de voir distinctement les objets rapprochés porte le nom d'*accommodation*.

§ 2. — MODIFICATION DE LA PUISSANCE DIOPTRIQUE DE L'ŒIL

Il doit donc se passer dans l'œil des modifications biologiques ayant pour résultat de ramener le diamètre des cercles de diffusion à rester en dessous de 0,003 millimètre, de manière à rendre nette la vision des objets rapprochés.

Mais deux hypothèses sont permises pour expliquer le phénomène de l'accommodation : ou bien, c'est l'écran sensible, la rétine, qui se déplace de manière à recevoir l'image nette de l'objet, ou bien, la rétine restant fixe, c'est par une modification du pouvoir dioptrique de certains éléments optiques de l'œil, que cette netteté des images est obtenue. La première hypothèse n'a aucune valeur, car il faudrait, lorsque l'on fixe des objets très rapprochés, que la rétine subisse des déplacements considérables, pour recueillir l'image nette de l'objet, et s'il en était ainsi, on s'apercevrait de ce déplacement qui n'a jamais été constaté et qui d'ailleurs est impossible.

C'est donc par une modification du pouvoir dioptrique des dioptres qui entrent dans la constitution de l'œil, que la netteté des images est conservée pendant le rapprochement des objets.

1º Lentille de Cusco. — Ce fait peut être démontré très facilement avec la lentille de Cusco : elle se compose d'un cylindre en métal de 3 centimètres de hauteur et dont l'axe est horizontal ; les bases de ce cylindre qui ont environ 8 centimètres de diamètre sont fermées par des lames de verre mince que maintiennent en place des rondelles vissées sur le cylindre. A la partie inférieure, se trouvent deux ajutages auxquels on fixe des tuyaux de caoutchouc permettant de remplir cette cuve cylindrique à bases transparentes avec de l'eau, ou tout autre liquide ; des robinets permettent d'ailleurs de fermer les ajutages. Supposons la lentille pleine d'eau, l'un des robinets étant fermé et le tube de caoutchouc fixé à l'autre ajutage portant un entonnoir plein du liquide de la lentille.

Si nous élevons un peu l'entonnoir, la pression hydrostatique transmise aux parois de la lentille rendra celle-ci légèrement convergente, en sorte que l'on pourra obtenir d'un objet, d'une flamme par exemple, une image nette, réelle et renversée sur un écran récepteur. Approchons alors la flamme de la lentille : nous constatons aussitôt que la netteté de l'image disparaît, mais nous allons la faire reparaître en augmentant la pression hydrostatique sur les parois élastiques de verre mince de la cuve; il suffit pour cela d'élever davantage l'entonnoir et il arrive un moment où l'image revient nette sur l'écran qui, remarquons-le, est resté à la même place.

En augmentant la pression hydrostatique, on rend les faces de la lentille plus bombées; par conséquent, le rayon de courbure diminue et, avec lui, la distance focale du système; or, on sait que la distance focale et la puissance dioptrique sont inverses l'une de l'autre; ce qui revient à dire qu'en rendant les faces plus bombées, on augmente la puissance dioptrique de la lentille.

2° Quel est le dioptre oculaire dont la puissance dioptrique varie ? — On conçoit donc la possibilité de conserver la netteté rétinienne aux images des objets qui s'approchent de l'œil, mais il faut maintenant se demander quel est celui des dioptres dont la courbure, et par suite la puissance dioptrique, varie ? — Ce peut être ou la cornée, ou la face antérieure du cristallin, ou bien sa face postérieure.

De Haldat eut l'idée de trancher la question en supprimant l'effet réfringent du dioptre cornéen; pour cela il plaça devant l'œil une petite cuve en verre terminée par une paroi plane : on a donné depuis, à cette cuve, le nom d'*orthoscope* (Czermak). Si l'on met de l'eau dans cette cuve, on supprime l'effet du dioptre, puisque les indices des milieux placés de chaque côté de la cornée sont alors égaux. Or, dans ces conditions, on constate que l'œil peut toujours voir nettement un objet qu'on rapproche de plus en plus. Ce n'est donc pas par une variation de la courbure cornéenne que se maintient la netteté des images rétiniennes.

Nous sommes ainsi conduits à envisager les deux dernières hypothèses possibles, la variation de courbure, soit de la face antérieure, soit de la face postérieure du cristallin.

En 1637, Descartes émit l'opinion que le cristallin doit changer de forme pour produire le phénomène de l'accommodation; mais ce n'est qu'à partir de la découverte des images catoptriques de l'œil par Purkinje, en 1825, que le domaine des hypothèses fit place à celui des expériences qui élucidèrent définitivement le problème du mécanisme de l'accommodation.

3° Images de Purkinje. — Voyons donc d'abord en quoi consistent ces images de PURKINJE : si l'on place une source de lumière, par exemple une bougie, devant un œil, on constate la formation de quatre images par réflexion sur les différentes surfaces de séparation des milieux de l'œil. La première (I, fig. 167) est due à la réflexion des rayons lumineux sur la face antérieure de la cornée ; la seconde II provient de la réflexion sur la face postérieure de la cornée : cette image est très pâle et pour l'observer, il est bon de se servir d'une loupe et d'une source intense de lumière ; la troisième image III est produite par la réflexion sur la face antérieure du cristallin ; les trois premières images sont virtuelles et droites. La quatrième

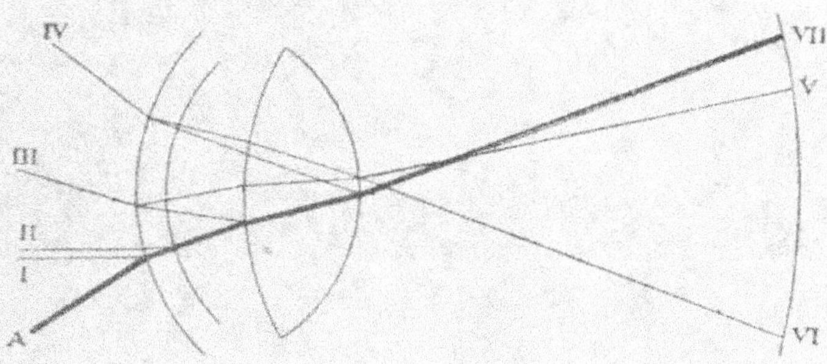

Fig. 167.
Images de l'œil (d'après TSCHERNING).

image IV est due à la réflexion sur la face postérieure du cristallin ; elle est renversée et très petite.

Les rayons lumineux réfléchis qui donnent naissance à ces quatre images constituent de la lumière perdue, car elle ne sert pas à la vision des objets. Il existe trois autres images, V, VI et VII de l'objet lumineux, mais qui, au lieu de se former par réflexion, se produisent par réfraction : il y a d'abord l'*image utile* VII formée par la réfraction du faisceau direct ; puis deux

autres images provenant d'une double réflexion sur la face
antérieure de la cornée. Ces deux dernières images qui peuvent être perçues, comme l'a indiqué Tscherning, grâce à une
grande attention, sont plutôt nuisibles à la vision nette des
objets.

§ 3. — Mécanisme de l'accommodation

Pour étudier le mécanisme de l'accommodation, nous ne nous
occuperons que des trois images suivantes : 1° l'image de la
face antérieure de la cornée ; 2° l'image de la face antérieure du
cristallin ; 3° l'image de la face postérieure du cristallin. Si l'on

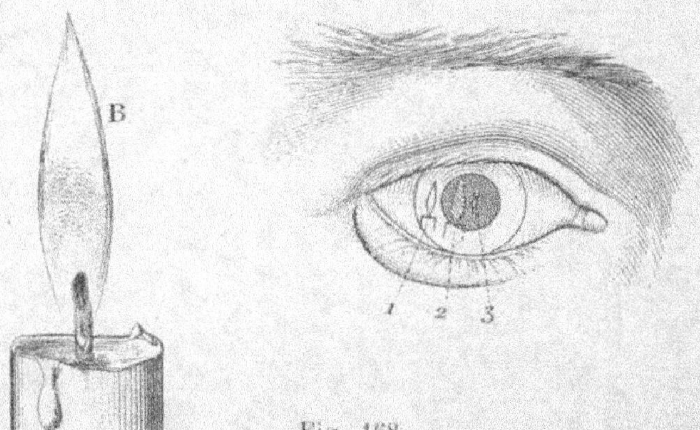

Fig. 168.
Images de Purkinje (schématique).

fait fixer à un œil un objet éloigné, pendant qu'une bougie est
placée en avant de lui (fig. 168), on voit bien les trois images
de Purkinje ; si on fait regarder alors à l'œil un point situé très
près, par exemple à 15 centimètres, on constate que la première
image ne subit aucune modification, que la troisième, correspondant à la face postérieure du cristallin, subit une modification à peine sensible ; mais que la deuxième image est profondément modifiée dans sa grandeur et qu'elle se déplace. On
peut déjà conclure de cette constatation que pendant l'accommodation, c'est la *face antérieure du cristallin* qui est le siège des

modifications les plus importantes et que c'est, par suite, à cet organe qu'est due l'augmentation du pouvoir dioptrique de l'œil.

1º Déplacement de la deuxième image. — Puisque c'est cette deuxième image qui est la plus importante à considérer, examinons-la d'un peu près ; nous avons dit qu'elle est droite et virtuelle ; elle se présente sous la forme d'une nébuleuse à contours mal définis (moins nets que ceux de la figure) qui empêchent de reconnaître en elle la forme de l'objet lumineux ; son intensité est faible ; ses dimensions sont assez considérables comparativement à celles des deux autres images. Cette image cristallinienne antérieure ne paraît pas au milieu des deux autres et elle est située plus haut que l'image due à la face postérieure du cristallin. Cette disposition particulière est le résultat du défaut de centrage de l'œil : le cristallin est en effet placé obliquement sur l'axe de l'œil ; il occupe une orientation telle qu'il semble avoir tourné d'un angle de 3º à 7º autour d'un axe vertical, le côté externe ou temporal du cristallin étant en arrière ; de plus, le bord supérieur est plus en avant que le bord inférieur.

Comment se déplace cette deuxième image quand l'œil passe de l'état de repos à l'état d'accommodation ? Si l'on consulte les traités, on y lit que pendant l'accommodation cette image se rapproche de la première et que ce rapprochement prouve que le cristallin est devenu plus bombé et que sa face antérieure a subi un mouvement en avant. Il n'en est rien, ainsi que l'ont montré récemment MONOYER et CORONAT. Il faut avoir soin de distinguer deux cas suivant le côté de l'œil où l'on place la source de lumière destinée à fournir les images de PURKINJE. Si cette source est placée du côté nasal pendant que l'œil observateur est du côté temporal, on remarque que pendant l'accommodation, l'image 2 se déplace en se dirigeant, non pas vers la première image, mais bien vers la troisième image, contrairement à ce que les auteurs ont écrit. Si l'on place, au contraire, la source lumineuse du côté temporal (fig. 168), l'image 2 change de sens pendant que se produit l'accommodation, c'est-à-dire qu'elle se dirige vers la première image.

Quel que soit d'ailleurs le sens du déplacement de l'image 2, son mouvement peut être décomposé en deux autres : 1° un mouvement dans le sens horizontal, le plus considérable ; 2° un mouvement dans le sens vertical.

Il reste à se demander si, en prenant le cas où l'image 2 se rapproche de l'image 1, ce déplacement est dû à l'avancement de la face antérieure du cristallin vers la cornée par suite d'une augmentation d'épaisseur de cet organe, ou s'il est dû à une autre cause.

D'après les calculs de Coronat, que nous ne pourrons rapporter ici, il résulte que le déplacement de l'image 2 ne serait que de 1 p. 100 de sa valeur réellement constatée, s'il était dû à l'avancement de la face antérieure du cristallin vers la cornée. Par conséquent, c'est ailleurs qu'il faut chercher la cause du mouvement de la deuxième image de Purkinje pendant l'accommodation. La cause du déplacement relativement grand de la deuxième image réside dans une rotation du cristallin, pendant l'accommodation, rotation telle que le *bord temporal du cristallin est amené en avant*, pendant que le *bord supérieur ou frontal est porté un peu en arrière.*

2° Variations de grandeur de la deuxième image. — Des considérations qui précèdent, nous voyons en somme que c'est seulement la variation de grandeur de l'image 2 qui nous indique que le phénomène de l'accommodation se manifeste principalement dans la face antérieure du cristallin.

Helmholtz a mesuré avec son ophtalmomètre les différents éléments de l'œil au repos et à l'état d'accommodation ; il a trouvé les nombres suivants :

	Repos.	Accommodation.
Rayon de courbure de la face ant. du cristallin.	10 mm.	6 mm.
— — — postérieure . .	6 —	5,5 —
Distance de la face ant. du cristallin à la cornée.	3,6 —	3,2 —
— — postérieure.	7,2 —	7,2 —

On voit que c'est bien la face antérieure qui subit les plus grandes modifications pendant l'accommodation : son rayon de courbure passé de la valeur 10 millimètres à la valeur 6 millimètres. C'est à cause de cette augmentation de courbure que l'image catoptrique, qui correspond à cette face, diminue de hauteur lorsque l'œil passe de la vision de loin à la vision de près.

Maintenant que nous savons quel est le dioptre dont la puissance augmente au moment où nous regardons un objet peu éloigné de l'œil, demandons-nous par quel mécanisme physiologique se fait l'accommodation.

§ 4. — Théories du mécanisme de l'accommodation

Pour expliquer le mécanisme de l'augmentation de puissance dioptrique de la face antérieure du cristallin, deux théories ont été proposées : celles de Helmholtz, et celle de Tscherning.

1° Théorie de Helmholtz. — D'après Helmholtz, le cristallin, à l'état de repos, est tendu par la zonule de Zinn qui s'insère sur son bord ; les fibres antéro-postérieures du muscle ciliaire ayant leur insertion fixe sur l'anneau tendineux de Döllinger, leur contraction a pour effet de faire avancer la zonule vers le cristallin et par conséquent de diminuer la tension de celui-ci, car, au repos, la zonule agit sur le cristallin en en rendant minima, et l'épaisseur, et aussi la courbure de ses faces. Au moment où la traction exercée ainsi par la zonule diminue, au moment où le muscle ciliaire se contracte pour la vision de près, la largeur du cristallin diminue, son épaisseur augmente, ainsi que la courbure de ses faces, mais surtout, nous le savons, de sa face antérieure. De plus, l'iris exercerait, d'après Helmholtz, une certaine pression sur la face antérieure qui aurait pour action de faire diminuer la courbure de la face postérieure, et de lui donner la valeur qu'elle a au repos, en augmentant par contre la courbure de la face antérieure du cristallin. Les fibres circulaires qui entrent dans la constitution du muscle ciliaire ont pour effet, lors de leur contraction, de diminuer la tension des fibrilles qui portent des procès ciliaires et par conséquent de favoriser le relâchement des faces cristalliniennes. Ainsi, dans la théorie de Helmholtz, la contraction du muscle ciliaire, agent actif de l'accommodation,

a pour but de relâcher les faces du cristallin qui tend par suite
à prendre la forme sphérique (fig. 169) et à acquérir l'épaisseur
maxima ; l'augmentation de puissance réfringente qui en est
le résultat permet alors à l'œil de rétablir la netteté de l'image
qui se forme sur la rétine.

Cette théorie a été confirmée par certaines expériences que
nous devons signaler. HENSEN et VOELKERS purent exciter le
ganglion ophtalmique par un courant faradique et virent que
l'hypothèse de HELMHOLTZ était vérifiée pour
les modifications de l'iris. Ils firent ensuite
une ouverture à la sclérotique qui permit
de constater deux points importants : 1° la
contraction du muscle ciliaire ; 2° le mouvement en avant de la choroïde.

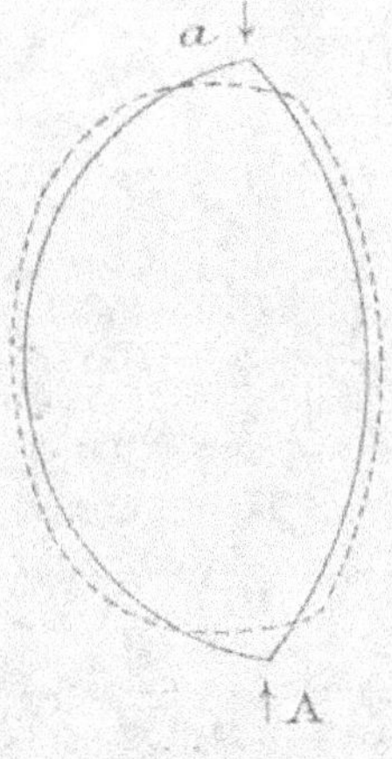

Pour mettre en évidence les mouvements
du cristallin, ce que ne permettait pas
l'ouverture de la sclérotique, HENSEN et
VOELKERS introduisirent des épingles très
fines et assez longues dans les différentes
parties qu'ils supposaient se mouvoir pendant l'accommodation. Les épingles for-
maient ainsi autant de leviers du premier
genre dont le point d'appui était au niveau
de la sclérotique ; le sens du déplacement
des extrémités libres donnait l'indication
des mouvements subis par les extrémités
opposées. Ils constatèrent ainsi que la
choroïde, dans son ensemble, est attirée
vers la partie antérieure du globe, sous l'influence de la contraction du muscle ciliaire ; la rétine suit d'ailleurs le mouvement qui permet d'expliquer le phosphène d'accommodation
de PURKINJE et CZERMAK. Mais c'est relativement aux mouvements du cristallin que l'expérience fut concluante : sous l'influence de la contraction du muscle ciliaire, l'extrémité libre
de l'épingle qui s'appuyait sur la face antérieure se portait en
arrière et celle correspondant à la face postérieure se portait un
peu en avant. La conclusion à tirer est évidente : l'épaisseur du

Fig. 169.

Forme du cristallin
pendant l'accom-
modation, d'après
la théorie de HEL-
MHOLTZ.

cristallin augmente pendant l'accommodation, et c'est le muscle ciliaire qui, par sa contraction, produit l'augmentation d'épaisseur.

2ᵉ Théorie de Tscherning. — Récemment, Tscherning a proposé une autre théorie de l'accommodation qui diffère notablement de celle de Helmholtz; le point de départ de cette théorie, c'est la constatation, faite sur des yeux de cadavres, que le cristallin ne correspond pas, après la mort, à l'accommodation maxima, comme semble l'indiquer la théorie de Helmholtz, puisque le muscle ciliaire ainsi que tous les autres muscles sont relâchés. De plus, Tscherning a trouvé, à l'aide de son *aberroscope*, que l'aberration de sphéricité de la partie équatoriale du cristallin qui devrait, dans la première théorie, augmenter, diminue au contraire pendant l'accommodation ; ce qui indiquerait que ce bord devient moins épais que lorsqu'il est au repos.

En mesurant les éléments de l'œil, à l'aide de son ophtalmophakomètre, Tscherning a trouvé les nombres suivants :

	Repos.	Accommo-dation.
Rayon de la surface antérieure du cristallin	10,2	5
— — postérieure	6,2	5,6
Distance de la face ant. du cristallin à la cornée	3,5	3,5
— — postérieure	7,6	7,9
Épaisseur du cristallin	4,1	4,4

On voit, d'après ces nombres, que la face antérieure du cristallin ne se déplacerait pas pendant l'accommodation, tandis que la face postérieure subirait un recul de 3 millimètres. Pour expliquer l'augmentation de la puissance dioptrique du cristallin lors de la vision de près, Tscherning admet que la partie centrale se bombe davantage que pendant le repos et vient épouser la courbure du noyau central cristallinien (fig. 170), tandis que le bord équatorial s'aplatit. Si la face antérieure du cristallin n'avance pas, c'est que le cristallin recule un peu en totalité. Comment se fait ce recul ? D'après Tscherning, le muscle ciliaire serait formé de deux couches, une superficielle qui, en avant, s'insère sur la sclérotique, près du canal de

Schlemm, l'autre profonde, n'ayant pas d'insertion fixe, les fibres changeant de direction en avant pour devenir circulaires. En arrière, ces deux couches se perdraient dans la choroïde. Si l'on admet la description de Tscherning, la contraction produirait un effet double : l'extrémité antérieure de la couche profonde *recule* et exerce ainsi une traction en dehors et en arrière de la zonule : cette traction tendrait ainsi, d'un côté, à faire reculer le cristallin, d'un autre à changer la forme de ses surfaces en rendant les parties centrales plus bombées. D'autre part, la contraction du muscle amène son extrémité postérieure en avant, ce qui fait tendre la choroïde et lui permet de soutenir le corps vitré, en empêchant le cristallin de reculer : le cristallin se trouve ainsi fixé, en sorte que la traction zonulaire est favorisée.

Tscherning a essayé de reproduire sur un cristallin isolé des tractions sur la zonule en deux points opposés : il constata ainsi une augmentation de courbure de la région centrale des surfaces antérieure et postérieure et un aplatissement des régions périphériques, ce qui expliquerait la diminution d'aberration de sphéricité constatée à l'aberroscope.

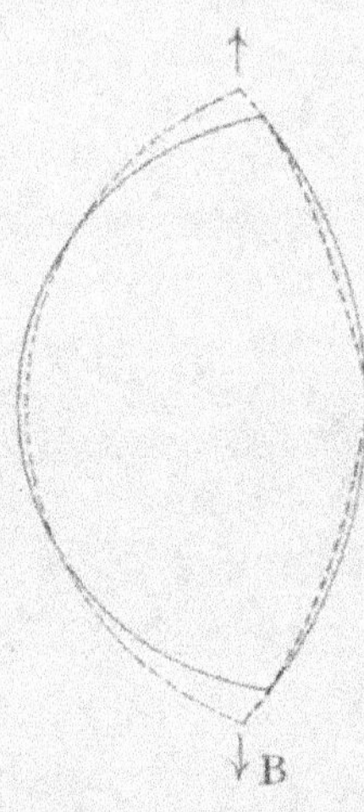

Fig. 170.

Forme du cristallin pendant l'accommodation d'après la théorie de Tscherning.

Cette théorie rend compte de certains faits observés ; aussi possède-t-elle un assez grand nombre de partisans.

§ 5. — Pouvoir accommodatif

Si l'on considère l'œil emmétrope au repos ou, comme on dit, à l'état statique, il possède une certaine puissance dioptrique R : lorsque cet œil entre à l'état d'activité, pendant l'accommodation, cette puissance dioptrique devient de plus en plus grande, jusqu'à ce que le muscle ciliaire ait produit tout son effet ; à ce moment-là, qui correspond à la vision la plus rapprochée possible, l'objet étant encore vu distinctement, la puissance dioptrique P de l'œil est maxima. La différence entre P et R est ce qu'on appelle le *pouvoir accommodatif de l'œil*.

Le point qui correspond à la vision nette, lorsque l'œil met en jeu son maximum d'accommodation, se nomme le *punctum proximum* de l'œil. Celui qui correspond au contraire à la vision nette, lorsque l'œil est au repos et que son muscle ciliaire est complètement relâché, s'appelle le *punctum remotum*. Pour l'œil emmétrope, le punctum remotum est à l'infini. L'espace compris entre le punctum remotum et le punctum proximum d'un œil est désigné sous le nom d'*amplitude d'accommodation*. Si on exprime en dioptries les positions du punctum remotum et du punctum proximum (ce qui se fait en prenant l'inverse des distances de ces deux points à l'œil), le pouvoir accommodatif a pour valeur

$$A = \frac{1}{p} - \frac{1}{r},$$

p et r étant les distances des deux points, exprimées en mètres. Pour l'œil emmétrope $r = \infty$, en sorte que $\frac{1}{r} = 0$; on a donc pour cet œil

$$A = \frac{1}{p}.$$

Pour déterminer le pouvoir accommodatif, il suffit de mesurer la distance du punctum proximum et d'en prendre l'inverse : soit un œil emmétrope dont le punctum proximum se trouve à 0,08 mètre ; le pouvoir accommodatif de cet œil sera

$$A = \frac{1}{0,08} = 12,5 \text{ dioptries.}$$

Ce qui veut dire que lorsque cet œil accommode au maximum, tout se passe comme si on lui avait ajouté, quand il était

au repos, une lentille convergente ayant une puissance dioptrique
de 12,5 dioptries.

1° Variation du pouvoir accommodatif avec l'âge. —
Le pouvoir accommodatif varie avec l'âge : il est maximum
dans la jeunesse et il va ensuite en diminuant progressivement. C'est DONDERS qui a fait les premières déterminations

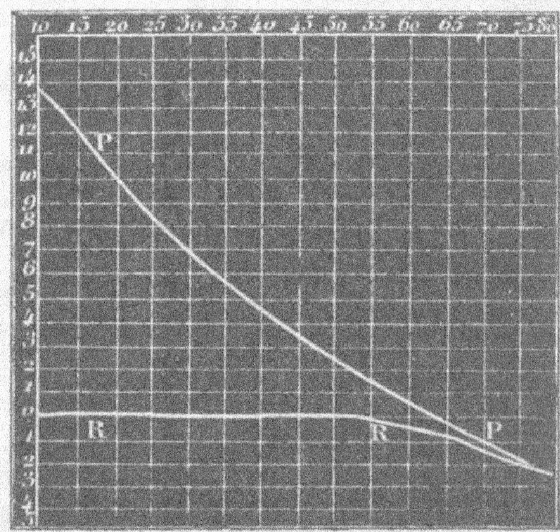

Fig. 171.

Variation du pouvoir accommodatif avec l'âge (courbe PP).

de ce pouvoir accommodatif sur des sujets d'âges différents
pour mesurer la distance du punctum proximum, il se servait d'un cadre rectangulaire sur lequel étaient tendus des
fils noirs parallèles : un ruban métrique était attaché à
ce cadre et celui-ci était rapproché peu à peu de l'œil ;
au moment où les fils paraissaient flous et où, par conséquent, leur vision cessait d'être nette, on mesurait la
distance du cadre à l'œil et l'on avait ainsi p. DONDERS trouva
ainsi, sur 130 sujets, les valeurs suivantes pour le pouvoir
accommodatif :

A 10 ans . .	14	dioptries.	A 45 ans . .	3,5	dioptries.
16 — . .	12	—	50 — . .	2,5	—
20 — . .	10	—	55 — . .	1,75	—
25 — . .	8,5	—	60 — . .	1	—
30 — . .	7	—	65 — . .	0,75	—
35 — . .	5,5	—	70 — . .	0,25	—
40 — . .	4,5	—	75 — . .	0	—

Fromaget et H. Bordier ont fait des déterminaisons du pouvoir accommodatif, en se servant de l'optomètre de Badal qui permet de faire la mesure de ce pouvoir accommodatif d'une manière beaucoup plus exacte que le procédé employé par Donders : ils ont trouvé, en opérant sur un bien plus grand nombre d'yeux que Donders (960 yeux de sept ans à vingt et un ans), qu'au-dessous de dix ans, le pouvoir accommodatif est plus grand : de la valeur 13,8 dioptries à dix ans, il devient égal à 14,4 dioptries à sept ans.

Il est probable que, si l'on pouvait déterminer le pouvoir accommodatif au-dessous de sept ans, on trouverait des valeurs encore plus élevées. Quoi qu'il en soit, on voit que le pouvoir accommodatif va en décroissant avec l'âge. A quoi est due cette diminution graduelle? Quoique l'agent actif de l'accommodation soit le muscle ciliaire, il est certain que ce n'est pas ce muscle qui doit être incriminé : il n'y a pas de raison, en effet, pour que ce muscle ne soit pas aussi vigoureux, pour que ses contractions ne soient pas aussi énergiques, à vingt ans ou à quarante ans qu'à sept ans, au contraire. C'est donc dans la constitution même du cristallin qu'il faut chercher l'explication de la décroissance du pouvoir accommodatif, et la théorie de Helmholtz permet de bien comprendre ce qui se passe ; ce pouvoir doit être d'autant plus élevé que la fluidité du cristallin est plus grande ; plus la substance cristallinienne, surtout dans les couches périphériques, sera liquide, et plus la face antérieure se bombera, plus, par conséquent, la puissance dioptrique de cet organe sera augmentée. A mesure que le sujet avance en âge, la fluidité cristallinienne diminue; une sorte de processus scléreux s'établit avec l'âge, si bien que vers quarante ans, l'augmentation de puissance dioptrique n'est plus

que de 4,5 dioptries, au lieu de 14 dioptries, comme dans la
jeunesse. Quand ce durcissement de la lentille cristallinienne
est devenu encore plus grand, à soixante-cinq ans par exemple,
c'est à peine si, malgré la contraction du muscle ciliaire, le pouvoir accommodatif est de quelques dixièmes de dioptrie.

2° Presbytie. — La diminution graduelle du pouvoir accommodatif avec l'âge est physiologique ; cette diminution correspond à un éloignement progressif du proximum de l'œil.

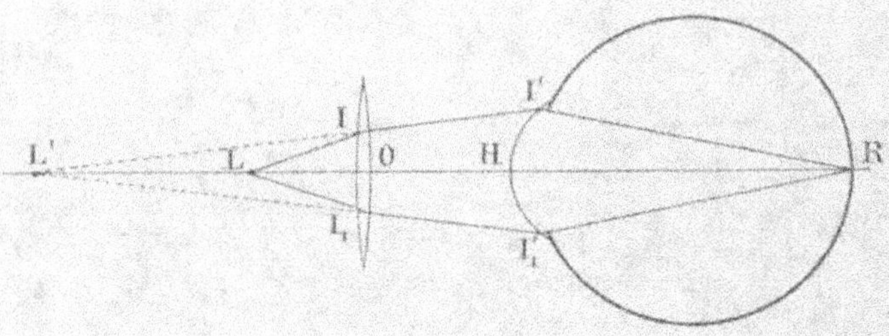

Fig. 172.
Degré de la presbytie.

Lorsque ce punctum proximum s'est éloigné au delà de la distance habituelle du travail, on dit que l'œil est *presbyte* ou
presbyope.

Comment peut-on évaluer le degré de la presbytie d'un œil ?
D'après Monoyer, le degré de la presbytie est représenté par
la puissance dioptrique du verre convergent qui reporterait
virtuellement, à la distance l' où l'œil accommode *sans fatigue*
(point acoptique) en employant une fraction K de son pouvoir
accommodatif A, l'image d'un objet situé à la distance l habituelle de vision distincte, $0^m,30$. On peut donc écrire, en désignant par P le degré de la presbytie,

$$P = \frac{1}{l} - \frac{1}{l'} \tag{1}$$

C'est donc, comme on le voit, la différence entre les puissances dioptriques de deux lentilles dont la première aurait
son foyer en L, la deuxième en L'.

Si on désigne par r la distance du remotum d'un œil, la puissance de la deuxième lentille $\frac{1}{r'}$ a pour expression

$$\frac{1}{r'} = \frac{1}{r} + KA.$$

Or, nous avons vu que $A = \frac{1}{p} - \frac{1}{p'}$; en remplaçant, on obtient

$$\frac{1}{r'} = \frac{K}{p} + (1 - K) \frac{1}{r}.$$

Le degré de presbytie devient donc

$$P = \frac{1}{l} - \frac{K}{p} - (1 - K) \frac{1}{r} \qquad (2)$$

La fraction K, appelée par Monoyer *coefficient d'accommodation*, est égale aux $\frac{2}{3}$ de A. Puisque l a pour valeur $0^m,30$, $\frac{1}{l}$ devient 3,3 dioptries. La formule (2) permet de trouver la distance du punctum proximum limite, c'est-à-dire du proximum au delà duquel un œil donné devient presbyte. Il suffit de faire égal à zéro le degré P de presbytie ; alors on obtient

$$3,3 - \frac{K}{p} - (1 - K) \frac{1}{r} = o,$$

d'où

$$\frac{1}{p} = \frac{3,3 - \left(1 - \frac{2}{3}\right) \frac{1}{r}}{\frac{2}{3}} = 5d - \frac{1}{2\,r}.$$

Dans le cas de l'œil emmétrope, $\frac{1}{r} = o$, alors $\frac{1}{p} = 5$ dioptries ; d'où $p = 0^m,20$. C'est donc, d'après les données de Monoyer, lorsque le punctum proximum s'est éloigné à $0^m,20$ que l'emmétrope commence à devenir presbyte.

Si l'œil n'était pas emmétrope, il suffirait de remplacer r par la valeur de la distance du punctum remotum de cet œil pour avoir la valeur de p.

En se basant sur les résultats de Donders relatifs à la variation du pouvoir accommodatif, MONOYER avait indiqué la formule suivante qui permet, étant donné l'âge x d'un sujet, de connaître son pouvoir accommodatif A : cette formule est

$$A = 16 - 0.3\,x + 0.001\,x^2.$$

Elle permet de savoir à quel âge un œil donné commencera à devenir presbyte : en effet, dans l'expression

$$P = 3.3 - \frac{1}{r} - KA$$

il suffit de remplacer A par la valeur donnée par la formule qui précède : on obtient ainsi

$$P = 3.3 - \frac{1}{r} - \frac{2}{3}\,(16 - 0.3\,x + 0.001\,x^2).$$

Si l'œil est emmétrope, la formule se simplifie puisque $\frac{1}{r} = o$, et on a

$$P = 3.3 - \frac{2}{3}\,(16 - 0.3\,x + 0.001\,x^2).$$

Si l'on fait $P = o$, on trouve que c'est à quarante-deux ans que la presbytie de l'emmétrope doit commencer ; au-dessous de cet âge, le degré de presbytie a une valeur négative, l'œil n'est pas encore presbyte ; au-dessus, le degré P est positif : ainsi à cinquante ans, on a $P = 1$ dioptrie.

Enfin l'expression du degré de presbytie permet de connaître le degré de presbytie P_a d'un œil quelconque ; on a en effet

$$P_a = P_e - \frac{1}{r}$$

P_e étant le degré de presbytie d'un œil emmétrope d'âge donné. Si l'œil est myope d'une dioptrie, $\frac{1}{r} = 1$ dioptrie, et si cet œil est âgé de cinquante ans, on aura, puisque le degré P_e de l'œil emmétrope de cet âge est égal à 1 dioptrie

$$P_a = 1^d - 1^d = o.$$

Pour un œil myope de 1 dioptrie, c'est donc à cinquante ans que commence la presbytie, au lieu de quarante-deux ans, comme pour l'œil emmétrope.

Nous étudierons la question de la correction de la presbytie dans le chapitre consacré aux applications de l'optique à la thérapeutique.

CHAPITRE III

ACUITÉ VISUELLE

Lorsqu'un objet lumineux vient former son image sur la rétine et en particulier sur la *fovea centralis*, la forme de cet objet et ses détails sont d'autant mieux distingués que la grandeur de l'image rétinienne est plus considérable, que son intensité lumineuse est plus grande et enfin que l'œil possède à un plus grand degré la propriété de mieux percevoir les très petits objets.

§ I. — NOTIONS GÉNÉRALES SUR L'ACUITÉ VISUELLE

La netteté avec laquelle un œil voit un objet donné est, par conséquent, fonction de la grandeur et de l'éclairement de l'image formée sur la fovea et aussi d'un facteur physiologique, variable avec les différents yeux, correspondant à l'acuité auditive, pour la perception des sons, à l'acuité olfactive, pour les odeurs. Ce facteur, dans le cas qui nous occupe, s'appelle, par analogie, l'acuité visuelle.

1° Définition de l'acuité visuelle. — On peut donner la définition suivante : l'acuité visuelle est la propriété physiologique en vertu de laquelle deux images rétiniennes de même grandeur, de même intensité et de même position, procurent à deux yeux différents une vision inégalement nette, inégalement distincte d'un même objet situé à la même distance de ces deux yeux (SIGALAS).

La mesure de l'acuité visuelle se fait par l'inverse du plus petit angle sous lequel l'œil considéré peut encore reconnaître la forme d'objets donnés. Si l'on désigne par α cet angle, on peut écrire, d'après cela

$$V = \frac{1}{\alpha}.$$

Cette expression montre que l'acuité visuelle d'un œil est d'autant plus grande que l'angle α est plus petit.

Lorsque deux rayons lumineux suivent des directions très

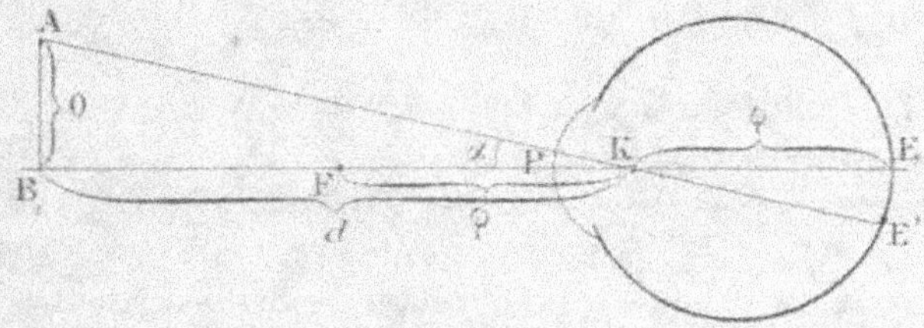

Fig. 173.

Formation de l'image rétinienne d'un objet dans un œil emmétrope.

voisines l'une de l'autre, l'œil qui les reçoit n'éprouve qu'une sensation, et les deux rayons paraissent n'en faire qu'un seul. Si les directions de ces rayons s'écartent peu à peu, il arrivera un moment où l'œil aura la sensation du dédoublement des rayons qui seront alors vus séparément.

2° Minimum separabile. — On appelle *minimum visibile* ou *minimum separabile* (Giraud-Teulon) le plus petit angle formé par les deux directions les plus voisines que l'œil humain puisse isoler. D'après Snellen et Giraud-Teulon cet angle serait, pour la grande majorité des yeux, égal à 1 minute ; il correspond à un objet de $0^{mm},01$ placé à $0^m,33$ et la grandeur de l'image rétinienne ainsi formée est de $0^{mm},004$. Mais cette valeur du minimum separabile est trop grande ; déjà Hirschmann, en 1867, l'avait trouvé égal à 50 secondes, et plus récemment, Uthoff a reconnu que la valeur de cet angle était comprise entre $27''6$ et $32''8$; ce qui correspond à des images rétiniennes de $0^{mm},002$.

La valeur de 30 secondes est aussi celle qu'a trouvée Charpentier : « L'angle visuel minimum est d'une demi-minute au plus. » C'est aussi notre opinion basée sur un grand nombre de déterminations ; d'ailleurs, cet angle correspond sur la rétine à 0^{mm},0022 : or, le diamètre des cônes dans la fovéa est 0^{mm},0020 à 0^{mm},0025 (M. Schultze) ; 0,0015 à 0,002 (H. Muller) ; 0,003 à 0,0036 (Welker). Les dimensions des cônes donnent donc une grande valeur à l'opinion exprimée tout à l'heure, à savoir que le *minimum separabile* correspond à un angle d'une demi-minute et non pas d'une minute.

3° Unité d'acuité visuelle. — En partant de la valeur de 1 minute pour le *minimum separabile*, comme l'avaient indiqué Giraud-Teulon et Snellen, on a adopté, pour unité d'acuité, celle d'un œil capable de reconnaître, sous l'angle de cinq minutes, des caractères d'imprimerie dont l'épaisseur des traits est le cinquième de la hauteur des lettres : en sorte que chaque trait est ainsi vu sous l'angle de une minute. D'après ce que nous venons de dire, il vaudrait mieux prendre des caractères deux fois moins grands. — Quoi qu'il en soit, jusqu'à nouvel ordre, c'est cette unité que nous adopterons.

§ 2. — Mesure de l'acuité visuelle

Soit un œil qui, sous un angle α aussi petit que possible, peut distinguer la forme d'un objet AB (fig. 173) ; l'acuité de cet œil est

$$V = \frac{1}{\alpha}.$$

L'angle AKB étant très faible, on a le droit d'écrire

$$\alpha = \frac{AB}{BK}$$

Désignons AB par la lettre o et BK par la lettre d ; il vient alors

$$\alpha = \frac{o}{d}.$$

Si on remplace z par cette valeur, on obtient pour V

$$V = \frac{d}{o}.$$

Cette nouvelle expression de l'acuité montre que celle-ci est, pour un même objet, d'autant plus grande que la distance d à laquelle l'œil est placé est elle-même plus grande, et, pour une même distance, que l'objet est plus petit.

Pour un autre œil, on aurait aussi

$$V' = \frac{d'}{o'}.$$

Admettons que l'acuité V' soit précisément celle que l'on a choisie par unité d'acuité ; en la comparant à la première V, on obtient la valeur de celle-ci en fonction de l'unité, c'est-à-dire qu'on a la mesure de V. Pour chercher combien de fois V' (supposé égale à 1) est contenu dans l'acuité V à mesurer, il suffit de diviser V par V', ce qui donne

$$\frac{V}{V'} = \frac{\dfrac{d}{o}}{\dfrac{d'}{o'}} = \frac{d}{d'} \times \frac{o'}{o}$$

ou, puisque V' = 1,

$$V = \frac{d}{d'} \times \frac{o'}{o}.$$

Mais, en réalité, la détermination de l'acuité visuelle est plus simple ; et l'on peut la mesurer par deux méthodes différentes. Si, en effet, on fait $o = o'$, il vient

$$V = \frac{d}{d'}$$

et si les distances d et d' sont égales, on a

$$V = \frac{o'}{o}.$$

1° Première méthode : objet de grandeur fixe, distance variable. — L'objet fixe sera, par exemple, des caractères d'imprimerie de même grandeur dont l'épaisseur du trait est le cinquième de la hauteur, ou des traits équidistants à intervalles égaux. Soit d' la distance à laquelle l'œil d'acuité unité distingue nettement l'objet type et soit d la distance à laquelle l'œil d'acuité inconnue est obligé de se placer pour voir distinctement le même objet. La valeur de l'acuité est donnée par le quotient de d par d'. Dans cette méthode, une seule ligne de caractères suffit pour déterminer toutes les acuités ; il n'y a que les distances qui varient.

2° Deuxième méthode : distance fixe, objets de grandeur variable. — La distance fixe choisie est 6 mètres ou 5 mètres. Les objets présentés aux différents yeux sont disposés en général sur un tableau, par ordre de hauteur décroissante : ce sont habituellement des lettres, des traits, dans quelques cas des points. Ces caractères constituent ce qu'on est convenu d'appeler des *échelles d'acuité*, *échelles optométriques*, ou *optotypes*, ou *test-types*, etc. On détermine, une fois pour toutes, la grandeur des lettres, qui, à la distance fixe choisie, apparaissent sous l'angle de 5 minutes. Soit o' cette grandeur. On cherche ensuite, en faisant placer l'œil à cette même distance, quelle est la grandeur des caractères les plus petits qu'il peut distinguer nettement ; soit o cette grandeur. La mesure de l'acuité est

$$V = \frac{o'}{o}.$$

La hauteur des lettres qui, à 5 mètres, sont vues sous l'angle de 5 minutes, est de $7^{mm},5$. Supposons un œil qui ne puisse distinguer que celles ayant $11^{mm},25$ de hauteur, son acuité est

$$V = \frac{7,5}{11,25} = \frac{2}{3}.$$

Il suffit donc, dans cette méthode, de noter à côté de chaque rangée de lettres leur hauteur ; l'acuité sera donnée par le rapport $\frac{o'}{o}$. Il est encore plus simple, et c'est ce qui est fait en général, de noter en face de chaque ligne, le rapport $\frac{o'}{o}$ tout calculé. Si les lettres vont par ordre de grandeur décroissante, la valeur de V indiquée en marge sera par exemple

$$\frac{1}{10},\ \frac{1}{6},\ \frac{1}{4},\ \frac{1}{3},\ \frac{1}{2},\ \frac{2}{3},\ 1$$

ou bien, dans les échelles décimales (MONOYER) :

$$0,1 ; 0,2 ; 0,3 ; 0,4 ; 0,5 ; 0,6 ; 0,7 ; 0,8 ; 0,9 ; 1.$$

Cette méthode ne permet pas, comme la première, de fournir la mesure de V avec une approximation aussi grande ; elle est donc d'une moins grande sensibilité. En revanche, elle n'oblige pas à posséder un espace bien grand, puisque 5 mètres suffisent.

§ 3. — ÉCHELLES D'ACUITÉ

Les objets constituant les échelles d'acuité doivent représenter des figures faciles à décrire et à nommer : les figures un peu compliquées présentent l'avantage de fournir des indications sur le degré de défectuosité de l'acuité visuelle, d'après la manière dont un sujet confond ces figures avec des figures analogues, ce qui n'est pas obtenu avec de simples points. Les lettres sont des objets très convenables, attendu qu'avec les différences qu'elles comportent, elles présentent néanmoins une harmonie suffisante quant à la forme et à la netteté.

1° Echelle de Snellen. — Elle est formée de lettres latines carrées, dont les lignes et les interlignes ont le cinquième de leur hauteur. Elle comprend huit lignes de lettres de hauteur décroissante : au-dessus de chaque ligne, et au milieu, se trouve un nombre qui indique la distance à laquelle les lettres de la ligne sont vues sous l'angle de 5'. La grandeur des plus petits caractères de l'échelle est telle qu'à 6 mètres leur diamètre apparent est de 5'. Pour les personnes illettrées, Snellen a remplacé les lettres par de simples rectangles dont il manque un côté : les enfants, ou les personnes qui ont de la peine à

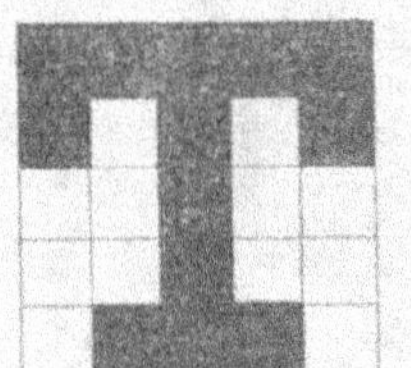 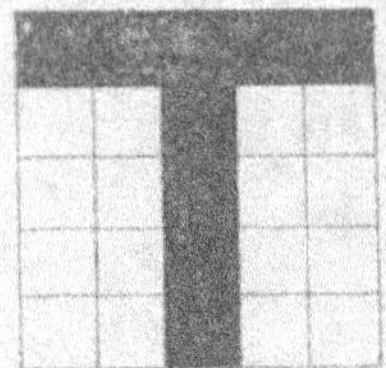

Fig. 174.

Caractères latins.   Caractères antiques.

exprimer leurs impressions, n'ont ainsi qu'à indiquer le côté où la figure est ouverte.

2° Échelle de Monoyer. — Cette excellente échelle est décimale ; elle comprend dix numéros ou échelons ; les hauteurs des lettres ont été calculées de manière à ce que l'ensemble des dix numéros représente la série complète des dixièmes d'acuité de 0,1 à 1. Chaque ligne correspond à un nombre exact de dixièmes de l'acuité unité. Cette échelle a été construite pour la distance de 5 mètres. Monoyer a adopté, à l'exemple de Green, les caractères antiques ; l'auteur trouve que ce genre de lettres majuscules se prête mieux que les latines aux exigences multiples et souvent opposées de l'esthétique, de l'uniformité des rapports géométriques.

3° Échelle décimale de Bordier pour mesurer les acuités supérieures à 1. — Les échelles que nous venons de passer en revue ne permettent la mesure de l'acuité *à distance fixe* que dans le cas où cette acuité est inférieure ou égale à l'unité. Or, lorsqu'on présente à un œil sain et emmétrope à la distance fixée pour chaque modèle, une échelle donnée, placée sous un bon éclairement, les caractères les plus petits sont vus nettement et, si l'on veut effectuer une mesure, on est obligé de faire reculer le sujet de plusieurs mètres.

Il n'est pas toujours possible de disposer d'une pièce suffisamment grande pour rendre la distance égale à 10 ou 12 mètres ; notre échelle décimale permet au contraire très commodément la détermination des acuités supérieures à l'acuité réputée normale et que l'on a prise pour unité. Elle se compose de neuf lignes contenant des caractères dont les dimensions ont été calculées de manière à ce que le sujet, placé à 5 mètres, voie les lettres de chaque ligne, comme s'il regardait la plus petite ligne d'une échelle ordinaire aux distances successives $5^m,50$, 6^m, $6^m,50$, 7^m, $7^m,50$, 8^m, 9^m, 10^m, 12^m. Les acuités correspondant à chaque ligne sont respectivement égales à 1,1 ; 1,2 ; 1,3 ; 1,4 ; 1,5 ; 1,6 ; 1,8 ; 2 ; 2,4.

Les caractères latins ont été choisis de préférence aux autres à cause de leur disposition générale un peu plus compliquée, grâce à laquelle il est possible de préciser le moment où les caractères commencent à n'être plus distingués nettement.

Un autre avantage de cette échelle est de rendre la mesure des amétropies, par la méthode de DONDERS, bien plus exacte que par l'emploi des échelles précédemment décrites.

À 5 MÈTRES

L   V = 1,1

K   V = 1,2

T   V = 1,3

S   V = 1,4

L   V = 1,5

F   V = 1,6

C   V = 1,8

H   V = 2

Z   V = 2,4

Fig.
Premières lettres
de l'échelle de BORMER.

§ 4. — VARIATION DE L'ACUITÉ AVEC LE DIAMÈTRE DE LA PUPILLE

L'influence exercée par le diamètre de la pupille sur la netteté de la vision est due à ce que les cercles de diffusion sont sous sa dépendance ; un point lumineux, malgré une mise au point résultant de l'accommodation aussi exacte que possible, ne se peint jamais sur la rétine suivant un point mathématique, mais bien par une infinité de petits cercles de diffusion dont le diamètre croît avec le diamètre de la pupille. Les plus nuisibles des cercles de diffusion, au point de vue de l'acuité visuelle, sont ceux qui sont à la périphérie des images ; tant que ces cercles restent plus petits que la largeur des images, l'élément rétinien sensible intermédiaire à ces images est moins éclairé que les éléments voisins ; l'œil a encore une sensation distincte ; mais à partir du moment où les cercles de diffusion se touchent, les impressions se confondent.

Le diamètre pupillaire ayant ainsi une grande influence sur la grandeur des cercles de diffusion, il est utile de se demander dans quelle mesure varie l'acuité visuelle avec le diamètre de la pupille.

1° Mesure du diamètre de la pupille. — La mesure du diamètre de la pupille peut être faite par la photographie à l'aide de l'éclair magnésique, le grossissement de l'appareil étant déterminé en appliquant près de l'œil, et dans le même plan que la cornée, une règle divisée en millimètres photographiée en même temps (Bordier). Sur le cliché, il suffit donc de mesurer le diamètre pupillaire et de le diviser par le grossissement de l'appareil.

Enfin, pour obtenir la valeur réelle de la pupille, il faut encore diviser par le grossissement de la cornée qui se comporte comme une loupe de Stanhope : ce grossissement est égal à 1,14.

Dans les expériences de l'auteur, l'acuité était à chaque expérience mesurée à l'aide de l'échelle décimale placée à 5 mètres et très fortement éclairée ; la photographie de l'œil était faite aussitôt après la mesure de l'acuité, c'est-à-dire pendant que l'œil occupait exactement la même situation. Pour cette photographie, on a utilisé l'éclair magnésique après s'être assuré que sa durée était inférieure à celle du réflexe cornéen.

Voici les résultats de quelques expériences :

Diamètre pupillaire réel.	Acuité.
$1^{mm},8$	2
$3^{mm},9$	1,85
$4^{mm},04$	1,8
6^{mm}	1,75
$6^{mm},6$	1,7

On peut déduire de ces résultats la loi suivante : à l'état statique, l'acuité visuelle varie en raison inverse du diamètre de la pupille. D'où la conclusion pratique : il ne suffit pas, lors de la mesure de l'acuité d'un œil, de bien éclairer l'échelle ; il faut encore que la quantité de lumière qui tombe sur l'œil soit assez grande pour que le diamètre de la pupille ne soit pas trop considérable et afin d'éviter la production des cercles de diffusion autour des images rétiniennes. Le mieux est de donner à l'œil et à l'échelle le même bon éclairement ; c'est dans ces conditions que se font les meilleures déterminations.

2° Acuité au trou d'épingle. — On peut artificiellement donner à la pupille un très faible diamètre, en plaçant devant l'œil un corps opaque percé d'un très petit orifice, tel que celui qu'on obtient avec une épingle : on donne à cette ouverture le nom de *trou sténopéique*. Le faisceau lumineux qui va impressionner la rétine est alors très mince ; il rencontre les différents dioptres oculaires en des portions si restreintes que la forme des surfaces réfringentes a une influence presque nulle sur la marche des rayons ; les images rétiniennes ainsi obtenues acquièrent une netteté à peu près égale pour tous les yeux, grâce à l'atténuation des cercles de diffusion. Il ne faudrait pas cependant se servir de ce procédé pour obtenir une bonne mesure de l'acuité ; l'intensité lumineuse de l'image rétinienne est en effet très diminuée et, avec elle, le nombre qui exprime l'acuité.

L'emploi du trou d'épingle pour la détermination de l'acuité fournit d'utiles renseignements sur l'état de l'appareil nerveux de réception et de transmission au cerveau des impressions

lumineuses, renseignements que l'on doit ensuite compléter
par l'exploration du fond de l'œil.

§ 5. — VARIATION DE L'ACUITÉ AVEC L'AGE

L'acuité visuelle, comme tous les autres éléments physiologiques de l'être vivant, ne conserve pas toujours la même
valeur aux différentes époques de la vie. Elle devient plus
faible à mesure que l'homme se rapproche de la période de la
vieillesse. Tous les auteurs sont d'accord sur ce point ; mais
pour ce qui est de la valeur de l'acuité dans les premières
années de la vie, tous les traités d'optique avaient rapporté,
d'après les premières recherches de VROESOM DE HAAN, que
l'acuité suit une même décroissance, c'est-à-dire qu'elle va
en diminuant, depuis la naissance jusqu'à l'extrême vieillesse.
Voici les nombres indiqués comme des moyennes :

AGE	ACUITÉ
10 ans.	1,18
20 —	1,15
30 —	1,1
40 —	1,03
50 —	0,94
80 ans.	0,55

MONOYER avait indiqué la courbe correspondant à ces
données ; l'équation suivante pour $V = 1,19 - 0,001\ x^2$, x
étant l'âge de l'œil dont l'acuité est V. D'après cela, ce
serait dans les toutes premières années de la vie, aussitôt
après la naissance, que nous aurions la plus grande acuité
visuelle. Or, à la suite de nombreuses déterminations faites
par H. BORDIER, celui-ci s'aperçut que les caractères de la
dernière ligne d'une échelle ordinaire d'acuité qui étaient
facilement distingués à 8, 10 et 12 mètres en plein jour, par
les individus de seize à vingt ans, ne l'était plus, pour les
enfants, qu'à la distance de 5 à 6 mètres et ce résultat était
constant. Le grand nombre de mesures qu'il fit pour étudier
ce point l'ont amené à découvrir que la variation indiquée

par Vraisom de Haax était fausse, du moins pour les quinze premières années de la vie.

Loin de décroître progressivement, à partir de la naissance, l'acuité visuelle va en croissant régulièrement jusque vers quatorze à quinze ans, chez les garçons; elle reste ensuite à peu près stationnaire pendant quelque temps, puis sa variation se fait d'après les indications fournies par l'équation précédente. Les nombres trouvés par H. Bordier, très nombreux, ne laissent aucun doute sur l'allure de la variation de

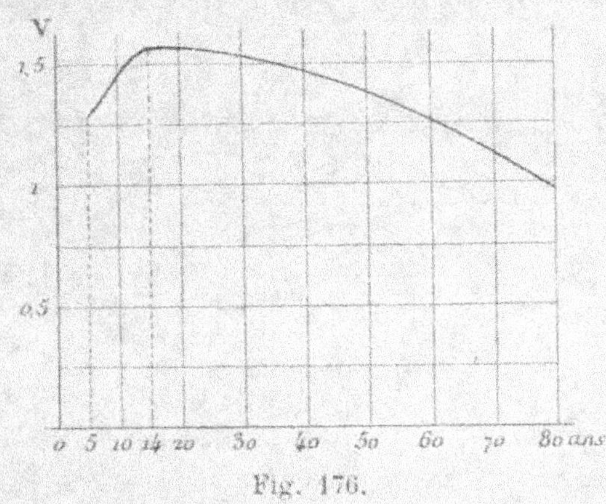

Fig. 176.
Variation de l'acuité visuelle avec l'âge.

l'acuité pendant l'enfance et l'adolescence. Toutefois, l'acuité n'a été mesurée qu'à partir de cinq ans, par suite de l'impossibilité où sont les enfants d'un âge inférieur de connaître bien leurs lettres; au-dessous de cinq ans, il existe donc une partie de la courbe sur laquelle nous n'avons pas de données exactes; mais il est très probable que l'acuité visuelle des enfants de un jour à cinq ans va en croissant progressivement. Il est certain, par exemple, qu'un enfant qui vient de naître distingue moins bien les objets qu'il ne le fera à un ou deux ans.

Quoi qu'il en soit, cet âge de quatorze à quinze ans, trouvé chez les garçons comme correspondant au maximum de l'acuité visuelle demandait à être recherché chez les jeunes filles, pour savoir si ce maximum d'acuité coïncidait avec le même âge. Des déterminations faites, il résulte que c'est entre douze et treize ans que se manifeste l'acuité maxima chez les filles. Or, ces âges de quatorze à quinze ans, pour les garçons, douze à treize ans, pour les filles, sont ceux de la puberté ; c'est aussi à ce moment-là qu'a lieu le maximun d'accroissement de la taille. Ces résultats prouveraient donc que le développement de la fonction visuelle suivrait des phases analogues, ou du moins parallèles, au développement d'autres fonctions de l'organisme.

CHAPITRE IV

CHAMPS DE VISION

Au point de vue physiologique, il y a à distinguer trois régions dans la rétine : 1° la *macula lutea* et, en particulier, sa *fovea centralis* ; 2° les *parties périphériques* de la rétine ; 3° la *papille optique*. Étudions successivement l'aptitude à la vision de ces trois régions.

§ 1. — CHAMP DE VISION DISTINCTE

Lorsque nous voulons voir nettement un objet, nous orientons nos yeux de manière à ce que l'axe visuel passe par le point de l'espace où est placé l'objet dont l'image rétinienne

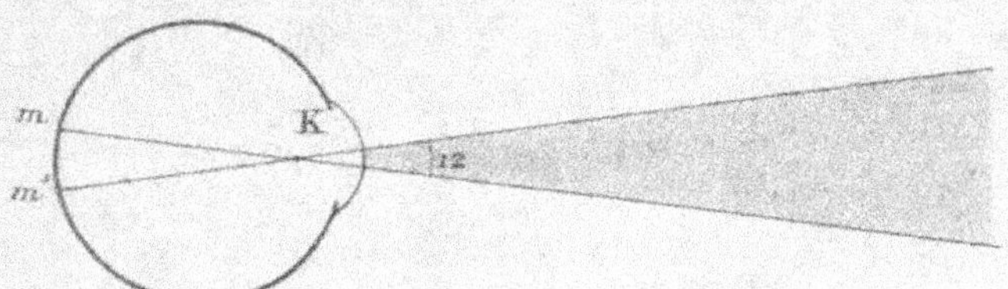

Fig. 177.
Champ de vision distincte.

vient alors se peindre sur la *macula lutea* : nous savons que la rétine s'incurve en ce point en forme de vasque de fontaine, de façon à être réduite à son centre (*fovea centralis*) à la seule membrane de JACOB, cônes et bâtonnets. La formation constante de l'image d'un objet, sur lequel se porte

27.

l'attention visuelle, peut être démontrée expérimentalement à l'aide de l'ophtalmoscope, comme l'a fait DONDERS.

Les dimensions de la macula sont très petites : on peut admettre qu'elle a en moyenne $0^{mm},2$; en sorte que si on joint les extrémités de tous les diamètres de la macula au centre optique de l'œil, on obtient un cône (fig. 177) qui, prolongé en dehors et en avant de l'œil, représente le *champ de vision distincte*. L'angle au sommet de ce cône est de 12 minutes, soit le cinquième d'un degré de cercle. L'ouverture de ce champ est donc très faible ; d'où il résulte que ce n'est que dans une très petite partie de l'espace que les objets extérieurs doivent être placés pour que leurs images se forment sur la macula et pour être vus, par conséquent, distinctement. On peut se rendre compte de la petitesse du champ de vision distincte en se plaçant dans l'obscurité et en éclairant, pendant un temps très court, une surface portant des caractères très fins, à l'aide par exemple de l'étincelle électrique. On constate ainsi qu'on ne peut voir à la fois, et d'une façon distincte, qu'un très petit nombre de caractères, une très faible étendue de la surface éclairée. Pour remédier à cette très petite ouverture du champ de vision distincte, nous imprimons inconsciemment à nos globes oculaires des mouvements rapides qui permettent de faire placer la série des objets à voir nettement dans le cône qui correspond à la macula ; grâce à la durée des impressions rétiniennes, tout se passe alors comme si le champ de vision distincte était beaucoup plus étendu.

§ 2. — CHAMP VISUEL PROPREMENT DIT

Les autres portions de la rétine ne permettent pas de distinguer très nettement les objets dont les images se forment sur elle. Ces images donnent naissance à des sensations lumineuses qui ne fournissent que la notion d'avertissement, sans faire connaître la forme des objets.

L'acuité visuelle n'a pas la même valeur dans tous les points de la rétine périphérique : elle va en diminuant de la macula vers *l'ora serrata*. CHARPENTIER a mesuré cette acuité dans différents méridiens en déplaçant, suivant ces méridiens, des points noirs dessinés sur un fond blanc. On notait la distance à laquelle ces points noirs cessaient d'être distingués et on faisait cette détermination dans tous les méridiens espacés de 10 en 10°. CHARPENTIER a trouvé que l'acuité décroît rapidement à mesure qu'on s'éloigne de la macula.

On appelle *champ visuel proprement dit* ou simplement *champ visuel* tout l'espace d'où un œil immobile peut recevoir des impressions lumineuses. Ce champ de vision indirecte n'est pas un cône de révolution ; il est limité par les paupières, le squelette orbitaire et les parties molles qui le recouvrent, le nez, le contour de l'iris ; il est donc plus étendu du côté temporal que du côté nasal.

1 Méthode de mesure du champ visuel. — La mesure du champ visuel se fait à l'aide d'appareils appelés campimètres et périmètres.

a. *Campimètre de de Wecker.* — Le principe de cette méthode consiste à faire fixer un point situé sur un plan vertical, à la hauteur de l'œil examiné ; sur ce plan, on déplace un objet dans diverses directions, jusqu'aux limites où il cesse d'être vu. Ces points extrêmes sont réunis par une ligne qui représente le champ visuel.

Le campimètre de de Wecker (fig. 178) est formé d'un tableau noir vertical, d'un mètre carré environ : à ce tableau est adjoint une mentonnière dont la distance au tableau est telle que l'œil du sujet se trouve à 16 centimètres du plan vertical ; au milieu de celui-ci, est peinte une petite croix blanche ; elle constitue l'objet de fixation et doit se trouver à la hauteur de l'œil du malade. Des cercles concentriques ainsi que des diamètres équidistants sont dessinés en blanc sur le tableau. Les cercles ont des rayons qui correspondent aux tangentes des angles visuels de 5° en 5°.

Pour faire une détermination du champ visuel, le sujet fixe attentivement le centre du tableau ; l'expérimentateur déplace sur chaque diamètre une surface blanche portée à l'extrémité d'une tige de bois, en allant de la périphérie du tableau

vers le centre. Au moment où la vision de l'objet commence,
le sujet avertit l'observateur, qui marque en ce point un trait
à la craie. Lorsqu'on a ainsi déterminé le commencement de
la vision indirecte dans tous les méridiens, il n'y a plus qu'à

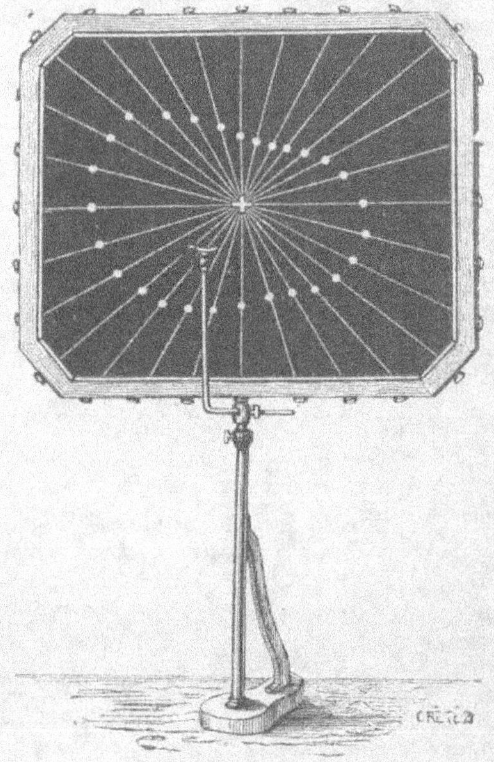

Fig. 178.
Campimètre de DE WECKER.

réunir tous les points par un trait continu qui permet d'apprécier la forme du champ visuel.

Cette méthode présente des inconvénients : d'abord on examine ainsi les différentes parties de la rétine à des distances
différentes. Si on imagine la trace du tableau sur un plan horizontal, ainsi que celle du point de fixation, on constate que le point

du tableau qui correspond à un point situé à 40° de la macula se trouve à une distance plus grande que le point de fixation, et cette distance devient encore bien plus considérable pour un point situé à 80°.

En second lieu, le tableau devrait avoir une étendue très grande s'il devait servir à la détermination de tout le champ visuel ; malgré la très grande surface qu'on donnerait au campimètre, on ne pourrait d'ailleurs pas marquer la limite d'un champ visuel s'étendant à 90°, puisque la tangente de 90° est égale à l'infini.

Enfin, la fixation prolongée d'un objet placé à 16 centimètres est accompagnée d'un resserrement de la pupille qui peut avoir une influence sur la grandeur du champ visuel à mesurer.

b. *Périmètre de Landolt.* — Pour interroger tous les points de la rétine à des distances égales, on doit placer l'objet sur une surface sphérique dont l'œil occupe le centre. — Ce principe a été mis en pratique par AUBERT qui construisit le premier *périmètre*. Celui de LANDOLT (fig. 179) consiste en un demi-anneau de 30 centimètres de rayon, noirci sur sa face interne et gradué sur la face postérieure, à partir de son sommet qui représente le point zéro de la division. A son sommet, l'arc est assujetti à une colonne et il peut tourner circulairement autour de ce point de manière à engendrer une hémisphère ; la position de l'arc est marquée par une aiguille qui se meut avec lui sur un cadran D occupant la face postérieure de la tête de la colonne. Sur l'arc, est mobile un cadre noir AB destiné à recevoir les objets excentriques, soit un papier blanc ou coloré, soit encore des figures. L'écartement de l'objet au sommet O de l'arc est indiqué directement sur la division de ce dernier.

Pour que l'œil examiné se trouve au centre de l'arc, le sujet appuie le menton sur un support assez large pour que celui-ci puisse être placé à la droite ou à la gauche d'une tige qui part de la colonne ; ce support peut être haussé ou baissé, suivant les besoins. Pour faire une mesure du champ visuel, on fait fixer à l'œil qui est en expérience le sommet O de l'arc marqué par un point blanc, tandis qu'on recouvre l'autre œil ; l'observateur se place en face et fait mouvoir l'objet excentrique, des extrémités vers le sommet de l'arc, en observant le point de la graduation où cet objet commence à être vu.

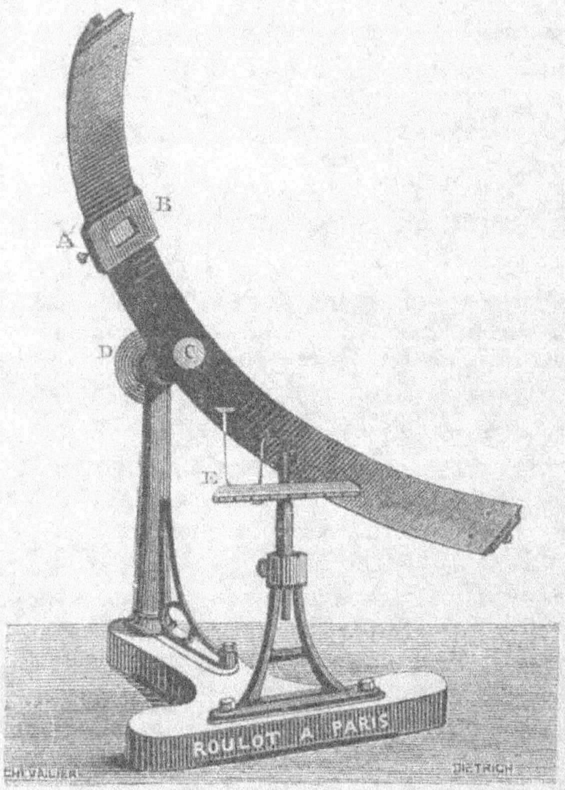

Fig. 179.

Périmètre de LANDOLT.

La durée d'une exploration du champ visuel avec le périmètre demande très peu de temps, moins de temps qu'avec le campimètre : il n'en a pas d'ailleurs les inconvénients.

2ᵈ Méthodes de représentation graphique du champ visuel. — Pour dessiner la forme du champ visuel et pour

noter les résultats obtenus, il faut projeter sur le papier l'hémisphère sur lequel les mensurations ont été exécutées, à l'aide
d'une des méthodes précédemment décrites.

a. *Procédé des tangentes.* — C'est la base de la construction du
campimètre de DE WECKER. Soit A O A (fig. 180) une coupe de l'hé-

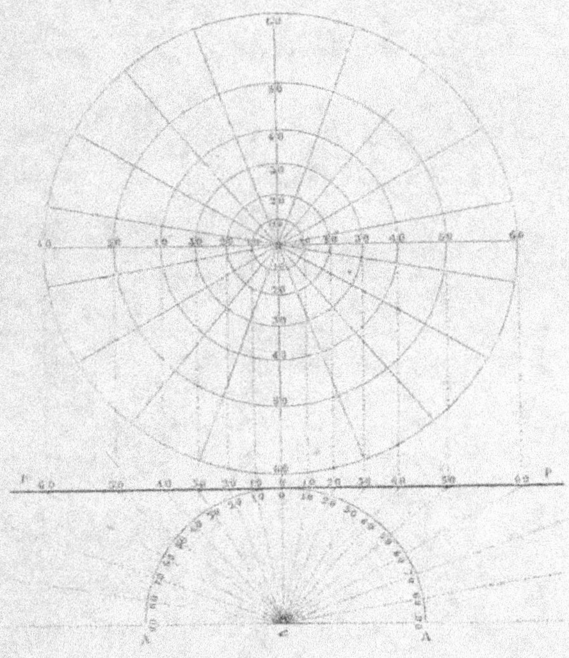

Fig. 180.
Procédé des tangentes.

misphère dont l'œil occupait le centre c, on joint ce point aux
divisions, en degrés de cercle, 0, 10°, 20°... 90°, puis on prolonge
ces rayons jusqu'à la tangente PP menée en 0 à la circonférence A O A. Aux points d'intersection, on élève des perpendiculaires dont la distance, à gauche et à droite de la perpendiculaire centrale, fournit le diamètre des différents cercles
parallèles de l'hémisphère projetés sur le plan de la figure.
Les cercles ainsi construits vont en s'écartant davantage à
mesure qu'on les considère plus près de la périphérie.

Ce mode de représentation graphique a le même inconvénient que la détermination du champ visuel à l'aide du campi-

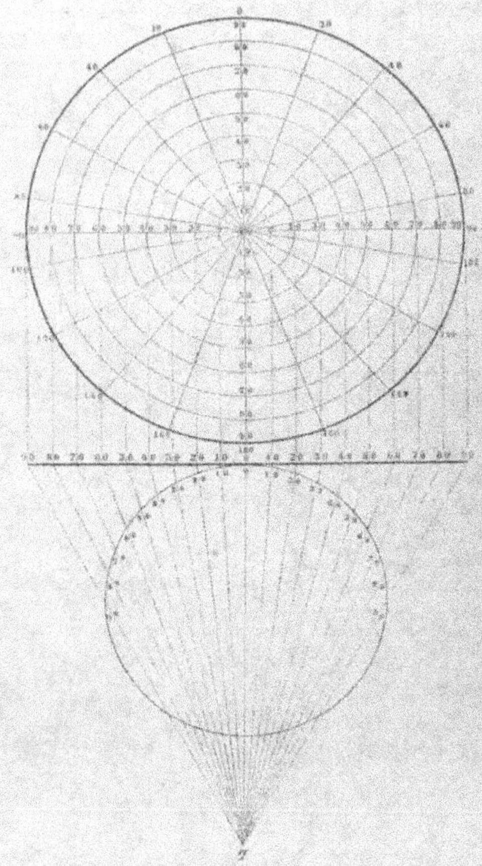

Fig. 181.

Procédé de la projection équidistante polaire.

mètre : il est inapplicable au cas où le champ visuel s'étend
jusqu'à 90°.

b. *Procédé de la projection équidistante polaire.* — En éloignant
le point q (fig. 181) d'où partent les différentes lignes aboutissant
aux divisions de l'hémisphère, on peut trouver une position

pour laquelle les cercles construits sur le plan soient équidistants : on obtient une approximation très suffisante, en faisant partir les lignes d'un point q situé à 1,7 au-dessous du centre, le rayon de l'hémisphère étant égal à 1 (FŒRSTER). Ce procédé

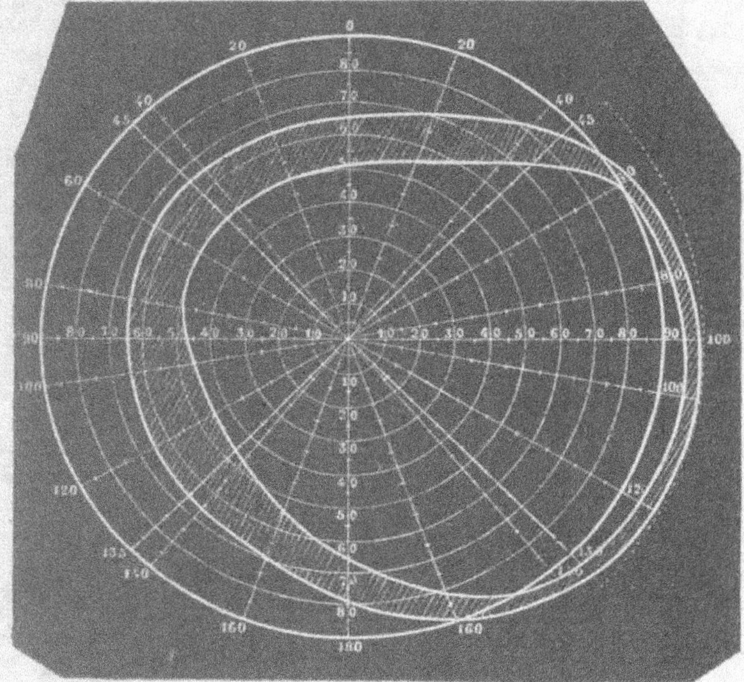

Fig. 182.

Champ visuel modifié par une position défectueuse de la tête
(d'après LANDOLT).

de représentation graphique est très répandu. Ce que nous venons de dire permet de comprendre comment l'équidistance des circonférences concentriques a été obtenue.

3° Remarques sur la détermination du champ visuel. — Lorsqu'on veut seulement déterminer les limites du champ visuel, il suffit de faire huit mensurations sur quatre méridiens distants angulairement de 45°. Mais si l'on veut une mesure exacte du champ, il faut alors déterminer les limites de 20 en 20° au moins.

Dans toute détermination du champ visuel, il faut tenir compte des conditions qui peuvent influencer l'étendue de ses limites. Parmi ces facteurs, c'est la conformation de l'orbite et des parties molles qui entourent l'œil qui intervient le plus efficacement sur la forme du champ. Cette influence est mise en évidence par la figure 182; le champ le plus intérieur correspond à la position de la tête droite et immobile au centre du périmètre de LANDOLT; la ligne la plus externe est la forme du champ visuel déterminé sur le même sujet qui fixe avec le même œil un point situé à 30° dans la direction opposée à celle dans laquelle la détermination était faite. On voit la différence énorme, représentée par des hachures, qui résulte d'un défaut de la direction de la ligne visuelle ou d'un défaut dans le maintien de la tête.

4° Champ visuel normal. — Le champ visuel normal s'étend habituellement jusqu'à 90° du côté temporal, et jusqu'à 55° environ, du côté nasal : mais la limite de ce côté-là est variable suivant la proéminence de la bosse nasale ; habituellement le champ visuel correspond aux limites suivantes relatives à l'œil droit.

Méridien vertical 0° — 180°. . .	en haut, . .	55°
	en bas . .	60°
Méridien 45° — 135°, à droite .	en haut. . .	70°
	en bas . .	55°
Méridien horizontal.	à droite. . .	90°
	à gauche . .	55°
Méridien 45° — 135°, à gauche.	en haut. . .	55°
	en bas . . .	82°

Le rétrécissement du champ visuel s'observe dans certains états pathologiques et, en particulier, dans l'hystérie dont il constitue un des stigmates les plus importants.

5° Champ visuel coloré. — Lorsqu'on substitue à l'objet qui sert à déterminer les limites du champ visuel ordinaire, une

surface colorée, par exemple en rouge, on constate que la forme
du champ visuel reste à peu près la même, mais que ses limites
sont plus petites. Tous les auteurs sont d'accord pour donner
au bleu le champ visuel le plus étendu, mais moins étendu tou-

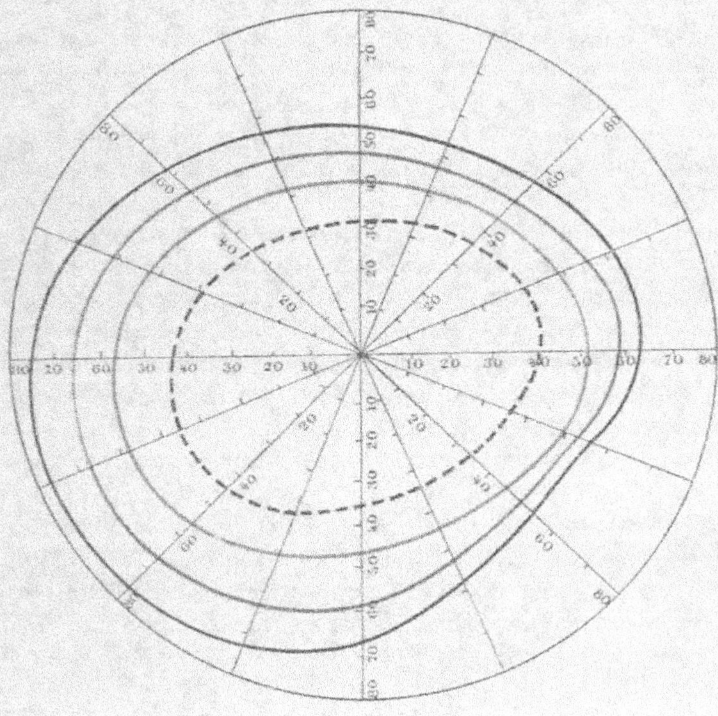

Fig. 183.

Champ visuel normal (trait noir plein) et champs visuels colorés
(le trait pointillé représente le vert).

tefois que pour le blanc; après le bleu, vient le jaune, puis
l'orangé, le rouge, le vert et enfin le violet (fig. 183).

Les couleurs, dont l'objet présenté à l'œil est teint, paraissent,
à mesure que l'objet se rapproche du point de fixation, d'abord
d'un gris plus ou moins clair, ensuite elles passent par une
zone où elles font sur l'œil une impression colorée, sans être
perçues dans leur vrai ton. A l'exception du bleu, toutes les

couleurs paraissent plus saturées dans la vision directe que dans la vision indirecte.

§ 3. — CHAMP DE VISION NULLE

Le nerf optique pénètre dans l'œil *en dedans* et un peu *en haut* de la macula : par rapport au point de fixation, le point de pénétration du nerf doit, par conséquent, se trouver *en dehors* et *en bas*. On a donné à cette partie du nerf optique le nom de *papille* ou de *tache de Mariotte*.

Si on examine deux points marqués sur une feuille de papier et distants l'un de l'autre de 7 centimètres, on constate qu'en plaçant l'œil droit verticalement au-dessus du point de gauche, et à 30 centimètres environ de la feuille, le point de droite disparaît complètement, si l'œil fixe attentivement l'autre point. Cette absence de vision est due à ce que l'image du point situé à droite vient se former sur la papille : DONDERS a montré en effet que l'image projetée sur cette partie de la rétine, à l'aide d'un ophtalmoscope, ne donnait naissance à aucune sensation lumineuse ; c'est pour cette raison qu'on la désigne sous le nom de *punctum cœcum*. Le diamètre de la papille est de $1^{mm},8$: elle se voit très facilement à l'examen ophtalmoscopique, car elle se distingue du reste de la rétine par sa coloration blanche légèrement rosée. Si l'on réunit les points périphériques de la papille au centre optique de l'œil, on obtient un cône qui, prolongé en dehors, représente le *champ de vision nulle*. Son angle est de 6°. Comme on le voit, l'ouverture de ce champ est beaucoup plus grande que celle du champ de vision distincte : à 2 mètres, une figure humaine peut y disparaître.

La distance comprise entre la papille et la macula peut être mesurée expérimentalement sur l'œil de la façon suivante : l'œil est placé au centre du périmètre de LANDOLT sur lequel on a collé, en dedans et en face du zéro, un petit disque de papier blanc correspondant à peu près au champ de vision nulle, pour la distance de l'œil à l'arc. On fait suivre par l'œil, comme objet de fixation, la pointe d'un crayon qu'on promène lentement sur la partie droite de l'arc pour l'œil gauche : lorsque le crayon arrive à un certain point, le disque blanc disparaît ; c'est qu'à ce moment l'image de ce disque se forme sur la papille, tandis que le point de fixation correspond à la macula.

L'angle formé par les droites joignant les deux points de la rétine au centre optique se trouve alors indiqué sur l'arc en degrés. Cet angle est de 15° dans le plan horizontal, pour les yeux emmétropes ; il est toujours plus grand, chez les hypermétropes et plus petit, chez les myopes : ainsi LANDOLT a trouvé 19° chez certains hypermétropes, 11° chez certains myopes.

Pourquoi n'éprouvons-nous aucune gêne du fait de l'existence du champ de vision nulle ? C'est que nous identifions les portions de l'espace correspondant au champ de vision nulle avec les parties voisines.

CHAPITRE V

MOUVEMENTS DES YEUX

Lorsque les yeux sont en position primaire, les axes visuels sont parallèles, mais pour un observateur qui regarde les positions des yeux, c'est-à-dire les cornées du sujet, celles-ci peuvent paraître, soit converger, soit diverger, au lieu d'être parallèles. Ce résultat est dû à ce que l'axe visuel et l'axe de la cornée ne coïncident pas. Lorsqu'on mesure le rayon de courbure de la cornée dans différentes parties d'un même méridien, on le trouve, au point d'intersection de la ligne visuelle avec la cornée, plus petit qu'en des points également distants de celui-ci. Le méridien de la cornée n'est donc pas un arc de cercle et l'axe visuel ne passe pas par le sommet de la cornée ; il forme au contraire avec celui-ci un certain angle, qu'on appelle *l'angle* α.

L'axe visuel passe par le point nodal de l'œil et le point visé. La ligne de regard qui passe aussi par le point visé, mais par le centre de rotation de l'œil, forme avec l'axe de la cornée un angle auquel on a donné le nom *d'angle* γ : suivant que l'angle α est positif ou négatif, c'est-à-dire selon que l'axe de la cornée passe en dehors ou en dedans de l'axe visuel, les yeux semblent convergents ou divergents.

1° Détermination de l'angle α. — On peut trouver la valeur de l'angle α en plaçant l'œil au centre d'un demi-cercle, par exemple du périmètre de LANDOLT dont l'arc est placé dans un plan horizontal : on met, au zéro du périmètre, une bougie qu'on fait fixer au sujet : l'observateur se déplace alors, sans toucher à la bougie, le long de l'arc gradué, en visant avec un seul œil le reflet de la flamme jusqu'à ce qu'il le voie bien au centre de la cornée : l'angle correspondant à cette position de l'œil observateur est le *double* de l'angle α. L'avantage de cette méthode, c'est de posséder plus de sensibilité que les autres, car l'erreur provenant de la lecture de l'arc correspondant à α est divisée par 2 (CHARPENTIER).

2° Mesure des excursions des globes oculaires. — Les mouvements des yeux sont représentés par des arcs dont le centre coïncide avec le centre de rotation de l'œil : on appelle *champ de regard monoculaire* tout le champ qu'un œil embrasse pendant ses mouvements ; ses limites sont donc les directions les plus extrêmes des axes visuels pendant que la tête est immobile.

La mesure des excursions d'un œil peut se faire simplement de la façon suivante : on recouvre un des deux yeux et on fait placer l'autre œil au centre du périmètre de LANDOLT, puis, on lui fait fixer un objet qu'on promène lentement sur l'arc : la division de l'arc à laquelle l'œil peut encore fixer l'objet indique le degré de l'excursion possible. Si l'on veut examiner les mouvements de l'œil, dans toutes les directions, il suffit de déplacer l'arc du périmètre dans les divers méridiens. — Il est évident que cette méthode a l'inconvénient de ne pas être bien précise, car l'œil peut voir l'objet, non pas seulement par la macula, mais par une portion voisine : aussi trouve-t-on une valeur toujours trop grande pour l'excursion de l'œil.

La méthode de HÉRING est beaucoup plus précise : on dispose, parallèlement à la ligne qui joindrait les deux centres de rotation des deux yeux, une plaque de verre verticale à travers laquelle on fait fixer un objet coloré : une fixation prolongée de cet objet fait naître une image persistante dans la fovea. On invite le sujet à communiquer à son œil l'excursion maxima et l'on marque sur le verre le point de projection de cette image. La distance de ce point de projection au point correspondant à l'axe visuel de la position primaire représente la tangente de l'angle d'excursion. En opérant ainsi dans plusieurs méridiens, on arrive à déterminer le champ de regard monoculaire ou *champ de vision directe*.

Le reproche que l'on peut faire à la méthode de Héring, c'est que la netteté des images persistantes diminue dans les positions forcées de l'œil, ce qui rend les mesures difficiles.

L'excursion moyenne de l'œil a été trouvée, chez les yeux normaux, égale à

$$45° \text{ pour le regard dirigé en dedans.}$$
$$42° \quad - \quad - \quad \text{en dehors.}$$
$$34° \quad - \quad - \quad \text{en haut.}$$
$$57° \quad - \quad - \quad \text{en bas.}$$

Chez les myopes, les excursions sont plus limitées ($41°$ en dedans et $38°$ en dehors), tandis que chez les hypermétropes, elles sont voisines des moyennes précédentes.

3° Mouvements simultanés des deux yeux. — Dans la vision binoculaire, l'image d'un point lumineux se fait sur chaque macula par l'orientation donnée aux globes oculaires par les muscles moteurs. Dans ce cas, la vision du point fixé est *simple* ; mais la vision peut être encore simple, sans que les images d'un même point extérieur viennent se faire sur la macula : il suffit seulement que ces deux images se fassent en des points de la rétine dits *identiques* ou *correspondants*. La vision n'a cependant pas alors la netteté du cas précédent. Ainsi le point Q est vu simple parce que les points q et q' où se forment ses images dans les deux yeux sont des points correspondants.

Lorsque les deux images d'un point lumineux ne vont pas se peindre en des points correspondants, la vision binoculaire cesse d'être simple, l'objet est vu *double*, et il y a *diplopie*.

L'ensemble des points de l'espace qui vont former leurs images en des points correspondants de la rétine, pour une position déterminée des yeux, s'appelle *horoptre*. Suivant la position des globes oculaires, cet horoptre est, soit un plan vertical situé à l'infini, soit la surface décrite par une circonférence passant par les centres optiques des deux yeux et le point visé, lorsque celle-ci tourne autour de la ligne joignant les centres optiques des yeux.

Supposons que les deux yeux fixent le point M (fig. 184); le point P, plus rapproché, sera vu double pendant ce temps, car les images rétiniennes p et p' ne correspondent pas à des points

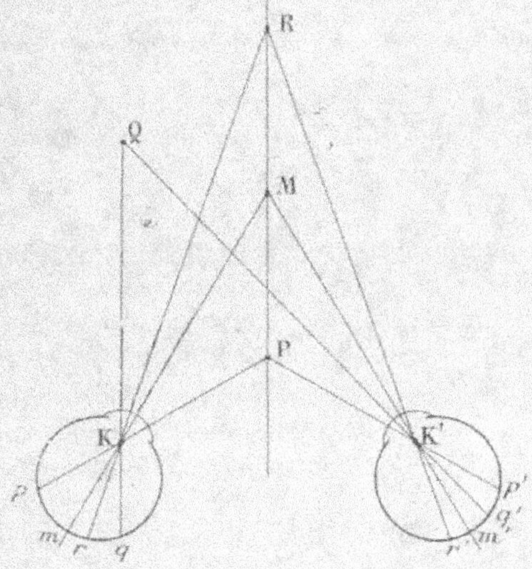

Fig. 184.

Mécanisme de la vision binoculaire simple (d'après SIGALAS).

identiques ; elles sont toutes les deux en dehors de la macula, au lieu d'être situées, l'une en dedans, l'autre en dehors.

4° Mouvements des yeux pour la vision simple. — La formation de deux images p et p' produite pendant qu'un autre point M est visé, arrive à tout moment de la vie et cependant nos sensations optiques n'en sont nullement troublées. Comment expliquer cette absence de fatigue et de gêne pour la vue, dans ces conditions ? C'est que nous faisons abstraction, par habitude, de ces images *disparates* et cette abstraction est facilitée par la mise en jeu de notre attention qui se porte surtout sur le point visé dont l'image se forme sur la macula, où elle acquiert beaucoup plus de netteté que les images doubles voisines accompagnées de cercles de diffusion.

Chaque fois donc que nous voulons voir simple un objet lumineux, nous orientons instinctivement nos globes oculaires, de façon à faire former l'image de cet objet sur chaque fovéa; il en résulte que les deux axes visuels se coupent au point fixé.

5° Convergence. — Si le point visé se rapproche de plus en plus des yeux, il faudra, de toute nécessité, que l'accommodation intervienne pour maintenir la *netteté* de la perception du point ou de l'objet visé ; en même temps la *simplicité* de l'image sera maintenue au moyen d'une plus grande convergence des axes visuels. La convergence des axes visuels est donc liée à la condition de voir simple un objet donné, comme l'accommodation est liée à la condition de voir net ce même objet. Occupons-nous des circonstances qui font varier la convergence des axes visuels.

Supposons les yeux réduits à leurs centres optiques KK' (fig. 185) et considérons-les dans la position primaire : les axes visuels KX et K'X' sont parallèles, par conséquent la convergence est ici nulle.

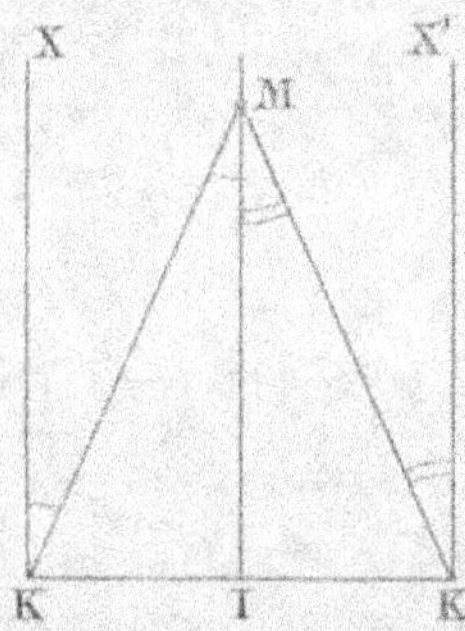

Fig. 185.

Angles de convergence.

Considérons un point lumineux placé sur la ligne médiane, et se rapprochant de plus en plus jusqu'en M : l'angle de convergence KMI est mesuré par l'angle formé par l'axe de chaque œil considéré avec la ligne médiane MI. Ces angles de convergence sont égaux aux angles XKM et X'K'M, comme alternes internes. On comprend aisément que la convergence varie en raison inverse de la distance du point fixé aux deux yeux.

Le point qui est encore vu simple, lorsque la convergence est minima, s'appelle le *remotum de la convergence*; le point qui, étant toujours vu simple, correspond à la convergence maxima porte le nom de *proximum de la convergence*. La différence des angles de convergence maxima et de convergence minima est *l'amplitude de la convergence*.

6° Détermination de l'amplitude de la convergence. — Pour déterminer l'amplitude de la convergence, il suffit de déterminer les positions respectives du proximum et du remotum de la convergence.

a. *Proximum.* — Il suffit de rapprocher un objet lumineux, jusqu'à ce que cet objet commence à être vu *double*; ce moment sera plus facilement reconnu, si l'on a soin d'interposer entre l'objet et l'*un* des yeux un verre coloré; il n'y a plus qu'à mesurer la distance du point lumineux aux deux yeux.

b. *Remotum.* — Le remotum de la convergence peut être réel ou virtuel : en général, chez les yeux emmétropes, il est virtuel, contrairement au remotum de l'accommodation. Lorsque ce point est réel, c'est-à-dire situé en avant de l'œil et à une distance finie, on opère comme dans le cas du proximum, en éloignant l'objet.

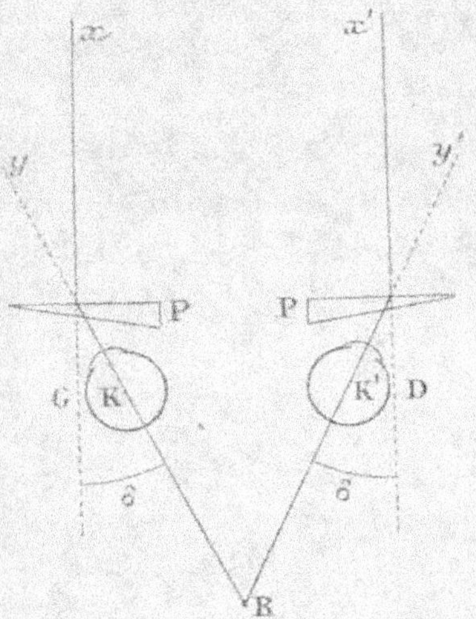

Fig. 186.

Mesure du remotum virtuel de la convergence.

Lorsqu'il est virtuel, ou seulement situé à l'infini, on se sert de prismes égaux (fig. 186) que l'on place en avant des yeux, en tournant leurs bases en dedans : une bougie étant placée à 5 ou 6 mètres en avant des yeux, on interpose successivement des verres prismatiques de plus en plus forts, jusqu'à ce que la flamme paraisse *double*. On voit facilement que tant que l'orientation des globes oculaires sera telle que les axes visuels pourront coïncider avec R y et R y', la vision de la flamme sera simple, mais que la diplopie se produira, dès que cette coïncidence ne sera plus possible. Il est indiqué, là aussi, de placer un verre coloré devant un œil.

L'évaluation de la convergence (qui est ici plutôt de la divergence) se fait facilement à l'aide du numéro des prismes qui, les premiers, ont amené la vision double de la bougie : soit a le degré des prismes dont la substance a un indice égale à n. On sait que, pour de petits angles, la déviation du prisme peut s'exprimer par

$$\delta = i + i' - a$$

i et i' étant les angles d'incidence et d'émergence des rayons : mais on a

$$i + i' = n (r + r')$$

r et r' étant les angles de réfraction et d'incidence à l'intérieur du prisme : or, la somme $r + r'$ est égale à l'angle a, ce qui donne

$$\delta = na - a = (n - 1) a.$$

Grâce à la valeur de l'indice des verres usités pour la fabrication des prismes en ophtalmologie, on a $n = 1,5$ et par suite il vient

$$\delta = (1,5 - 1) a = \frac{a}{2}.$$

La convergence négative correspondant au punctum remotum étant égale à l'angle δ, on voit qu'il suffit de prendre la moitié du numéro du verre prismatique pour connaître la valeur de la convergence, et par suite la position du point R.

7° Amplitude de la convergence. — La différence entre les angles de convergence maxima et de convergence minima est l'*amplitude de la convergence*, comme nous l'avons déjà dit. On peut donc facilement obtenir sa valeur lorsqu'on connaît les deux points extrêmes de la convergence. Mais on a préféré exprimer d'une manière spéciale cette amplitude et on a fait choix, pour l'évaluer, d'une unité appelée *angle métrique*. Soient G et D les centres de rotation des deux yeux et prenons

sur la ligne médiane Iz des points M, M', M'', M''', situés à 1 mètre ;
$0^m,50$; $0^m,33$; $0^m,25$ du point I. Joignons ces différents points
au point G et menons par G une parallèle à IZ.

Les angles xGM et GMI sont égaux, comme alternes-internes ;
de même, les angles xGM' et GM'I, pour la même raison. Or,
d'après la définition de la tangente d'un angle, on a

$$\text{tang. } GMI = \frac{GI}{MI} \quad \text{et tang. } GM'I = \frac{GI}{M'I}$$

et puisque MI $=$ 2 M'I, par construction, il en résulte que la
tangente de l'angle GM'I est le
double de celle de l'angle GMI ; en
admettant que ces angles soient
assez petits, on peut remplacer les
tangentes par les angles eux-mêmes,
en sorte qu'on a

angle GM'I $=$ 2 angles GMI

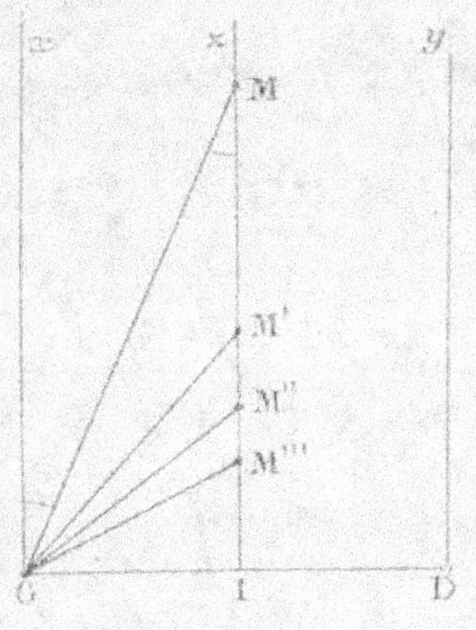

Or, dans le triangle GMM', l'angle
GM'I est extérieur et on sait qu'il
est égal à la somme des deux autres
non adjacents, c'est-à-dire à GMI$+$
MGM' ; il résulte de l'égalité précédente que ces deux derniers angles
sont égaux : MGM' $=$ GMI. Or, ce
dernier angle est égal à XGM ; donc,

Fig. 187.

Angles métriques.

la ligne GM est la bissectrice de l'angle XGM' et les angles
XGM' et MGM' sont égaux. Il en est de même des angles M'GM'',
M''GM'''. La valeur commune de tous ces angles qui ont leur
sommet en G est ce que Nagel a appelé *l'angle métrique*, qui
est égal à $1°,50'$, lorsque la ligne de base GD est égale à $0^m,064$.

Cette définition étant donnée, cherchons à exprimer l'amplitude de convergence ou, comme on dit encore, le *pouvoir de
convergence*, en angles métriques : supposons que le remotum de
la convergence soit à l'infini et le proximum de la convergence
à $0^m,10$. L'angle de convergence minima est évidemment égal à

zéro; celui de la convergence maxima à 10 angles métriques; d'après ce qui précède. On a donc $P_c = 10^{am} - 0 = 10^{am}$.

Si l'on rapproche le pouvoir d'accommodation du pouvoir de convergence, on voit que, dans l'exemple précédent (en supposant les points extrêmes de l'accommodation en coïncidence avec ceux de la convergence), le pouvoir d'accommodation d'un des yeux a pour expression

$$P_a = \frac{1}{0,10} - \frac{1}{\infty} = 10 \text{ dioptries.}$$

C'est donc le même nombre qui représente ici soit en angles métriques, soit en dioptries, les pouvoirs de convergence et d'accommodation.

8° Strabisme. — A l'état normal, les lignes visuelles des deux yeux sont dirigées sur le même point de manière à ce que les images du point visé se forment sur les deux macula : cette direction leur est imposée pour que la vision soit simple.

On appelle *strabisme* toute position anormale des yeux, telle que les lignes visuelles, soit d'un œil, soit des deux yeux, aient une direction n'aboutissant pas au point visé.

Si l'on invite la personne examinée à regarder au loin, droit devant elle, une direction anormale des yeux frappe généralement dès le premier abord. Il faut cependant, avant de conclure au strabisme, établir jusqu'à quel point cette direction, qui paraît pathologique, dépend de l'angle α, car la position anormale des yeux pourrait être le résultat, non pas de la direction défectueuse des axes visuels, mais bien des axes cornéens; dans ce dernier cas, le strabisme est dit *apparent*; dans le premier cas, au contraire, il est dit *réel*.

CHAPITRE VI

ANOMALIES DE LA VISION

Nous avons vu que dans l'œil emmétrope, le foyer postérieur coïncide avec la rétine, en sorte qu'un objet placé à l'infini forme son image sur l'écran sensible, sans que l'œil ait à faire aucun effort d'accommodation ; en d'autres termes, le punctum remotum de l'œil emmétrope est à l'infini. Il faut remarquer que le plan perpendiculaire à l'axe qui passe par le punctum remotum d'un œil est le conjugué du plan rétinien ; ce qui veut dire que si on considère, comme objet lumineux, une partie de la rétine, l'image se forme, lorsque l'œil est à l'état statique, dans le plan du remotum. Tout œil qui ne remplit pas les conditions précédentes, est un *œil amétrope*. Parmi les amétropies, il y en a une qui se distingue des autres parce qu'elle n'est pas sphérique, c'est-à-dire parce que les différents dioptres oculaires ne sont pas des surfaces sphériques ; on lui donne le nom d'*astigmatisme* : nous en ferons l'étude après celle des autres amétropies.

ARTICLE PREMIER

AMÉTROPIES SPHÉRIQUES

Dans les deux anomalies que nous allons étudier, les surfaces de séparation du milieu de l'œil, cornée, faces du cristallin, sont sphériques.

§ 1. — DÉFINITION DES AMÉTROPIES SPHÉRIQUES

Un œil amétrope étant celui dans lequel le foyer postérieur ne coïncide pas avec la rétine, il en résulte qu'il ne peut y avoir que *deux* amétropies : 1° celle qui est caractérisée par une distance focale postérieure *plus petite* que la longueur de l'œil, dans le sens antéro-postérieur (*myopie*), et 2° celle dans laquelle la distance focale postérieure est *plus grande* que la longueur de l'œil (*hypermétropie*).

La *myopie* ou *brachymétropie*, c'est donc l'état d'un œil dans lequel le foyer postérieur (F, fig. 178) se forme entre la cornée et la rétine ; l'*hypermétropie*, au contraire, est l'état d'un œil dont le foyer postérieur se forme en arrière de la rétine.

Nous devons considérer successivement ces deux amétropies :

1° Myopie. — Combien peut-il y avoir de causes de la myopie ?

D'abord, une première cause possible, c'est une trop grande

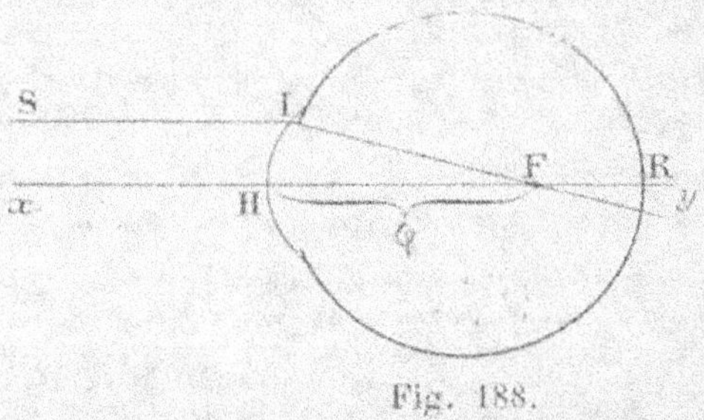

Fig. 188.
Œil myope.

longueur de l'œil, les courbures cornéenne et cristalliniennes conservant leur valeur normale, ainsi que l'indice de réfraction des milieux de l'œil : on a ainsi la myopie par allongement de l'axe, ou *myopie axile*.

2° La longueur de l'œil peut avoir conservé sa valeur normale, ainsi que l'indice, mais les courbures des dioptres oculaires avoir augmenté. Dans ces conditions, en effet, la formule

$$\varphi = \frac{r \times n}{n - 1}$$

montre que si r diminue, la distance focale postérieure, φ diminue elle aussi : c'est la *myopie de courbure*.

3° L'examen de la formule précédente, mise sous la forme

$$\varphi = \frac{r}{1 - \frac{1}{n}}$$

permet de concevoir que si l'indice de réfraction d'un ou de plusieurs milieux oculaires augmente, $\frac{1}{n}$ diminue, par suite $1 - \frac{1}{n}$ augmente et la distance φ devient alors plus petite : le foyer se forme encore en avant de la rétine : c'est *la myopie d'indice*.

Il est probable que cette dernière sorte de myopie est rare ; la myopie de courbure, qu'on dit également très rare, doit au

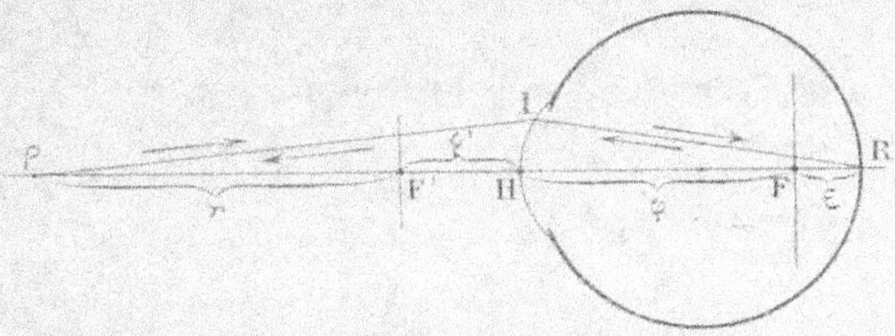

Fig. 189.

Marche des rayons lumineux dans l'œil myope.

contraire être assez fréquente ; mais c'est la myopie axile que l'on rencontre le plus souvent.

Peu importe d'ailleurs, pour l'étude physique que nous faisons des amétropies, le genre de myopie ; ce que nous avons besoin de retenir, c'est que dans l'œil myope, le foyer postérieur se fait entre la rétine et la cornée. Prenons notre œil réduit simplifié qui est, nous le savons, un dioptre unique. Le punctum remotum φ de l'œil myope, étant, comme celui des autres yeux, le foyer conjugué de la rétine, il suffit, pour connaître sa position, de se souvenir de la discussion que nous avons faite des images fournies par un objet dans un dioptre (voy. p. 377). Le foyer conjugué de la rétine, considérée comme un objet lumineux, se formera entre l'infini et le foyer antérieur de l'œil ; par conséquent, le punctum remotum du myope est *en avant de l'œil* et *à une distance finie*. Si l'on place en ce point ρ un objet lumineux, réciproquement il formera son image nette sur la rétine et la vision de cet objet sera très distincte sans que l'œil fasse intervenir son accommodation (fig. 189).

Si l'on désigne par r la distance du punctum remotum au foyer antérieur F' de l'œil, le *degré de myopie* est l'inverse de cette distance r. Or, on sait qu'exprimer une longueur en dioptries, c'est prendre l'inverse de cette longueur : par conséquent, le degré de myopie d'un œil peut encore se définir : le nombre de dioptries qui mesure la distance du remotum de cet œil. On peut évaluer le degré de myopie d'un œil en fonction de ses éléments dioptriques. Désignons par ρ et ρ' les distances focales de l'œil réduit et par ε l'écartement du foyer postérieur par rapport à la rétine : les points ρ et R étant conjugués, nous savons que l'on peut écrire

$$ r \times \varepsilon = \rho \times \rho'. $$

C'est la formule de NEWTON. On tire de là

$$ \frac{1}{r} = \frac{\varepsilon}{\rho \rho'}. $$

Le produit ρ ρ' est égal à $0.020 \times 0.015 = 0^m,0003$. Par conséquent, le degré de myopie est égal au quotient de l'écartement ε par $0^m,0003$. Pour une myopie de 1 dioptrie, on voit que cet écartement ε est égal à $0^{mm},3$; pour 2 dioptries de myopie, il est de $0^{mm},3 \times 2$ et pour un degré N, ε est égal à $0^{mm},3 \times N$. Plus la distance du foyer postérieur de l'œil myope à la rétine est grande, et plus le degré de myopie est élevé.

2° Hypermétropie. — Le foyer postérieur F se forme ici en arrière de la rétine (fig. 190) ; comme pour la myopie, il y a trois causes de l'hypermétropie : 1° *l'hypermétropie axile*, due à une diminution de la longueur antéro-postérieure de l'œil ; 2° *l'hypermétropie de courbure*, qui résulte d'une diminution des courbures cornéenne et cristalliniennes, le rayon de courbure augmentant : 3° l'*hypermétropie d'indice*, due à une diminution de l'indice de réfraction des différents milieux oculaires.

Comme pour la myopie, c'est la modification dans la longueur de l'axe qui est la cause la plus fréquente d'hypermétropie. Nous ferons remarquer que nous naissons hypermétropes et que nous restons hypermétropes jusque vers dix à douze ans, jusqu'au moment où l'œil n'a pas encore atteint son complet développement dans le sens antéro-postérieur.

Quoi qu'il en soit, la caractéristique de l'hypermétropie, c'est

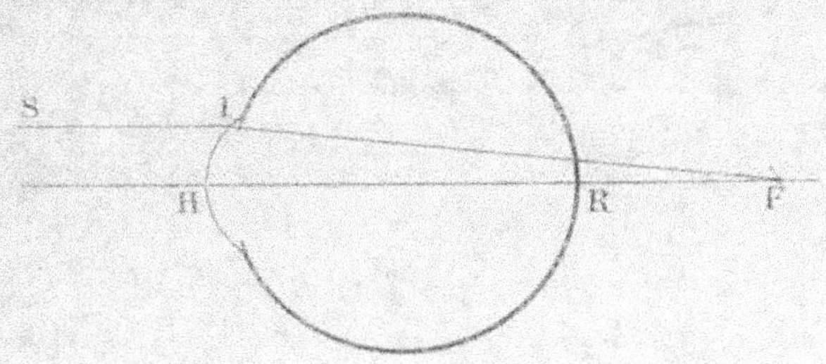

Fig. 190.
Œil hypermétrope.

la formation du foyer postérieur en arrière de la rétine. Le *punctum remotum* de cet œil est facile à trouver, en se rappelant la formation des images d'un dioptre : si l'on considère, en effet, la rétine R comme un objet lumineux, celui-ci, se trouvant entre le foyer F du dioptre œil et le plan principal, donne naissance à une image virtuelle ρ placée du même côté, entre l'infini et le foyer postérieur ; de plus, le faisceau qui sort du dioptre est divergent. Cette forme du faisceau dont le sommet ρ est le *punctum remotum virtuel* de l'œil hypermétrope est très remarquable ; il faut, pour que l'hypermétrope voie *sans mettre en jeu son accommodation*, que les rayons tombent sur sa cornée dans un *certain degré de convergence*. Par conséquent, même en regardant à l'infini, l'œil hypermétrope n'aura pas une vision nette des objets, à moins qu'il ne mette en jeu une partie de son accommodation. Si l'on place un œil myope en face d'un œil hypermétrope, de telle façon que leurs deux puncta remota coïncident, l'œil hypermétrope verra nettement la rétine du myope, sans aucun effort d'accommodation : c'est le seul objet réel, a dit Donders, entre la terre et le ciel, qu'un œil hypermétrope puisse voir sans accommoder.

Le degré d'hypermétropie c'est la distance du remotum virtuel ρ au foyer antérieur F' de l'œil exprimée en dioptries. La distance étant r, le degré de l'hypermétropie est $\frac{1}{r}$. En considérant R comme étant un point lumineux dont ρ est l'image, la

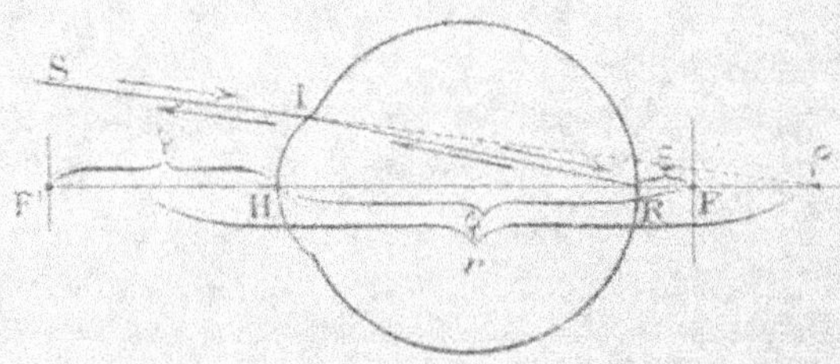

Fig. 191.
Marche des rayons lumineux dans l'œil hypermétrope.

formule des dioptres donne ici, en désignant par ε la distance du foyer postérieur à la rétine,

$$r \times \varepsilon = \rho\rho'$$

d'où

$$\frac{1}{r} = \frac{\varepsilon}{\rho\rho} = \frac{\varepsilon}{0,0003}.$$

On voit ainsi que, pour une dioptrie d'hypermétropie, ε est égal à $\frac{3}{10}$ de millimètre ; et pour N dioptries $\varepsilon = 0^{mm},3 \times N$.

§ 2. — Diagnostic et mesure des amétropies sphériques

Il est utile, avant de mesurer une amétropie, de reconnaître quel est le genre de l'amétropie ; ce diagnostic, une fois fait, on doit alors déterminer le degré d'amétropie présenté par l'œil examiné.

Mais le diagnostic et la mesure d'une amétropie ne nécessitent pas des appareils différents pour les deux opérations :

ce sont les mêmes méthodes qui servent à établir le diagnostic et à faire la mesure des amétropies.

Ces méthodes sont, les unes *subjectives* et nécessitent l'intervention du sujet ; les autres *objectives*, et ne réclament pas les réponses et les impressions du sujet.

A) MÉTHODES SUBJECTIVES

Parmi les premières, nous étudierons : 1º la méthode de Donders ; 2º la méthode des optomètres.

1º Méthode de Donders ou de la boîte d'essai. — On se sert : 1º d'une boîte (fig. 192) renfermant des verres convergents et des verres divergents dont la puissance dioptrique va en croissant, de 0,25 dioptrie à 18 dioptries ; 2º d'une échelle d'acuité, placée à 5 mètres ou à 6 mètres, suivant les modèles. L'œil qui n'est pas examiné est recouvert d'un écran opaque.

A. Diagnostic de l'amétropie. — Pour savoir si l'œil examiné est myope ou hypermétrope, on commence par placer devant l'œil un verre convergent faible ; si l'acuité de cet œil est augmentée, ou si elle n'est pas modifiée, on en conclut que l'œil est *hypermétrope*. Si l'acuité est diminuée, l'œil peut être, ou myope, ou emmétrope, ou faiblement hypermétrope.

Pour arriver à établir la nature de l'œil, on substitue au verre convergent, un verre divergent faible : si l'acuité conserve sa valeur primitive, sans être augmentée, l'œil peut être *emmétrope* ou *faiblement hypermétrope*. Si enfin le verre divergent fait augmenter l'acuité visuelle, l'œil est *myope*. Il faut ici se mettre en garde contre une myopie factice produite par la mise en jeu de l'accommodation ; les sujets jeunes, en particulier, arrivent facilement à neutraliser l'effet divergent du verre négatif placé devant l'œil, en sorte qu'on pourrait considérer comme myope un œil dont l'accommodation est seulement vigoureuse. Pour ne pas être induit en erreur, le meilleur moyen consiste à atropiniser l'œil.

B. MESURE DU DEGRÉ D'AMÉTROPIE. — Une fois que le diagnostic a été fait, on procède avec la même boîte de verres à la mesure de l'amétropie.

a. *Œil hypermétrope*. — On augmente la puissance du verre

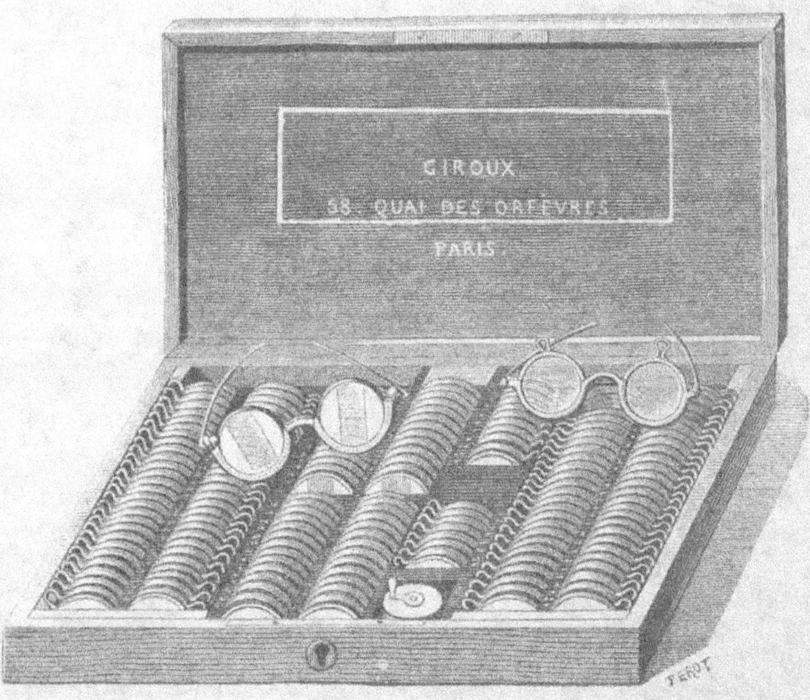

Fig. 192.
Boîte d'essai.

convergent, placé devant l'œil et dans le plan focal antérieur, c'est-à-dire à 15 millimètres en avant de la cornée, jusqu'à ce que l'acuité visuelle commence à diminuer ; le verre le plus fort représente la mesure du degré d'hypermétropie cherché. Pour que cette détermination soit exacte, il est nécessaire que l'œil relâche complètement son accommodation.

b. *Œil myope*. — On opère avec les verres négatifs, comme on l'a fait avec les verres positifs pour l'hypermétropie ; on augmente le numéro du verre jusqu'à ce que l'acuité cesse de croître. Le degré de la myopie est mesuré par le plus faible verre qui a rendu maxima l'acuité de l'œil. N'oublions pas que

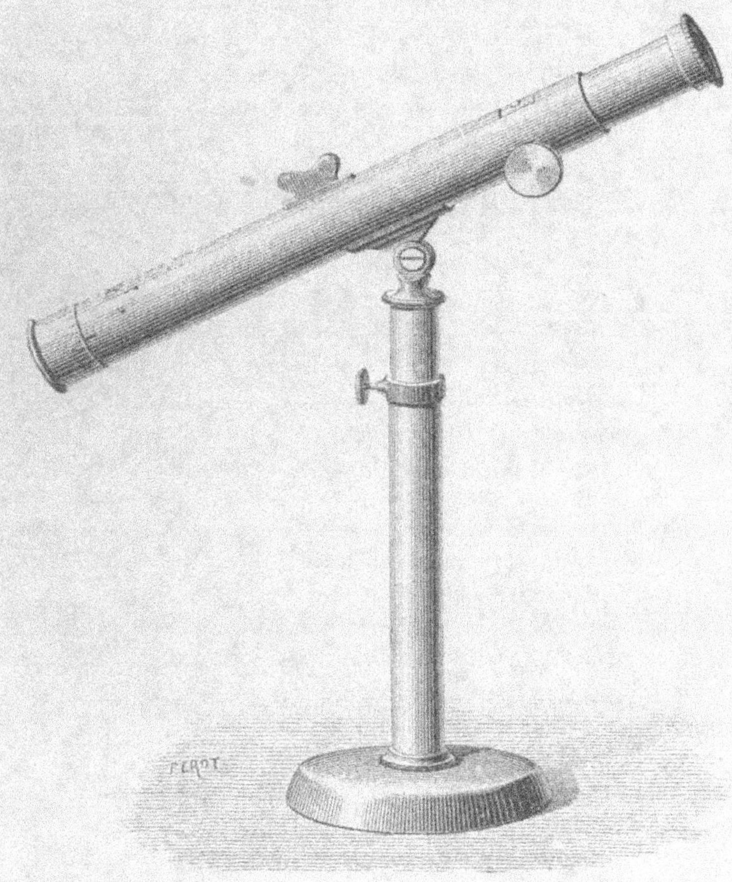

Fig. 193.
Optomètre de Badal.

quelquefois la myopie ainsi déterminée, peut être due à un spasme de l'accommodation. Si l'on veut obtenir des résultats exacts, il faudra paralyser le muscle ciliaire, au moyen de l'homatropine, par exemple.

2° Méthode des optomètres. — On peut, avec les optomètres, faire le diagnotic des amétropies et en mesurer le degré. Il existe un assez grand nombre de modèles d'optomètres : citons ceux de BULL, de PARENT, de PERRIN et MASCART, de MERGIER, de BADAL. Ce dernier étant un des plus répandus et des plus pratiques, nous le prendrons pour type.

L'optomètre de BADAL (fig. 193) se compose essentiellement d'une lentille convergente de 16 dioptries placée dans un tube en laiton, de façon à ce que son plan focal, situé à 63 millimètres du centre optique de la lentille, coïncide avec une des extrémités du tube ; si un œil s'applique à cette extrémité, le foyer de la lentille coïncide avec le point nodal de l'œil. Un œilleton, formé d'un petit ajutage de 15 millimètres, peut être ajouté à cette extrémité du tube, de manière à pouvoir mettre en coïncidence le foyer de la lentille avec le foyer antérieur de l'œil. Dans ce premier tube et par son autre extrémité, s'enfonce un autre tube fermé, du côté de la lentille, par une plaque d'épreuve qui est la photographie sur verre d'une échelle de SNELLEN convenablement réduite. A cette échelle est juxtaposée une série de caractères de cartes à jouer dont les dimensions sont les mêmes en hauteur que celles des lettres de l'échelle. L'auteur de ce livre a proposé de remplacer ces caractères de cartes, qui avaient été placés pour les illettrés, par son échelle décimale pour V > 1. Ce tube peut s'enfoncer plus ou moins dans le premier, au moyen d'un pignon, et il porte des divisions espacées de 4 millimètres. Le tube fixe porte une échancrure dans laquelle se trouve un trait de repère : le zéro de la graduation du tube mobile est tel que lorsqu'il est en face du trait de repère, la plaque photographique est dans le second plan focal de la lentille de 16 dioptries.

A. DIAGNOSTIC DE L'AMÉTROPIE. — Dans ces conditions, les rayons partis des caractères de la plaque d'épreuve se réfractent dans la lentille et sortent parallèlement à l'axe ; un œil emmétrope placé à l'extrémité du tube, pourra donc voir nettement les caractères qui correspondent à son acuité visuelle. Si la plaque est placée entre le plan focal de la lentille et elle-même, les rayons émergeant de la lentille seront divergents et si l'œil, appliqué à l'appareil, est myope, on pourra trouver une position de la plaque telle que ces rayons semblent venir du punctum remotum de cet œil. Enfin, si la plaque est placée plus loin que le plan focal de la lentille, les rayons provenant des caractères tomberont sur l'œil en convergeant; en sorte que si l'œil est hypermétrope, il pourra voir les caractères en relâchant son accommodation.

Par ce qui précède, on voit que le diagnostic de l'amétropie

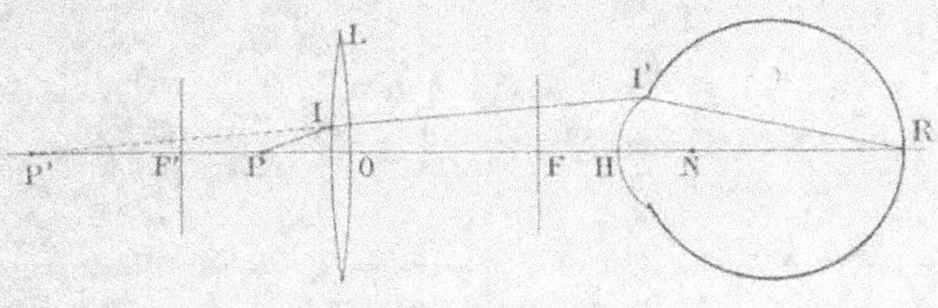

Fig. 194.

Théorie de l'optomètre de BADAL.

d'un œil est très facile à faire. Voyons maintenant comment a été faite la graduation de l'optomètre.

Supposons la plaque dans une position telle (fig. 194) qu'elle coupe l'axe de la lentille en P (cas où l'œil est myope) et soit un rayon PI tombant sur la lentille; nous savons que l'image du point P se forme virtuellement en P', entre l'infini et le foyer F' de la lentille : désignons par l la distance du point P au premier foyer F" et par r la distance de P' au second foyer F de la lentille.

L'application de la formule de NEWTON donne

$$lr = f^2$$

f étant la distance focale de la lentille. Si l'œil dont le foyer antérieur coïncide avec F voit, à ce moment-là, nettement les caractères de la plaque, c'est que le point P' est en coïncidence avec son remotum, en sorte que $\frac{1}{r}$ est le degré de la myopie de cet œil.

On tire de la formule précédente

$$\frac{1}{r} = \frac{l}{f^2} ;$$

or, f est égal à 0,063 et $f^2 = 0,004$; en prenant le millimètre pour unité, on a

$$\frac{1}{r} = \frac{l}{4^{mm}}$$

Le degré de la myopie sera donc donné par le quotient de la distance l, comprise entre la plaque d'épreuve et le plan focal F′ de la lentille, par 4 millimètres : si donc cette distance est divisée en parties équidistantes, égales à 4 millimètres, le nombre de divisions contenu dans cette distance l représentera *en dioptries* le degré cherché de la myopie.

Un raisonnement analogue montrerait que le degré de l'hypermétropie est donné de la même façon par le nombre de divisions égales à 4 millimètres compris dans la distance l, comptée en sens inverse, à partir du zéro de la graduation.

B. MESURE DU DEGRÉ D'AMÉTROPIE. — Après avoir reconnu à quelle catégorie appartient un œil amétrope donné, on agit peu à peu sur le pignon jusqu'à ce que l'acuité visuelle de l'œil cesse d'augmenter.

a. *Œil myope.* — Si l'œil examiné est myope, on fait avancer le tube mobile vers la lentille, en partant du zéro de la graduation, jusqu'à ce que l'acuité visuelle, mesurée à l'aide de l'échelle de la plaque photographique, n'augmente plus : le degré de la myopie est mesuré par la division qui se trouve à ce moment en face du trait de repère porté dans l'échancrure du tube fixe.

b. *Œil hypermétrope.* — On éloigne le tube mobile, à partir du zéro de la graduation, jusqu'à ce que l'acuité commence à diminuer. On n'a plus qu'à lire le chiffre placé en face du trait de repère de l'appareil.

L'inconvénient de l'emploi de l'optomètre c'est que le sujet relâche difficilement son accommodation, en sorte que la mesure

de l'hypermétropie est souvent erronée; mais si on a eu soin
d'atropiniser l'œil la mesure est exacte.

Parmi les méthodes objectives, nous indiquerons le procédé
de l'image droite fournie par l'ophtalmoscope et le procédé de
la kératoscopie.

1° Procédé de l'image droite à l'ophtalmoscope. — Le
principe de cette méthode consiste à rendre la rétine lumineuse

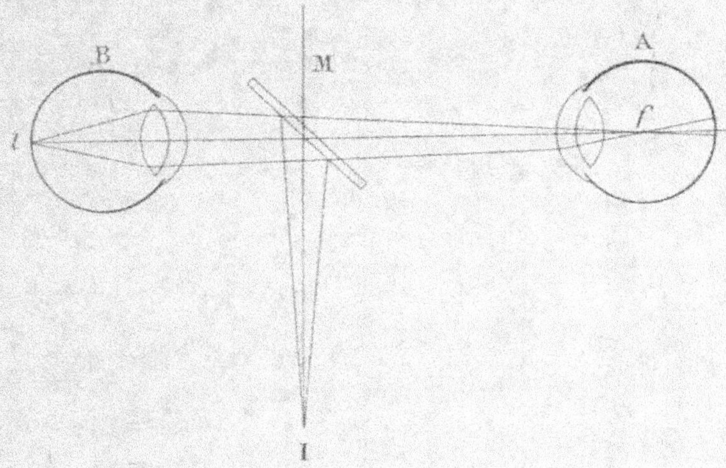

Fig. 195.
Principe de l'ophtalmoscope d'Helmholtz.

et à considérer une partie de celle-ci comme un objet lumineux.
L'ophtalmoscope a été imaginé, en 1851, par Helmholtz; l'appareil primitif se composait simplement (fig. 195) d'une glace à
faces parallèles servant à renvoyer dans l'œil examiné B les
rayons d'une source de lumière I placée latéralement; les rayons
partis de la rétine de l'œil observé sortaient de cet œil et après
avoir traversé la glace venaient tomber sur l'œil observateur A.

Pour rendre l'intensité du faisceau réfléchi par la glace plus grande, Helmholtz substitua à cette glace un miroir plan ou concave (fig. 196) dont le centre est dépourvu de tain sur une petite partie : l'œil observateur se place en arrière de cette partie transparente, et reçoit ainsi le faisceau provenant de la rétine de l'œil examiné.

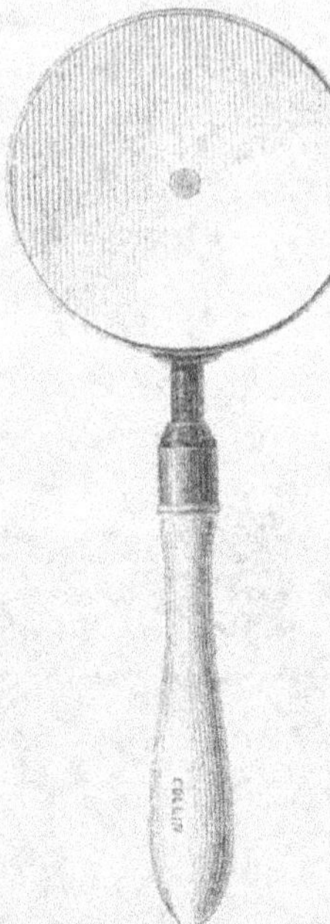

Fig. 196.
Ophtalmoscope.

A. DIAGNOSTIC DE L'AMÉTROPIE. — Nous supposerons que l'œil observateur est toujours emmétrope ou rendu emmétrope, par l'emploi d'un verre convenable, et que cet œil est situé derrière l'ophtalmoscope dont le faisceau réfléchi est dirigé sur l'œil observé. Si l'œil observateur, dont l'accommodation est supposée nulle, voit nettement les détails de la rétine observée, l'œil est emmétrope ou hypermétrope : cette conclusion est vraie, à conditon que l'œil observé n'accommode pas, ce qui est le cas s'il a été atropinisé.

Si, au contraire, l'œil observateur ne voit pas nettement la rétine de l'œil examiné, le sujet est myope, réellement ou d'une manière factice.

L'examen ophtalmoscopique permettra de faire un diagnostic

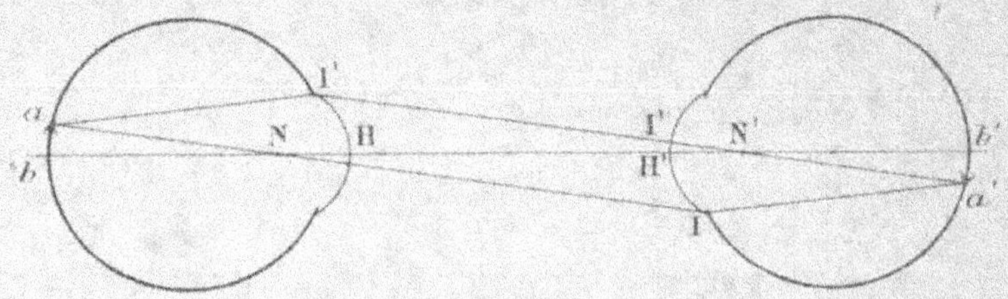

Fig. 197.
Examen de l'œil emmétrope à l'image droite.

exact, si l'on a paralysé au préalable l'accommodation de l'œil observé. Lorsque l'observateur a une vision nette du fond de l'œil observé, ce qui existera si cet œil est emmétrope, l'image de la partie *a b* (fig. 197) de la rétine examinée est droite et agrandie, ainsi que cela ressort de la discussion des images des dioptres.

B. MESURE DU DEGRÉ D'AMÉTROPIE. — Après avoir fait cet examen préalable, on sait que l'œil est emmétrope ou hypermétrope, ou bien qu'il est myope.

a. Œil hypermétrope. — Si l'observateur a distingué les vaisseaux de la rétine, on saura de suite s'il s'agit d'un œil emmétrope ou d'un œil hypermétrope, en plaçant devant l'œil un verre convergent de degré faible : si la vision cesse d'être nette, l'œil est emmétrope. Si, au contraire, la vision reste nette, on fera

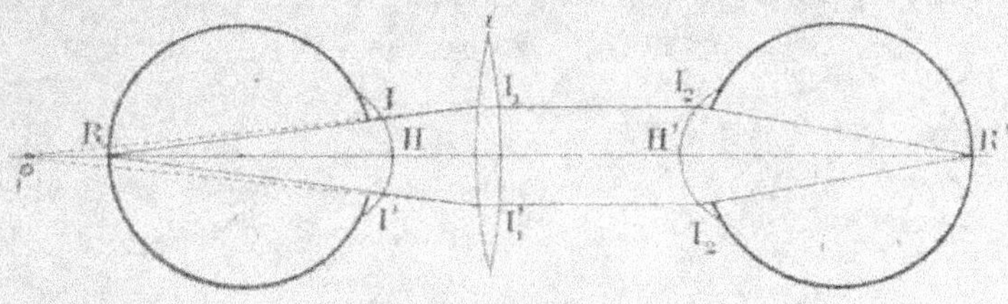

Fig. 198.
Examen de l'œil hypermétrope à l'image droite.

passer des verres positifs de plus en plus forts, jusqu'à ce que l'observateur commence à ne plus voir nettement les détails de la rétine ; à ce moment-là, le système optique formé par l'œil examiné et le verre convergent est un système emmétrope, c'est-à-dire que les rayons venant de la rétine R (fig. 192) tombent sur l'œil observateur en parallélisme. La puissance dioptrique du dernier verre représentera le degré d'hypermétropie cherché. Si ce verre a été placé dans le plan focal antérieur de l'œil examiné, la mesure de l'hypermétropie est exacte ; mais si la distance est plus grande, le numéro du verre est plus faible que le degré d'hypermétropie de l'œil ; on devra tenir compte de l'écartement du verre, s'il s'agit d'une hypermétropie forte.

b. Œil myope. — Après avoir constaté que l'œil est myope, on place devant lui des verres divergents de plus en plus forts jusqu'à ce que l'œil observateur commence à voir distinctement

la rétine observée R (fig. 199). La puissance du verre le plus
faible qui procure cette vision nette représente le degré de
myopie de l'œil. Il faut encore remarquer que la mesure sera
exacte si le verre est placé dans le plan focal antérieur de
l'œil; mais si le verre est placé plus loin de l'œil, son numéro
est plus grand que le degré de la myopie. Il faudra tenir
compte de l'écartement, si la myopie est forte.

C. REMARQUE. — Lorsque l'œil observateur est amétrope, il
peut arriver à faire la mesure du degré d'une amétropie, sans

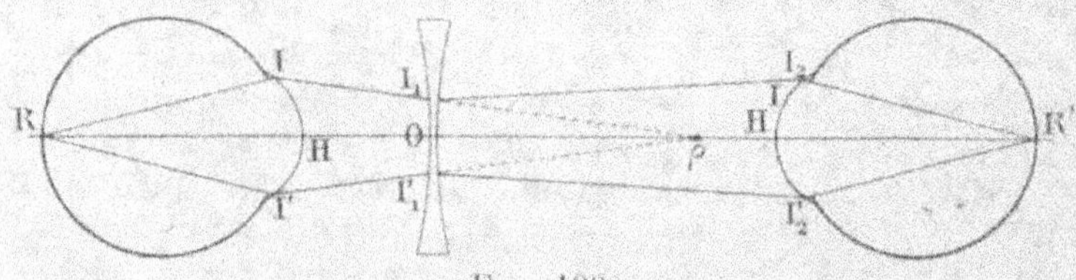

Fig. 199.

Examen de l'œil myope à l'image droite.

Les lignes I_1 I_2 et I'_1 I'_2 doivent être parallèles à OH.

corriger son amétropie propre. Si l'observateur et l'observé sont
amétropes *de même nature*, le degré d'amétropie de l'œil examiné est égal à la différence entre le degré trouvé et le degré de
l'observateur. Si l'observateur et l'observé sont amétropes *de
sens inverse*, le degré d'amétropie cherché est égal à la somme
du degré trouvé et du degré de l'observateur.

D. OPHTALMOSCOPES A RÉFRACTION. — Pour permettre à l'observateur de faire passer devant l'œil observé des verres, soit
positifs, soit négatifs, de numéros croissants, on a imaginé un
certain nombre d'appareils appelés *ophtalmoscopes à réfraction*; nous citerons l'ophtalmoscope à réfraction de LANDOLT,
celui de BADAL, etc. Ce dernier (fig. 200) se compose d'abord
d'un miroir ophtalmoscopique derrière lequel sont deux
disques : le disque supérieur, de 3 centimètres de diamètre,
est percé de six ouvertures; l'une d'elles est vide, les cinq
autres sont garnies des verres + 0,25, + 0,50, + 0,75, + 13,
— 13 dioptries. Le disque inférieur, de 4 centimètres de dia-

mètre, porte treize ouvertures dont une vide; à gauche, sont six lentilles positives de 1 à 6 dioptries et, à droite, les mêmes six lentilles négatives; le diamètre de ces verres est de 7 millimètres. Cet instrument peut fournir 78 combinaisons et reproduire tous les numéros des boîtes d'essai.

2° Procédé de la kératoscopie. — C'est la méthode qui est aujourd'hui le plus généralement employée en ophtalmologie; lorsqu'on dirige sur l'œil d'un sujet, placé dans une chambre noire, un faisceau de lumière provenant de la réflexion sur un miroir ophtalmoscopique, on constate, que pour une certaine position du miroir, la pupille devient lumineuse : c'est la *lueur pupillaire*. Si l'on fait tourner doucement le miroir autour d'un axe vertical, par exemple, on observe que la lueur pupillaire est successivement remplacée, à partir d'un des bords de la pupille, par une ombre qui envahit de plus en plus la pupille à mesure que la rotation du miroir se poursuit.

Cette ombre pupillaire se propage, suivant les cas, tantôt dans le sens même de la rotation du miroir (marche directe), tantôt dans le sens contraire

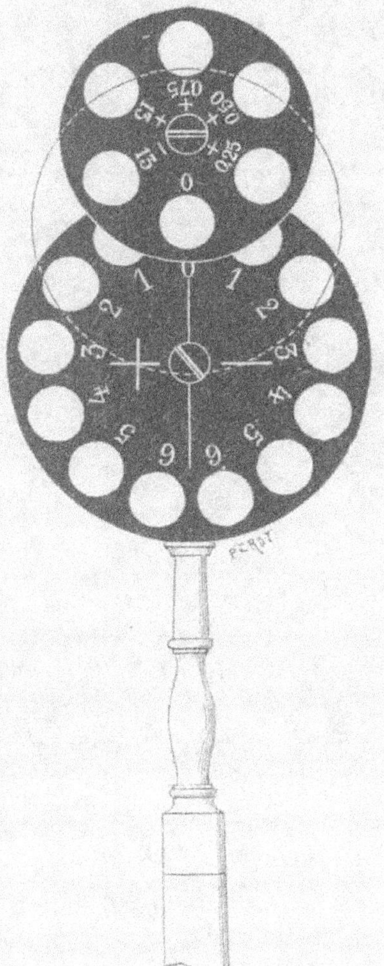

Fig. 200.

Ophtalmoscope à refraction de
Badal.

à cette rotation (marche inverse) ; enfin, dans certaines conditions, l'envahissement se fait brusquement sur toute l'étendue de la pupille sans qu'il soit possible de dire de quel côté l'ombre a commencé à se manifester.

On a donné à la méthode dont le principe vient d'être indiqué le nom de *kératoscopie*, de *pupilloscopie*, de *skiascopie*, de *dioptroscopie*, de *skiaskoposcopie*, etc. suivant que l'on supposait le phénomène se passer au niveau de la cornée, de la pupille ou de la rétine. C'est Cuignet qui a le premier remarqué la formation de l'ombre pupillaire et qui a indiqué le moyen de l'appliquer à la détermination des états de l'œil.

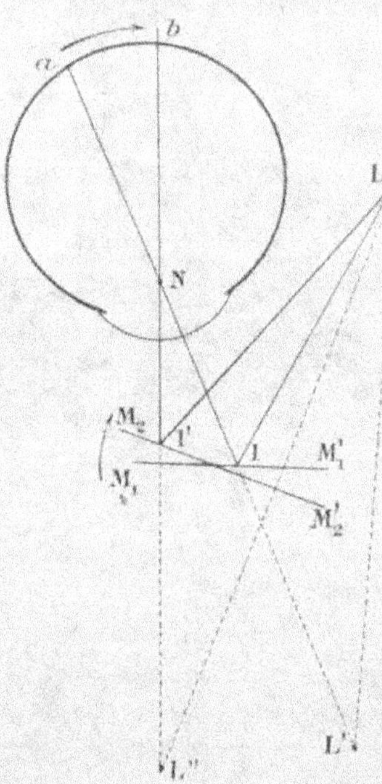

Fig. 201.

Réflexion d'un faisceau lumineux par un miroir plan animé d'un mouvement de rotation.

A. Formation de l'ombre pupillaire. — Demandons-nous comment se forme l'ombre pupillaire, base du procédé que nous étudions maintenant.

Voyons d'abord quelles sont les parties successivement éclairées de la rétine, lorsqu'on imprime des mouvements de rotation au miroir que nous supposerons *plan*. Soit le miroir plan (fig. 201) placé dans la position M₁ M′₁; la source de lumière L fournit un faisceau réfléchi qui équivaut à celui qui émanerait directement de la source, si elle était située en L′. Ce faisceau éclaire alors un certain point, tel que *a*, de la rétine, en laissant sur la face du sujet une trace lumineuse. Si l'on donne au miroir la position M₂ M′₂, après l'avoir fait tourner de gauche à droite, le point éclairé de la rétine est allé de *a* en *b*, puisque tout se passe comme si la source était venue de L' en L''. Donc, les parties de la rétine successivement éclairées suivent exactement le même sens que celui du mouvement de rotation imprimé au miroir, par conséquent ici de gauche à droite ; en même temps, la trace lumineuse sur la face suit un déplacement dans le même sens.

Ceci posé, considérons un œil (fig. 202) sur lequel on va diriger un faisceau lumineux, comme nous venons de le faire et qu'on déplacera en faisant tourner le miroir plan de gauche à droite. Soit $a\,b$ la région de la rétine primitivement éclairée : les points de cette région émettent des rayons qui forment un faisceau divergent dont les parties extrêmes correspondent aux bords G et D de la pupille ; les faisceaux émergents dus aux deux points extrêmes a et b vont former en A l'image de a, et en B l'image de b. Les points A et B se trouvent dans le plan qui passe par le remotum, naturel ou factice, de l'œil observé ; en sorte que A B est l'image de $a\,b$. Les faisceaux lumineux qui rendent visibles pour un observateur, placé en avant de l'œil, les parties gauche et droite de la pupille, peuvent être considérés à part (G. WEISS) ; si l'œil observateur est placé dans le faisceau émergeant de l'œil observé et dont le sommet est G, la partie gauche de la pupille paraîtra éclairée ; de même si l'observateur reçoit le faisceau dont le sommet est D, la partie droite de la pupille paraîtra lumineuse. On voit ainsi que si l'observateur, placé dans le plan où se forme l'image A B, reçoit en même temps les faisceaux venant de G et D, toute la pupille lui paraîtra éclairée.

B. DÉPLACEMENT DE L'OMBRE. — Cela étant compris, faisons tourner le miroir de gauche à droite ; une nouvelle portion $a'\,b'$ de la rétine, placée à la droite de la portion $a\,b$, va maintenant émettre des rayons lumineux et donner naissance à des faisceaux qui fourniront en A' B' la nouvelle image de la rétine $a'\,b'$. Considérons encore ces faisceaux émergents comme étant groupés de la même façon que précédemment, et dont les sommets sont encore G et D. Quel est le phénomène lumineux que va apercevoir l'observateur et qui sera reporté, par suite

du groupement des faisceaux tel que nous l'avons indiqué,
comme ayant pour siège la pupille, pendant la rotation du
miroir ? Il y a à distinguer trois cas :

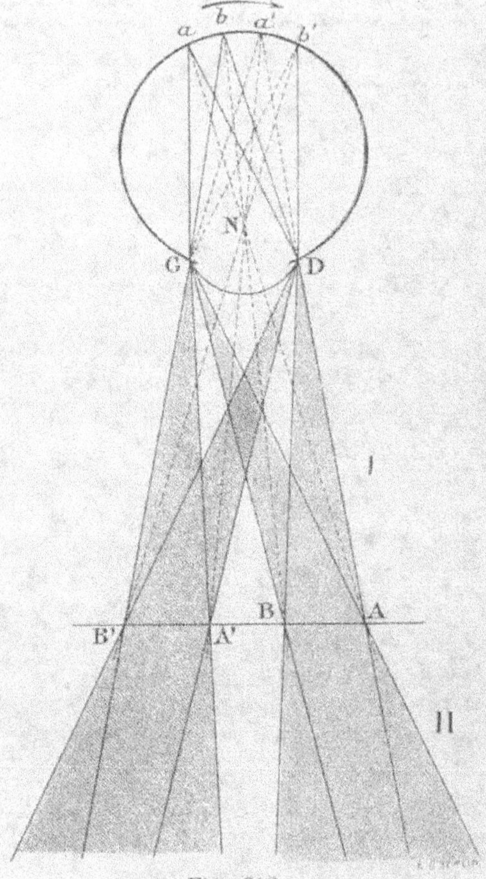

Fig. 202.

Déplacement des faisceaux émergents pendant la rotation
du miroir.

a. *L'observateur est placé entre le plan conjugué de la rétine
et l'œil observé.* — L'œil de l'observateur étant fixe, et les
faisceaux émanant de G et D se déplaçant de droite à gauche.

il est aisé de comprendre que le faisceau, ayant G pour sommet et A B pour base primitive, va cesser le premier de tomber dans l'œil observateur qui, par suite, ne recevant plus les rayons qui lui rendaient visible la partie gauche de la pupille, verra cette partie envahie par une ombre, alors que la partie droite lui paraîtra encore lumineuse.

Pendant la rotation du miroir de gauche à droite, l'ombre pupillaire se propagera donc dans le même sens, c'est-à-dire aussi de gauche à droite : c'est la *marche directe*. Si la rotation du miroir se faisait de droite à gauche, on démontrerait de la même manière que l'ombre pupillaire envahirait la pupille dans le même sens, de droite à gauche.

Par conséquent, lorsque le remotum (réel ou factice) de l'œil examiné est situé en arrière de l'observateur (position I), l'ombre pupillaire se déplace dans le même sens que celui de la rotation du miroir plan.

b. *L'observateur est placé au delà du plan conjugué de la rétine.* — Dans ce cas (position II), c'est le faisceau ayant pour sommet le point D qui cessera le premier de tomber dans l'œil observateur immobile ; en sorte que, pendant la rotation du miroir, c'est la partie droite de la pupille qui paraîtra la première envahie par une ombre, la partie gauche paraissant encore lumineuse. Ici donc, l'ombre pupillaire se propagera en sens inverse du mouvement de rotation du miroir ; c'est la *marche inverse*.

Par conséquent, lorsque le remotum (réel ou factice) de l'œil examiné est placé en avant de l'œil observateur, l'ombre envahit la pupille en sens inverse du mouvement de rotation du miroir.

c. *L'observateur est placé dans le plan conjugué de la rétine.* — Dans cette position, l'œil observateur reçoit à la fois les faisceaux provenant de G et de D : si le miroir vient à tourner de gauche à droite, les faisceaux cesseront au même instant de tomber sur l'œil observateur ; l'ombre envahira donc en même temps toute la pupille, sans qu'il soit possible à l'observateur de dire si elle a commencé par la droite ou par la gauche. Cette position est appelée le *point neutre*. Par conséquent, lorsque l'ombre envahit brusquement et d'un même coup toute la pupille, l'œil observateur est placé au remotum (réel ou factice) de l'œil observé.

C. Diagnostic des amétropies. — On se place dans une chambre noire, de façon à faciliter le relâchement complet de l'accommodation de l'œil examiné. L'observateur se met à 1 mètre du sujet et place devant son œil un verre convergent de 1 dioptrie. Une source de lumière étant placée à côté, et un peu en arrière du sujet, on dirige sur sa face le faisceau réfléchi par le miroir ophtalmoscopique *plan*. Puis on imprime de légères rotations au miroir, de droite à gauche, et de gauche à droite.

Si l'ombre pupillaire envahit *brusquement* la pupille, c'est que l'observateur se trouve au remotum du système; or, comme on a placé devant l'œil un verre de 1 dioptrie et que l'observateur est à 1 mètre, ce résultat signifie que *l'œil observé est emmétrope*, puisque son remotum a été ramené à 1 mètre avec un verre de 1 dioptrie.

Si l'ombre pupillaire se propage dans le *même sens* que la rotation du miroir, c'est que l'observateur est placé entre le remotum du système et l'œil; par conséquent *l'œil examiné est hypermétrope*, puisque le remotum est situé plus loin que 1 mètre.

Enfin, si l'ombre envahit la pupille en *sens inverse* de la rotation du miroir, le remotum du système est placé à une distance plus petite que 1 mètre; et dans ce cas, *l'œil examiné est myope*.

D. Mesure du degré d'amétropie. — Après avoir ainsi très facilement diagnostiqué le genre d'amétropie de l'œil, on opère de la façon suivante pour déterminer le degré d'amétropie.

a. *Œil hypermétrope.* — On fait passer devant l'œil des verres convergents de plus en plus forts, jusqu'à ce que l'ombre pupillaire envahisse tout d'un coup la pupille; à ce moment, l'observateur se trouve au point neutre et le verre qui produit ce résultat, *diminué de 1 dioptrie*, mesure le degré de l'hypermétropie. Il faut retrancher 1 dioptrie, puisque le verre, qui a amené le remotum à 1 mètre, surcorrige l'hypermétropie de 1 dioptrie.

b. *Œil myope.* — Si le degré de la myopie est égal à 1 dioptrie, l'envahissement en masse de la pupille par l'ombre se fera sans verre. Si le degré est plus fort que 1 dioptrie, on fait passer successivement devant l'œil des verres divergents de plus en plus forts, jusqu'à ce que le point neutre soit amené à 1 mètre. Le verre qui produit l'envahissement en masse de la pupille par l'ombre, *augmenté* de 1 dioptrie, représente la mesure de la myopie.

Si le degré de la myopie était inférieur à 1 dioptrie, on ferait passer devant l'œil des verres convergents d'une puissance plus petite que 1 dioptrie, jusqu'à ramener le point neutre à 1 mètre. Le degré de myopie est alors égal à la différence entre 1 dioptrie et le numéro du verre qui a produit l'envahissement brusque.

ARTICLE II

AMÉTROPIE NON SPHÉRIQUE. ASTIGMATISME

Une autre anomalie de la vision qui est le résultat d'un défaut de sphéricité d'un ou de plusieurs dioptres de l'œil est connue sous le nom d'astigmatisme.

§ I. — DÉFINITION DE L'ASTIGMATISME

Qu'est-ce qu'un dioptre astigmate ? C'est un dioptre dont les rayons de courbure possèdent des valeurs différentes dans ses différents méridiens ; il en résulte que le faisceau réfracté par un tel dioptre n'a plus, comme dans les cas précédents, un sommet unique ; un point lumineux ne possède plus une image punctiforme.

L'astigmatisme peut être *irrégulier*, si la variation de courbure des différents méridiens est quelconque : il est dit *régulier*, lorsque la courbure des méridiens varie progressivement d'un méridien à l'autre.

Un dioptre astigmate régulier possède deux méridiens rectangulaires, à courbures maxima dans l'un, et minima dans l'autre, celles des méridiens compris entre les deux principaux étant intermédiaires. Étudions la marche des rayons lumineux dans un tel dioptre.

Soit un dioptre (fig. 203) dont les deux méridiens principaux

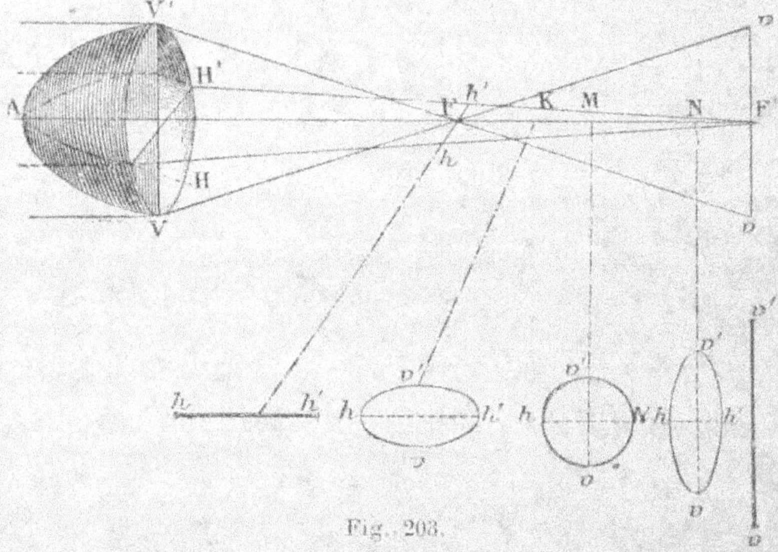

Fig. 203.
Faisceau réfracté par un dioptre astigmate.

sont, l'un vertical VV', de courbure maxima, l'autre horizontal HH', de courbure minima; soit un faisceau de rayons parallèles tombant sur ce dioptre et considérons les rayons incidents contenus dans le plan vertical passant par le méridien de courbure maxima VV': ces rayons vont se réfracter et aller se couper en F au foyer du méridien VV'. Si l'on considère, de même, les rayons contenus dans le plan horizontal passant par HH', les réfractés iront passer par le foyer F' de ce méridien, et le foyer F' sera situé plus loin que F, puisque le rayon de la courbure de HH' est plus grand que celui de VV $\left(f = \dfrac{r.n}{n-1} \right)$.

Si l'on considère maintenant les incidents contenus dans les plans intermédiaires à VV' et à HH', leurs réfractés viendront tous se rencontrer suivant une première ligne horizontale située en F et suivant une seconde ligne focale verticale située en F' : ces deux lignes focales étant limitées, la première, par les rayons réfractés extrêmes allant former le foyer F', la seconde, par les rayons réfractés extrêmes formant le foyer F. Le faisceau réfracté donne donc naissance à deux lignes focales et l'on conçoit immédiatement combien est grave pour la vision la forme astigmate d'un ou de plusieurs dioptres de l'œil.

Si l'on vient à couper le faisceau réfracté d'un dioptre astigmate par un écran, on obtient les traces suivantes : en avant de F, on a une ellipse à grand axe horizontal ; en F l'ellipse est réduite à une ligne droite horizontale *hh'* ; en K l'ellipse reparaît, son grand axe est encore horizontal ; en un certain point M qu'il est facile de déterminer par le calcul, l'ellipse est remplacée par un cercle ; en N, la trace lumineuse est une ellipse dont

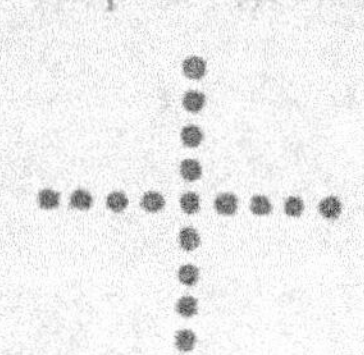

Fig. 204.

Série de points placés devant un dioptre astigmate.

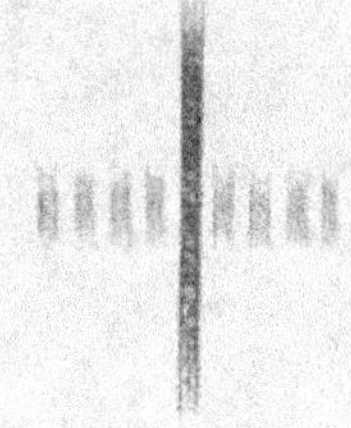

Fig. 205.

Image des points précédents dans un dioptre astigmate.

le grand axe est vertical ; en F', on a une ligne droite verticale *vv'* ; enfin au delà de F', on obtient encore une ellipse à grand axe vertical et cet aspect persiste jusqu'à l'infini.

Si les faisceaux incidents, au lieu de venir de l'infini, partent d'un point situé sur l'axe, à une distance finie, le faisceau réfracté aura la même constitution, mais les lignes horizontale et verticale, au lieu d'être les lignes focales, seront les deux images du point lumineux, et ces images rectilignes seront situées respectivement au delà des deux foyers F et F'.

Supposons que le dioptre astigmate que nous venons de considérer soit le dioptre œil réduit ; si la rétine coïncide avec F, l'œil, regardant des points lumineux, verra des lignes horizontales ; si la rétine est en F, au contraire, l'œil verra des

lignes verticales (cas de la figure 205); en aucun cas, par conséquent, l'œil astigmate ne pourra avoir la vision nette d'un point.

§ 2. — NATURE DE L'ASTIGMATISME

Le dioptre qui est atteint d'astigmatisme peut être, soit la
cornée (astigmatisme cornéen), soit l'une ou les deux faces du
cristallin (astigmatisme cristallinien). On appelle astigmatisme
conforme à la règle celui dans lequel le méridien vertical a
la courbure maxima (cas de la figure 203) ; l'astigmatisme est
contraire à la règle, si c'est l'inverse.

1° Lorsque l'un des méridiens principaux est emmétrope,
c'est-à-dire lorsque l'une des lignes focales coïncide avec la
rétine, l'autre méridien étant myope ou hypermétrope, l'astigmatisme est dit *simple* : il est alors *simple myopique* ou *simple
hypermétropique*, suivant le genre d'amétropie de l'autre méridien. Dans le cas de l'astigmatisme conforme à la règle, on voit
que c'est le méridien horizontal qui est emmétrope, dans l'astigmatisme simple myopique, tandis que c'est le méridien vertical
qui est emmétrope, dans l'astigmatisme simple hypermétropique.

2° Lorsqu'aucun des deux méridiens n'est emmétrope, l'astigmatisme est *composé* ou *mixte* ; il est composé, si les deux
méridiens sont amétropes de même signe, tous les deux
myopes ou tous les deux hypermétropes ; il est *mixte*, si l'un
est myope et l'autre hypermétrope.

On appelle *degré d'astigmatisme* la différence, évaluée en
dioptries, entre la puissance dioptrique du méridien à courbure
maxima et celle du méridien à courbure minima. Si φ_1 est la
distance focale du premier et φ_2 la distance focale du second,
on a :

$$A_s = \frac{1}{\varphi_1} - \frac{1}{\varphi_2}.$$

On peut représenter le degré d'astigmatisme d'un dioptre
astigmate par la puissance dioptrique d'une lentille cylindrique

égale à la différence $\dfrac{1}{\varphi_1} - \dfrac{1}{\varphi_2}$. On ne peut parler ici que de lentilles cylindriques, à cause de la propriété qu'elles ont de donner, comme les dioptres astigmates, des lignes focales et non pas des foyers punctiformes, comme les lentilles sphériques.

§ 3. — Diagnostic et mesure de l'astigmatisme

Les mêmes méthodes, subjectives et objectives, des amétropies sphériques sont utilisées pour l'astigmatisme.

A) Méthodes subjectives

Parmi ces méthodes, nous indiquerons seulement celle de la boîte des verres d'essai, celle des optomètres étant beaucoup moins employée.

1° Procédé de la boîte d'essai. — Indépendamment des verres sphériques convergents et divergents, il existe, dans la boîte d'essai, des verres cylindriques positifs et négatifs dont l'axe est indiqué sur chaque verre. On se sert, en plus de l'échelle ordinaire d'acuité, d'un cadran horaire (fig. 206) formé par 12 lignes inclinées de 30 degrés l'une sur l'autre. Ce cadran est placé à 5 mètres du sujet.

A. Diagnostic de l'astigmatisme. — Si le sujet, dont l'un des yeux a été caché à l'aide d'un écran opaque, voit nettement une des lignes du cadran horaire, la ligne XII-VI par exemple, et ne distingue pas les autres, on en conclut qu'il est astigmate, d'abord, et ensuite que son astigmatisme est simple. Si l'on se reporte à la figure 203, on voit que le méridien qui est adapté à cette ligne lui est perpendiculaire ; c'est donc le méridien horizontal qui est emmétrope. Si l'astigmatisme est conforme à la règle, on en conclut que l'astigmatisme est simple myopique.

Si le sujet avait accusé au contraire la ligne III-IX, l'astigmatisme aurait été simple hypermétropique et c'eût été alors le méridien vertical qui eût été emmétrope.

Si le sujet ne distingue aucun des diamètres du cadran, son astigmatisme est composé ou mixte.

On fait alors passer devant l'œil des verres *sphériques* convergents ou divergents, jusqu'à ce que le sujet indique la pro-

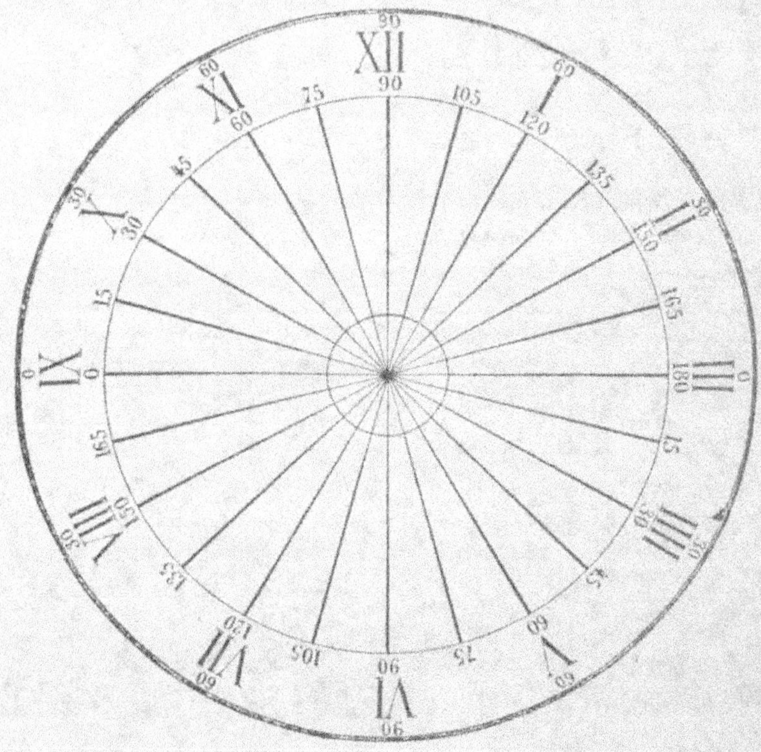

Fig. 206.
Cadran pour le diagnostic de l'astigmatisme.

duction de la vision nette d'une des lignes du cadran : le verre qui a produit ce résultat a rendu emmétrope le méridien perpendiculaire à la ligne vue nettement. On est ainsi ramené au cas précédent : en sorte que si l'*astigmatisme est conforme à la règle*, et si c'est la ligne XII-VI qui est vue nettement, pendant que le verre interposé est divergent, l'astigmatisme est composé myopique.

Si c'est la ligne III-IX qui est vue avec le verre divergent, l'astigmatisme est mixte, le méridien vertical étant myope, le méridien horizontal, hypermétrope.

Avec un verre convergent, les résultats sont inverses : ligne vue nettement XII-VI, astigmatisme mixte ; ligne vue nettement III-IX, astigmatisme composé hypermétropique.

B. Mesure du degré d'astigmatisme. — La nature de l'astigmatisme ayant été diagnostiquée, il faut en mesurer le degré.

a. *Astigmatisme simple myopique.* — S'il s'agit d'astigmatisme conforme à la règle, c'est le méridien vertical qui est myope ; ce qui veut dire que le sujet voit distinctement la ligne XII-VI : par conséquent, la ligne focale horizontale se trouve en avant de la rétine ; pour mesurer le degré d'astigmatisme, on peut procéder de deux manières : ou bien avec des lentilles cylindriques divergentes, ou bien avec des lentilles sphériques divergentes.

Avec les lentilles cylindriques, on les placera de manière à ce que l'axe soit horizontal et on augmentera le numéro, jusqu'à ce que le sujet voie nettement *tous* les diamètres du cadran. La puissance dioptrique de la lentille cylindrique représentera le degré d'astigmatisme. Avec les lentilles sphériques divergentes, on les fera passer devant l'œil en augmentant le numéro, jusqu'à ce que le sujet accuse la vision nette *de la ligne perpendiculaire* à celle vue sans verre, c'est-à-dire ici la ligne III-IX. La puissance de ce verre mesure le degré d'astigmatisme $\frac{1}{\varphi_1} - \frac{1}{\varphi_2}$.

b. *Astigmatisme simple hypermétropique.* — Dans le cas où l'astigmatisme est conforme à la règle, c'est le méridien horizontal qui est hypermétrope ; le degré d'astigmatisme peut se mesurer de deux manières : 1° avec une lentille cylindrique ; on place devant l'œil une lentille cylindrique convergente et on l'oriente de manière à ce que son axe soit vertical, afin que l'effet réfringent se fasse sentir sur le méridien horizontal dont la ligne focale se forme en arrière de la rétine : on remplace la lentille par le numéro suivant plus fort et l'on fait ainsi, jusqu'à ce que l'œil arrive à voir nettement *toutes les lignes* du cadran horaire ; 2° avec une lentille sphérique convergente, on opère de la même façon : on prend des numéros croissants et l'on cherche le verre qui permet à l'œil examiné de voir distinctement *la ligne XII-VI* perpendiculaire au méridien horizontal hypermétrope.

c. *Astigmatisme composé myopique.* — Un verre sphérique divergent, de degré convenable, a rendu nette la vision de la ligne XII-VI : ce verre a donc rendu emmétrope le méridien horizontal, soit N sa puissance dioptrique. Pour trouver maintenant le degré d'astigmatisme, il suffit de procéder comme il a été dit dans le cas de l'astigmatisme simple myopique.

On accolera au verre divergent sphérique N des lentilles cylindriques divergentes de numéros croissants et orientées de manière à ce que leur axe soit horizontal, jusqu'à ce que le sujet voie nettement toutes les lignes du cadran. Soit N' la puissance dioptrique du verre cylindrique qui produit ce résultat ; comme N' est évidemment plus grand que N (nous supposons toujours l'astigmatisme conforme à la règle pour que le problème soit bien posé), le degré de l'astigmatisme est égal à la différence N' — N.

d. *Astigmatisme composé hypermétropique.* — Le diagnostic ayant été établi comme je l'ai enseigné plus haut, le sujet voit avec un verre sphérique convergent convenable N la ligne III-IX. Pour évaluer le degré d'astigmatisme, on fait passer, devant le système formé par l'œil et le verre sphérique, des lentilles cylindriques convergentes, de puissance croissante, orientées de manière à ce que les axes soient verticaux : on finit par en trouver une N' qui, ramenant la ligne focale verticale sur la rétine, procure à l'œil la vision nette de tous les diamètres du cadran. Le degré d'astigmatisme est N' — N.

e. *Astigmatisme mixte.* — Si l'astigmatisme est conforme à la règle, c'est toujours le méridien vertical qui est myope et le méridien horizontal hypermétrope. Supposons qu'avec un verre divergent N sphérique, l'œil examiné voie nettement la ligne III-IX : on fera alors passer devant le système formé par le verre sphérique négatif de puissance — N, des lentilles

cylindriques convergentes de numéros croissants, leurs axes
étant orientés verticalement, jusqu'à ce que le sujet accuse
la vision nette de tous les diamètres du cadran. Soit $+ N'$ la
puissance dioptrique du verre cylindrique : il est évident que
le degré de l'astigmatisme est égal à $N' - (-N) = N + N'$,
c'est-à-dire à la somme des puissances dioptriques des deux
verres.

Si l'on avait placé un verre convergent sphérique au début,
ce serait la ligne XII-IX qui serait vue et il faudrait alors un
verre cylindrique divergent orienté avec son axe horizontal
pour que la ligne III-IX fût distinguée nettement. Ce dernier
cas revient au premier, c'est toujours la somme des puissances
$N + N'$ qui mesure le degré d'astigmatisme.

2° Procédé des disques optométriques de Javal. — Au
lieu de présenter à l'œil les verres sortant de la boîte d'essai,
on peut se servir des disques de JAVAL : un des disques, le
plus éloigné du sujet, porte les verres sphériques, les positifs
sur une des moitiés de la circonférence, les négatifs sur l'autre
moitié ; le second disque porte, de même, les verres cylindriques convergents et divergents, sur chaque demi-circonfé-
rence. Chaque verre cylindrique peut être soumis à une
rotation dans sa monture en forme de bague, à l'aide d'un
pignon central qui porte une aiguille se déplaçant sur une
graduation et qui fait connaître l'angle formé par l'axe du
verre cylindrique considéré avec la verticale. C'est qu'en effet,
l'astigmatisme n'est pas toujours constitué par la coïncidence
des méridiens principaux avec la verticale et l'horizontale ;
souvent les directions de ces méridiens, sans être très éloignées
de la verticale et de l'horizontale, forment avec ces lignes verticale et horizontale des angles d'une certaine valeur, en sorte
que ce n'est plus la ligne III-IX qui sera vue nettement par
un œil astigmate simple myopique, par exemple, mais bien la
ligne II-VIII. Alors le verre cylindrique négatif qui, dans ces
conditions, mesure le degré d'astigmatisme, devra être orienté
avec son axe placé dans la direction II-VIII, le méridien le
plus réfringent étant dirigé suivant la ligne XI-V.

Lorsqu'on emploie simplement les verres de la boîte d'essai, ces directions des méridiens principaux sont déterminées par la graduation que porte la monture de lunettes destinées à recevoir les verres cylindriques et sphériques ; l'on fait tourner les premiers, jusqu'à ce que l'effet visuel recherché soit produit ; il suffit alors de lire, sur la monture, l'angle formé par l'axe du verre cylindrique avec l'horizontale d'où part la graduation.

B) Méthodes objectives

Ces méthodes sont au nombre de trois : 1° les astigmomètres ou mieux kératomètres ; 2° l'image droite opthtalmoscopique ; 3° la kératoscopie.

1° Kératoscopes et kératomètres. — Les kératoscopes permettent de reconnaître immédiatement si la cornée d'un œil est astigmate. Le kératoscope de Placido se compose d'un disque portant des anneaux circulaires alternativement blancs et noirs ; au centre, est un orifice fermé par une loupe. Le sujet tournant le dos à une fenêtre, l'observateur se place derrière le kératoscope et voit par réflexion les anneaux dans la cornée du sujet. Si celle-ci est sphérique, l'image du disque est plus petite, mais semblable ; si, au contraire, elle est astigmate, ces anneaux paraissent elliptiques et le grand axe des ellipses concentriques renseigne sur la direction du méridien de moindre courbure.

De Wecker et Masselon ont essayé de rendre mesureur de l'astigmatisme un kératoscope rectangulaire dont un côté est mobile et gradué d'avance en dioptries. Nous n'insisterons pas.

a. *Kératomètre ou astigmomètre de Javal et Schiötz.* — Ce appareil permet de mesurer le degré d'astigmatisme cornéen, mais pas du tout l'astigmatisme cristallinien et par conséquent pas non plus l'astigmatisme total, cornéen et cristallinien.

Le kératomètre de Javal et Schiotz (fig. 207) se compose d'un prisme de Wollaston placé dans un tube fermé de chaque côté, par une lentille achromatique ; du côté de l'observateur se trouve un oculaire de Ramsden muni d'un réticule qui sert à mettre l'oculaire au point pour chaque œil observateur. Le tube porte un arc de cercle mobile autour de l'axe de la lunette ; le

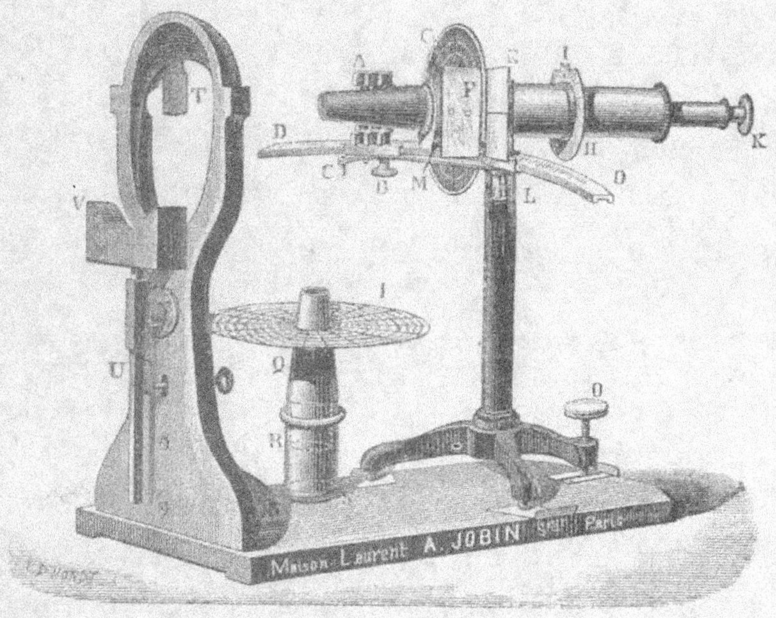

Fig. 207.
Astigmomètre de Javal et Schiötz.

long de cet arc glissent deux mires blanches A et E, dont l'une a la forme d'un rectangle, et l'autre, la forme de marches d'escalier. En face de la lunette est une têtière V sur laquelle se place le sujet. Lorsque la lunette est mise au point pour la cornée de l'œil examiné, celle-ci se trouve placée au centre de l'arc de cercle portant les mires.

Le prisme de Wollaston (fig. 208) est formé de deux prismes en quartz qui ont été collés par leur face hypoténuse, de manière à constituer une seule plaque plan parallèle très épaisse. Les deux prismes ont été taillés dans le cristal de quartz, de manière à ce que l'un ait l'arête réfringente parallèle à l'axe du cristal, et l'autre ait l'arête perpendiculaire à ce même axe. Un rayon incident *a b* donne ainsi deux réfractés, à partir du point *c*, et les émergents sont à peu près symétriques par rapport au rayon incident. Il résulte de la présence du prisme de Wollaston dans la lunette que chacune des images obtenues par réflexion sur la cornée des mires de l'ap-

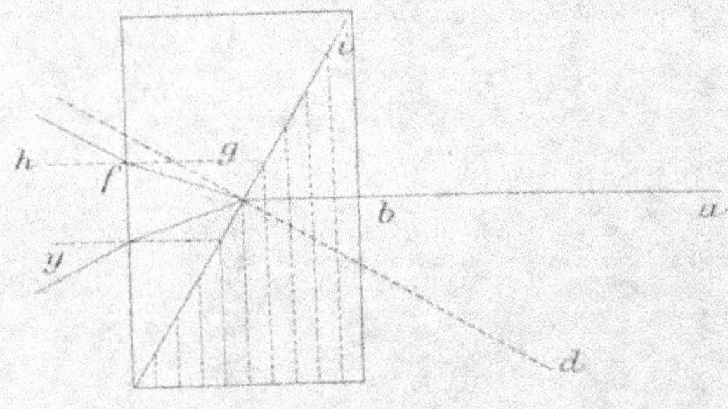

Fig. 208.

Prisme de Wollaston (d'après Tscherning).

pareil est dédoublée (fig. 209) et la valeur du dédoublement l est de 2^{mm},94.

b. *Mesure du degré de l'astigmatisme cornéen.* — Le diagnostic de l'astigmatisme cornéen ayant été fait on dirige, la lunette de l'astigmomètre de Javal et Schiotz vers l'œil du sujet et on déplace le pied de la lunette jusqu'à ce que l'on voie nettement les images des deux mires ; cela fait, on agit sur les mires, de façon à produire l'affrontement des bords internes des deux images centrales de ces mires (fig. 210) ; l'arc de cercle qui les porte doit être placé dans le plan du méridien le *moins réfringent* : on reconnaît que l'on est bien dans le plan du méridien à ce que les lignes de foi, placées au milieu des mires, sont exactement sur le prolongement l'une de l'autre. On fait alors tourner l'arc d'un angle de 90° : cet arc se trouve alors dans le plan du méridien le plus réfringent ; on constate, dans ces conditions, que les images centrales des mires empiètent l'une sur l'autre (fig. 211) d'un

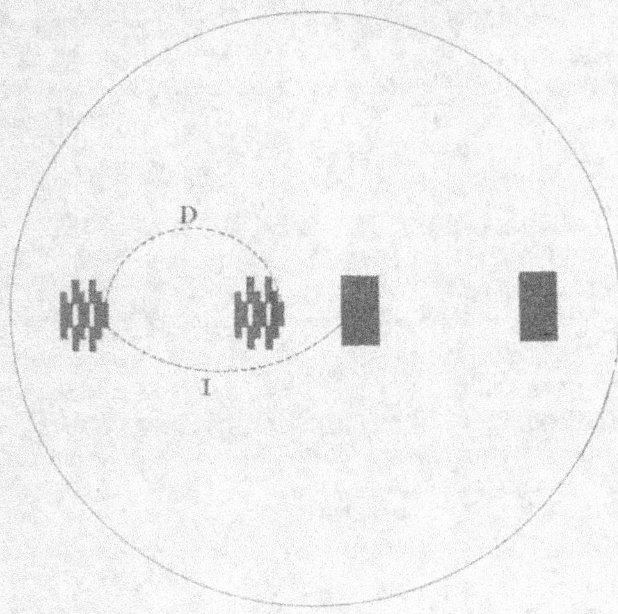

Fig. 209.

Dédoublement des images réfléchies des mires de l'astigmomètre
de Javal (d'après Tscherning).

certain nombre de gradins. Le degré d'astigmatisme est représenté, en dioptries, par ce nombre.

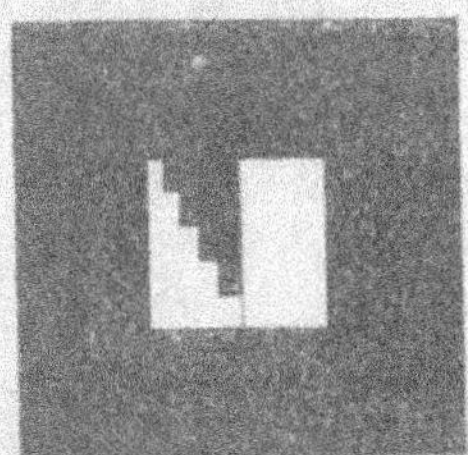

Fig. 210.

Affrontement des deux mires
dans le méridien horizontal.

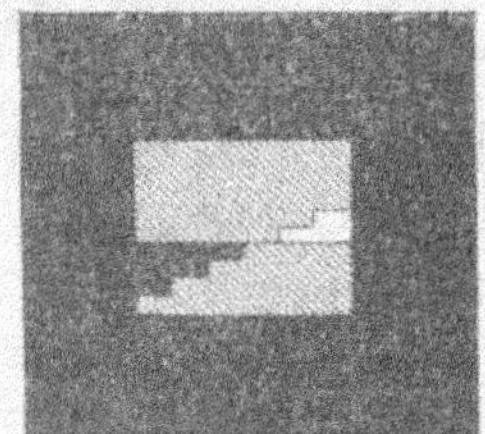

Fig. 211.

Empiètement de la mire rectangulaire sur les gradins.

La largeur de chaque gradin a été calculée de manière à ce

que chaque gradin corresponde à une dioptrie d'astigmatisme ;
cette largeur est de 0^m,0054. Dans le dernier modèle de l'astigmomètre de JAVAL (fig. 207), les mires sont déplacées à l'aide
d'un pignon à crémaillère qui permet de faire rapprocher ou
éloigner les deux mires l'une de l'autre.

2e Procédé de l'image droite ophtalmoscopique. — Nous
dirons peu de chose de ce procédé qui se met en œuvre de la
même façon que pour les amétropies sphériques. Si l'on examine la papille de l'œil observé, le diagnostic de l'astigmatisme
se fait en constatant que l'image de cette papille est elliptique
au lieu d'être circulaire et le grand axe de cet image correspond au méridien le *plus réfringent*. La mesure du degré
d'astigmatisme par l'image droite résulte de la nature et de
la puissance du verre cylindrique qu'il faut placer devant l'œil
pour que l'image paraisse circulaire.

3° Procédé de l'ombre pupillaire. — Le diagnostic de
l'astigmatisme se fait par l'examen de l'ombre pupillaire dans
les différents méridiens de l'œil observé. Le sens de l'envahissement de la pupille par l'ombre permettra de voir si les
méridiens sont d'égale courbure. Quant à la mesure de l'astigmatisme, on la pratique en cherchant le degré d'amétropie des
deux méridiens principaux. Le degré d'astigmatisme est donné,
soit par la différence des degrés N et N' des deux amétropies de
courbure, pour les astigmatismes simple et composé, soit
par leur somme pour l'astigmatisme mixte.

ARTICLE III

POUVOIR ACCOMMODATIF DES YEUX AMÉTROPES

Nous avons étudié la variation du pouvoir accommodatif de
l'œil emmétrope et, bien que dans les traités classiques les
auteurs indiquent que le pouvoir est indépendant de l'état de
réfraction de l'œil à l'état statique, nous devons tenir compte

des travaux récents de Fromaget et Bordier sur cette intéressante question.

§ 1. — Variation du pouvoir accommodatif avec l'état de réfraction statique

Loin d'être indépendant de l'état de réfraction statique, le pouvoir accommodatif varie au contraire avec cet état : il résulte, en effet, d'un très grand nombre de déterminations du punctum proximum, d'une part, et du punctum remotum, d'autre part, faites sur des yeux emmétropes, myopes et hypermétropes, que les yeux hypermétropes ont une amplitude d'accommodation plus grande que les emmétropes, et la différence augmente de dix à vingt et un ans ; le pouvoir accommodatif des emmétropes est à son tour plus grand que celui des myopes, à âge égal, bien entendu.

Les résultats trouvés entre sept et vingt et un ans par les auteurs cités plus haut sont résumés dans les trois courbes de la figure 212 : on voit ainsi qu'à seize ans, par exemple, le pouvoir accommodatif est

Pour l'œil myope.	9,7 dioptries.
Pour l'œil emmétrope.	10,6 —
Pour l'œil hypermétrope.	11,4 —

Cette loi biologique a été confirmée par la recherche du pouvoir accommodatif des yeux amétropes, corrigés de bonne heure par un verre convenable : on trouve alors que le pouvoir accommodatif devient égal à celui de l'emmétrope de même âge. Il y a plus encore : si l'on cherche la valeur de ce pouvoir chez un œil myope surcorrigé, comme cela arrive assez souvent (le verre correcteur étant trop fort), on trouve que le pouvoir accommodatif se rapproche de celui de l'hypermétrope de même âge : ce fait a été vérifié sur des sujets anisométropes, munis de verres identiques des deux côtés.

Il n'y a, dans la loi que nous avons trouvée, qu'une confirmation de ce principe de physiologie : lorsqu'un muscle travaille plus qu'il ne le fait normalement, il s'hypertrophie ;

lorsqu'au contraire, il entre rarement en contraction, il s'atrophie. Chez les hypermétropes, dont les muscles ciliaires travaillent continuellement, le pouvoir accommodatif est maximum, tandis que chez les myopes, surtout chez les sujets qui ne corrigent pas leur myopie, les muscles ciliaires étant peu

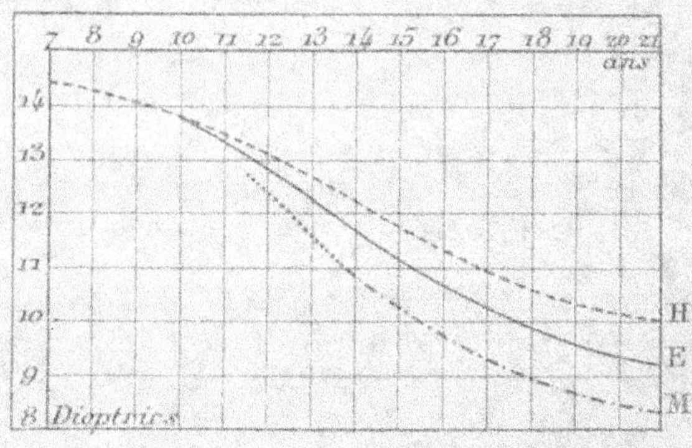

Fig. 212.

Variation du pouvoir accommodatif avec l'âge dans les trois cas
d'hypermétropie, d'emmétropie et de myopie.

habitués à se contracter, ce même pouvoir est beaucoup plus faible, les yeux emmétropes tenant le milieu entre les deux.

Si l'on détermine, comme l'a fait SÉGUIN, le pouvoir accommodatif chez les myopes de même âge, mais dont les uns portent des verres (étudiants), tandis que les autres n'en portent pas (soldats venant de la campagne), le pouvoir accommodatif de ces derniers est bien inférieur à celui des premiers. On peut donc déduire de ces recherches que le pouvoir accommodatif, toutes choses égales d'ailleurs, est proportionnel à l'effort musculaire d'accommodation dans les occupations habituelles de la vie.

§ 2. — VARIATIONS DU PUNCTUM REMOTUM AVEC L'AGE

Nous avons déjà dit que nous naissons tous hypermétropes : cette hypermétropie est due à ce que l'organe visuel n'a pas encore atteint son complet développement ; à partir de dix ans, l'état de réfraction statique demeure stationnaire, c'est-à-dire que le punctum remotum de l'œil reste à la même distance. Mais cette constance cesse d'exister, lorsque l'œil arrive à cinquante ou cinquante-cinq ans que l'œil soit emmétrope, myope ou hypermétrope. D'après DONDERS, nous revenons en vieillissant vers l'hypermétropie, le punctum remotum s'éloignant de plus en plus pour l'emmétrope et le myope, et se rapprochant au contraire chez l'hypermétrope. Ainsi, à soixante-sept ans, il y a une diminution de 1 dioptrie dans l'état de réfraction statique. (Voy. p. 400, fig. 171.) Comment expliquer cette variation du remotum ?

1° On a invoqué la production d'une *hypermétropie d'indice :* l'indice des couches périphériques du cristallin augmentant, il en résulterait une diminution de l'indice total, en sorte que le pouvoir dioptrique de l'œil subirait ainsi une diminution.

2° VOINOW, sur les yeux humains, et H. BERTIN-SANS, sur des yeux d'animaux, ont trouvé au contraire que, loin de décroître avec l'âge, l'indice total du cristallin est plus grand chez les sujets âgés que chez les jeunes ; ce serait donc une *myopie d'indice* qui se produirait, en sorte que le remotum, au lieu de s'éloigner, comme l'a indiqué DONDERS, irait en se rapprochant. Et, en effet, IMBERT a pu observer certains sujets qui, ayant été emmétropes, sont devenus myopes vers soixante ans.

3° Une autre explication, résultant des déterminations de H. BERTIN-SANS, consisterait à admettre que l'âge amène une *hypermétropie de courbure* cristallinienne, les rayons de courbure des deux faces du cristallin allant en augmentant. On comprendrait alors, par la tendance à la production d'une myopie d'indice d'une part, et d'une hypermétropie de courbure cristallinienne, d'autre part, pourquoi le remotum reste fixe jusqu'à cinquante ou cinquante-cinq ans, ces deux causes antagonistes se compensant mutuellement, et pourquoi on observe, tantôt l'éloignement du remotum, tantôt son rapprochement, suivant celle des causes dont l'effet devient prépondérant.

4° Si l'on admet la variation qui paraît la plus habituelle, la diminution du pouvoir dioptrique à partir de cinquante-cinq ans, l'explication peut en être donnée, d'après nous, par la considération du parallélisme, déjà constaté, dans les premières années de la vie, entre la dimension antéro-postérieure de l'œil et la taille. On sait que la taille diminue sensiblement dans les années correspondant à la vieillesse, ainsi que cela résulte des données de QUÉTELET : il est donc probable que l'œil diminue aussi de longueur, pour se rapprocher de la valeur qui correspondait aux premières années de la vie : il en résulterait ainsi une tendance à l'*hypermétropie axile*, cadrant bien avec les déterminations de DONDERS et permettant de comprendre l'éloignement du remotum.

CHAPITRE VII

RADIATIONS

L'étude générale des radiations ayant été faite par le lecteur, nous ne nous occuperons ici que des conséquences qui peuvent être utiles au médecin.

§ 1. — ACTION DES RADIATIONS SUR LES ÊTRES VIVANTS

Sur les végétaux, les radiations ont une grande influence : leur nutrition est liée intimement à l'action des radiations et principalement des radiations très réfrangibles : il y a absorption de l'acide carbonique de l'air et rejet d'oxygène. La production de la chlorophylle est aussi sous la dépendance des radiations : on sait que les plantes qui poussent dans l'obscurité sont blanches et décolorées.

Les radiations semblent aussi exercer une action sur le mouvement des cellules végétales et leur orientation : ainsi les plantes cultivées dans un endroit sombre subissent une flexion vers les parties éclairées.

Sur les animaux, l'action des radiations est aussi très remarquable : lorsqu'on a fait macérer des substances animales dans de l'eau, celle-ci ne contient, si elle est restée à l'obscurité, qu'une seule espèce d'infusoires, le monastermo ; si, au contraire, on place différentes cuves renfermant de l'eau qui devient le siège de putréfactions, de manière à ce qu'elles reçoivent des radiations de plus en plus intenses, on constate que le nombre des espèces d'infusoires est d'autant plus grand que l'intensité des radiations est plus grande.

Si l'on fait tomber sur une grenouille des radiations de réfrangibilité croissante, on trouve que la respiration cutanée est plus vive à la lumière qu'à l'obscurité et que c'est pour les radiations vertes que le maximum d'action se produit.

Les spores du *tyrothrix scaber* perdent leurs propriétés germinatives après un mois d'exposition à la lumière solaire, tandis qu'il faut trois années, lorsqu'elles sont placées à la lumière diffuse (DUCLAUX).

§ 2. — ABSORPTION DES RADIATIONS NUISIBLES A LA FONCTION VISUELLE

Nous n'avons besoin, pour voir, que des radiations de longueur d'onde moyenne ; les radiations qui correspondent aux deux extrémités du spectre produisant des effets calorifiques d'une part, et des effets actiniques d'autre part, ne pourraient qu'être très nuisibles à la perception des objets ou des couleurs, par suite de leur action sur la rétine.

Les radiations infra-rouges sont absorbées par l'eau : on doit donc penser que c'est l'humeur aqueuse de l'œil qui arrête ces radiations à grand λ. Si l'on dirige un faisceau, même très puissant, de radiations infra-rouges dans l'œil, ou si l'on débarrasse un faisceau solaire de ses radiations moyennes et ultra-violettes en lui faisant traverser une dissolution d'iode dans le sulfure de carbone, le sujet n'éprouve aucune sensation de chaleur au fond de l'œil ; la vision n'est nullement troublée par les radiations infra-rouges incidentes.

Pour les radiations ultra-violettes, il y a absorption, mais celle-ci n'est pas totale. C'est le cristallin et la cornée qui absorbent ces radiations. J. REGNAULT a montré que la cornée devient fluorescente sous l'influence des radiations ultra-violettes ; mais c'est surtout pour le cristallin que cette fluorescence est nette. Une expérience due à M. DE CHARDONNET, et dont le résultat a été confirmé par GAYET, montre bien l'absorption des radiations ultra-violettes par le cristallin : les opérés de cataracte perçoivent en effet, dans la région la plus réfrangible du spectre, des radiations qui sont invisibles pour un œil nor mal. Gayet a constaté aussi que l'œil des enfants se comportait de la même façon. Malgré l'absorption des radiations actiniques par la cornée et le cristallin, il en arrive cependant une certaine proportion sur la rétine ; celle-ci est d'ailleurs peu sensible aux radiations de grande réfrangibilité.

§ 3. — De la couleur des corps

Lorsqu'un faisceau de radiations complexes tombe sur un corps, celui-ci peut absorber une partie des radiations et diffuser dans le milieu extérieur l'autre partie, ou bien il peut les absorber toutes également, ou encore n'en pas absorber ou très peu. Lorsqu'un corps n'absorbe pas les radiations incidentes, il les diffuse toutes également dans le milieu ambiant et alors il envoie à l'œil de la lumière ayant la même composition que la lumière incidente, et la couleur du corps est presque la même que celle du faisceau ou de la source dont il émane : si celle-ci est rouge, le corps paraîtra rouge ; si elle est blanche, il paraîtra blanc.

Si, au contraire, un corps absorbe toutes les radiations, il n'en renvoie aucune, si bien qu'il ne sera pas vu ; nous ne saurons qu'il existe, optiquement parlant, que s'il est placé devant un autre corps n'absorbant pas toutes les radiations incidentes et dont il masquera la partie correspondante : le corps est vu alors par vision négative. Ce cas ne se présente pour ainsi dire jamais : la diffusion n'est jamais absolument nulle.

Supposons maintenant un corps qui ne renvoie qu'une seule espèce de radiations : il procurera à l'œil la même impression s'il reçoit seulement les radiations qu'il n'absorbe pas, ou s'il reçoit un faisceau complexe renfermant ces mêmes radiations. En sorte que si la lumière incidente est simple, mais différente de celle qui seule est diffusée par le corps, celui-ci paraîtra noir à l'observateur. L'expérience est d'ailleurs facile à faire : plaçons un brûleur de Bunsen dont la flamme contient une nacelle de platine et du chlorure de sodium fondu ; la lumière n'émet que des radiations jaunes. Si on fait alors

tomber ce faisceau de lumière simple sur un corps susceptible de ne diffuser que le rouge, ce corps paraîtra absolument noir. Les lèvres éclairées par cette flamme jaune perdent,
de même, leur coloration rouge et paraissent noirâtres, de
couleur terreuse. Il résulte de là que la sensation que nous
donne un corps, au point de vue de la couleur, n'est pas invariable et dépend de la nature de la lumière qu'il reçoit. La
couleur d'un corps, n'est donc pas une caractéristique absolue de ce corps, puisqu'elle varie avec la nature des radiations incidentes : si l'on veut que cette propriété optique ait
un sens, on doit indiquer, en même temps que la couleur, la
nature de la lumière incidente. Par convention, la couleur des
corps est celle qui correspond à la lumière blanche.

On appelle *couleurs complémentaires*, les couleurs qui, une
fois mélangées, procurent à l'œil une sensation de blanc.
D'après Helmholtz, les couleurs suivantes sont complémentaires : 1° rouge et bleu verdâtre ; 2° orangé et bleu cyanique ;
3° jaune et bleu indigo ; 4° jaune verdâtre et violet.

Si l'on remarque que le jaune verdâtre et le bleu verdâtre
produisent, par leur mélange, la sensation de blanc, on arrive à
trois couleurs seulement, *rouge*, *vert* et *violet* qui sont complémentaires les unes des autres ; on obtient, en effet, en les
mélangeant du blanc. De plus, on peut, en prenant ces trois
couleurs en proportions variables, reproduire toutes les couleurs du spectre : ces trois couleurs sont donc fondamentales.

§ 4. — PERCEPTION DES COULEURS

Plusieurs théories ont été proposées pour expliquer le
mécanisme de la perception des couleurs et nous allons les
faire connaître brièvement.

1° Théorie de Young-Helmholtz. — On suppose l'existence dans la rétine de trois sortes d'éléments nerveux
capables d'être excités, les uns par les radiations rouges,
les autres par les radiations vertes, les troisièmes par les radia-

tions violettes ; dans ce cas, l'excitation est maxima, mais chaque élément est encore excitable par les autres radiations, à un degré moindre et l'intensité de l'excitation varie avec la longueur d'onde de la radiation incidente : ce qui veut dire que c'est par les radiations de grande longueur d'onde que les éléments sensibles au rouge sont le plus fortement excités, que c'est par les radiations de longueur d'onde moyenne que l'excitation est maxima pour les éléments sensibles au vert et enfin que c'est pour les radiations de plus petite longueur

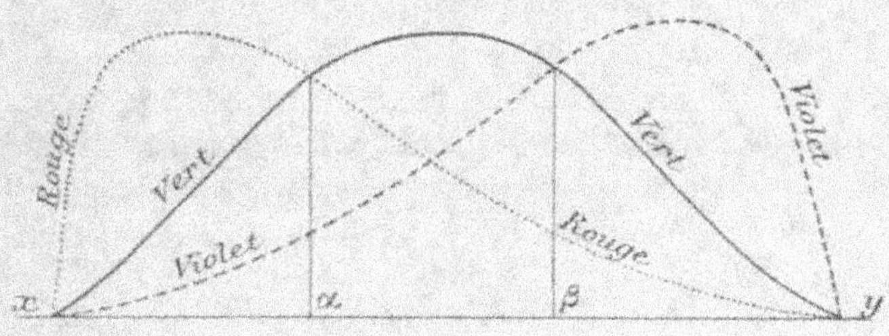

Fig. 213.

Théorie de Young-Helmholtz.

d'onde que l'excitation des éléments sensibles au violet se fait le plus fortement.

Si on se reporte à la figure 213, les trois courbes, rouge, vert et violet représentent, par leurs ordonnées, les excitabilités des différents éléments dans la théorie de Young-Helmholtz ; on voit ainsi que si un faisceau de radiations dont la longueur d'onde correspond à l'orangé par exemple tombe sur la rétine, les éléments sensibles au rouge sont fortement excités, que ceux du vert le sont moins et qu'enfin ceux du violet le sont très peu ; il en est de même pour les autres radiations. Si les trois sortes d'éléments sont également excités, la couleur perçue est le blanc.

Cette théorie est basée sur de nombreuses expériences physiologiques et elle explique parfaitement la plupart des phénomènes pathologiques, comme nous le verrons plus loin. Cependant la théorie de Young-Helmholtz a soulevé, dans ces dernières années, beaucoup d'objections : c'est ainsi que les phénomènes du contraste ne sont pas expliqués, à moins d'avoir recours à des influences psychologiques. Pour les ombres colorées, l'explication est de même difficile : ainsi, lorsqu'on éclaire par de la lumière blanche l'ombre produite par l'interception d'une lumière colorée, cette ombre paraît avoir la couleur complémentaire ; suivant HELMHOLTZ, ce serait notre jugement qui nous tromperait, mais c'est là une explication gratuite.

Enfin, un autre défaut de cette théorie, c'est qu'elle n'explique pas la perception du noir ou du moins qu'elle l'explique mal : le noir correspond, dans la théorie de YOUNG-HELMHOLTZ, à l'absence de toute excitation des éléments rétiniens, mais il est à peu près certain que la sensation du noir est une sensation positive équivalente à toutes les autres sensations, au lieu d'être équivalente à zéro, quoiqu'elle puisse se produire aussi par l'absence de toute lumière objective. Néanmoins, cette théorie est une des meilleures que l'on ait proposée pour expliquer la perception des couleurs.

2° Théorie de Charpentier. — Considérons un objet que l'on éclaire au moyen d'une lumière colorée d'intensité croissante : l'œil a tout d'abord la sensation de *lumière*, sans pouvoir distinguer, ni la couleur, ni la forme de l'objet ; pour une intensité plus grande, il perçoit la *couleur*, puis la *forme* de l'objet. CHARPENTIER admet l'existence, dans la rétine, de deux sortes d'éléments : 1° les *éléments photo-esthésiques* qui procurent la sensation de lumière, sans renseigner, ni sur la forme, ni sur la couleur : ces éléments sont représentés par le rouge rétinien ; 2° les *éléments visuels* préposés aux sensations visuelles qui fournissent des renseignements sur la forme des objets ; ces éléments sont localisés dans les pigments qui se trouvent entre les cônes et les bâtonnets. Ces pigments seraient l'analogue de résonateurs dont le mouvement vibratoire propre est provoqué par les périodes différentes des radiations simples, le mouvement vibratoire étant un multiple ou un sous-multiple de la période des mouvements déterminés par l'action de la lumière sur les éléments photo-esthésiques.

Les mouvements provenant des deux sortes d'éléments donneraient, par suite, naissance à des interférences, et la sensation de couleur serait la conséquence du mouvement résultant.

CHARPENTIER a mesuré le *temps perdu* correspondant aux radiations des différentes réfrangibilités et il a trouvé que ce temps perdu était variable pour chaque radiation : si une radiation simple tombe sur la rétine, les deux éléments (photoesthésiques et visuels) entrent en vibration et envoient au cerveau des mouvements dont les périodes sont multiples ou sous-multiples les unes par rapport aux autres. Une différence de phase se produit pour les diverses radiations entre les deux mouvements provenant de la mise en vibration des deux éléments ; en sorte que le point du cerveau, où s'opère la fusion de ces deux mouvements vibratoires, serait diversement impressionné, suivant la différence de phase qui existe entre les deux mouvements vibratoires : d'où la sensation de couleur.

§ 5. — ANOMALIES DANS LA PERCEPTION DES COULEURS

Lorsqu'un œil a de la difficulté à distinguer les couleurs, on dit qu'il est atteint de *dyschromatopsie.*

Si un œil présente de la cécité pour une seule couleur, on dit qu'il est atteint d'*achromatopsie partielle* ; lorsque la cécité s'étend à toutes les couleurs, alors l'*achromatopsie est totale* : cette anomalie est très rare.

1° Dyschromatopsie. — DALTON était atteint d'achromatopsie partielle ; en 1790, il s'aperçut qu'il confondait les couleurs de fleurs, trouvées différentes par d'autres observateurs : il examina le spectre et constata que « la partie du spectre qu'on appelle rouge lui semblait à peine quelque chose de plus qu'une ombre ou qu'une absence de lumière ». Il remarqua de plus qu'il confondait le rouge avec le vert et le blanc sale, et qu'il ne distinguait, ni le rouge, ni le rose, ni l'orangé. On a donné à cette anomalie le nom de *daltonisme.*

Dans l'hypothèse de YOUNG-HELMHOLTZ, le daltonisme s'explique par l'insensibilité des éléments nerveux du rouge.

Quelquefois, l'œil daltonien est frappé de cécité pour le vert. On peut produire le daltonisme artificiellement, à l'aide de certaines substances : si on absorbe 50 centigrammes de *santonate de soude*, on voit tout en jaune ; ce qui s'explique par une paralysie des éléments rétiniens correspondant au violet. Cette paralysie est d'ailleurs précédée habituellement par une période d'excitation de ces mêmes éléments, en sorte qu'au début, on voit tout en violet. Ce daltonisme artificiel s'explique bien dans la théorie de YOUNG-HELMHOLTZ ; il suffit de se reporter à la figure précédente dans laquelle on supposerait la courbe violette absente.

On peut encore amener un trouble momentané se rapprochant du daltonisme en fatiguant un des éléments nerveux par la vision prolongée et intense de la couleur correspondante.

Le daltonisme s'explique, d'après ce qui précède, en admettant que les éléments rétiniens du rouge manquent ou sont paralysés (théorie de YOUNG-HELMHOLTZ). Dans la théorie de CHARPENTIER, il faut admettre que le temps perdu pour l'excitation des éléments photo-esthésiques est le même pour tout un groupe de radiations simples voisines.

La fréquence de la dyschromatopsie est environ de 3,25 p. 100, d'après les statistiques de HOLMGREN.

Les inconvénients de la dyschromatopsie et du daltonisme (anérytropsie) en particulier, peuvent être très grands, si les personnes qui en sont atteintes sont des employés de compagnies de chemin de fer ou des marins, car les signaux employés la nuit se font au moyen de verres colorés en rouge et en vert. Aussi a-t-on institué des règlements qui soumettent à un examen préalable toute personne aspirant à remplir des fonctions qui comportent l'appréciation de signaux colorés.

2° Diagnostic de la dyschromatopsie. — Quelles sont les méthodes qui permettent de reconnaître l'existence de la dyschromatopsie ? Toutes ces méthodes sont nécessairement subjectives.

a. *Méthode de Holmgren*. — Cette méthode est basée sur l'emploi d'un grand nombre d'écheveaux de laine diversement colorés : les couleurs diffèrent par la teinte, et aussi par le degré de saturation pour chaque teinte. On commence par choisir des couleurs claires ou des couleurs foncées, qui sont plus difficiles à reconnaître que les couleurs moyennes : on présente au sujet un écheveau vert clair et on lui demande de prendre, dans la masse des autres écheveaux, ceux dont la couleur lui paraît se rapprocher le plus de la couleur présentée. Si cette épreuve a donné lieu à un assemblage de couleurs disparates, on poursuit l'examen de la manière suivante : on présente au sujet un écheveau coloré en pourpre et on lui dit de choisir un écheveau dont la couleur se rapproche de celle de l'écheveau présenté : si les yeux du sujet sont atteints d'anérytropsie, les couleurs qu'il confond avec le pourpre sont le bleu et le violet ; si l'acromatopsie partielle porte au contraire sur le vert, le pourpre sera confondu avec le gris et le vert.

Remarquons que l'explication des couleurs confondues, dans les deux cas envisagés, est facile à donner par la théorie de YOUNG-HELMHOLTZ : le pourpre étant constitué par du rouge et du violet, il n'y aura que cette couleur qui sera vue par l'œil atteint de cécité pour le rouge ; les éléments sensibles de la rétine pour le violet seront, par suite, excités comme ils le seraient par des radiations bleues et violettes situées dans la partie la plus réfrangible du spectre. — L'explication pour l'achromatopsie du vert se ferait par le même raisonnement.

b. *Chromatoptomètre de Colardeau, Izarn et Chibret.* — Cet appareil (fig. 214) se compose d'un tube portant à l'une de ses extrémités Ob un nicol polariseur et à l'autre Oc un analyseur constitué par un cristal biréfringent : entre ces deux organes se trouve une lame de quartz à faces parallèles entre elles et aussi à l'axe optique. Le polariseur et l'analyseur peuvent tourner autour de l'axe du tube et l'angle que fait la section principale de l'analyseur avec l'axe optique de la lame de quartz est indiqué sur un arc de cercle divisé ES par une aiguille.

La lame est elle-même mobile autour d'une droite perpendiculaire à l'axe du tube et qui coïncide avec son axe optique : on peut ainsi l'incliner plus ou moins par rapport aux rayons

qui la traversent : le bouton, situé au centre du cercle EC, qui
commande la rotation de la lame porte une aiguille qui se
déplace en avant des divisions tracées sur le cercle.

On donne au nicol polariseur une position telle que sa section principale fasse un angle de 45° avec l'axe de la lame
biréfringente ; en dirigeant l'appareil vers une surface éclairée, on voit deux images tangentes de l'ouverture circulaire T ;
l'aspect de ces images varie suivant la position de l'analyseur
et de la lame de quartz ; si l'aiguille de l'arc ES est au zéro,

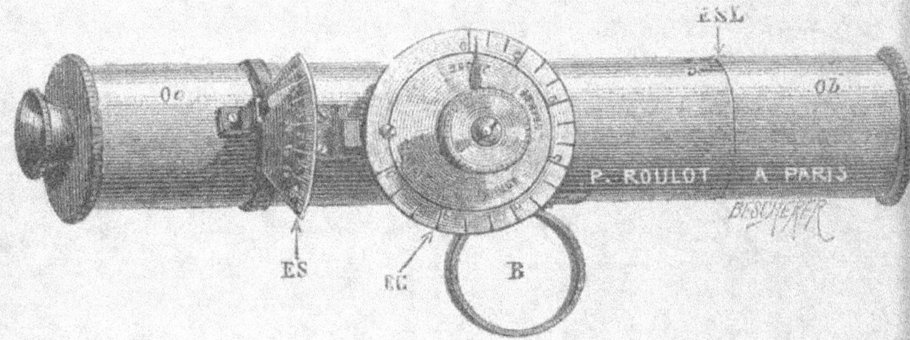

Fig. 214.

Chromatoptomètre de COLARDEAU, IZARN et CHIBRET.

c'est-à-dire si la section principale de l'analyseur est parallèle
à l'axe de la lame, les deux images sont blanches, quelle que soit
l'inclinaison de la lame. Si l'on fait tourner l'analyseur, les
deux images prennent des teintes complémentaires dont les couleurs varient, suivant l'inclinaison de la lame sur la direction
des rayons incidents ; la teinte de l'une des images est d'ailleurs indiquée sur le cercle EC par l'aiguille. La saturation des
teintes, quelles qu'elles soient, est d'autant plus grande que
l'angle formé par la section principale de l'analyseur et par
l'axe de la lame est plus voisin de 45°.

Comme on le voit, on peut, avec le chromatoptomètre de
COLARDEAU, IZARN et CHIBRET, faire *changer la couleur* des
images par le mouvement de la lame de quartz et *faire varier
le degré de saturation* par la rotation de l'analyseur. Il est donc

facile de déterminer la nature des couleurs complémentaires que le sujet confond et d'apprécier le degré de dyschromatopsie par le degré de saturation qui correspond à la confusion.

§ 6. — IMAGES CONSÉCUTIVES

Les impressions visuelles faites sur la rétine par la lumière extérieure durent un certain temps après que la cause qui les a excitées a cessé d'agir. A-t-on, par exemple, regardé fixement la flamme d'une lampe, ou tout autre objet lumineux, et vient-on soudain à placer ses yeux dans l'obscurité complète, on continue à voir l'image de cet objet, comme si les rayons lumineux qui en émanent parvenaient encore au fond de l'œil. On appelle *image consécutive* la sensation visuelle qui succède ainsi à la contemplation d'un objet.

1° **Image positive**. — Dans les conditions où nous nous sommes placés pour l'observer, l'image consécutive est la reproduction fidèle de l'objet, non seulement sous le rapport de la forme, mais encore sous celui de la distribution de la lumière : les clairs et les ombres occupent, dans l'image, les mêmes positions que dans l'objet ; cette image-là est dite *positive*.

2° **Image négative**. — Quand, au lieu de mettre les yeux dans l'obscurité, on y laisse de nouveau pénétrer la lumière extérieure, pendant que l'image consécutive est encore visible, il se produit un renversement dans la distribution des parties claires et des parties sombres de l'image, les dernières prenant la place des premières et réciproquement ; l'image consécutive est devenue *négative*.

3° **Coloration des images consécutives**. — L'image positive a la même couleur que l'objet. Si, par exemple, on a regardé une croix rouge sur fond noir et qu'on soustraie ensuite les yeux à l'action de toute lumière extérieure, on continue à voir une croix rouge sur fond noir. Mais, si on vient alors à porter le regard sur un fond blanc, l'image passe à l'état négatif et prend en même temps la couleur *complémentaire* de celle de l'objet : on voit une croix verte sur fond blanc.

4° Explication des images consécutives. — Le phénomène des images consécutives trouve son explication toute naturelle dans la théorie de MONOYER [1], théorie essentiellement physique qui repose sur les lois connues de la phosphorescence et de l'absorption de la lumière.

Les vibrations lumineuses qui viennent frapper la rétine se communiquent à cette membrane en s'y transformant en vibrations *visuelles*, et le mouvement vibratoire, ainsi transmis, persiste pendant un temps plus ou moins long : la rétine se comporte sous ce rapport comme une substance phosphorescente, à cette différence près que si elle n'émet pas, à proprement parler, de vibrations lumineuses visibles pour l'observateur, elle est, à coup sûr, le siège de vibrations visuelles perçues par le sujet ; en d'autres termes, la rétine est *opto-vibrescente* (MONOYER).

C'est cette opto-vibrescence qui engendre l'image consécutive *directe*, positive et de même couleur que l'objet ; nous n'insisterons pas davantage sur une explication aussi simple.

On sait, d'autre part, qu'un corps qui émet des radiations lumineuses absorbe précisément les vibrations de même réfrangibilité que celles qu'il rayonne, et laisse passer, au contraire, sans l'affaiblir, toute couleur qu'il n'émet pas : telle est l'origine des raies sombres du spectre solaire.

Appliquant cette loi physique à la rétine en état de vibration, MONOYER admet que cette membrane arrête au passage les rayons de même réfrangibilité que ceux qu'elle émet après avoir été impressionnée par la lumière et qu'elle transmet seulement les radiations lumineuses qui manquent dans son propre spectre. Rien de plus facile, dès lors, que d'expliquer le

[1] MONOYER, *Idée d'une nouvelle théorie entièrement physique des images consécutives* (Bulletin de la Société des Sciences naturelles de Strasbourg, 1868, p. 58).

mode de production de l'image consécutive, négative ou de couleur complémentaire, qu'on obtient en regardant un fond blanc. Supposons, par exemple, que l'image directe soit *rouge* sur fond noir et que l'on fasse alors entrer de la lumière blanche dans l'œil : les rayons rouges contenus dans cette lumière seront absorbés par la rétine dans les points qui vibrent rouge ; la lumière blanche, dépouillée, en totalité ou en partie, de ses rayons rouges, représente la couleur complémentaire du rouge, c'est-à-dire le vert ; l'image consécutive deviendra donc *verte* avec fond blanc.

Les images consécutives, tout en restant positives, éprouvent souvent une succession de phases diversement colorées, surtout quand l'intensité de la lumière inductrice est considérable ; on observe aussi que l'image directe vire du positif au négatif et *vice versa*, lors même qu'aucune lumière extérieure ne pénètre jusqu'à la rétine. Monoyer rend compte de ces irrégularités apparentes, en invoquant, d'une part, les phénomènes analogues que présentent les corps phosphorescents, et, d'autre part, l'existence d'une *lumière intra-oculaire*, dont l'intensité et la couleur varient suivant les individus et suivant les circonstances. On sait, en effet, que l'œil n'est jamais plongé dans l'obscurité absolue ; il porte en lui-même une source permanente de sensations lumineuses, dues à la circulation du sang dans les vaisseaux de la rétine, aux variations de la tension intra-oculaire, aux mouvements moléculaires qui s'effectuent dans l'intimité des tissus, etc.

La théorie de Monoyer, publiée il y a déjà trente ans passés, explique tous les faits connus qui se rapportent aux images consécutives et n'est en contradiction avec aucun d'eux. On ne saurait en dire autant des théories alors en vogue, celle de la *réaction* de Plateau et celle de la *fatigue* de Fechner.

§ 7. — Aberration chromatique de l'œil

On sait qu'un système convergent, d'une puissance assez grande, fournit, s'il n'a pas été rendu achromatique, un foyer pour chaque radiation du spectre, le foyer violet étant le plus rapproché et le foyer rouge le plus éloigné.

L'œil possède-t-il les conditions nécessaires pour être achromatique ? On l'a cru pendant longtemps ; mais WOLLASTON démontra qu'il n'en était rien par l'expérience suivante : il examina un point lumineux à travers un prisme et obtint ainsi une image spectrale linéaire ; si le point lumineux est à grande distance, l'œil emmétrope voit l'extrémité rouge du spectre comme une ligne nette, tandis que l'extrémité violette est élargie et souvent divisée en deux « en queue d'hirondelle » (HEMHOLTZ). Si l'on se rapproche, en ayant soin de ne pas accommoder, on trouve une distance où l'œil est au point pour l'extrémité violette, mais alors l'extrémité rouge est diffuse. L'observateur peut donc déterminer son remotum pour chaque extrémité du spectre, la différence donne le degré d'aberration chromatique.

Une autre manière de mettre en évidence l'aberration chromatique de l'œil consiste à placer, en deçà du punctum proximum, un écran opaque percé d'un petit trou ; on aperçoit alors un cercle de diffusion bordé de rouge ; il est plus difficile de voir le bord bleu qui entoure le point. L'expérience est bien plus démonstrative, lorsqu'on observe le point à travers un verre bleu cobalt : ces verres ne laissent passer que les radiations vertes et bleues ; si l'on regarde un point lumineux, situé entre le proximum et l'œil, avec ce verre, on le voit bleu et entouré d'un halo rouge. Si le point est situé au delà du remotum, on voit, au contraire, un point rouge entouré de bleu. (Moyen applicable à la détermination des amétropies.)

Si l'on appelle φ_1, la distance focale des rayons rouges et φ_2 celle des rayons violets, l'aberration chromatique a pour valeur

$$a = \frac{1}{\varphi_2} - \frac{1}{\varphi_1}.$$

YOUNG évalua l'aberration chromatique de l'œil à 1,3 dioptrie ; FRAUNHOFER trouva 1,5 à 3 dioptries ; HEHLMHOLTZ donne 1,8 dioptrie. Ces résultats variables s'expliquent par la difficulté de définir la limite inférieure du spectre visible.

Pourquoi ne nous apercevons-nous pas, dans les conditions ordinaires de la vie, de l'aberration de l'œil? Les expériences précédentes ont été faites en plaçant le point lumineux, soit en deçà du proximum, soit au delà du remotum ; mais lorsque l'objet est à une distance où il peut être étudié nettement, on ne voit pas de bords colorés : l'explication est facile à donner.

Soit A un point lumineux (fig. 215) ; le faisceau incident donne naissance à un faisceau réfracté qui, sur ses bords, se

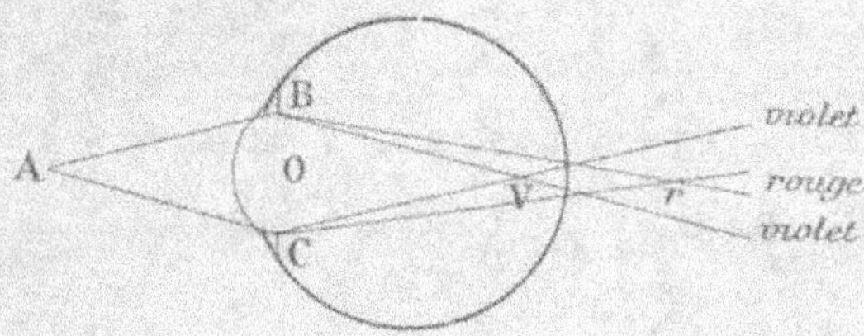

Fig. 215.

Aberration de l'œil.

disperse en formant deux cônes B V C et B r C dont les sommets sont les foyers conjugués, violet et rouge, du point A. Si l'œil accommode pour ce point, la rétine se trouve entre les deux foyers et dans une situation telle que le cercle de diffusion rouge couvre le cercle de diffusion bleu violet. Les rayons intermédiaires du spectre sont alors concentrés au milieu du cercle de diffusion où ils coïncident avec une partie du rouge et du violet, tandis que les parties périphériques du rouge et du violet forment un bord pourpre tout autour ; mais ce bord est très étroit et de plus très peu lumineux, si bien que l'œil ne le perçoit pas.

CHAPITRE VIII

ANALYSE DES RADIATIONS LUMINEUSES

Avant d'étudier les radiations à l'aide de l'appareil appelé *spectroscope*, demandons-nous quels sont les renseignements que nous pouvons tirer d'un simple examen à l'œil nu du corps qui donne naissance à ces radiations.

§ 1. — Renseignements fournis par l'œil seul

Les sensations colorées perçues directement par la rétine peuvent en effet servir, dans certains cas, à faire le diagnostic de certaines affections cutanées, telles que la roséole, la rougeole, l'eczéma, etc., ou à éclairer le diagnostic de certaines fièvres ; par exemple, l'apparition des taches lenticulaires dans la fièvre typhoïde. Mais les renseignements fournis par l'œil dans les examens directs sont la plupart du temps insuffisants : c'est ainsi qu'une tache éruptive, au début, pourra passer complètement inaperçue par suite de la difficulté qu'a l'œil à la distinguer des régions voisines de la peau. Il est possible cependant d'augmenter la sensibilité de l'œil à ce point de vue en utilisant l'absorption par certaines substances colorées des radiations nuisibles et de faire acquérir à l'œil une précision beaucoup plus grande.

1° Expériences de A. Broca. — C'est André Broca qui a le plus approfondi cette question de l'examen des taches éruptives et de leur reconnaissance précoce par l'œil. Ce sont les radiations rouges qui fatiguent le plus la rétine : si une tache

éruptive procure à l'œil la sensation de rouge, c'est parce que
son pouvoir diffusif pour le rouge est plus grand que celui des
parties voisines. La vision de ces taches sera donc rendue d'autant plus facile que l'effet des radiations rouges sur l'œil sera
affaibli. On peut arriver à ce résultat de trois façons différentes :

1° *En diminuant l'intensité* des radiations qui arrivent à l'œil
nu ; en rendant plus petit l'éclairement de la région examinée,
on diminue l'effet nuisible du rouge qui constitue une lumière
parasite : c'est la pratique employée depuis longtemps pour
examiner la roséole syphilitique ; le sujet est placé dans une
pièce dont on diminue peu à peu l'éclairement. Mais, par ce procédé, on ne supprime pas les radiations parasites du rouge, on
ne fait que diminuer l'*effet utile* des autres radiations actives.

2° *En photographiant la région suspecte :* l'effet des plaques
rouges est nul sur la gélatine sensibilisée par le bromure d'argent, en sorte que sur le cliché, les parties rouges apparaissent
en noir. Regarder, par conséquent une épreuve photographique
d'une région où l'on suppose exister des taches éruptives, c'est
se mettre à l'abri de l'effet nuisible des radiations rouges.

3° *En tamisant la lumière à travers un verre bleu.* — L'inconvénient de la photographie, c'est qu'il faut de longues poses. Le
verre bleu cobalt absorbe les radiations rouges en laissant
passer les radiations vertes et bleues. Si donc on interpose
une lame de verre bleu cobalt entre la peau et l'œil, celui-ci
est soustrait à l'effet de la lumière parasite, en sorte que les
taches éruptives rouges apparaissent en noir.

On doit placer le verre bleu très près de l'œil, se placer à un
bon éclairage, mais éviter la lumière solaire ; BROCA recom-
mande, en outre, de laisser le regard errer, plutôt que de fixer
un point déterminé de la peau. Les tentures de la pièce où se
fait l'examen devront être de préférence bleues, jamais rouges.

2° Diagnostic des éruptions cutanées. — L'emploi du verre
bleu cobalt pour regarder une région cutanée permet de
résoudre les trois questions suivantes : 1° prévoir une éruption
avant que l'œil ne la révèle par l'examen direct ; 2° révéler les
traces d'une éruption antérieure ; 3° révéler une éruption

frustre. On voit combien l'étude faite par André Broca pourra rendre de services à la clinique.

§ 2. — SPECTROSCOPIE BIOLOGIQUE

Bien que nous puissions analyser les radiations à l'œil nu ou armé d'un corps coloré transparent, il n'en est pas moins vrai que l'examen de la lumière absorbée par certains corps ne peut être complet qu'avec l'aide du spectroscope.

On sait que les deux genres de spectres qui se présentent à examiner sont les *spectres d'émission* et les *spectres d'absorption*. Les premiers sont fournis par les radiations *émises* par les corps, soit à la température ordinaire, soit à une température élevée, après qu'elles ont subi la réfraction à travers un prisme ; les seconds sont représentés par les radiations que le corps considéré peut absorber lorsqu'on l'interpose entre une source complète des radiations (lampe, bougie, etc.) et un prisme. Nous ne nous occuperons que des seconds, des spectres d'absorption, et parmi ceux-ci, des spectres d'absorption des liquides colorés que l'on rencontre dans les êtres vivants.

Nous n'avons pas à rappeler la description du spectroscope ordinaire qui est connu du lecteur.

1° Réglage du spectroscope. — Nous indiquerons seulement que le spectroscope doit être réglé avant tout examen spectroscopique, ce qui s'obtient à l'aide du micromètre. Pour cela, on commence par placer le prisme au minimum de déviation, puis on éclaire fortement le micromètre dont les divisions, jouant le rôle d'objets lumineux, vont fournir leur image au-dessus du spectre fourni par le spectroscope ; lorsqu'on voit nettement les divisions du micromètre dans l'oculaire du tube collimateur, on place devant la fente du spectroscope un brûleur de Bunsen dans la flamme duquel on introduit du chlorure de sodium fondu : on agit sur le pignon qui fait déplacer le micromètre, jusqu'à ce que la division 50 du micromètre coïncide avec la raie jaune qui représente le spectre d'émission de la vapeur de sodium. Ce réglage est souvent suffisant ; mais il est préférable de construire la courbe de la *graduation du micromètre en longueurs d'onde*.

2° Graduation du micromètre en longueurs d'onde. — Cette graduation se fait de la façon suivante : on place successivement dans la flamme d'un brûleur qui se trouve devant la fente des sels capables de se volatiliser et correspondant à des métaux dont la vapeur fournit un spectre d'émission aussi simple que possible, et dont les radiations émises possèdent des longueurs d'onde bien connues : on choisit de préférence les sels de lithium, de thallium, de strontium, de potassium. Sur une feuille de papier quadrillé, on porte en abscisses les divisions du micromètre réglé comme il vient d'être dit ; on cherche expérimentalement à quelles divisions du micromètre tombent les raies bien caractérisées des vapeurs des métaux ci-dessus, ainsi que celles d'un tube à hydrogène dans lequel on fait passer l'étincelle d'induction. Il suffit alors de chercher dans les tables spéciales (tables de THALEN) les longueurs d'onde correspondant à chaque raie enregistrée : on prend une ordonnée proportionnelle à cette longueur d'onde et, en joignant tous les points par une courbe, on obtient la graduation cherchée.

§ 3. — SPECTRES D'ABSORPTION DE L'HÉMOGLOBINE

Occupons-nous immédiatement des spectres d'absorption de la matière colorante du sang, c'est-à-dire de l'*hémoglobine*.

1° Oxyhémoglobine. — Si l'on fait une dilution convenable de sang ordinaire correspondant à 0,2 à 0,5 p. 100 d'oxyhémoglobine, ou si l'on prend une solution d'oxyhémoglobine pure possédant ce même titre, et si l'on place cette hémoglobine étendue dans une cuve à faces parallèles sous une épaisseur d'environ 1 centimètre, on constate, lorsque celle-ci est disposée devant la fente du spectroscope avec une source de lumière blanche, que le spectre est modifié de la façon suivante : dans la région comprise entre l'orangé et le vert, c'est-à-dire entre les raies D et E de Fraunhofer, on aperçoit deux bandes noires à bords estompés qui sont les bandes d'absorption de l'oxyhémoglobine. Ces bandes sont caractéristiques ; la première est étroite et nette. Ses limites correspondent aux longueurs d'ondes 0 μ, 590 du côté du rouge, et 0 μ, 570 du côté du jaune. La seconde bande est plus large que la précédente et ses bords sont plus flous ; elle s'étend depuis la longueur d'onde 0 μ, 550 jusqu'à la longueur d'onde 0 μ, 530, en allant du jaune vers le vert. Entre ces deux bandes, on voit un espace jaune verdâtre qui s'étend de 0 μ, 570 à 0 μ, 550.

En plus de ces deux bandes d'absorption si caractéristiques, on en a signalé deux autres, l'une dans le bleu, l'autre dans le violet ; mais elles ne sont visibles qu'à l'aide de dispositifs particuliers, en rendant fluorescent l'oculaire de la lunette avec du verre d'urane et en se servant d'un arc électrique riche en radiations violettes.

2° Hémoglobine réduite. — Quoique les deux bandes qui se forment dans la région jaune du spectre soient presque suffisantes à caractériser l'oxyhémoglobine, on doit toujours chercher à obtenir la bande de Stockes qui confirme la nature du sang examiné. Si l'on ajoute à la solution d'oxyhémoglobine un réducteur, tel que du sulfate ferreux, du sulfhydrate d'ammoniaque, de l'hydrosulfite de soude, etc., on constate que les deux bandes de l'oxyhémoglobine disparaissent et que le liquide, qui est devenu plus foncé par l'action du réducteur, ne donne plus qu'une seule bande d'absorption dont la partie médiane occupe la plage lumineuse intermédiaire signalée entre les deux bandes primitives : le réducteur a transformé l'oxyhémoglobine en hémoglobine réduite et la bande ainsi obtenue s'appelle la bande de réduction ou bande de Stockes. L'apparition de cette bande, dans les conditions qui viennent d'être décrites, est tout à fait caractéristique de l'oxyhémoglobine. La bande unique de réduction peut aussi être obtenue avec des gaz inertes, hydrogène, azote, acide carbonique, que l'on fait circuler dans la solution d'oxyhémoglobine, ou par l'action de la putréfaction, ou enfin par l'action du vide.

3° Carboxyhémoglobine. — Il y a cependant un spectre qui peut être confondu avec celui de l'oxyhémoglobine, à cause de sa grande ressemblance, c'est celui de la *carboxyhémoglobine*, résultant de l'action de l'oxyde de carbone sur l'oxyhémoglobine ; les deux bandes sont à peu près identiques, respectivement, à celles de l'oxyhémoglobine : cependant elles sont un peu moins larges et moins accusées. Mais ce qui différencie absolument ces deux hémoglobines, c'est que, malgré l'addition d'un réducteur, il y a persistance ici des deux bandes primitives ; la bande de Stockes n'apparaît pas.

L'hémoglobine donne naissance à des dérivés qui possèdent des bandes d'absorption utiles à connaître.

4° Méthémoglobine. — Dans le cas d'empoisonnement par le chlorate de potasse, ou par l'action d'oxydants énergiques, tels que le permanganate de potasse, le nitrite d'amyle, l'hémoglobine se transforme en *méthémoglobine*. Si l'on examine la méthémoglobine en solution acide, on constate au spectroscope l'existence de quatre bandes noires ; deux bandes, placées dans la partie jaune, ressemblent à celles de l'oxyhémoglobine ; la troisième, très foncée, s'observe dans la région rouge du spectre ; enfin, la quatrième bande, plus large que les précédentes, se trouve dans la région verte du spectre en avant de la raie F. En même temps, toute la région à partir du vert jusqu'au violet a disparu. En solution alcaline le spectre d'absorption de la méthémoglobine n'est plus le même ; il n'y a plus que trois bandes : la bande noire, qui tout à l'heure était en plein rouge s'est rapprochée du jaune ; la deuxième bande est plus large que celle correspondant à la solution acide ; enfin, la partie du spectre disparue est moins étendue, elle ne commence que vers le bleu.

5° Hématine. — Un autre dérivé de l'hémoglobine, important à connaître au point de vue spectroscopique, c'est l'*hématine* ; on l'obtient par le procédé de Cazeneuve, en coagulant par la chaleur du sang additionné de son poids de sulfate de soude ; le magma est épuisé par de l'alcool à 93°

chargé d'acide oxalique qui dissout l'hématine. Le spectre
d'absorption de l'hématine est différent, suivant que cette substance est acide ou alcaline : la planche ci-contre montre nettement les caractères spectroscopiques différentiels. Le spectre
d'absorption de l'hématine acide se rapproche de celui de la
méthémoglobine acide, mais il s'en distingue par ce fait que la
quatrième bande située dans le vert est plus nette : en outre,
la bande la plus voisine de la raie D est beaucoup plus pâle
que la bande homologue de la méthémoglobine. Le spectre de
l'hématine alcaline, qu'on pourrait de prime abord confondre
avec celui de l'hémoglobine réduite, s'en différencie facilement,
car la bande très large unique est beaucoup plus rapprochée
du rouge que la bande de Stockes dans l'hémoglobine réduite.

§ 4. — Spectroscopes cliniques

En clinique, l'examen spectroscopique du sang peut rendre
les plus grands services : l'usage du spectroscope ordinaire de
Kirchoff et Bunsen serait peu pratique ; aussi emploie-t-on de
préférence de petits *spectroscopes à vision directe :* ils sont formés de deux ou trois prismes à arêtes opposées et choisis tels
que les déviations qu'ils impriment à un faisceau lumineux
se détruisent, sans annuler la dispersion : c'est le *spectroscope
d'Amici.* On donne à ces appareils, qui ont l'inconvénient de
ne pas porter de micromètre, des dimensions très réduites qui
permettent de les mettre dans la poche : d'où leur nom de
spectroscopes de poche.

§ 5. — Durée de réduction de l'oxyhémoglobine

Avec les spectroscopes cliniques, il est possible, comme
l'a démontré Hénocque, de faire un certain nombre de
recherches pouvant aider au diagnostic de certaines affections. Lorsqu'on examine avec un de ces petits spectroscopes la
région sous unguéale du pouce, la paume de la main, la face
interne de la lèvre ou de la paupière inférieure, on aperçoit au
moins la première, sinon les deux bandes d'absorption de

l'oxyhémoglobine. Si on applique autour de la première phalange du pouce par exemple, une forte ligature avec un lien de caoutchouc, on empêche le retour du sang veineux et par suite l'arrivée d'une nouvelle quantité de sang artériel. L'activité des échanges gazeux dans les tissus de l'extrémité du doigt sera mesurée par le temps nécessaire pour la transformation de l'oxyhémoglobine en hémoglobine réduite. Or, la durée de cette transformation peut être appréciée par le spectroscope ; à partir du moment où la ligature a été faite, l'examen spectroscopique de la région sous-unguéale montre que la première bande disparaît peu à peu et, en même temps, on constate l'apparition de la raie obscure D : c'est ce qui constitue le *virage* (HÉNOCQUE).

Le temps qui sépare le moment de la ligature de celui du virage mesure la *durée de réduction* de l'oxyhémoglobine ; elle est en moyenne de 60 à 70 secondes, mais elle varie sous l'influence de causes diverses, soit physiologiques, soit pathologiques.

§ 6. — ACTIVITÉ DE RÉDUCTION

La connaissance de cette durée de réduction serait insuffisante à elle seule, pour renseigner sur l'activité des échanges gazeux dans les tissus ; deux personnes dont le sang est inégalement riche en hémoglobine peuvent présenter la même durée de réduction, si la rapidité des échanges varie de l'une à l'autre comme la quantité d'hémoglobine. Pour tirer un renseignement utile de la durée de réduction, il faut la rapporter à la quantité d'hémoglobine contenue dans 100 parties de sang. Supposons connue cette quantité q ; si r est la durée de réduction, le rapport

$$\frac{q}{r} = a$$

s'appelle l'*activité de réduction* : c'est donc la quantité d'oxyhémoglobine qui est réduite dans l'unité de temps, une seconde. Cette activité a varie suivant le moment de la journée

où l'on fait l'examen : le matin elle est minima ; elle est à
son maximum après les repas, puis elle diminue deux heures
après. — Dans la chloro-anémie, le cancer, l'activité a est
diminuée ; elle est augmentée au contraire dans certaines manifestations congestives de l'arthritisme. Les ferrugineux l'augmentent ; les médicaments hyposthénisants la diminuent ;
l'iodure de potassium la régularise.

Enfin, lorsque l'on a $a = o$, il est à peu près certain que la
mort est réelle, puisque les échanges gazeux sont alors abolis ;
si la mort est seulement apparente, la valeur de l'activité
n'est pas absolument nulle.

§ 7. — DOSAGE CLINIQUE DE L'OXYHÉMOGLOBINE DANS LES TISSUS

HÉNOCQUE a pu arriver à doser la proportion d'oxyhémoglobine
contenue dans 100 parties de sang ; pour cela, le spectroscope
à vision directe est muni d'un disque qui porte des verres
jaunes d'épaisseur croissante et qui a été appelé par son auteur
l'analyseur chromatique.

1° Analyseur chromatique. — Le principe sur lequel
repose le procédé d'HÉNOCQUE est le suivant : lorsque le
spectroscope est dirigé sur la paume de la main par exemple,
la première bande d'absorption de l'oxyhémoglobine est
d'autant plus sombre que l'absorption des radiations provenant des nues et qui ont subi la réflexion diffuse sur la main a
été plus complète, c'est-à-dire que le sang contient plus d'oxyhémoglobine. Si donc l'on arrive à mesurer l'absorption correspondant à la première bande, on pourra doser la quantité
d'hémoglobine du sang qui circule dans la région examinée.
A l'aide de l'analyseur chromatique (fig. 216), on interpose des
verres de plus en plus épais devant la fente du spectroscope et
il arrive un moment où la première bande d'absorption cesse
d'être perçue ; les différents verres ont été gradués en opérant sur des sujets dont le dosage précis de leur hémoglobine
par d'autres méthodes avait été fait ; en sorte qu'il suffit de lire

le chiffre gravé sur le disque analyseur, près du verre qui a fait disparaître la bande d'absorption, pour connaître la proportion d'oxyhémoglobine contenue dans le sang. Le procédé

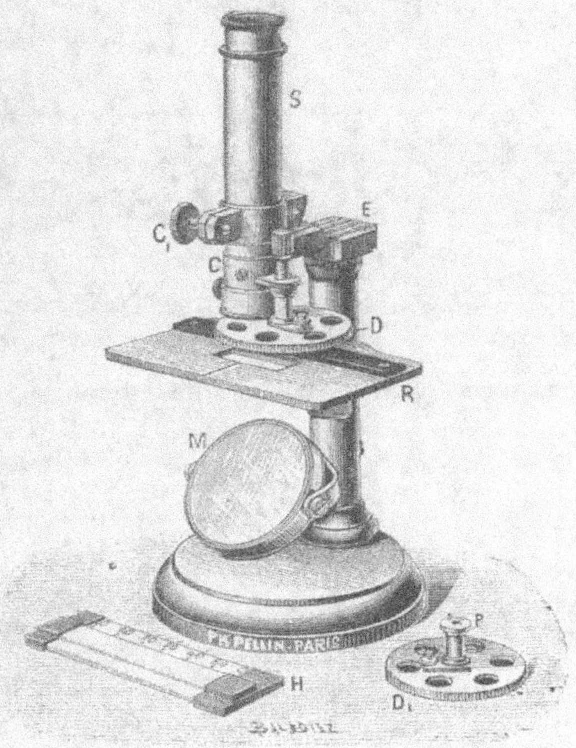

Fig. 216.

Analyseur chromatique.

est, comme on le voit, très ingénieux : l'approximation peut atteindre, d'après l'auteur, 1 p. 100.

2° **Hématospectroscope d'Hénocque**. — L'analyse spectrale du sang peut être utilisée pour le dosage exact de la proportion de l'oxyhémoglobine du sang sorti des vaisseaux. Les appareils nécessités pour la technique de ce dosage sont :

une cuve prismatique et un spectroscope muni d'un micromètre.

a . *Cuve prismatique.* — La cuve est formée par deux
lames de verre superposées formant un angle très petit. Ces

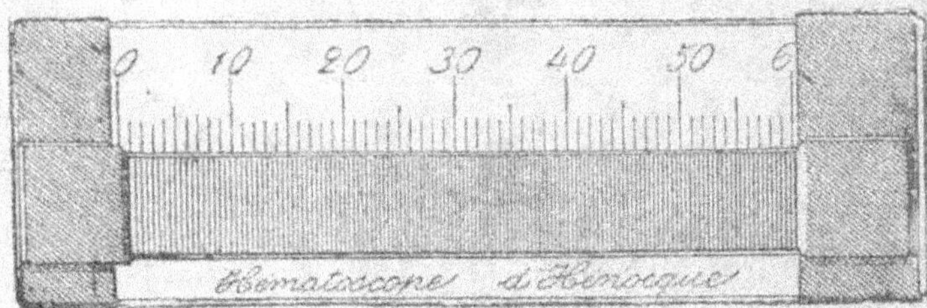

Fig. 217.
Cuve prismatique.

deux lames se touchent à une de leurs extrémités, au point
zéro, et s'écartent l'une de l'autre d'une distance égale à
300 millièmes de millimètre, à leur seconde extrémité. On a
ainsi un espace prismatique capillaire dans lequel le sang à
analyser est introduit. Pour cela, on laisse tomber quelques

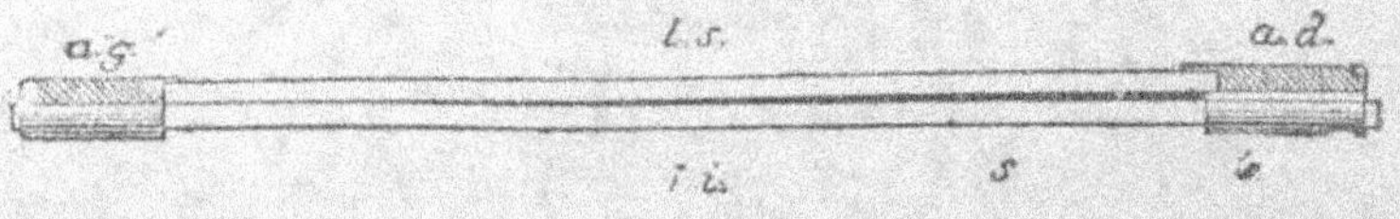

Fig. 218.
Coupe de la cuve prismatique.

gouttes de sang dans la rainure inférieure, en inclinant les
plaques, de manière à ce que le sang pénètre par l'action de la
pesanteur et par capillarité ; la capacité de cet espace est de
90 millimètres cubes ; il faut environ six gouttes de sang pour
le remplir.

b. *Description du spectroscope.* — Le spectroscope (fig. 219) est
un petit spectroscope à vision directe qui peut se déplacer latéralement à l'aide d'un pignon V C devant une graduation en
millimètres, dont le zéro est au milieu ; en dessous de la fente,
est une platine destinée à recevoir la cuve prismatique et qui

porte un trait de repère en face duquel on devra placer la
division 20 de la cuve. Enfin, un micromètre est placé sur le

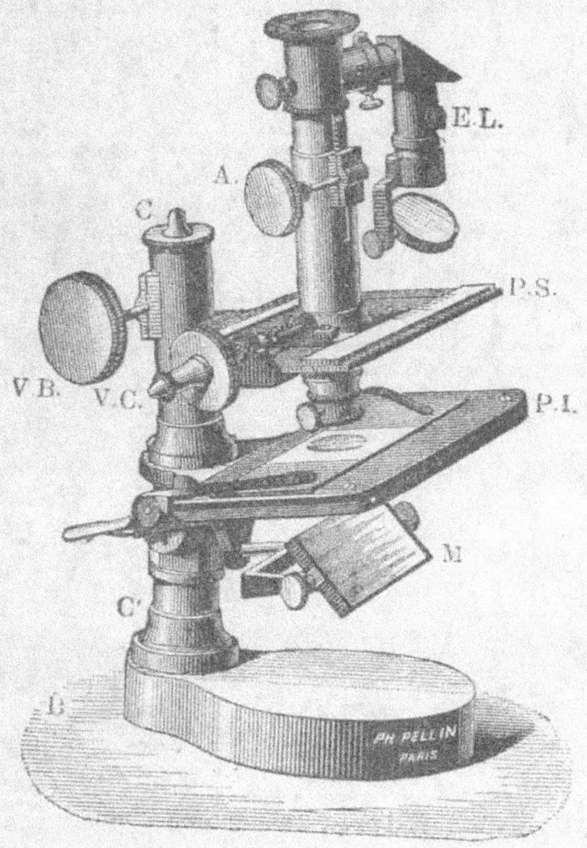

Fig. 219.
Hématospectroscope d'Hénocque.

côté de l'appareil et ses divisions sont éclairées au moyen d'un
miroir fixé en dessous du tube E L.

c. *Principe de la méthode.* — Lorsqu'on déplace la fente du
spectroscope devant la cuve renfermant le sang à partir du
zéro, on constate que pour une certaine épaisseur de sang les
deux bandes sont également obscures ; un sang renfermant

14 p. 100 d'oxyhémoglobine, examiné sous une épaisseur de 70 millièmes de millimètre à une distance de 1 millimètre environ, présente les deux bandes caractéristiques avec une teinte noire presque également obscure ; elles ont, dans ces conditions, une largeur égale, *si on mesure cette largeur en longueurs d'onde* ; cette largeur est de 0 μ, 002 pour chacune d'elles. L'étendue de ces bandes vues dans l'appareil ne paraît pas égale, car les espaces occupés par une même quantité de longueur d'onde vont en augmentant, du rouge au violet. Cela posé, il est aisé de comprendre que le *phénomène des deux bandes égales* se produira sous des épaisseurs différentes, suivant que le sang sera plus ou moins riche en oxyhémoglobine.

d. *Technique spectroscopique.* — Le micromètre doit être réglé de manière à ce que la division 10 coïncide avec la raie

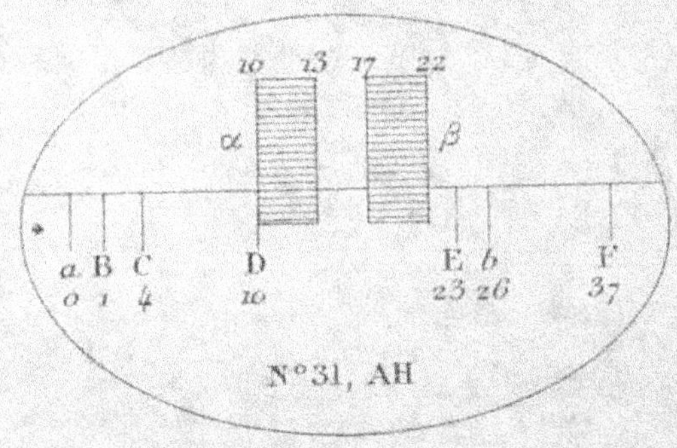

Fig. 220.

Aspect des bandes d'absorption au moment de l'égalité.

obscure, telle qu'on la voit avant l'interposition du sang D dans le spectre fourni par la lumière diffuse du jour. La cuve est alors placée sur la platine, de manière à ce que la division 20 (70 millièmes de millimètre d'épaisseur) coïncide avec le trait de repère. On agit sur la vis V C jusqu'à ce que le trait que porte la partie inférieure du spectroscope se trouve en face de la règle graduée, au milieu marqué 0, et fixée sur la platine supérieure. On examine attentivement le spectre fourni dans ces conditions, et on fait déplacer le spectroscope latéralement, jusqu'à ce que les bords des deux bandes coïncident respectivement avec les divisions suivantes du micromètre : première bande 10 et 13; deuxième bande 17 et 22 (fig. 220). Supposons que pour obtenir ce résultat, on ait été obligé de déplacer le spectroscope vers le sommet de la cuve prismatique et que le trait de repère soit en face de la division 5 ; cela veut dire que l'épaisseur sous laquelle on a pris le sang correspond à la division 20 — 5 = 15 de la petite cuve ; il suffit alors de se reporter à la table établie par Hénocque pour connaître la proportion d'oxyhémoglobine contenue dans 100 parties de sang ; ici, on aurait 13 p. 100. Voici quelques nombres de ce tableau :

Divisions de la cuve correspondant à l'égalité en % des 2 bandes.	Proportion p. 100 d'oxyhémoglobine.
13 mm.	15
14 —	14
15 —	13
16 —	12
17 —	11,5
18 —	11
19 —	10
20 —	9,5

Ces nombres ont été obtenus en dosant très exactement la proportion d'oxyhémoglobine de différents échantillons de sang soumis à l'examen hématospectroscopique.

§ 8. — COLORIMÉTRIE

La sensation produite sur l'œil par un faisceau de lumière blanche qui a traversé une substance liquide colorée et transparente peut être utilisée à déterminer la quantité de matière contenue dans le liquide examiné. Dans certaines limites, en effet, l'absorption du faisceau incident par la substance colorée est proportionnelle à la quantité de matière colorante et à l'épaisseur traversée par les rayons incidents. Si on considère en particulier une dissolution renfermant un poids p de matière colorante pour 100 parties du dissolvant, et une autre du même corps contenant un poids p' pour le même volume du dissolvant, on pourra, lorsque la sensation colorée produite par les deux dissolutions exposées au même faisceau de lumière incidente sera la même, écrire

$$\frac{p}{p'} = \frac{e'}{e},$$

e représentant l'épaisseur sous laquelle est vue la première et e' l'épaisseur de la seconde dissolution. Si le titre p' de l'une des solutions est connu, on obtiendra le titre p de l'autre, en déterminant les épaisseurs e et e' qui procurent l'égalité de coloration.

1° Colorimètre de Dubosq. — On arrive à déterminer les épaisseurs e et e' à l'aide d'appareils qui s'appellent des colorimètres. Celui de Dubosq se compose de deux cuves cylindriques en verre dont le fond est fermé par une glace transparente destinée à recevoir les solutions qu'on veut comparer ; dans ces cylindres peuvent plonger des tiges en verre plein qui limitent entre leur base inférieure et le fond de chaque cuve une épaisseur variable de liquide que les rayons, provenant des nues par réflexion sur un miroir plan placé au-dessous des cylindres,

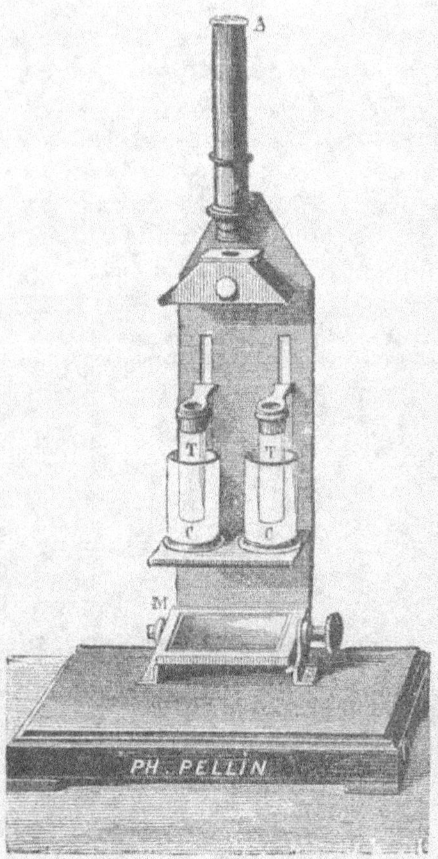

Fig. 221.

Colorimètre de Dubosq.

auront à traverser. Les rayons, à leur sortie des tiges de verre
(fig. 222), viennent tomber sur deux parallélipipèdes P P'
jouant chacun le rôle de chambre claire, puis finalement dans
l'œil de l'observateur qui reçoit ainsi,
en même temps, les radiations colorées par les deux liquides traversés.

L'épaisseur de chaque liquide traversé par les rayons est indiquée
en arrière de l'appareil qui porte
une graduation en millimètres et
des verniers au dixième.

La solution de titre connu est placée dans l'un des cylindres, et celle
dont on cherche le titre dans l'autre
cylindre ; on fait varier la position
des pistons de verre, jusqu'à ce l'œil
juge qu'il y a égalité de coloration
des deux côtés. Si e est l'épaisseur
traversée par les rayons du côté de
la solution de titre x p. 100 et e'
l'épaisseur du côté de la solution de
titre connu p p. 100, on aura la
valeur de x par la proportion

$$\frac{x}{p} = \frac{e'}{e},$$

d'où

$$x = p \frac{e'}{e}.$$

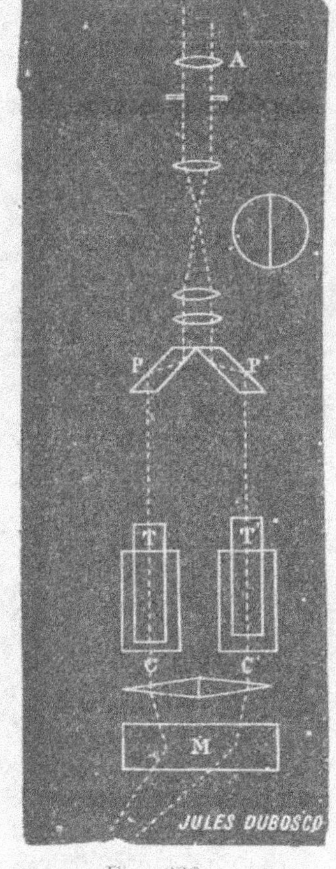

Fig. 222.

Marche des rayons lumineux
dans le colorimètre.

Parmi les nombreuses applications des colorimètres, nous citerons la détermination de la richesse
d'un sang en hémoglobine et par
suite de sa capacité respiratoire ; il suffit de posséder une solution étalon d'hémoglobine pure.

2° Colorimètre de Jolyet. — Au lieu de placer dans l'un

des cylindres du colorimètre une solution titrée d'homoglobine, JOLYET a proposé d'employer un verre rouge ayant
la même coloration et la même teinte qu'une solution déterminée d'hémoglobine. Son colorimètre se compose d'une
cuve cylindrique en verre divisée en deux compartiments par
une cloison verticale en verre dépoli. Le fond de l'un des compartiments est constitué par un demi-cercle de verre rouge
correspondant à un litre déterminé d'avance d'hémoglobine.
Le fond de l'autre compartiment est un demi-cercle de verre
incolore ; sur la paroi latérale de ce compartiment est un orifice que l'on peut faire communiquer avec une seringue en
verre, à l'aide d'un petit tube en caoutchouc, et dans laquelle on
place le sang dont on veut déterminer la richesse en hémoglobine : le piston de cette seringue est manœuvré jusqu'à ce que
l'œil, placé à plusieurs décimètres au-dessus de la cuve colori-
métrique, trouve que l'égalité de coloration existe des deux
côtés. L'avantage de ce colorimètre est d'exiger une très petite
quantité de sang, ce qui en fait un instrument clinique.

§ 9. — DIAPHANOSCOPIE

On donne le nom de diaphanoscopie à l'ensemble des
méthodes basées sur la translucidité de certaines parties
d'un corps par rapport à d'autres parties qui sont opaques.

1° Hématoscope d'Hénocque. — Cet appareil n'est autre
que la cuve prismatique (fig. 217) que nous avons déjà décrite
à propos de l'hématospectroscope du même auteur ; on peut,
au moyen de dosages préalables, déterminer la quantité d'hémoglobine contenue dans un sang donné.

L'hématoscope, renfermant du sang entre les deux lames,
est déposé sur une plaque d'émail blanc qui porte une graduation en traits noirs 15, 14, 13... 4. Ces traits et ces chiffres
peuvent être vus, par translucidité, à travers les couches
les moins épaisses de sang ; mais, à partir d'une certaine distance du sommet du prisme liquide, les couches de sang
interposées entre la plaque d'émail et l'œil deviennent opaques

et empêchent la vision nette des traits et des chiffres; le nombre le plus élevé, placé en face de l'épaisseur à partir de laquelle la translucidité cesse d'exister, représente la proportion d'hoxyhémoglobine contenue dans 100 parties de sang.

2° Diaphanoscopie sur animaux vivants. — Lorsqu'on introduit dans la cavité naturelle d'un animal, d'une grenouille par exemple, une lampe électrique, on peut distinguer, dans l'obscurité, l'ombre des parties les plus épaisses sur les parties translucides voisines : on distingue ainsi le cœur, le foie, etc.

Sur l'homme la méthode n'est applicable que sur un petit nombre d'organes.

3° Diaphanoscope de Vohsen. — C'est une lampe à incandescence entourée d'un manchon d'eau froide destinée à empêcher la température de s'élever ; si on introduit cette lampe dans la bouche d'un malade ayant un abcès dans un des sinus maxillaires, l'ombre de l'amas purulent se projettera, dans l'obscurité, sur les parties translucides de la face teintées en rose par le sang qui y circule. Il y a donc là un moyen commode de faire le diagnostic de tumeurs ou d'abcès des sinus.

4° Diaphanoscope d'Urbantschich. — Cet appareil est destiné à rendre facile le diagnostic d'un amas de pus dans les cellules mastoïdiennes ou celui de la formation de tissu compact dans ces mêmes cellules : il se compose d'une lampe à incandescence placée dans une enveloppe opaque ouverte en face de la partie arrondie de la lampe ; cette enveloppe, qui est habituellement en ébonite, a par conséquent la forme d'un fourneau de pipe. Si on applique ce diaphanoscope sur l'apophyse mastoïde, en même temps qu'on pratique l'exploration du conduit auditif externe, celui-ci paraîtra éclairé, à cause de la translucidité des tissus placés entre la lampe et le conduit. Mais s'il y a un amas de pus dans ces tissus, et en particulier dans les cellules mastoïdiennes, on le reconnaîtra par l'opacité de son ombre.

5° Recherche du testicule dans l'hydrocèle. — Le liquide
de l'hydrocèle qui se trouve dans la tunique vaginale communique aux bourses une translucidité qui est utilisée pour chercher la position du testicule ; il est important en effet d'éviter
de piquer le testicule pendant la ponction que nécessite le
traitement de l'hydrocèle. La palpation ne donne que des
renseignements insuffisants. Pour faire l'examen diaphanoscopique du scrotum, on indique habituellement de placer

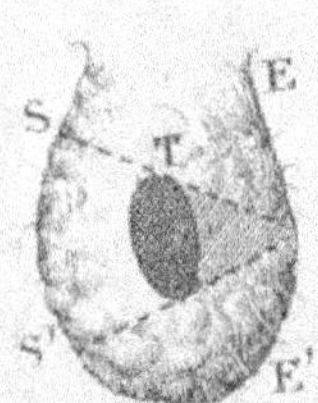

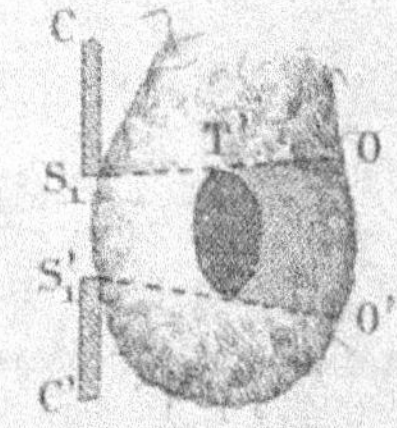

Fig. 223.

Absence d'ombre du testicule   Formation de l'ombre du
   sur la paroi scrotale.   testicule sur la paroi scrotale.

une source de lumière d'un côté du scrotum et de regarder de l'autre à travers un stéthoscope. Ainsi que l'a montré GARIEL, cette pratique est mauvaise, car le testicule peut,
dans certains cas, ne pas être distingué : c'est ce qui arrivera
par exemple, si le testicule est à une certaine distance de la
paroi scrotale contre laquelle est appliquée le stéthoscope.
Soit S S' (fig. 223) la partie éclairée par la source lumineuse,
soit T le testicule et soit EE' la paroi scrotale examinée ; la
région éclairée se comportant comme une source de lumière,
on voit que l'ombre projetée par le testicule n'est pas visible
sur EE'. Si au contraire, dans les mêmes conditions, on limite
la région éclairée en interposant un diaphragme CC' en avant
du scrotum, le testicule T' projettera toujours son ombre OO'
sur la paroi opposée.

Il y aurait donc avantage, comme l'a fait remarquer GARIEL,
à placer le stéthoscope entre la source de lumière et le
scrotum, au lieu de le placer entre le scrotum et l'œil.

CHAPITRE IX

INSTRUMENTS D'OPTIQUE

Nous étudierons dans ce chapitre d'abord les yeux artificiels employés dans les expériences d'optique physiologique, puis l'ophtalmoscope et enfin les microscopes.

§ 1. — YEUX ARTIFICIELS

On désigne sous le nom d'yeux artificiels des systèmes optiques se rapprochant plus ou moins de l'œil humain et servant à observer les différents phénomènes lumineux que l'ophtalmoscope permet de déceler sur l'œil vivant.

Ils sont, à cause de leur fixité parfaite, très commodes pour ceux qui débutent ; de plus, ils peuvent être rendus soit emmétropes, myopes ou hypermétropes, par modification de l'axe antéro-postérieur, soit encore astigmates par la superposition d'une lentille cylindrique ou sphéro-cylindrique.

1° Œil de Landolt. — L'œil artificiel qui se rapproche le plus, au point de vue optique, de l'œil humain, c'est l'*œil de Landolt* qui est en réalité l'œil réduit de DONDERS sur lequel sont basés tous les calculs d'optique physiologique. Il est formé d'une cornée en verre de 5 millimètres de rayon de courbure ; il est rempli d'eau, dont l'indice est égal à 4/3 et il est susceptible d'allongement ou de raccourcissement. Une règle graduée, qu'il porte sur le côté, sert à vérifier sa longueur. La rétine de cet œil est une plaque de verre graduée en demi-millimètres, qui permet de mesurer directement les images rétiniennes.

En appliquant extérieurement sur le verre rétinien un dessin représentant un fond d'œil, l'œil artificiel de Landolt peut servir aussi à l'ophtalmoscopie.

2° Œil de Perrin. — Dans les autres modèles d'yeux artificiels, l'équivalence optique avec le système oculaire n'est malheureusement plus réalisée : ainsi, dans l'œil de Perrin (fig. 224), le premier en date, c'est une lentille qui constitue l'organe réfringent. Cette lentille est placée dans une petite chambre dont le fond représente la rétine. La myopie, l'hypermétropie et l'emmétropie sont produites dans cet œil par trois lentilles plus ou moins puissantes.

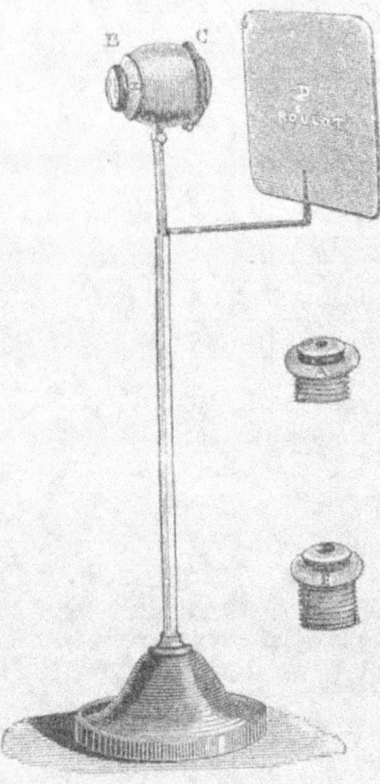

Fig. 224.
Œil de Perrin.

3° Œil de Badal. — C'est encore une lentille qui schématise l'œil, sa distance focale est égale à $17^{mm},5$; à $4^{mm},5$ en avant d'elle, se trouve une cornée fictive (fig. 225). Le fond de l'œil est représenté par une série de dessins pouvant se substituer les uns aux autres figurant les principales affections de la rétine et de la choroïde. La rétine est mobile, grâce à un pas de vis, et peut être placée à différentes positions correspondant à l'emmétropie ou aux amétropies sphériques.

En avant de cet œil se trouvent deux disques portant une série de verres convenablement choisis et à l'aide desquels on

peut faire la correction des amétropies ou encore les déterminations de ces amétropies par la kéra-
toscopie.

§ 2. — OPHTALMOSCOPE

Nous avons déjà décrit l'ophtalmoscope,
à propos du diagnostic et de la mesure du
degré des amétropies : si nous y revenons
ici, c'est pour étudier cet instrument d'optique de première importance au point de

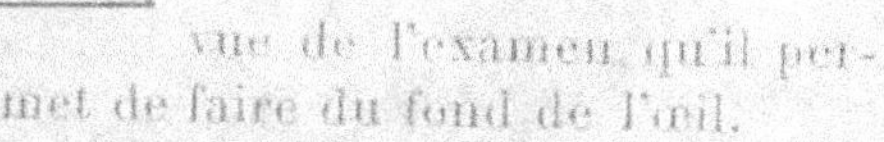

vue de l'examen qu'il permet de faire du fond de l'œil.

Cet examen peut être fait, soit en
observant l'image droite et virtuelle
du fond de l'œil, soit en observant
l'image renversée et réelle de la
rétine. Nous n'avons pas à revenir
sur le procédé d'observation à
l'image droite qui a été exposé plus
haut ; nous ne nous occuperons ici
que du procédé à *l'image renversée*
qui est le plus habituellement employé pour obtenir une vue d'ensemble de la rétine (fig. 226).

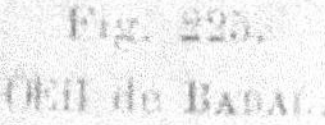

Fig. 225.

Œil de BADAL.

1° Mécanisme de la formation de l'image renversée. —
Considérons un œil myope ; supposons qu'en avant de lui se

trouve un œil observateur placé derrière l'ouverture centrale
de l'ophtalmoscope : la rétine de l'œil examiné est éclairée et
si cet œil est au repos, l'image de la rétine *ab* (fig. 227) se fera
dans le plan de son foyer conjugué, c'est-à-dire dans le plan
vertical qui passe par le remotum. Puisque l'objet lumineux,
la rétine, est située, dans le cas de l'œil myope, au delà du

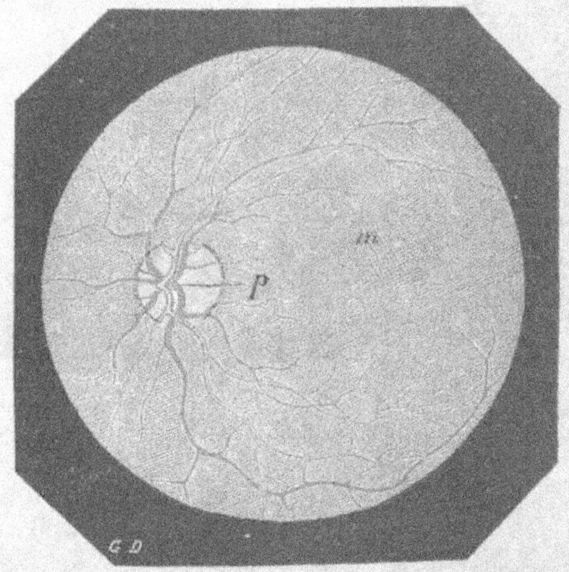

Fig. 226.

Image ophtalmoscopique du fond de l'œil. (Testut.)

foyer postérieur de cet œil, l'image *a'b'* de *a b* sera *réelle* et
renversée. Si l'œil observateur *accommode* pour la distance à
laquelle il se trouve de *a'b'*, il pourra voir cette image renversée
de la rétine (fig. 226).

Lorsque l'œil examiné est emmétrope ou hypermétrope, il
ne se forme pas, dans ces conditions, d'image réelle ; mais si
on place devant cet œil une lentille convergente suffisamment
forte, on obtient un système qui est analogue, au point de vue
optique, à l'œil myope, si bien qu'alors on aura, en avant de

l'œil, une image réelle et renversée. En effet, soit un œil emmétrope (fig. 228) devant lequel on a placé une lentille convergente L dont le foyer est en F ; soit ab, une portion éclairée de la rétine : pour construire l'image de ab, considérons un

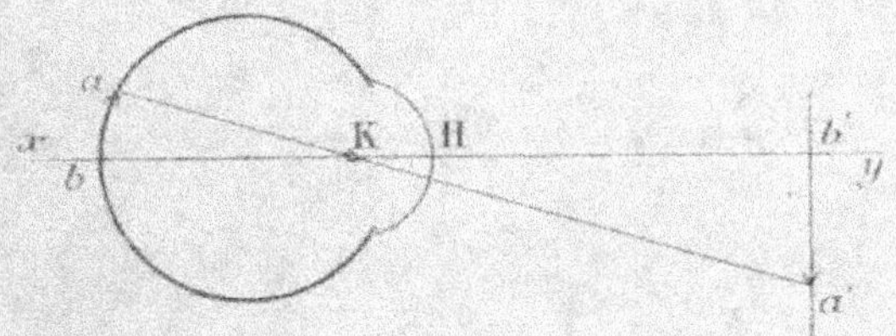

Fig. 227.
Image renversée de la rétine d'un œil myope.

rayon quelconque bI ; ce rayon sort de l'œil parallèlement à l'axe, en sorte que le réfracté de H_1 à travers la lentille va passer au foyer F de cette lentille.

Menons maintenant l'axe secondaire aK de l'œil ; les réfractés dont les incidents émanent du point a seront évidemment parallèles à l'axe aK ; or, il en est un qui passe par le centre

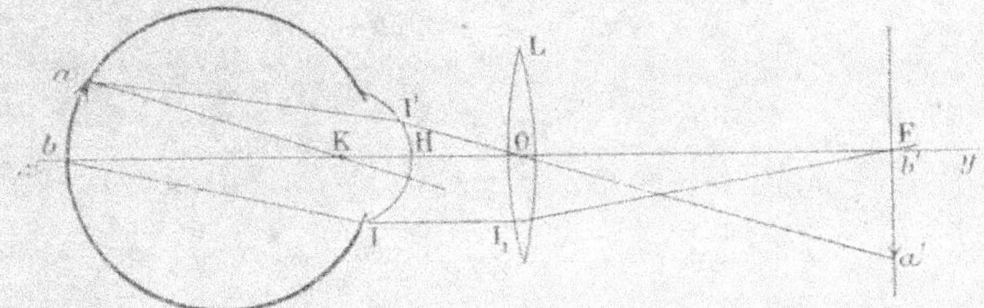

Fig. 228.
Formation de l'image renversée de la rétine.

optique O de la lentille ; c'est le réfracté du rayon incident aI'. Mais le rayon I'O, ne subissant aucune déviation, va couper le plan mené perpendiculairement à l'axe par le point F, image de b, au point a'. En sorte que a'F est l'image de ab ; cette image est renversée et réelle.

On obtiendrait de même avec un œil hypermétrope et une

33..

lentille convergente une image renversée du fond de l'œil. On peut donc toujours obtenir une image renversée de la rétine. Lorsque l'œil est myope faiblement, quoique l'image soit dans tous les cas renversée, il est bon, pour la bien percevoir, de placer une lentille convergente devant l'œil.

L'image ophtalmoscopique ainsi obtenue (fig. 226) est d'autant plus petite et d'autant plus rapprochée de la lentille que la puissance dioptrique de cette dernière est plus grande ; en effet, si la distance focale O F de la lentille diminue, le point a' se rapproche de la lentille et l'image a' F limitée toujours par les droites O a' et O F devient plus petite. Le grossissement de l'ophtalmoscope, dans le cas de l'examen à l'image renversée, varie donc en sens inverse de la puissance dioptrique de la lentille employée. Si l'on veut obtenir une image bien agrandie de la rétine, il faut se servir d'une lentille de faible puissance. On fait usage en général d'une lentille de 15 dioptries.

Pour que l'observateur puisse voir l'image aérienne renversée de la rétine, il faut qu'il soit placé au delà de a' F sur le trajet des rayons qui concourent à former cette image et à une distance telle que a' F se trouve plus loin de l'œil observateur que son punctum proximum ; il faut enfin que celui-ci accommode pour cette image aérienne située *en avant* de la lentille. C'est là une difficulté que tous les débutants éprouvent, car ils adoptent inconsciemment leur cristallin pour un point situé en arrière de la lentille ; un bon moyen pour voir vite l'image aérienne de la rétine consiste à accommoder pour la face de la lentille tournée vers l'observateur.

2° **Champ ophtalmoscopique.** — On appelle champ ophtalmoscopique l'ensemble des parties du fond de l'œil visibles simultanément par l'œil observateur (fig. 229). *Dans le procédé à l'image droite*, le champ est limité par la pupille de l'œil observé ; par conséquent, plus on s'éloigne, plus le champ est petit ; plus on se rapproche et plus il s'élargit. *Dans le procédé à l'image renversée*, la pupille de l'œil observé est agrandie par la lentille convergente et cela d'autant plus que celle-ci est plus écartée de l'œil. Le champ ophtalmoscopique s'accroît donc au fur et à mesure que la lentille s'éloigne de l'œil.

Il faut remarquer qu'il n'y a dans le champ ophtalmoscopique qu'une faible partie qui soit bien éclairée : avec un miroir ophtalmoscopique concave de 20 centimètres de distance focale (c'est le plus habituellement employé), on voit une image assez nette de la flamme servant de source lumineuse ; ce n'est que

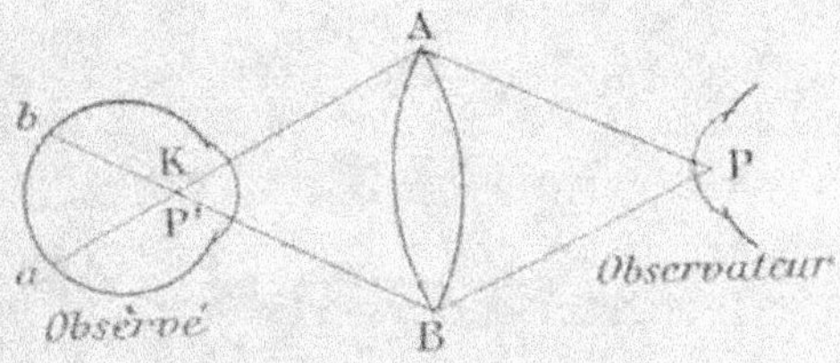

Fig. 229.

Champ ophtalmoscopique (d'après TSCHERNING).

la partie du champ qui correspond à cette image qui est éclairée, le reste se trouve dans l'obscurité. Si on utilise un miroir plan, la surface éclairée augmente, mais alors l'éclairement diminue.

§ 3. — MICROSCOPES

Pour examiner des objets de petites dimensions, l'œil a souvent besoin d'augmenter la grandeur de l'image rétinienne formée par ces objets, car celle qu'ils fournissent, même lorsqu'ils sont placés au point le plus favorable pour la netteté de la vision, au punctum proximum, est trop petite pour qu'ils soient vus distinctement et dans tous leurs détails. Les appareils qui permettent de substituer à l'image rétinienne directe de l'objet une image rétinienne plus grande sont des microscopes : ceux-ci se divisent en deux classes : ceux qui fournissent une image droite sont appelés *loupes*, ceux qui fournissent une image renversée, *microscopes proprement dits*.

1° Pouvoir amplifiant. — Lorsqu'un objet est vu à l'œil nu, le degré de visibilité de cet objet est proportionnel à l'angle sous lequel cet objet est vu et à l'acuité visuelle de l'œil. Si on désigne la grandeur de l'objet, supposé perpendiculaire à l'axe, par O et sa distance au point nodal ou centre optique de l'œil par d, on peut écrire.

$$v = V\,\frac{O}{d}$$

V étant l'acuité visuelle.

Supposons maintenant que l'œil regarde le même objet en s'aidant d'un microscope; le degré de visibilité, dans ces nouvelles conditions, sera, en désignant par I la grandeur de l'image optique fournie par l'appareil grossissant, et par D la distance à laquelle cette image est placée le l'œil,

$$v' = V\,\frac{I}{D}$$

Si l'on fait le rapport des deux degrés successifs de visibilité de l'objet, on a

$$\frac{v'}{v} = \frac{\dfrac{I}{D}}{\dfrac{O}{d}} = \frac{I}{O} \times \frac{d}{D}.$$

Le rapport $\dfrac{v'}{v}$, dans le cas où c'est le même œil qui observe, n'est autre que le *pouvoir amplifiant* de l'appareil grossissant (MONOYER); le rapport $\dfrac{I}{O}$ est ce qu'on appelle en physique générale le *grossissement* de l'appareil d'optique ou encore le *grandissement*. Posons $\dfrac{I}{O} = g$ et alors le pouvoir amplifiant devient

$$G = g \times \frac{d}{D}.$$

Par suite, la nouvelle définition du pouvoir amplifiant d'un microscope peut s'énoncer : le produit du grandissement par le rapport des distances de l'œil à l'objet vu directement, et à son image. La distance D est la distance pour laquelle l'œil accommode lorsqu'il est armé de l'instrument.

On appelle *puissance* d'un instrument grossissant le diamètre apparent que l'instrument donne à l'unité de longueur de l'objet considéré. Le diamètre apparent de l'objet, vu à travers un appareil grossissant, est le rapport de l'image à la distance D à laquelle cette image se trouve de l'œil. On a donc

$$P = \frac{\frac{1}{D}}{O} = \frac{1}{O} \times \frac{1}{D}$$

ou, en remplaçant $\frac{1}{D}$ par g,

$$P = \frac{g}{D}$$

Lorsqu'on veut voir *à l'œil nu* un objet dans les meilleures conditions de visibilité, il faut placer cet objet le plus près possible, c'est-à-dire au punctum proximum de l'œil : la formule du pouvoir amplifiant devient alors, en désignant par distance du punctum proximum à l'œil

$$G = g \cdot \frac{\pi}{D}$$

2° Bénéfice retiré par un œil de l'usage des microscopes. — Demandons-nous maintenant quelle doit être la valeur de la distance D à laquelle se forme l'image fournie par l'appareil grossissant pour que le bénéfice qu'un œil retire de l'usage du microscope soit le plus grand possible. Trois cas peuvent se présenter.

1° Le centre optique de l'œil est en arrière du foyer postérieur de l'appareil ; 2° le centre optique coïncide avec le foyer ; 3° le centre optique est en avant du foyer.

Dans le premier cas, (fig. 230) l'image rétinienne $a'b'$ fournie par l'image A'B' diminue à mesure que D diminue : il y a donc avantage à ce que l'image A'B'' se forme le plus loin possible de l'œil, c'est-à-dire au punctum remotum.

Dans le deuxième cas, (fig. 231) la grandeur de l'image rétinienne ab reste constante, quelle que soit la position de l'image A'B', A'B''... c'est-à-dire quelle que soit la valeur de D.

Enfin, dans le 3e cas, (fig. 232) l'image rétinienne est d'au-

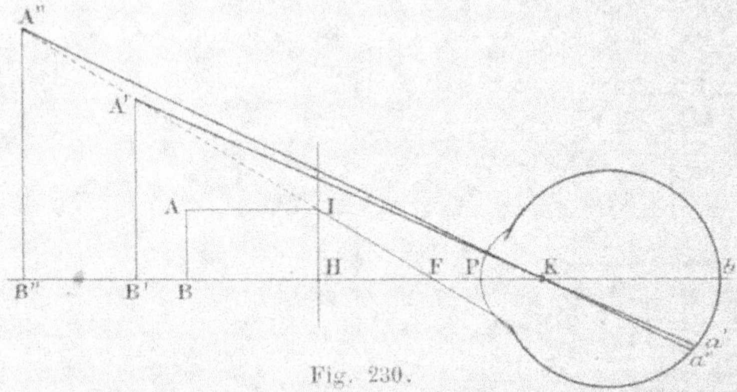

Fig. 230.

Cas où le point nodal de l'œil est en arrière du foyer
du système grossissant.

tant plus grande que D est plus petit : il y a donc avantage dans
ce cas à faire former l'image I au punctum proximum de l'œil.

3° Calcul du pouvoir amplifiant. — Cherchons quelle est

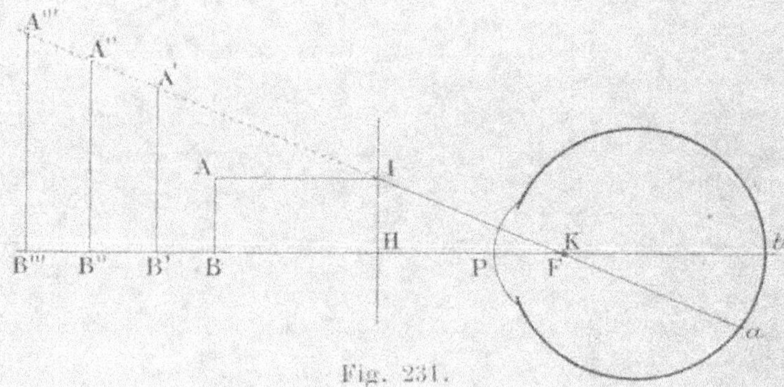

Fig. 231.

Cas où le point nodal de l'œil coïncide avec le foyer du système
grossissant.

la valeur du pouvoir amplifiant dans les trois cas considérés.
Nous allons faire ce calcul pour la loupe : supposons d'abord
que le centre optique soit en arrière et à une distance a du

foyer F de l'appareil que l'on peut considérer réduit à ses deux
plans principaux H et H' (fig. 233).

Soit l'objet A B = O, son image s'obtient par les procédés con-

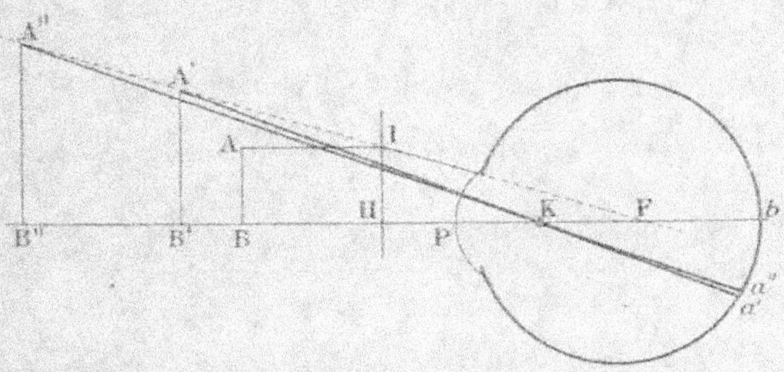

Fig. 232.

Cas où le point nodal de l'œil est en avant du foyer du système
grossissant.

nus, en prenant deux rayons incidents provenant du point A,
l'un $A h_1$ parallèle à l'axe, l'autre $A h'_1$ passant par le deuxième

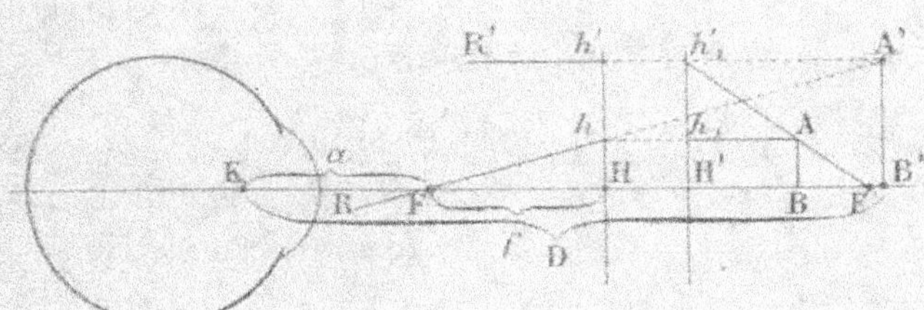

Fig. 233.

Calcul du pouvoir amplifiant d'une loupe épaisse.

foyer F' du système optique ; les triangles semblables F A' B
et F h H donnent

$$\frac{A'B}{hH \text{ ou } AB} = \frac{D - a}{f}$$

ou

$$\frac{I}{O} = \frac{D - a}{f}$$

Mais $\dfrac{1}{\text{O}}$, c'est le grandissement g de l'appareil ; on a donc (voy. p. 525.)

$$G = \frac{D - a}{f} \times \frac{d}{D} = \frac{d}{f}\left(1 - \frac{a}{D}\right).$$

En remplaçant d par π, on a

$$G = \frac{\pi}{f}\left(1 - \frac{a}{D}\right) \qquad (1)$$

Dans le cas où le centre optique de l'œil est en avant du foyer F, on obtient de la même façon

$$G = \frac{\pi}{f}\left(1 + \frac{a}{D}\right) \qquad (2)$$

Enfin, si le centre optique coïncide avec le foyer F, le pouvoir amplifiant devient

$$G = \frac{\pi}{f} \qquad (3)$$

puisque dans ce cas, $a = 0$.

4° Pouvoir amplifiant dans les amétropies. — En général, les instruments grossissants sont construits de telle manière que le centre optique se trouve en arrière du foyer ; lorsque l'œil regarde dans l'instrument, c'est donc la formule (1), en remplaçant D par la distance r du punctum remotum, qu'il faut alors considérer.

$$G = \frac{\pi}{f}\left(1 - \frac{a}{r}\right).$$

Le pouvoir amplifiant est d'autant plus grand que la distance r du punctum remotum est plus considérable. Il en résulte que c'est le myope qui a le moins de bénéfice à retirer de l'usage d'un instrument grossissant, puisque r a sa plus petite valeur dans cet œil.

Pour l'emmétrope, $r = \infty$, et alors

$$G = \frac{\pi}{f}.$$

Pour l'hypermétrope, r est négatif et la valeur du pouvoir amplifiant devient

$$G = \frac{\pi}{f}\left(1 + \frac{a}{r}\right).$$

C'est donc cet œil-là qui a le plus d'avantages à se servir de l'appareil.

Tous les cas examinés, myopie, emmétropie et hypermétropie, rentrent dans la formule générale

$$G = \frac{\pi}{f}\left(1 \mp \frac{a}{r}\right) = \frac{1}{f}\pi\left(1 \mp \frac{a}{r}\right)$$

L'inverse $\frac{1}{5}$ de la distance focale du système n'étant autre que la puissance dioptrique de ce système, on voit que dans un cas donné, le pouvoir amplifiant est proportionnel à la puissance dioptrique de l'appareil.

5° Loupe. — Il y a distinguer, au point de vue de la position occupée par le centre optique de l'œil par rapport au foyer de la loupe, les loupes à longue distance focale et les loupes à petite distance focale. Dans le premier cas, le centre optique est placé en avant du foyer et nous avons vu que l'image rétinienne est maxima lorsque $D = \pi$. En portant cette valeur de D dans la formule (2), il vient

$$G = \frac{\pi}{f}\left(1 + \frac{a}{\pi}\right) = \frac{1}{f}(\pi + a).$$

Cette expression montre que le pouvoir amplifiant d'une loupe à long foyer est d'autant plus grand que le punctum proximum de l'œil est plus éloigné ; c'est-à-dire que *l'œil est plus presbyte*.

Dans le cas des loupes à petite distance focale, le centre optique de l'œil est placé en arrière du foyer et nous savons qu'alors l'œil a intérêt à ce que D soit égal à la distance r du punctum remotum. La formule (1) donne la valeur du pouvoir amplifiant

$$G = \frac{\pi}{f}\left(1 - \frac{a}{r}\right).$$

6° Microscope composé. — Comme l'a fait remarquer Gariel, la distance du foyer à la face externe de l'oculaire est, dans la grande majorité des microscopes, inférieure à 12 millimètres : par conséquent le centre, optique de l'œil est forcément placé en arrière du foyer ; en sorte que nous retombons sur la formule générale précédente

$$G = \frac{1}{f}\,\pi\left(1 \mp \frac{a}{r}\right)$$

le signe — se rapportant à l'œil myope et le signe + à l'œil hypermétrope ; quant à l'œil emmétrope, nous savons que l'on a

$$G = \frac{1}{f}\pi.$$

La valeur de la puissance dioptrique $\frac{1}{f}$ du système centré formé par un microscope composé est proportionnelle : 1° à la distance comprise entre l'objectif et l'oculaire, 2° à la puissance dioptrique de l'objectif et 3° à celle de l'oculaire. Par conséquent, le pouvoir amplifiant d'un microscope augmente avec le tirage et aussi avec le numéro de l'objectif et avec celui de l'oculaire.

CHAPITRE X

APPLICATION DE L'OPTIQUE A LA THÉRAPEUTIQUE

Nous allons examiner maintenant les applications de l'optique à la thérapeutique ; ce chapitre comprendra l'étude de l'utilisation des radiations comme moyen thérapeutique et celle de la correction des différentes anomalies de la vision.

§ 1. — UTILISATION DES RADIATIONS COMME MOYEN BACTÉRICIDE

On sait, grâce aux travaux de DUCLAUX, d'ARLOING, de ROUX, de BUCHNER, etc., que la lumière possède un pouvoir bactéricide énergique. Des expériences récentes faites par NIELS FINSEN, sur le *bacillus prodigiosus*, le bacille d'EBERTH, la bactéridie charbonneuse, ont montré que la lumière solaire concentrée au moyen de lentilles, *mais débarrassée de ses radiations calorifiques*, par un dispositif convenable, tue les microbes avec une rapidité quinze fois plus grande que la lumière directe ; les radiations provenant d'une lampe à arc, concentrées et débarrassées des rayons calorifiques, sont encore bien plus intenses.

1° Appareil de Niels Finsen. — Il est utile, lorsqu'on concentre les rayons solaires ou les rayons émis par une lampe à arc, d'absorber les radiations calorifiques, qui amèneraient la désorganisation des tissus. L'appareil de NIELS FINSEN (fig. 234), se compose de deux cylindres s'emboîtant et contenant chacun deux lentilles plan-convexes ; les verres 1 et 2, tournés vers le foyer lumineux, sont destinés à rendre parallèles les rayons divergents provenant de l'arc électrique. Entre les lentilles 3 et 4 dont l'effet est de faire converger les rayons, se trouve une couche d'eau distillée (10 litres). A l'extrémité de l'appareil est appliqué un cylindre aplati, fermé par des glaces et rempli d'une solution ammoniacale de sulfate de cuivre : cette solution se troublant rapidement peut être ainsi facilement renouvelée.

Comme l'action bactéricide de la lumière est empêchée par le sang des tissus ainsi que cela ressort d'expériences faites par FINSEN, il est utile de chasser, autant que possible, le sang des régions destinées à subir l'action des radiations ; dans ce but on peut utiliser des appareils compresseurs composés d'une plaque de verre légèrement bombée et enchâssée dans un anneau

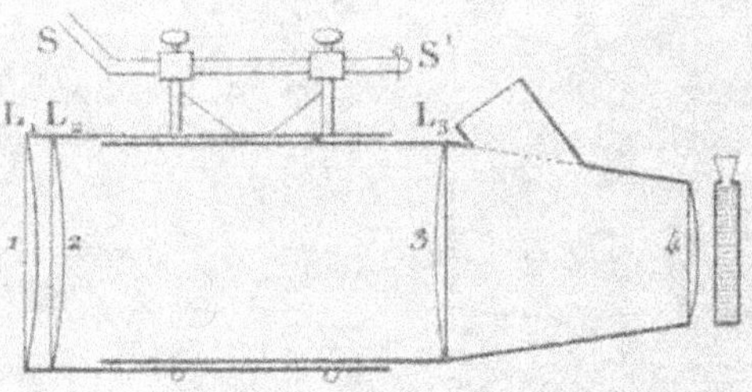

Fig. 234.
Appareil de NIELS FINSEN.

métallique muni de quatre rubans élastiques passés autour de la tête du malade comme le montre la figure 235. Il en résulte une pression uniforme et continue exercée en un point donné.

2° Manière d'utiliser les radiations. — Pour appliquer le traitement, on expose quotidiennement à l'action des rayons lumineux une même région de 1 à 2 centimètres carrés pendant deux heures et cela pendant une à deux semaines. On traite de la même façon un autre segment cutané de même étendue et l'on continue ainsi jusqu'à ce que toute la partie atteinte ait subi l'action des rayons. Ceux-ci doivent toujours tomber perpendiculairement au verre compresseur.

L'action des rayons concentrés provoque toujours une rubéfaction, un érythème qui est plus ou moins accusé suivant l'intensité de la lumière et suivant la susceptibilité des malades.

Parfois aussi, on observe la formation de vésicules remplies de liquide avec desquamation consécutive. Le résultat thérapeutique est le suivant : lorsqu'un placard lupique a subi pendant un temps suffisamment long l'action des rayons concentrés, ses bords, autrefois surélevés, s'aplanissent, la rougeur diminue

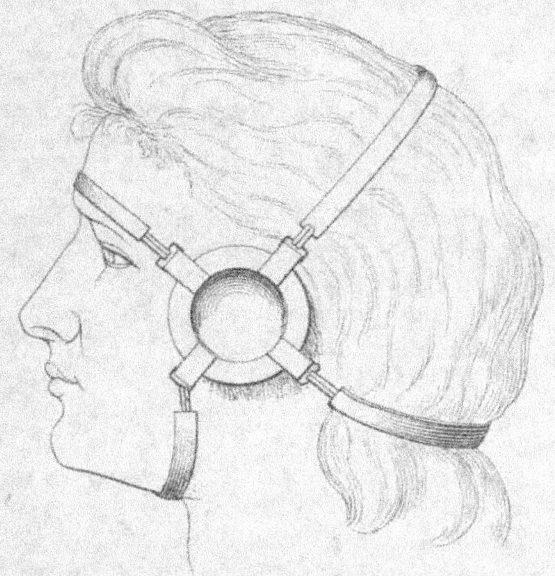

Fig. 235.

Compresseur de Niels Finsen.

progressivement, la peau reprend sa coloration normale et les ulcérations, quand il en existe, se cicatrisent.

A quelle partie du spectre faut-il attribuer ces effets bactéricides ? Les radiations infra-rouges, rouges, orangées et jaunes doivent évidemment être exclues, puisque leur absorption est assurée à l'aide de la masse d'eau de l'appareil et de la solution de sulfate de cuivre qui ne laisse passer que les rayons bleus, violets et ultra-violets. C'est donc à la partie la plus réfrangible du spectre qu'il faut attribuer la destruction des foyers lupiques. D'ailleurs, ce résultat n'a rien d'étonnant, car les différents expérimentateurs ont constaté que les qualités bactéricides de la lumière sont dues aux rayons de plus petite longueur d'onde. C'est donc aux rayons chimiques qu'il faut rapporter l'action sur les bacilles contenus dans les placards de lupus.

§ 2. — EMPLOI THÉRAPEUTIQUE DES RADIATIONS DE RÖNTGEN

L'action sur la peau des radiations émanant d'un tube de CROOKES en activité est largement démontrée par les accidents si souvent constatés après une exposition plus ou moins longue dans le voisinage de ce tube.

On s'est demandé si cette action, capable de produire des effets si désastreux, ne pourrait pas également, à condition d'être attentivement réglée, produire des effets curatifs. Quelques cas ont été publiés, prouvant qu'il en était bien ainsi ; mais c'est surtout ALBERS SCHÖNBERG qui a obtenu les résultats les plus nets et qui permettent d'appliquer dorénavant les radiations de RÖNTGEN dans un but thérapeutique. Jusqu'à aujourd'hui, c'est au traitement du lupus, du sycosis et du favus (FREUND et SCHIFF) que ces radiations ont été utilisées avec le plus de succès.

La technique opératoire est la suivante : on recouvre d'un masque d'étain ou de gutta-percha toute la partie du visage qui est saine ; une fenêtre ménagée dans ce masque permet aux radiations de venir tomber sur le ou les placards lupiques. Le tube de CROOKES, qu'on doit choisir de petites dimensions, est placé à 10 ou 12 centimètres de la peau et l'exposition dure quinze à vingt minutes. Les séances sont faites tous les jours et au nombre de 3 à 5. Dix à quinze jours après le traitement, la surface exposée montre une réaction et une rougeur très vives ; puis la dermatite se généralise à tout le placard. On assiste, dans les jours qui suivent, à la disparition progressive des manifestations lupiques et à l'établissement de la guérison.

§ 3. — CORRECTION DES AMÉTROPIES

Lorsqu'on a mesuré le degré d'une amétropie, il est facile de la corriger à l'aide de verres convenables, soit sphériques, soit

cylindriques suivant sa nature. Il est donc nécessaire avant
tout de savoir déterminer la puissance de ces verres.

1° Verres correcteurs des amétropies sphériques (myopie et hypermétropie). — Nous savons que l'unité de puis-

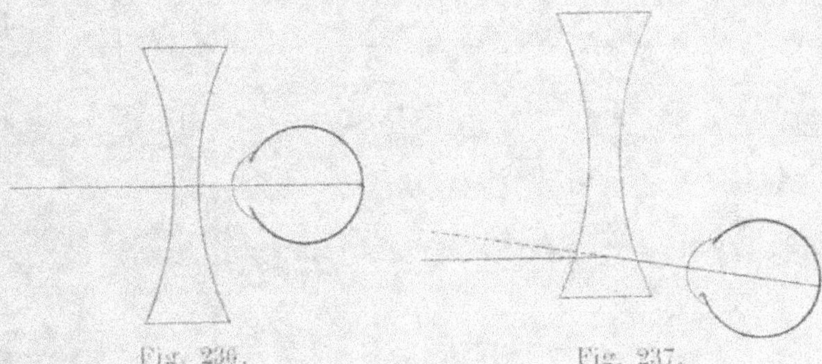

Fig. 236.   Fig. 237.

Axe du verre coïncidant avec   Effet prismatique du verre après
l'axe visuel.   son déplacement. (Tscherning).

sance dioptrique, c'est la *dioptrie* (Monoyer), c'est-à-dire la puissance d'une lentille convergente de 1 mètre de distance focale.
Au lieu d'évaluer le numéro des verres en dioptries, quelques
opticiens continuent à employer l'ancien système de numérotage en pouces. Quoique ce soit là une irrégularité, puisque
le système métrique est le seul système légal, indiquons cependant qu'il est facile de passer du numérotage en pouces à
celui en dioptries : il suffit de diviser le nombre 36 par le
numéro en pouces du verre considéré.

Plusieurs méthodes peuvent être employées pour la mesure
de la puissance des verres correcteurs des amétropies.

A. Procédé des opticiens. — Lorsqu'on regarde un objet à
travers une lentille et qu'on imprime à celle-ci divers déplacements, tantôt dans un sens, tantôt dans un autre, on voit
l'image de cet objet se déplacer en sens inverse, si le verre
est convergent, et dans le même sens s'il est divergent. Il suffit
de considérer l'effet prismatique tel qu'il ressort de la

figure 237 pour se rendre compte des apparences constatées.

Si alors, étant donné un verre convergent, par exemple, de puissance inconnue x, on lui accole des verres divergents de numéros croissants et connus, il arrivera un moment où l'image ne se déplacera plus : le verre divergent qui produit ce résultat est évidemment égal, au signe près, au verre x, car le système ainsi formé équivaut à une lame à faces parallèles et, de plus, on sait que deux lentilles accolées sont équivalentes à une lentille unique, de puissance égale à la somme des deux lentilles.

B. Procédé des phakomètres. — Nous décrirons seulement ici le phakomètre de Badal et celui de Guilloz.

a. *Phakomètre de Badal*. — Il se compose d'une lentille convergente de 10 dioptries l, placé dans un tube (fig. 238), de façon à ce que le plan focal de la lentille coïncide avec une extrémité du tube d : une pince p, fixée à cette extrémité, au moyen d'un ressort r permet de placer le verre de numéro x.

Un second tube peut glisser dans le premier et porte, à son extrémité

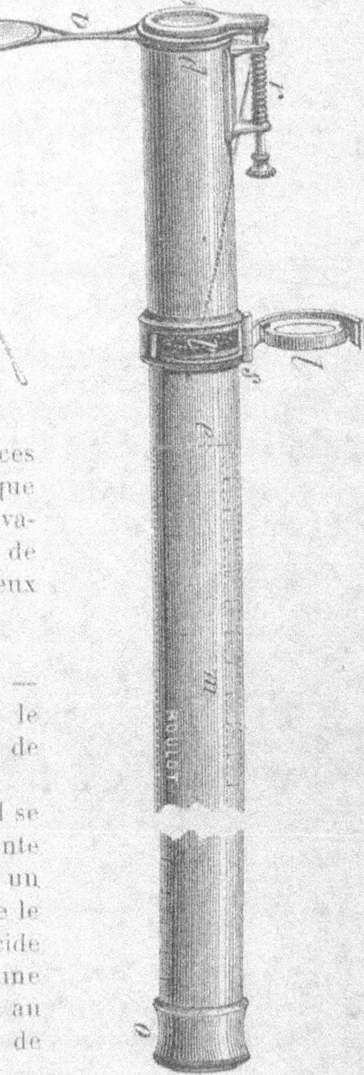

Fig. 238.
Phakomètre de Badal.

dirigée vers la lentille, un écran *e* en verre dépoli : une graduation *m* dont les divisions sont distantes de 1 centimètre est
gravée sur le tube mobile ; le zéro de cette graduation correspond au moment où l'écran est situé dans le second plan
focal de la lentille. Les divisions, placées de chaque côté du
zéro, représentent en dioptries la puissance du verre inconnu.

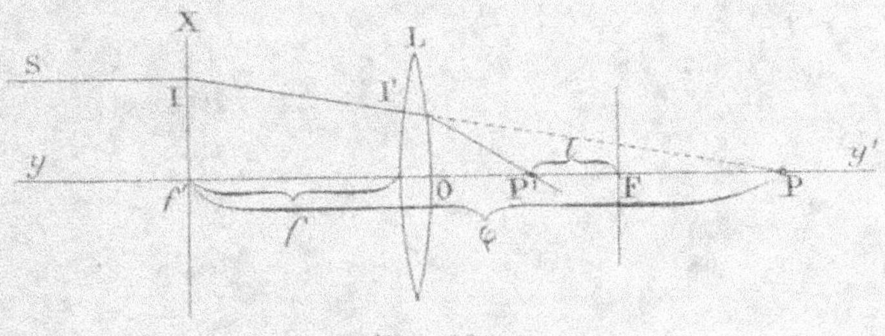

Fig. 230.

Théorie du phakomètre de BADAL.

Pour trouver cette puissance, on dirige le phakomètre vers un
objet éloigné et l'on déplace le tube mobile, jusqu'à ce que
l'image nette de cet objet se forme sur l'écran : le numéro de
la division qui est en face de l'extrémité du tube immobile
donne la valeur en dioptries du verre *x*. Pourquoi ?

Soit le verre de puissance *x* en X la lentille de 10 dioptries
en L et que nous supposons convergent : un rayon SI venant
de l'objet visé qui est à l'infini tombe sur X parallèlement à
l'axe du système : ce rayon SI se réfracte dans une direction
telle que si la lentille L n'existait pas, il irait couper l'axe *y y'*
au foyer P de la lentille X ; mais en I' il subit une nouvelle réfraction qui l'oblige à aller rencontrer l'axe en P' qui est ainsi
le foyer conjugué de P par rapport à la lentille L. En désignant φ
la distance de P à F et par *l* celle de P' à F, on peut appliquer
la formule de NEWTON et écrire.

$$\varphi \times l = f'^2$$

d'où

$$\frac{1}{\varphi} = \frac{l}{f'^2}$$

$\dfrac{1}{f}$ n'est autre que l'inverse de la distance focale de X et est par conséquent la puissance dioptrique cherchée. Or, f est égal à 0,10 mètre et f^2 à 0,01 ou un centimètre. Donc, si la dis-

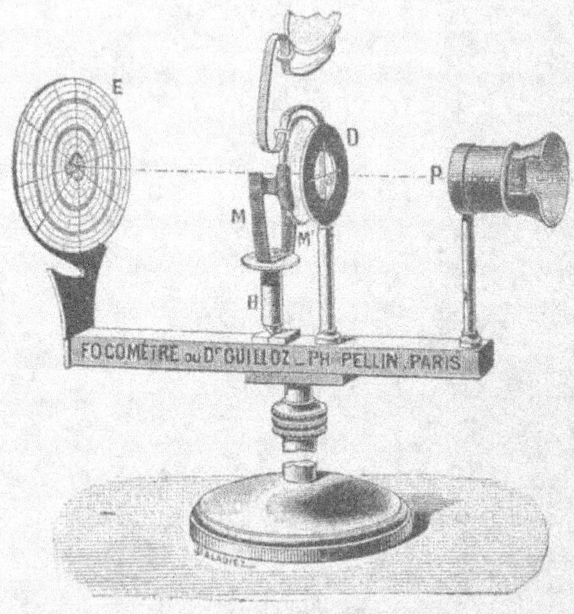

Fig. 240.

Phakomètre de Guilloz.

tance l est exprimée en centimètres, le nombre de centimètres contenus dans la distance P' F représentera *en dioptries* la puissance du verre X.

Dans le cas des verres convergents, il faut enfoncer le tube à partir du zéro, vers la lentille ; pour les verres divergents, il faut au contraire le retirer, jusqu'à ce que l'image se forme nettement sur l'écran.

b. *Phakomètre de Guilloz*. — Il repose sur l'observation du champ de visibilité à travers la lentille, l'œil regardant par un trou d'épingle pratiqué dans un disque opaque. En avant de la lentille x est un diaphragme D de 2 centimètres (fig. 240 et 241). A égale distance (10 centimètres) du support de la lentille se trouvent le trou sténopéique P derrière lequel se place l'œil et un écran EE' portant des anneaux concentriques blancs et noirs de 1 millimètre d'épaisseur. Les anneaux et la lentille X

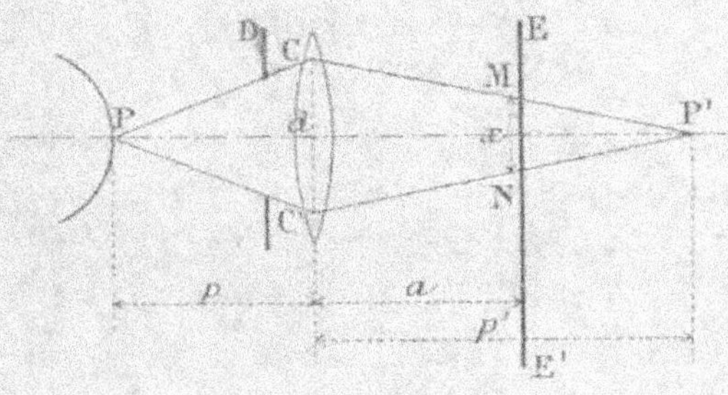

Fig. 241.

Théorie du phakomètre de GUILLOZ.

étant bien centrés, il suffit de compter le nombre n d'anneaux vus à travers P et de retrancher ce nombre de 20, pour connaître en dioptries la puissance cherchée : en effet (fig. 241), soit $CC' = d$ le diamètre du cercle découpé sur la lentille par le faisceau dont P est le sommet ; le diamètre x du cercle MN vu sur l'écran EE' est donné par la considération des triangles semblables P'CC' et P'MN. On a

$$\frac{p'}{d} = \frac{p' - a}{x}$$

a est la distance de la lentille à l'écran, p' celle de P' à la lentille et p celle du trou P à la lentille.

On tire de là

$$p'x = p'd - ad$$

d'où

$$p' = \frac{a.d}{d - x}$$

Si on désigne par f la distance focale de la lentille, on sait que l'on a

$$\frac{1}{p} + \frac{1}{p'} = \frac{1}{f}$$

Mais $\dfrac{1}{f}$ c'est la puissance X de la lentille étudiée : on a donc, en remplaçant p' par sa valeur.

$$X = \frac{1}{p} + \frac{d - x}{a.d} = \frac{1}{p} + \frac{1}{a} - \frac{x}{a.d}$$

Que la lentille soit convergente ou divergente, et que P soit en deçà ou au delà du foyer, on a toujours cette même expression. Or, $p = a = 0^m,10$; $d = 0^m,02$; il vient donc

$$X = \frac{1}{0,10} + \frac{1}{0,10} - \frac{x}{0,002} = 10 + 10 - \frac{x}{2}$$

ou

$$X = 20 - \frac{x}{2} \text{ millimètres.}$$

Puisque les cercles de l'écran sont distants de 1 millimètre, $\dfrac{x}{2}$ représente le nombre n de cercles vus par l'œil placé en P ; par suite,

$$X = 20 - n$$

Si l'œil voit 20 cercles, cela veut dire que le verre est à faces parallèles et $X = 0$; pour plus de 20 cercles, il est divergent, pour moins de 20 cercles, il est convergent.

2° Verres correcteurs de l'astigmatisme. — La correction de l'astigmatisme ressort de la mesure du degré d'astigmatisme, telle que nous l'avons indiquée plus haut : les verres correcteurs sont des lentilles plan-cylindriques (astigmatisme simple) ou sphéro-cylindriques (astigmatismes composé et mixte). Le numéro d'une lentille plan-cylindrique est inverse de la distance à laquelle se forme la ligne focale ; si la lentille est sphéro-cylindrique, il faut mesurer la puissance dioptrique dans les deux méridiens principaux rectangulaires.

Pour trouver l'axe d'une lentille cylindrique, on regarde, à travers elle, deux traits parallèles dépassant les images fournies par la lentille et placées entre la lentille et l'une des lignes focales.

Si, après une rotation convenable de la lentille, on voit les droites dans le prolongement des images, c'est que la lentille est plan-cylindrique et que son axe est à ce moment perpendiculaire aux deux droites : si, au contraire, les images, tout en étant parallèles aux portions des droites vues directement, sont écartées plus que les droites, la lentille est convergente et son axe est à ce moment parallèle aux droites.

La puissance de cette lentille plan-cylindrique sera déterminée par le numéro de la lentille plan-cylindrique divergente prise dans la boîte d'essai et qui, accolée à la précédente, ramènera les images à être dans le prolongement des droites vues directement.

Lorsque la lentille est sphéro-cylindrique, il suffira de faire la même détermination dans les deux directions rectangulaires, pour avoir la puissance dioptrique correspondant aux deux méridiens principaux.

Les phakomètres précédemment décrits peuvent aussi servir à mesurer les numéros des verres cylindriques.

3° Verres correcteurs de la presbytie. — Nous avons vu que l'œil presbyte ne peut pas rendre les rayons venus de l'objet à examiner assez convergents, mais on conçoit qu'il soit possible de lui venir en aide avec un verre convergent dont l'effet s'ajoutera à l'effet propre de l'œil. La correction de la presbytie a pour but de substituer à l'objet placé à la distance habituelle du travail une image virtuelle située au point acoptique, c'est-à-dire au point où l'œil voit sans se fatiguer, en dépensant une partie du pouvoir accommodatif qui lui reste. L'observation a montré qu'un œil n'éprouve aucune fatigue, lorsque la vision s'effectue dans des conditions telles qu'il n'y ait que les 2/3 ou les 3/4 du pouvoir accommodatif utilisé.

Désignons par p et d les distances du proximum et de l'objet au foyer antérieur de l'œil et f la distance focale de la lentille convergente qui ferait former au proximum l'image virtuelle de l'objet ; on a :

$$\frac{1}{f} = \frac{1}{d} - \frac{1}{p}$$

Pour que la vision se fasse sans fatigue, il faudra ajouter à cette lentille de puissance $\frac{1}{f}$ un autre verre convergent, ou bien augmenter le numéro $\frac{1}{f}$ de manière à supprimer une fraction du pouvoir accommodatif A égale à $\frac{1}{4}$ de A par exemple : la puissance du verre destiné à corriger la presbytie sera donc $\frac{1}{f} + \frac{1}{4} A$.

Il résulte évidemment de là que pour deux personnes n'ayant pas le même âge, mais ayant leur proximum à la même distance et qui font le même travail, les verres correcteurs de la presbytie devront être différents, puisque les pouvoirs accommodatifs de ces deux personnes sont inégaux.

Il faut remarquer en outre qu'à cause de l'éloignement progressif du proximum à mesure que l'âge augmente, les verres correcteurs de la presbytie devront être changés tous les trois ou quatre ans : lorsque l'asthénopie accommodative se manifeste, il faut aussitôt augmenter la puissance des verres correcteurs.

LIVRE VI

ACOUSTIQUE

CHAPITRE PREMIER

PHÉNOMÈNES PHYSIQUES DE L'AUDITION

Les lois générales de l'acoustique physique étant connues du lecteur, nous commençons d'emblée l'étude de l'acoustique biologique, la seule intéressante pour le médecin.

§ 1. — RÔLE DE L'OREILLE EXTERNE

La constitution de l'organe de l'ouïe étant connue, examinons le fonctionnement des différentes parties de l'oreille au point de vue physique.

1° Rôle du pavillon. — Le rôle du pavillon paraît être peu important : certains auteurs ont voulu en faire un organe de préhension des ondes sonores, l'air étant d'abord saisi lâchement, puis plus étroitement par la conque pour être immobilisé dans le conduit auditif externe. D'autres ont voulu en faire un organe d'orientation objective du son ; la peau du pavillon étant supposée capable d'être impressionnée tactilement par les ébranlements sonores. Cette opinion est erronée car ce serait alors le trijumeau et le plexus cervical qui localiseraient les sons que la 8° paire analyserait ! SAVART avait émis l'opinion que le pavillon peut conduire le son ; mais un diapason appliqué sur le pavillon impressionne moins notre oreille que s'il est placé libre devant le méat auditif : la conduction par l'air est donc meilleure que celle des parties molles du pavillon.

Le rôle du pavillon est plutôt celui d'un *collecteur* que celui d'un conducteur : si on supprime le pavillon (fig. 242), la colonne d'air qui est en contact avec l'air du conduit est diminuée et un certain nombre d'ébranlements sonores échappent à la compréhension auriculaire : c'est ce qui arrive si l'on remplit les sinuosités du pavillon avec de la cire molle. La réflexion des ondes sonores sur les parois des saillies et des cavités du pavillon joue évidemment un rôle.

Quant au conduit auditif externe, ses dimensions sont telles que l'air qui y est contenu est immobilisé et celui-ci est maintenu dans de bonnes conditions thermiques : le tympan est ainsi placé entre deux couches d'air ayant des températures égales, condition favorable pour s'opposer aux abaissements de température auxquels le tympan est très sensible, ainsi que les filets nerveux du voisinage, presque directement accessibles aux agents extérieurs.

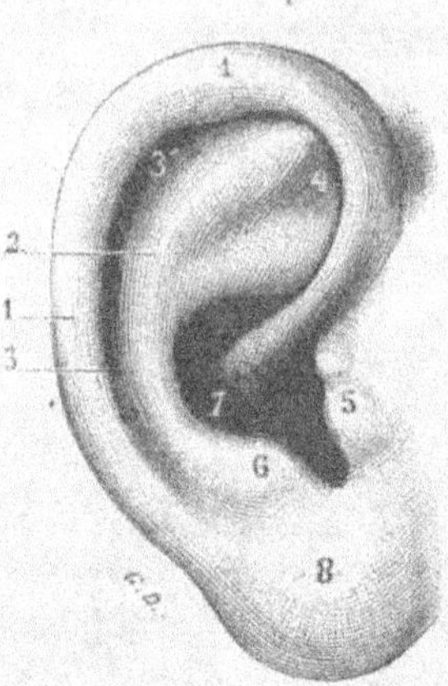

Fig. 242.
Pavillon de l'oreille
(Testut).

La masse d'air comprise entre la conque et le tympan est l'analogue de celle d'un tuyau fermé ; elle se comporte comme un résonateur pour les sons compris entre mi_3 et sol_3 : il suffit de frapper successivement toutes les touches d'un piano avec la même force pour constater que les notes qui vont du mi_3 en sol_3 ont un timbre plus mordant, comme si les marteaux percuteurs étaient plus durs. Si l'on augmente la masse d'air du conduit, en introduisant dans le méat un tuyau ou une sphère creuse, ces notes perdent aussitôt leur timbre particulier que l'on retrouve pour des notes plus basses.

2° Rôle du tympan — On admet la formation d'un nœud

au fond du conduit auditif externe (fig. 243) : l'inclinaison de la
membrane du tympan permet de
rapprocher son rôle de celui de
la membrane manométrique
placée sur le côté d'un tuyau
fermé et près de son extrémité ;
ce rapprochement est d'autant
plus justifié que la région du
tympan, de 1 à 3, correspondant
au manche du marteau 7 a une inclinaison de 40° sur la verticale ;
les variations de pression qui
se produisent au nœud peuvent
ainsi exercer une action plus efficace que si la membrane était
perpendiculaire au conduit auditif.

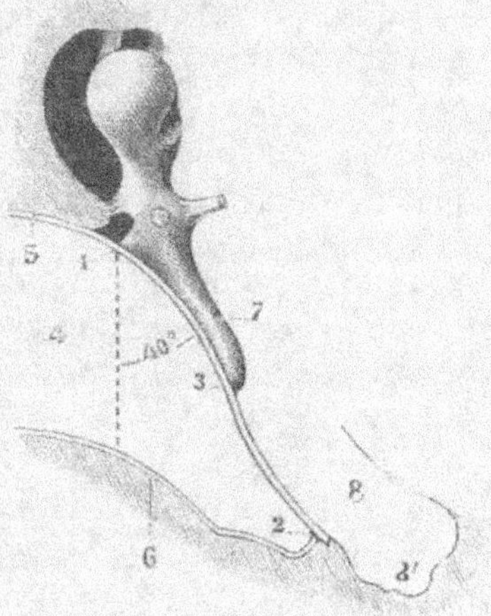

Fig. 243.

Membrane du tympan
(Testut).

D'ailleurs, la membrane du
tympan peut vibrer aussi par in-
fluence et les vibrations peuvent ainsi se communiquer au
manche du marteau qui est logé dans l'épaisseur du tympan.

§ 2. — Rôle de l'oreille moyenne

On sait que l'oreille moyenne est une cavité où sont suspendues délicatement des pièces osseuses très facilement mobiles
les unes sur les autres, grâce à l'existence de deux articulations.

1° Rôle de la chaîne. — Le manche du marteau est soli-
daire des mouvements de la membrane du tympan. On a voulu
voir dans la chaîne des osselets un système servant seulement
à conduire le son comme le ferait une tige rigide. Mais si la
chaîne des osselets n'avait pour rôle que de conduire les
vibrations sonores, ses articulations et sa suspension délicate
seraient plus nuisibles qu'utiles. Lorsque des vibrations arrivent à la membrane du tympan, remarquons que quelle que

soit la région tympanique suivant laquelle se font les plus
grands déplacements, ces ébranlements sont toujours communiqués au centre de la membrane, c'est-à-dire à l'ombilic 3
correspondant à l'extrémité du manche du marteau (fig. 243).

Que deviennent les mouvements ainsi mécaniquement transmis au manche du marteau? Ils ont pour effet de se transmettre à leur tour, mais en sens inverse, à la tête du marteau,
qui entraîne, dans ses déplacements, le corps de l'enclume : cet
osselet à son tour agit par sa branche verticale sur l'étrier qui,
en dernière analyse, communique à la fenêtre ovale les alternatives de condensation et de dilatation constituant les
vibrations primitivement effectuées par la membrane du tympan. Toute la chaîne est libre d'osciller autour d'axes formés
par les ligaments et forme un système bien centré et très mobile. De plus, grâce à cette liberté d'oscillation, les osselets sont
susceptibles de transmettre à la fenêtre toutes les variations de
pression subies par le tympan, en traduisant fidèlement : 1° l'*amplitude* du mouvement vibratoire, c'est-à-dire l'élément qui
correspond à l'*intensité* du son qui a pris naissance dans le
milieu extérieur ; 2° sa *périodicité*, c'est-à-dire l'élément qui correspond à la *hauteur* du son, et enfin 3° sa *forme*, c'est-à-dire
l'élément qui correspond au *timbre*.

Lorsque le manche du marteau s'avance vers l'intérieur de
la caisse du tympan, l'étrier s'enfonce dans la fenêtre ovale,
mais l'amplitude du déplacement de l'étrier est plus faible que
celle de la pointe du manche ; en revanche, la force exercée
par l'étrier sur la membrane ovale est plus grand que celle
développée au niveau du marteau, et c'est le cas de rappeler
le principe connu : ce que l'on perd en chemin parcouru, on
le gagne en force.

2° Compensation tubo-tympanique. — Pour que le tympan oscille utilement, il faut qu'il ait une grande mobilité, ainsi
que la chaîne des osselets ; pour cela, il est nécessaire que la
pression supportée par la membrane soit la même sur ses deux
faces : nous savons que la caisse communique avec l'air extérieur par la trompe d'Eustache qui s'ouvre, pour laisser l'équi-

libre s'établir pendant la déglutition, ou dans le bâillement ou
même volontairement; la trompe s'ouvre en décollant ses
parois, en sorte que l'air pénètre dans la caisse d'autant plus
vivement que la raréfaction y était plus grande : à ce moment,
la membrane du tympan revient vers sa position d'équilibre en
aspirant l'air par la trompe. Ce mouvement rapide de retour
de la membrane tympanique vers le dehors pourrait solliciter
dans le même sens la chaîne des osselets, ce qui exercerait
une traction énergique sur l'étrier et serait nuisible, dangereux même, pour le bon fonctionnement de l'oreille interne.

a. *Frénateur tympanique externe*. — Mais ce mouvement est
arrêté par la contraction synergique du muscle du marteau,
qu'on peut appeler, pour cette raison fonctionnelle, le *frénateur tympanique externe* (P. BONNIER). Il se contracte en
même temps que le *dilatateur tubaire* ou *péristaphylin
externe*, car ces deux muscles ont même origine: ils sont
tous les deux innervés par le trijumeau. Leur synergie
s'explique donc fonctionnellement et anatomiquement.

b. *Frénateur tympanique externe*. — Mais dès que l'air a
pénétré par la trompe dans l'oreille moyenne, la trompe se
referme, comme s'il y avait un clignement rapide ; à ce
moment, les osselets ont une tendance à revenir vers le labyrinthe, par suite de la contraction du muscle du marteau qui
n'est pas terminée quand se referme la trompe. C'est alors
qu'intervient le muscle de l'étrier, qu'on peut appeler le *frénateur tympanique interne* (BONNIER), car en se contractant il empêche le retour trop brusque en dedans de l'appareil osseux. Or
le *péristaphylin interne*, qui referme la trompe, et le muscle
de l'étrier, sont innervés par le facial : ce qui explique la
synergie de ces muscles. C'est le *réflexe tubo-tympanique de
compensation*.

§ 3. — RÔLE DE L'OREILLE INTERNE

Nous avons vu comment les vibrations venues de l'extérieur
sont transmises par la membrane du tympan, puis par la
chaîne des osselets, jusqu'à la fenêtre ovale. Les mouvements

périodiques arrivent donc au liquide placé derrière la membrane ovale, c'est-à-dire à la périlymphe. Il faut maintenant se demander comment le mouvement périodique peut produire la sensation de son. Il n'est pas douteux que cette sensation résulte de l'excitation des dernières terminaisons du nerf acoustique ; mais par quel mécanisme ?

Deux hypothèses sont encore en présence, comme pour l'accommodation : celle de Helmholtz et celle de Bonnier. Nous devons les exposer successivement.

1° Théorie de Helmholtz. — Dans cette théorie, les fibres de la partie externe de la membrane basilaire seraient capables de vibrer par influence, chacune pour un son de hauteur donnée : ces fibres constituant la *zone striée* de la membrane basilaire (7, fig. 244) seraient alors l'analogue d'un ensemble de cordes pouvant rendre chacune un son compris dans la limite des sons perceptibles ; elles seraient, par suite, susceptibles de vibrer par influence, lorsqu'un son de même hauteur que leur son propre serait émis, soit comme son simple, soit comme son partiel d'un son fondamental plus grave. Quant aux arcades de Corti, elles joueraient le rôle de surcharges destinées à abaisser la hauteur des sons propres des fibres de la membrane basilaire.

Le nombre des arcades de Corti et par suite des fibres de la membrane basilaire est, d'après Kölliker, de 3.000. Un argument qui vient à l'appui de cette théorie est tiré de la comparaison de ce nombre de 3.000 avec le nombre des sons de hauteurs différentes que notre oreille peut percevoir. Nous pouvons apprécier la hauteur des sons correspondant à sept octaves ; il y a donc $\frac{3000}{7} = 430$ fibres pour chaque intervalle de douze demi-tons, et 35 fibres pour les diverses hauteur comprises dans un demi-ton. Mais l'oreille peut apprécier un intervalle musical plus petit que 1/35 de demi-ton ; cela s'explique par la perception plus ou moins nette des trilles par l'oreille, suivant que les deux notes se succèdent à intervalles plus ou moins rapprochés. Helmholtz a conclu que les fibres de la membrane basilaire ne sont pas influencées uniquement par les sons dont la hauteur est rigoureusement égale à celle de leur son propre : elles vibreraient encore par

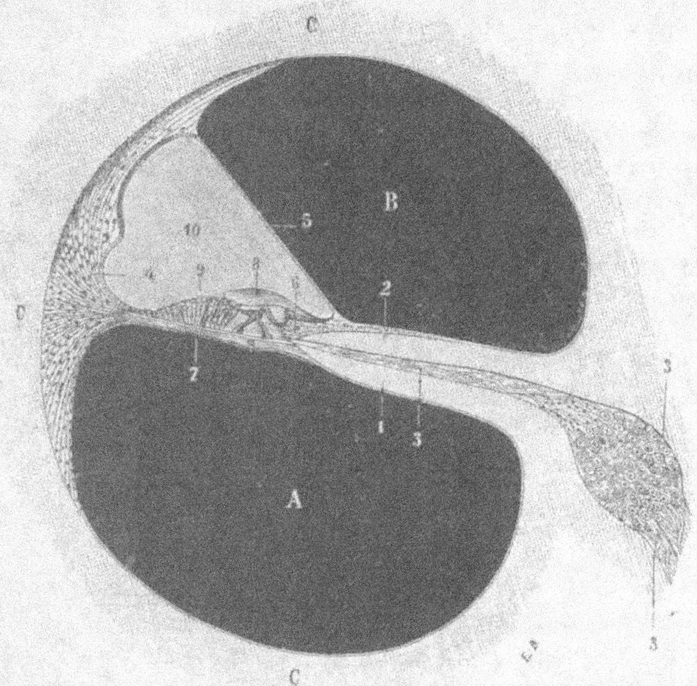

Fig. 244.
Coupe du limaçon (TESTUT).

influence, quoique avec des amplitudes rapidement décroissantes, lorsque la hauteur du son émis est peu différente de celle qui leur correspond exactement. En sorte que le plus petit intervalle que notre oreille doit pouvoir encore apprécier est inférieur à 1/35 de demi-ton et égal, d'après HELMHOLTZ, à environ la moitié de cet intervalle, c'est-à-dire à 1/70 de demi-ton. Or, l'expérience montre qu'une oreille exercée peut distinguer un intervalle égal à $\dfrac{1000}{1001}$ ou $\dfrac{1}{64}$ de demi-ton. Ce qui est d'accord avec cette théorie.

35.

Malgré les concordances entre l'observation et les déductions tirées de l'hypothèse, cette théorie ne peut être acceptée sans objection. D'abord rien ne prouve que la perception sonore se fasse par les parties constituantes de la zone striée de la membrane basilaire où Helmholtz l'a localisée. Ensuite, les fibres qui constituent la zone striée de la membrane basilaire ne sont pas séparées les unes des autres, comme les cordes d'une harpe ou d'un piano, avec lesquelles Helmholtz les a comparées ; elles sont unies les unes aux autres histologiquement, matériellement, pour constituer un tout homogène.

Enfin, la différence de longueur de ces fibres, en admettant qu'elles puissent entrer en vibration par influence, est très faible : la dernière est seulement douze fois plus grande que la première ; dans ces conditions, il est assez difficile de comprendre que ces 3.000 fibres puissent émettre tous les sons compris entre 32 et 30.000 vibrations et qui constituent l'échelle perceptible ; si la plus longue fibre correspond au son de hauteur égale à 32 vibrations, la plus petite devrait correspondre au son dont la hauteur est représentée par 12 fois 32, c'est-à-dire par 384 vibrations : résultat contraire à ce que nous savons.

2° Théorie de Bonnier. — Cette théorie est complètement différente de celle de Helmholtz : la localisation des perceptions sonores siégerait dans les cellules auditives elles-mêmes, et cette perception résulterait d'une irritation des terminaisons du nerf acoustique produite par les variations de pression supportées par les liquides du labyrinthe.

Nous avons vu que les mouvements périodiques de la membrane du tympan sont transmises à la fenêtre ovale par la chaîne des osselets : voyons ce que deviennent ces mouvements périodiques, à partir de la membrane de cette fenêtre ovale. Supposons que ce soit une onde *condensante* qui ait donné naissance au déplacement de l'étrier ; celui-ci s'enfonce alors un peu dans la fenêtre ovale. Le liquide labyrinthique externe, c'est-à-dire la périlymphe va, par suite, supporter une *augmentation de pression*. Or, nous savons que, d'après le prin-

cipe de Pascal, cette augmentation de pression va se transmettre intégralement à toute surface égale. Demandons-nous
sur quelles parties de l'oreille interne va se faire sentir *tout
d'abord* cette augmentation de pression qui, ne l'oublions pas,

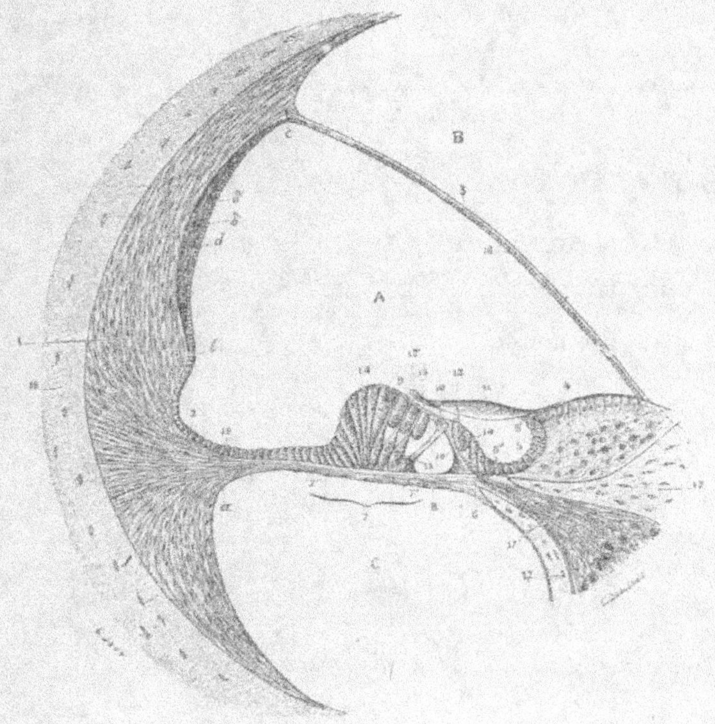

Fig. 245.
Canal cochléaire (Testut).

correspond à l'arrivée sur le tympan d'une onde condensante ?

En face des couches de périlymphe soumises à cette pression qui part de la fenêtre ovale, se trouve la base du canal
cochléaire, puis aussitôt se présente la rampe vestibulaire (B,
fig. 245) qui est fermée par la membrane de Reissner 3 : par
conséquent, la première membrane *dépressible* que rencontre
l'onde condensante qui se propage dans le liquide périlymphatique, c'est la membrane de Reissner : celle-ci reçoit l'aug

mentation de pression et se déprime ; mais en arrière d'elle, se trouve l'endolymphe, et, en face, la membrane basilaire 7, dépressible elle aussi. Cette dernière membrane reçoit donc l'augmentation de pression, qu'elle transmet à son tour au liquide de la rampe tympanique C ; en dernière analyse, c'est la fenêtre ronde qui subit la pression exercée par l'étrier.

Si l'on considère une onde dilatante, au contraire, les mêmes parties de l'oreille interne seront affectées, mais en sens inverse.

Par conséquent, pendant les mouvements alternatifs effectués par la base de l'étrier à la suite de ceux de la membrane du tympan, la membrane de Reissner d'abord, puis la membrane basilaire ensuite, sont soumises l'une et l'autre à ces mêmes déplacements alternatifs ; ces déplacements, remarquons-le, qui commencent à l'origine du canal cochléaire, se propagent de proche en proche tout le long du limaçon jusqu'à l'hélicotréma, par un mécanisme analogue à l'ondulation d'une corde dont on agite brusquement une extrémité.

C'est maintenant le moment, pour comprendre la théorie de Bonnier, de se rappeler les liaisons qui existent entre la *membrana tectoria* 13 et les cils des cellules auditives 11. Ces cils, d'après Howard Ayers, pénètrent dans la membrane de Corti, et contribuent en grande partie à former cette membrane : or, ces cellules auditives 12 reposent sur la membrane basilaire elle-même ; elles doivent donc être soumises aux mêmes déplacements qu'elle ; elles doivent être entraînées avec elle, pendant les mouvements alternatifs correspondant aux ondes condensantes et dilatantes. Il doit par conséquent résulter de ces mouvements des tiraillements des cils des cellules auditives, puisque ces cils sont fixés à leur extrémité dans la *membrana tectoria*.

Ces tiraillements se communiquent au corpuscule de Hensen de chaque cellule, et, par conséquent, aux derniers filets du nerf acoustique. Il y a donc à ce niveau une irritation qui, d'après Bonnier, est la cause des perceptions sonores. Il faut ajouter que cette irritation se propage, comme les mouvements de la membrane basilaire, tout le long du limaçon jusqu'à l'hélicotréma.

Dans cette théorie, *l'intensité* d'un son s'explique par l'amplitude du mouvement alternatif communiqué par la membrane de la fenêtre ovale à la membrane basilaire et aux cellules auditives ; plus cette amplitude est grande, et plus sont énergiques les tractions des cils, plus profonde aussi est l'irritation des corpuscules sensoriels.

La *hauteur* d'un son résulte de la fréquence des tiraillements ciliaires pendant l'unité de temps : pour un son aigu, il y a un grand nombre de tractions ; pour un son grave, ce nombre est plus faible. D'où la sensation différente dans les deux cas.

Enfin, le *timbre* d'un son est dû à l'étalement des éléments percepteurs le long desquels se propage le mouvement alternatif provenant des vibrations reçues par la membrane du tympan. Quelle que soit la *forme* de ce mouvement, quelle que soit sa complexité, la membrane de la fenêtre ovale le transmet intégralement aux membranes du canal cochléaire et, par suite, aux cellules auditives dont les cils exercent une traction synchrone sur leurs noyaux sensoriels.

Telle est la nouvelle théorie du mécanisme de la perception des sons : on voit que les sons aigus ne sont pas localisés, comme dans l'hypothèse de HELMHOLTZ, en une région, les sons graves en une autre. Dans notre rétine, il n'existe pas d'ailleurs, pour la perception du clair et de l'obscur, des éléments sensoriels distincts : il est logique d'admettre, en effet, que chaque surface sensorielle possède sa spécificité perceptible sans doute, mais qu'elle est en outre capable de toute la compréhension sensorielle, chaque élément d'une surface donnée étant accessible à tous les degrés ; c'est ce qui caractérise la théorie de BONNIER.

ACUITÉ AUDITIVE

La perception d'un son par une oreille donnée, dépend de l'intensité du mouvement vibratoire qui donne naissance à ce son, et de la distance qui sépare la source sonore de l'oreille. On peut définir l'acuité auditive la propriété physiologique en vertu de laquelle deux sons de même intensité, de même hauteur et de même timbre, émanant de deux sources également éloignées de l'oreille, sont inégalement perçus par deux personnes différentes.

§ 1. — Méthodes d'exploration

La recherche et la mesure de l'acuité auditive peuvent fournir au médecin des renseignements précieux soit pour le diagnostic, soit pour la marche d'une affection de l'oreille.

L'évaluation de cette acuité est indispensable aussi pour apprécier les effets d'un traitement donné dans les maladies de l'oreille. La mesure de l'acuité auditive montre que si, à l'état physiologique, une oreille perçoit tous les sons quelle que soit leur hauteur comprise entre les limites perceptibles, il n'en est pas de même à l'état pathologique. La surdité peut être générale, s'étendre à tous les mouvements vibratoires quelle que soit leur durée ; d'autres fois, elle ne porte que sur certains bruits ou sur certaines régions de l'échelle musicale.

Pour observer cliniquement la variation de l'acuité auditive, on se sert en général d'une montre que l'on éloigne de l'oreille, jusqu'à ce que le bruit du *tic tac* cesse d'être perçu. Mais le procédé est loin d'être précis. D'abord, le bruit du tic tac varie avec les différents modèles de montres ; de plus, comme il dépend de l'énergie du ressort, on comprend que si un malade est revu par le médecin dont la montre a reçu un ressort différent, les évaluations ne seront plus du tout comparables. Aussi doit-on chercher à substituer à ce procédé peu scientifique des méthodes basées sur des principes différents.

1° **Unité d'acuité auditive.** — Avant d'exposer ces méthodes, nous devons définir ce qu'on entend par *unité d'acuité auditive* : c'est l'acuité d'une oreille capable de percevoir à 5 centimètres le son produit par un sphère de liège de 1 milligramme tombant d'une hauteur d'un millimètre sur un plan de marbre.

L'acuité auditive normale est très grande : l'oreille peut percevoir des vibrations dont l'amplitude est très petite. LORD RAYLEIGH a constaté qu'une oreille saine peut entendre à 820 mètres le son d'un sifflet donnant le fa_6, soit 2.730 vibrations doubles par seconde, le sifflet étant actionné par un courant d'air qui débite 196 centimètres cubes de gaz par seconde, sous une pression de 9 cent. 5 d'eau. Dans ces conditions, l'amplitude des vibrations que l'oreille perçoit encore à la distance de 820 mètres est plus petite que 1 millionnième de millimètre.

Lorsqu'on cherche à déterminer l'acuité auditive, il y a à distinguer deux cas : 1° suivant qu'on explore l'organe de l'ouïe au point de vue de sa sensibilité pour l'*intensité* des sons ou des bruits ; 2° suivant qu'on cherche à connaître sa sensibilité pour la *hauteur* des sons.

C'est à l'exploration relative à l'intensité, qu'on donne plus particulièrement le nom d'acuité auditive.

2° **Méthodes de mesures de l'acuité.** — L'acuité auditive est d'autant plus grande, pour un son d'intensité donnée, que celui-ci peut être perçu à une distance plus grande ; elle est aussi d'autant plus grande, pour une distance donnée, que l'intensité du son est plus faible. Si l'on représente l'acuité auditive par A, on peut écrire $A = \dfrac{D}{I}$. Pour une autre oreille, on aurait $A' = \dfrac{D'}{I'}$. Si cette dernière acuité était celle qui est prise pour unité, on aurait la mesure de la première en divisant A par A', ce qui donne pour mesure de A :

$$A = \frac{D}{D'} \times \frac{I'}{I}$$

Si l'on suppose $I' = I$, il vient $A = \frac{D}{D'}$: l'acuité auditive se mesure alors par le quotient de la distance à laquelle l'oreille examinée entend un son déterminé par la distance à laquelle l'oreille d'acuité 1 perçoit ce même son.

Si, au contraire, on suppose que $D = D'$, il vient $A = \frac{I'}{I}$, et la mesure de l'acuité est donnée par le quotient des intensités des sons perçus à la même distance, d'une part par l'oreille unité et d'autre part par l'oreille examinée.

Il y a donc deux méthodes différentes pour mesurer l'acuité auditive : 1° en produisant un son donné d'intensité constante à des distances variables des oreilles examinées ; 2° en produisant des sons d'intensités variables à une distance constante pour toutes les oreilles. Les appareils servant à déterminer l'acuité auditive portent le nom d'*acoumètres* ou d'*audiomètres*.

A. Première méthode : sons d'intensité constante, distance variable. — Plusieurs appareils sont basés sur cette méthode :

a. *Acoumètre d'Itard.* — Itard avait construit un acoumètre très simple qui se composait (fig. 246) d'une bande métallique mince D large de 1 à 2 centimètres, contournée en anneau, contre laquelle venait frapper l'extrémité métallique et sphérique d'un levier *m* placé latéralement. La distance à laquelle l'onde sonore était perçue représentait l'un des termes de l'acuité auditive, c'est-à-dire la distance D. Malheureusement, l'autre terme D' correspondant à l'oreille d'acuité unité n'a pas été indiqué par Itard, pas plus d'ailleurs que par les autres auteurs venus après lui. On est donc réduit à mesurer, non pas l'acuité auditive, mais une distance.

b. *Acoumètre de Magnus.* — La source sonore employée par Magnus était un diapason de hauteur donnée : celui-ci était mis

en vibration à l'aide d'une bille de bois tombant toujours de la
même hauteur sur l'une des branches
élastiques ; l'intensité était donc toujours la même. L'oreille se déplaçait
en avant d'une sorte de porte-voix qui
recouvrait le diapason, jusqu'à ce que
le sujet fût arrivé à percevoir le son.

   c. Acoumètre de Politzer. — Cet appareil se compose (fig. 247) d'une lame métallique L sur laquelle tombe, d'une
hauteur déterminée, toujours la même,
un petit marteau métallique placé à
l'extrémité de la grande branche d'un
levier du premier genre KP. La lame L
servant d'enclume peut être maintenue,
au moyen de prolongements qui lui
sont perpendiculaires M et M', entre les
doigts de l'expérimentateur ; lorsqu'on
appuie sur la petite branche K du levier
qui porte le marteau, celui-ci s'élève jusqu'à la hauteur voulue, puis frappe la
lame placée en dessous, au moment où
le doigt abandonne la petite branche.
Le son rendu par cet acoumètre a une
hauteur correspondant à l'*ut*, dont le
nombre de vibrations est de 522 par
seconde. Politzer a mesuré à quelle
distance l'oreille normale peut percevoir le son de son acoumètre, et il a

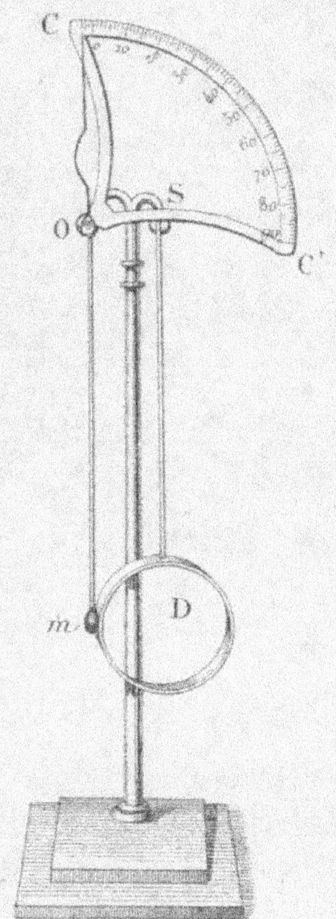

Fig. 246.
Acoumètre d'Itard.

trouvé la valeur de 15 mètres. Si l'on admet que cette
distance correspond à l'oreille d'acuité unité, on voit que
l'acuité d'une oreille qui n'entendrait ce son qu'à 10 mètres
est égale à $\frac{10}{15} = \frac{2}{3}$. C'est donc là un progrès sur les
autres acoumètres, puisque la mesure de l'acuité peut se faire
exactement.

   On peut reprocher cependant à cet appareil d'exiger une
salle un peu grande, pour faire les déterminations d'acuité

auditive, ce qui dans la pratique ne peut pas toujours être
réalisé commodément. Le disque T fixé à l'acoumètre par

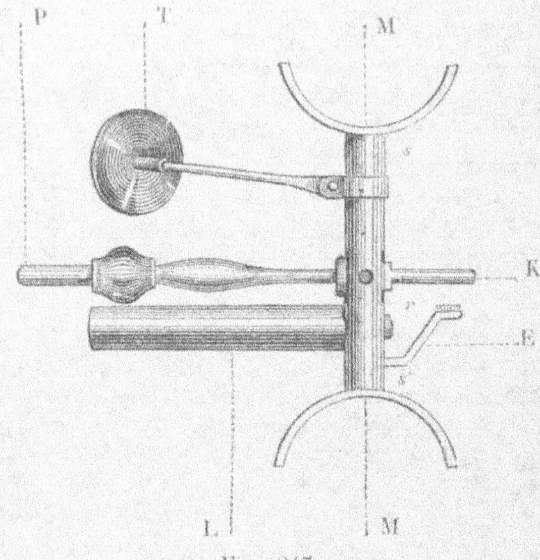

Fig. 247.
Acoumètre de POLITZER.

l'intermédiaire d'une tige métallique horizontale, est destiné
à explorer la transmission crânienne des ondes sonores.

B. DEUXIÈME MÉTHODE : DISTANCE FIXE, INTENSITÉ VARIABLE.
— Dans cette deuxième méthode, c'est presque toujours le
téléphone qui a été pris comme source sonore. Examinons les
différents acoumètres basés sur cette méthode.

a. *Acoumètre de Hughes.* — Il se compose d'une bobine
induite mobile entre deux bobines primaires fixes. Le courant
qui sert à exciter ces deux dernières bobines provient de deux
éléments de pile, et le circuit comprend une clé de MORSE
servant d'interrupteur. Les deux bobines primaires sont
situées à 30 centimètres l'une de l'autre : l'une porte 9 mètres
de fil, l'autre 100 mètres. L'enroulement est fait de telle sorte
que les courants qu'elles induisent sur la bobine médiane et
mobile, formée elle aussi de 100 mètres de fil, soient de sens

inverse. Les extrémités du fil secondaire sont en relation avec un téléphone qui est appliqué contre l'oreille dont on cherche l'acuité. Les états variables du courant primaire qui engendrent les courants induits sont produits à l'aide de la clé de Morse. La bobine médiane peut se déplacer sur une règle graduée divisée en 200 parties ; si on la fait glisser, il arrive un moment où les courants de sens inverse, induits dans la bobine mobile, se font équilibre, si bien que le téléphone ne parle plus. Mais si l'on rapproche la bobine médiane d'une des bobines fixes, la plaque téléphonique devient sonore, et l'intensité du son va en augmentant. Les bobines n'ayant pas la même longueur de fil, la bobine mobile est plus rapprochée, au moment de l'équilibre, de la bobine de 9 mètres ; c'est le zéro de l'échelle ; celle-ci est divisée en 200 millimètres.

Si l'on appelle I la division à laquelle se trouve la bobine mobile quand l'oreille examinée commence à percevoir le son téléphonique, et si I' représente l'intensité de ce son pour la perception minima de l'oreille d'acuité unité, la mesure de l'acuité auditive cherchée a pour expression :

$$A = \frac{I'}{I}.$$

Supposons que $I = 12$ et $I' = 6$, on a :

$$A = \frac{6}{12} = \frac{1}{2}.$$

Dans ce cas, l'oreille examinée aurait une acuité de $\frac{1}{2}$.

b. *Audiomètre de Boudet de Paris.* — Cet audiomètre est une application du *pont différentiel* du même auteur : il se compose (fig. 248) de deux circuits primaires ou inducteurs traversés en sens inverse par un courant de pile ; ces deux courants agissent sur un circuit secondaire relié à un téléphone. Lorsque des interruptions sont faites en même temps dans les circuits primaires, l'induction est nulle dans le circuit secondaire, si la résistance électrique des deux premiers circuits est égale ; mais si, à l'aide d'un rhéostat r, on déséquilibre le pont, le téléphone pourra parler, et d'autant plus fortement que

l'inégalité sera plus grande entre les résistances des deux
circuits inducteurs. Pour la mesure de l'acuité auditive, le
pont différentiel est disposé comme l'indique la figure : dans
le circuit de la pile P, on intercale un microphone M sur lequel
on place une montre ou un réveil ; le courant primaire,
arrivé en b, se divise dans les deux bobines B et B' qui ont
chacune 20 ohms de résistance, et revient à la pile en a. Dans

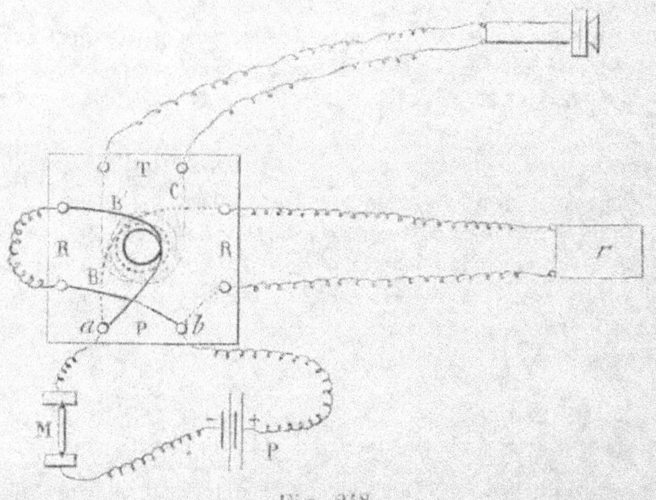

Fig. 248.
Audiomètre de BOUDET DE PARIS.

le circuit de l'une des bobines B est intercalé un rhéostat r,
l'autre bobine B' est fermée sur un gros fil conducteur sans résistance. Un téléphone, en rapport avec les extrémités de la bobine
induite C, est appliqué sur l'oreille du sujet en expérience. Les
deux bobines B et B' étant traversées en sens inverse par le
courant inducteur, le téléphone reste muet tant que les résistances de B et de B' sont égales, c'est-à-dire tant que le rhéostat
est fermé. Mais si l'on vient à augmenter la résistance du circuit B, l'intensité du courant diminue dans la bobine, en sorte
que l'équilibre est rompu, et le téléphone est excité par un
courant d'autant plus énergique que la résistance intercalée est
plus grande. Pour une source sonore toujours la même, la

mesure de l'acuité peut se faire avec cet appareil par le rapport des résistances intercalées, à l'aide du rhéostat, pour produire la perception minima dans l'oreille d'acuité unité et dans l'oreille examinée.

L'inconvénient résultant de la variation de la source placée sur le microphone, a conduit BOUDET DE PARIS à remplacer la montre par un diapason donnant le la_3 et effectuant 435 vibrations doubles par seconde. Mais plus tard, cet auteur remplaça le microphone par un diapason interrupteur entretenu électriquement, comme les diapasons chronographes.

Il y a cependant une critique à formuler, malgré les différents perfectionnements de BOUDET : c'est que l'intensité du son provenant du claquement téléphonique, dépend de l'énergie de la source électrique P, énergie qui varie avec le temps.

c. *Audiomètre de Gaiffe.* — Le principe de cet audiomètre est le même que celui de HUGHES. Mais on peut modifier non seulement l'intensité du son téléphonique, mais aussi la

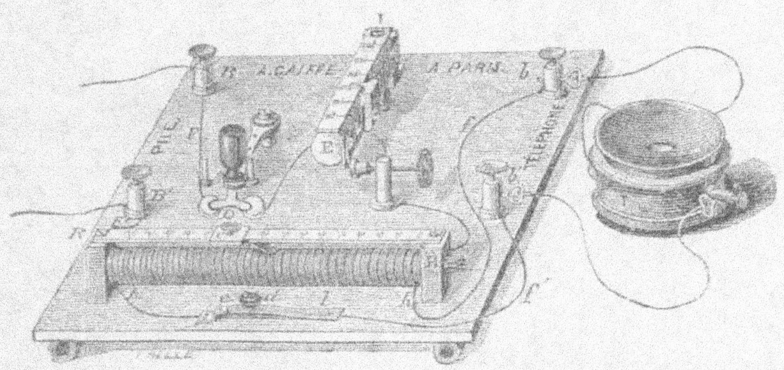

Fig. 249.
Audiomètre de GAIFFE.

hauteur de ce son. Pour faire varier la hauteur, un curseur mobile c peut être fixé à des points variables sur une lame vibrante IE. Quant à la modification de l'intensité, on l'obtient en déplaçant un curseur c' le long d'un rhéostat RH.

Pour un son de hauteur donnée, l'acuité peut se mesurer par le rapport des résistances lues sur RH, et correspondant à l'oreille d'acuité et à l'oreille examinée ; malheureusement, cette mesure n'est pas constante, car l'intensité du son et les positions du curseur c' varient avec l'énergie de la source électrique dont le courant est envoyé dans l'audiomètre.

d. *Acoumètre de Moure et Bordier.* — Le principe de cet acoumètre (fig. 250) est le suivant : le courant provenant d'une pile P traverse un milliampère-mètre G, un rhéostat R, le circuit d'un téléphone T, et un interrupteur de courant IM : lorsque l'intensité du courant est suffisante, le claquement de la plaque du téléphone arrive à être perçu. Mais au lieu d'appliquer le téléphone contre l'oreille, les auteurs conseillent de le placer à 1 mètre de l'oreille Au, du sujet examiné : on évite

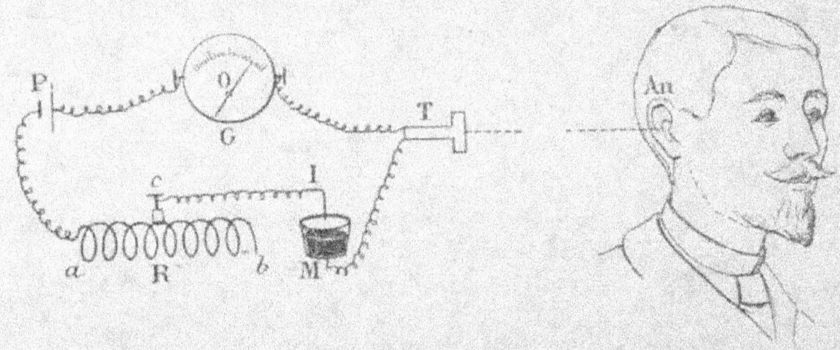

Fig. 250.

Schéma de l'acoumètre de Moure et Bordier.

ainsi la propagation du mouvement vibratoire par les os du crâne.

Le rhéostat interposé dans le circuit permet de faire varier peu à peu l'intensité du courant ; pendant que l'on fait croître cette intensité, on produit à l'aide de l'interrupteur à mercure I, qui ne fait aucun bruit, des états variables de fermeture et de rupture. Lorsque l'oreille commence à percevoir le son du téléphone, on lit l'intensité indiquée par le milliampèremètre apériodique : soit I cette intensité. Si l'oreille d'acuité-unité perçoit le son pour l'intensité I', l'acuité auditive cherchée est

$$A = \frac{I'}{I}$$

L'intensité sonore se mesure donc ici par une intensité électrique : il faut remarquer que dans cet acoumètre, le débit de la pile ou de l'accumulateur qui fournit le courant n'intervient plus pour faire varier l'intensité du son ; avec un modèle donné de téléphone, à une même intensité électrique correspondra toujours une même intensité sonore. Cet appareil n'a donc pas les inconvénients des autres acoumètres précédemment décrits.

§ 2. — REMARQUES SUR LES MESURES D'ACUITÉ AUDITIVE

Lorsqu'on cherche à déterminer l'acuité auditive, il faut se placer dans des conditions telles que les mesures soient comparables, comme on le fait en optique pour la mesure de l'acuité visuelle. Une des conditions les plus importantes, c'est d'éviter l'arrivée des bruits extérieurs jusqu'à l'oreille examinée, c'est-à-dire d'obtenir un *silence* aussi grand que possible autour du sujet en expérience. Cette condition est l'analogue de l'*éclairement* de l'échelle d'acuité pour la vision : on sait que cette échelle doit toujours être éclairée de la même façon si l'on veut que les déterminations soient comparables. Pour l'oreille, il en est de même : il est facile de comprendre que l'acuité auditive, mesurée avec un acoumètre quelconque, sera évaluée par un nombre très différent, suivant que le milieu ambiant sera le siège de nombreux mouvements vibratoires provenant d'un grand nombre de bruits, ou suivant que ce milieu sera silencieux. Il serait donc à souhaiter que les mesures d'acuité auditive se fissent dans une sorte de cabine bien capitonnée, comme les cabines téléphoniques, par exemple, dans laquelle l'oreille serait soustraite à la plus grande partie des bruits de la rue.

Cette influence des bruits est très grande : ainsi, lors des voyages dans les régions glaciales, les observateurs ont signalé la grande distance à laquelle on peut s'entendre parler à *voix basse*; cette distance peut atteindre 80 mètres, ce qui est évidemment dû à l'absence totale de mouvements vibratoires dans l'air de ces régions inhabitées.

§ 3. — LIMITES DES SONS PERCEPTIBLES

L'oreille est, comme l'œil, impressionnée par des vibrations de longueurs d'onde moyennes, mais au-dessous ou au-dessus de certaines limites, il n'y a plus perception sonore, de même qu'en deçà ou au delà de certaines longueurs d'onde de radiations, il n'y a plus perception visuelle.

1° Limite inférieure. — On s'est aperçu depuis longtemps que les sons trop bas ou trop élevés ne sont plus perçus. SAVART, à l'aide de sa roue dentée, avait indiqué 8 à 10 vibrations par seconde, comme limite inférieure de sons perceptibles, mais, ainsi que l'a montré HELMHOLTZ, il y a là une erreur; ce que percevait SAVART, c'était les harmoniques et non pas le son fondamental rendu par sa roue effectuant ces 8 à 10 vibrations. En se servant de sources sonores à son simple, tels que des tuyaux d'orgue, HELMHOLTZ a fixé cette limite inférieure à 40 vibrations par seconde, pour que la sensation soit réellement musicale. En dessous, jusqu'à 32 vibrations, l'oreille entend bien encore un son, mais à condition que l'intensité soit considérable et c'est plutôt un bruit de roulement qui est perçu qu'un véritable son.

AUERBACH, en employant un diapason entretenu électriquement et en découvrant pendant un temps mesurable un orifice par où le son arrivait à l'oreille, a trouvé comme limite inférieure 18 à 20 vibrations par seconde.

2° Limite supérieure. — WOLLASTON avait remarqué que certaines personnes n'entendaient, ni le pépiement des moineaux, ni le cri du grillon. DESPRETZ, en se servant de diapasons de plus en plus petits, est arrivé à fixer la limite supérieure des sons perceptibles à 38.000 vibrations par seconde.

On peut arriver à déterminer la hauteur maxima qu'une

oreille est susceptible de percevoir à l'aide de l'appareil de
Kœnig ou du sifflet de Galton.

a. *Appareil de Kœnig.* — L'appareil de Kœnig est basé sur
les vibrations longitudinales des tiges métalliques ; il se compose d'une série de cylindres d'acier, suspendus par deux fils
placés près de leurs deux extrémitées et sur
lesquels sont inscrits les nombres de vibrations effectuées par chaque tige lorsqu'on
les percute à l'une des bases en frappant,
dans la direction de l'axe du cylindre, à
l'aide d'un marteau d'ivoire. Chaque cylindre est approché de l'oreille à examiner
et l'on commence par le plus long ; on
excite successivement chacun d'eux jusqu'à ce que le sujet ne perçoive plus le son
rendu.

b. *Sifflet de Galton.* — Le sifflet de Galton
peut aussi servir à cette mesure de la limite supérieure des sons perceptibles ; il se
compose d'un petit tuyau fermé (fig. 251)
à embouchure de flûte dans lequel l'air est
envoyé à l'aide d'une poire en caoutchouc.
Le petit tuyau est formé de deux cylindres
métalliques s'emboîtant l'un dans l'autre ;

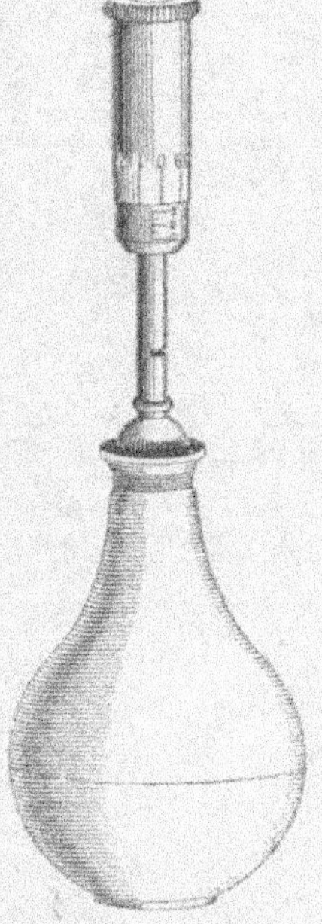

Fig. 251.

Sifflet de Galton.

le cylindre extérieur est fermé à sa base et peut être enfoncé
plus ou moins dans le premier, de manière à diminuer de
plus en plus la longueur du tuyau.

A mesure que cette longueur décroît, le son rendu par le
sifflet va en s'élevant, et il arrive un moment où l'oreille ne
peut plus percevoir un son : une graduation, portée par le
cylindre intérieur fixe, fait connaître la hauteur du dernier
son perçu.

CHAPITRE II

ÉTUDE PHYSIQUE DE LA PHONATION

Nous n'avons pas à décrire ici les différentes parties du larynx ; l'anatomie de cette région doit être parfaitement connue. Nous étudierons d'abord la mécanique de la phonation ; puis nous ferons l'étude des propriétés physiques des sons vocaux et enfin nous consacrerons quelques pages à l'étude des phonèmes.

ARTICLE PREMIER

MÉCANIQUE DE LA PHONATION

Nous allons examiner l'action des différents muscles du larynx, soit sur les cordes vocales, soit sur la glotte ; nous étudierons ensuite le rôle des cordes vocales supérieures et inférieures dans la production des sons vocaux.

§ 1. — ACTION DES MUSCLES DU LARYNX

La considération des directions moyennes des fibres de chaque muscle du larynx permet de se rendre compte du rôle de ces muscles pendant la phonation.

Les différents muscles peuvent se diviser, au point de vue mécanique, en trois groupes distincts : 1° les *muscles tenseurs* des cordes vocales ; 2° les *muscles constricteurs* de la glotte ; 3° le *muscle dilatateur* de la glotte.

1° Muscles tenseurs des cordes vocales. — Ces muscles

sont au nombre de deux : le crico-thyroïdien, et le thyro-aryténoïdien.

a. *Action du crico-thyroïdien.* — Supposons que le cartilage cricoïde soit immobilisé par l'action des autres muscles
du larynx : lorsque le muscle crico-thyroïdien se contracte
(fig. 252), il a pour effet de faire tourner le cartilage thyroïde
autour de ses petites cornes qui reposent
sur les facettes articulaires du cricoïde, si
bien que l'extrémité antérieure des cordes
vocales est entraînée par le thyroïde qui
bascule en avant ; il y a donc une *tension* des
cordes vocales.

Si l'on suppose, au contraire, que le cartilage thyroïde est immobile, l'action du crico-
thyroïdien aura pour effet de faire basculer
le cricoïde autour des articulations thyro-
cricoïdiennes, et les cordes vocales augmen-

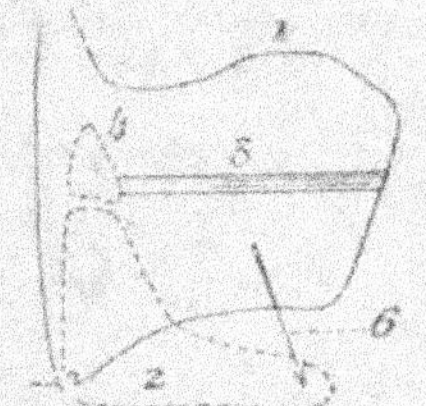

Fig. 252.
Action du crico-
thyroïdien.

teront de longueur. Par conséquent, quel que soit le cartilage
que l'on suppose fixe, l'action du crico-thyroïdien se traduit
par une tension des cordes vocales. Il est probable que les
deux cartilages sont mobiles pendant la contraction de ce
muscle, en sorte que les deux effets ont lieu en même temps,
l'extrémité antérieure des cordes vocales se porte un peu en
avant et l'extrémité postérieure en arrière. Ce muscle est donc
bien un tenseur des cordes vocales.

b. *Action du thyro-aryténoïdien.* — Quand ce muscle se contracte, il tend à rapprocher ses deux points d'insertion ; mais
comme les autres muscles du larynx se contractent en même
temps, le thyroïde d'une part et les aryténoïdes de l'autre se
trouvent immobilisés ; il en résulte que l'action du thyro-
aryténoïdien se traduit par une *tension* des cordes vocales.

2° Muscles constricteurs de la glotte. — Ces muscles
sont aussi au nombre de deux : l'ary-aryténoïdien et le crico-
aryténoïdien latéral.

a. *Action du muscle ary-aryténoïdien.* — Par les fibres superficielles de sa portion oblique, l'ary-aryténoïdien concourt à

rétrécir l'orifice supérieur du larynx. Par toutes ses autres
fibres, il agit sur les deux cartilages aryténoïdes, qu'il rapproche
l'un de l'autre en rétrécissant la fente glottique : c'est donc un
muscle constricteur de la glotte.

b. *Action du crico-aryténoïdien latéral*. — Représentons par
8 et 8 la résultante de l'action de ce muscle; la figure 253
montre que cette action a pour effet d'amener les cartilages
aryténoïdes de la position 2 à la position 2' et que, par suite,

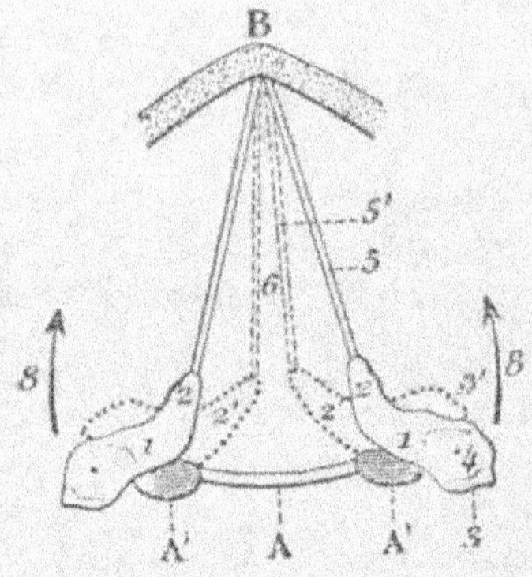

Fig. 253.

Action du crico-aryténoïdien
latéral (Testut).

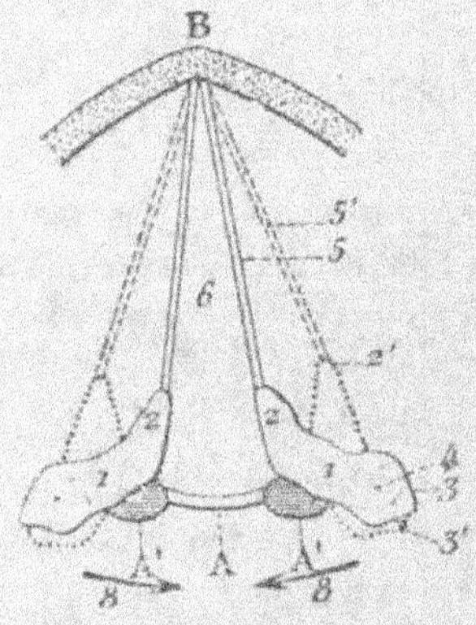

Fig. 254.

Action du crico-aryténoïdien
postérieur (Testut).

la glotte 6 est resserrée. Ce muscle est donc bien lui aussi un
constricteur de la glotte.

3° Muscle dilatateur de la glotte. — Il n'y a qu'un seul
muscle qui ait pour effet de dilater la glotte, c'est le *crico-
aryténoïdien postérieur*. Les résultantes des actions de chacun
des muscles crico-aryténoïdiens postérieurs 8 et 8 (fig. 254)
appliquées aux apophyses musculaires des aryténoïdes et
dirigées de haut en bas et de dehors en dedans, tendent à
faire tourner *en dehors* les apophyses vocales 2, 2, des aryténoïdes; l'action de ces muscles est donc nettement compré-
hensible; ils produisent, en se contractant, une dilatation de
la glotte qui, de l'aspect 2 B 2 passe à l'aspect 2' B 2'. C'est

l'effet antagoniste de celui qui est dû aux crico-aryténoïdiens latéraux.

§ 2. — ORGANE PRODUCTEUR DES SONS VOCAUX

Si l'on pratique l'ouverture du larynx sur le vivant, on constate que l'émission des sons est impossible lorsque l'incision a été faite *au-dessous* des cordes vocales inférieures ; mais si l'ouverture a été pratiquée au contraire au-dessus de ces cordes vocales, l'émission peut encore avoir lieu. Ce qui prouve déjà que l'organe producteur des sons laryngiens semble être les cordes vocales inférieures ; mais on peut en donner une démonstration expérimentale plus complète. Si l'on monte sur une soufflerie un larynx extrait d'un cadavre, on peut, en amenant les cordes vocales à une faible distance l'une de l'autre, faire émettre certains sons à ce larynx ; cette émission persiste si l'on enlève toutes les parties situées *au-dessus* des cordes vocales inférieures, mais si l'on incise ces cordes vocales, il n'y a plus de sons produits par le courant d'air provenant de la soufflerie. C'est bien la preuve que l'organe producteur des sons vocaux est constitué par les cordes vocales inférieures. D'ailleurs quand on observe au laryngoscope un larynx, on constate que les cordes vocales inférieures vibrent pendant l'émission des sons et qu'il n'y a qu'elles qui entrent en vibration ; les bords de ces cordes deviennent, en effet, diffus quand un son est émis par suite des vibrations dont ils sont animés.

1° Rôle des cordes vocales supérieures. — Puisque ce sont les cordes vocales inférieures qui sont le siège des sons laryngiens, demandons-nous si les cordes vocales supérieures ont un certain rôle dans la phonation. Prenons, comme l'a fait IMBERT, une membrane tendue sur la partie supérieure d'une petite caisse métallique munie d'un tube au moyen duquel on peut la monter sur une soufflerie ; l'un des bords de la membrane étant amené tout près de l'une des arêtes horizontales de la caisse, de manière à ménager un orifice linéaire de sortie à l'air qui mettra ainsi ce bord en vibration. Disposons parallèlement à l'orifice de sortie de l'air une membrane en cuir suffisamment longue, et large de quelques centimètres. L'air, après avoir fait entrer la première membrane en vibration, viendra se briser contre le bord de la seconde membrane qui entrera elle aussi en vibration, si on la tend convenablement. On obtient alors très facilement, par un accroissement de la tension de la membrane de cuir, la production des huit premiers harmoniques du son fondamental donné par la membrane qui recouvre la caisse métallique. Or, l'observation laryngoscopique montre que, pendant l'émission d'un son, les cordes vocales supérieures s'avancent vers le plan médian du larynx, en même temps qu'elles s'abaissent vers les cordes vocales inférieures ; ce double mouvement a pour résultat de placer les cordes vocales dans le trajet du courant d'air expiré ; il y a donc une analogie très grande entre la position des cordes supérieures, lors de l'émission d'un son, et celle de la membrane de cuir dans l'expérience d'IMBERT. On est ainsi amené à penser que les cordes vocales supérieures ont pour rôle, pendant la phonation, de produire certains harmoniques du son fondamental dû aux vibrations des cordes vocales inférieures.

Chez les animaux à timbre mordant, c'est-à-dire dont la voix est riche en harmoniques, les cordes vocales supérieures sont très développées, tandis que chez ceux dont la voix est sourde, elles sont atrophiées. Il serait intéressant de chercher une confirmation des résultats précédents, en examinant les cordes vocales supérieures des personnes dont la voix est sourde et sans éclat. D'après l'expérience d'IMBERT, on devrait trouver, chez ces sujets, des cordes vocales supérieures très peu développées et des ventricules de MORGAGNI peu prononcés. Chez les sujets dont la voix a un timbre mordant, ce serait probablement l'inverse qu'on observerait.

2º Rôle du muscle thyro-aryténoïdien. — La partie des cordes vocales inférieures dont les vibrations déterminent des variations notables de l'orifice glottique est le *faisceau interne* de ce muscle, c'est-à-dire la partie qui correspond à son bord libre.

Par sa forme même, le faisceau interne du thyro-aryténoïdien offre peu de prise au courant d'air provenant des poumons, en sorte qu'il est difficile d'admettre que ce muscle constitue la partie vibrante essentielle du larynx. Si l'on fait une coupe de ce muscle perpendiculairement aux cordes vocales, on constate que le contour de cette coupe est un arc de cercle, au milieu de la glotte, et une ligne verticale, du côté de son insertion thyroïdienne. Cette forme est loin d'être favorable à la mise en vibration du faisceau interne du thyro-aryténoïdien ; aussi est-on amené à attribuer la production des sons laryngiens, ou plutôt les ouvertures et fermetures alternatives de la glotte, aux vibrations de la muqueuse, c'est-à-dire *du bord libre* des cordes vocales. Le véritable rôle du thyro-aryténoïdien interne est de supprimer, par sa masse, la partie vibrante de la muqueuse comprise entre le bord supérieur du cricoïde et le voisinage du bord libre de chacune des cordes vocales. Cette suppression, en tant que corps vibrant, de la muqueuse empêche la subdivision de celle-ci en segments vibrant à l'unisson et a ainsi pour résultat d'*augmenter l'intensité* du son émis (IMBERT).

ARTICLE II

ÉTUDE PHYSIQUE DES SONS VOCAUX

Les sons laryngiens, comme tous les autres sons d'ailleurs, possèdent les trois qualités que nous connaissons : la hauteur, l'intensité et le timbre. Étudions ces qualités successivement.

§ 1. — HAUTEUR DES SONS VOCAUX

Demandons-nous de quelle partie du larynx dépend la hauteur des sons vocaux. Une expérience de LONGET permet d'être fixé à cet égard ; si on sectionne les filets nerveux qui se rendent au muscle crico-thyroïdien d'un chien, on constate que les aboiements sont rauques et *émis sur le même ton*. Mais lorsqu'on rapproche l'un de l'autre les cartilages cricoïde et thyroïde à l'aide de pinces, la hauteur des sons constituant l'aboiement s'élève. C'est donc à la *tension* des cordes vocales qu'est due la première qualité des sons laryngiens, la hauteur.

La tension des cordes peut être aussi produite, ou du moins modifiée, par la pression de l'air qui vient des poumons ; c'est ce qu'a bien mis en évidence Müller, à l'aide de larynx de cadavres ; il réalisait la tension des cordes vocales à l'aide de poids placés dans un plateau suspendu à un fil attaché aux cordes vocales ; il vit ainsi que pour une *même tension* des cordes, la hauteur du son rendu était d'autant plus grande que la pression du courant d'air de la soufflerie était plus forte. Cette expérience peut être répétée avec des *larynx artificiels*. On obtient un larynx artificiel en fixant, comme l'indique la figure 255, deux lames de caoutchouc à l'extrémité d'un tuyau porte-vent taillé en double biseau. Si l'on fixe à l'extrémité de la glotte artificielle ainsi construite une pince, et qu'à cette pince on attache un fil qui va se réfléchir sur une poulie et auquel on suspend un plateau, on pourra faire varier la tension des bords des deux lames élastiques, comme dans l'expérience de Müller ; lorsqu'on augmente la pression de l'air dans le porte-vent, on constate que le son s'élève, quoique le poids tenseur reste constant.

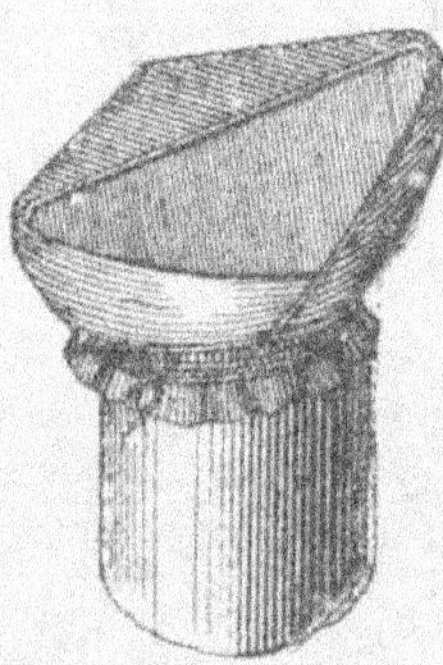

Fig. 255.
Larynx artificiel.

Ces faits expérimentaux sont confirmés par l'observation suivante : lorsqu'un chanteur veut émettre des sons très élevés avec une grande intensité, l'expiration est toujours *très énergique* ; au contraire, pour émettre des sons très graves, l'intensité est toujours faible et le courant d'air expiré est très lent, de manière à ne pas amener une trop grande tension des cordes vocales.

1º Etendue de la voix humaine. — Elle varie avec les larynx ; il y a de grandes différences entre les hauteurs des sons émis par des larynx d'homme, de femme et d'enfant. Les notes extrêmes qui limitent l'étendue de ces voix ne sont point identiques, mais ce qui est remarquable, c'est que la grandeur de l'intervalle limité par ces notes varie peu avec les différentes voix : on peut admettre que l'étendue habituelle de la voix est de *deux octaves* ; cependant, lorsque la voix a été cultivée, cette étendue devient beaucoup plus grande. Le maître de chapelle GASPARD FORSTER pouvait émettre des sons entre le la_{-1} et le la_3, soit trois octaves. La SESSI avait une étendue de trois octaves et demi, entre ut_2 et fa_5. Le voix de la CATALANI s'étendait suivant trois octaves ; le castrat FARINELLI pouvait aller du la_1 au $ré_3$.

Lorsqu'on considère les sons laryngiens correspondant à la parole ou à la voix parlée, l'étendue est beaucoup plus restreinte : elle n'est que d'une demi-octave.

2° Classification des voix. — Les voix humaines ont pu être classées, pour chaque sexe, en trois catégories distinctes.

Les voix de femmes se divisent en voix de *soprano*, de *mezzo-soprano* et de *contralto*.

Les voix d'hommes sont classées en voix de *ténor*, de *baryton* et de *basse-taille*, et les limites respectives sont contenues dans le tableau suivant :

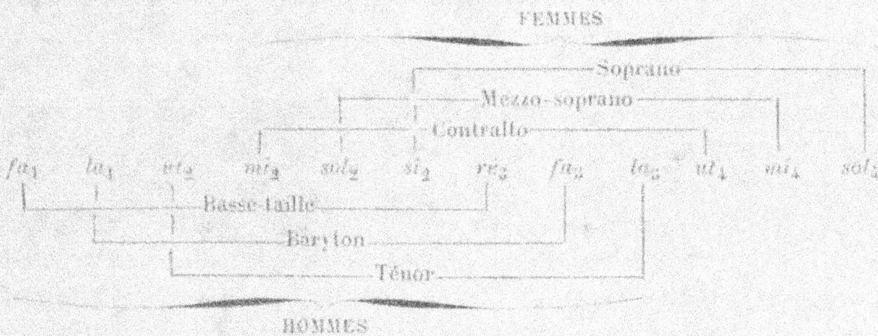

Cette classification comporte souvent des exceptions : ainsi une basse, GRASSER, pouvait donner le fa_{-1}, note à l'octave grave du fa_1. LUCREZZIA AJUGARI, surnommée *la Bastardella* et citée par MOZART (1770), pouvait donner l'ut_6 ; la NILSON et ADELINA PATTI ont pu aller jusqu'au fa_5.

En France, les différentes voix sont rapportées au la_3 qui est le *diapason légal* et qui effectue 870 vibrations simples à la seconde. En Allemagne, on a adopté 880 vibrations et en Angleterre, 888.

3° Tenue du son. — C'est le temps pendant lequel une note donnée peut être émise sans variation dans la hauteur. L'air expiré ne doit pas traverser trop brusquement la glotte de façon à faire durer les vibrations des cordes vocales. La fente glottique est rétrécie pendant l'émission du son et, d'autre part, l'action des muscles expirateurs tend à l'augmenter : il y a donc lutte entre les muscles constricteurs de la glotte et les muscles expirateurs pendant la tenue du son ; c'est ce que MANDL a appelé la *lutte vocale*. A mesure que l'air expiré diminue de pression, la tension des cordes vocales doit devenir plus grande. La voix a une tendance à baisser, par suite de la fatigue musculaire. La tenue d'un son est plus difficile, pendant les *crescendo* et les *decrescendo* : il se produit une compensation de la hauteur du son par la pression de l'air expiré.

4° Justesse des sons laryngiens. — Cette justesse participe à la fois du larynx et de l'oreille. On appelle *voix juste* celle dont les sons ont exactement le même nombre de vibrations que ceux qui leur correspondent dans l'échelle musicale. Supposons une série de notes émises par un instrument quelconque : si ces notes peuvent être reproduites avec leurs mêmes nombres de vibrations respectifs par la voix d'un sujet, cette voix sera dite juste. A côté des voix justes, il existe des *voix fausses* ; une voix peut être fausse de plusieurs façons :

1° Le nombre de vibrations correspondant à une note donnée est supérieur ou inférieur à celui qu'il devrait être ; la voix est au-dessus ou au-dessous du ton. Les voix au-dessus du ton sont les plus communes ; on remarque que les voix au-dessous se trouvent surtout parmi les chanteurs usés et parmi les enfants lymphatiques.

2° Le nombre de vibrations peut rester le même pendant l'émission des notes : on dit que les personnes de cette catégorie chantent tout sur le même air.

3° Le nombre de vibrations des sons émis peut n'être inexact que pour certaines notes seulement : le mode *mineur* favorise la production de cette troisième variété de voix fausses.

Si l'on examine de quel élément dépend la justesse de la

voix du côté du larynx, on trouve que c'est la *précision de la contraction* des muscles tenseurs des cordes vocales qui est surtout en jeu. La hauteur des sons laryngiens est en effet fixée par la contraction de ces muscles. Par conséquent, c'est le *sens musculaire* qui est le principal élément de la justesse de la voix ; ce sens intervient pour le degré exact de tension à donner aux cordes vocales pour une note déterminée. La sensation de cette tension est d'une finesse très grande : le muscle thyro-aryténoïdien n'a en effet que 15 millimètres et son raccourcissement maximum est de 5 millimètres seulement. En sorte que, pour l'étendue de la voix, soit deux octaves, le chanteur doit pouvoir apprécier des différences de raccourcissement musculaire se traduisant par des fractions de millimètre. Cette précision dans la contraction n'a d'égale que celle du muscle ciliaire pour l'accommodation.

Il est difficile de tenir longtemps un son donné avec sa hauteur constante : cette difficulté est le résultat de la fatigue musculaire : il en est des muscles du larynx tout comme des autres muscles de l'organisme; et la loi de la fatigue leur est applicable. Cette fatigue se traduit par un *chevrotement* qui est dû à l'exagération de l'instabilité des muscles du larynx. L'écart moyen de la tonalité, pendant le chevrotement, est de 0,337 p. 100, en plus ou en moins.

L'oreille intervient aussi dans la justesse de la voix : comment l'oreille peut-elle guider le larynx ? Ce n'est pas par les battements, car ils n'ont pas le temps de se produire : c'est par l'intervention de la *mémoire musicale* et aussi par le souvenir du degré de tension correspondant à une note donnée et déjà entendue.

5° Méthodes permettant d'apprécier la justesse de la voix : méthode de Hensen. — On a imaginé plusieurs procédés pour l'appréciation de la justesse des sons laryngiens, mais nous n'en décrirons qu'un seul dû à HENSEN. Il consiste à placer à l'extrémité d'un diapason, horizontalement fixé, un petit miroir qui est dans un plan vertical ; on dispose, à 20 centimètres de ce miroir, une flamme manométrique dont la capsule communique par un tube de caoutchouc avec un embout cylindrique de 1 centimètre de diamètre. Le diapason doit effectuer 200 vibrations doubles par seconde environ ; lorsque ce diapason vibre, on fait émettre au chanteur, d'abord l'unisson ; puis l'octave, la quinte, etc., du son produit par le diapason. Si la note est juste, on observe une seule flamme dans le miroir pour l'unisson, 2 pour l'octave, 3 pour la quinte, 4 pour la quarte, 5 pour la tierce, etc., et de plus *ces flammes sont immobiles*. Si, au contraire, la note émise est fausse, les images des flammes se déplacent : elles se portent en avant, quand le son est trop bas, en arrière, s'il est trop haut.

HENSEN a constaté que, même dans le cas d'une voix et d'une oreille justes, les flammes restent très peu de temps immobiles : ce qui prouve qu'il est très difficile de tenir, même pendant quelques instants, une note avec sa hauteur exacte.

6º Influence de l'âge sur la hauteur des sons laryngiens. — Il serait important de connaître l'étendue de la voix humaine aux différents âges : en France, il n'y a pas eu de recherches faites dans ce sens ; mais en Allemagne, VIERORDT a examiné des enfants d'écoles. Il a ainsi trouvé :

a. *Filles*. — L'étendue de la voix a les valeurs suivantes.

A 6 ans.	9 tons.
A 7 ans.	10 —
De 8 à 10 ans.	13 —
A 11 ans.	14 —
De 12 à 13 ans.	16 —

Entre six et treize ans, l'étendue de la voix augmente de 7 tons, dont 4 pour les sons graves, et 3 pour les sons aigus.

b. *Garçons*. — L'accroissement de l'étendue de la voix, entre huit et quatorze ans, est de 7 tons et demi à 9 tons ; les tons communs à tous les garçons vont de ut_2 à sol_2 *dièse* ; la note la plus grave observée a été le sol_1 *dièse*, la plus aiguë le $ré_3$ *dièse*.

§ 2. — INTENSITÉ DES SONS VOCAUX

L'intensité des sons émis par le larynx dépend, comme pour les sons ordinaires, de la force vive communiquée par le mouvement vibratoire aux molécules du milieu ambiant : cette force vive est sous la dépendance de l'amplitude des mouvements vibratoires des cordes vocales et aussi des variations de pression de l'air expiré pendant la succession des ouvertures et des fermetures de la glotte.

Lorsque nous voulons émettre un son de hauteur déterminée, nous donnons instinctivement à l'air expiré une pression plus grande que celle qui serait nécessaire pour faire rendre aux cordes vocales ce son même.

CAGNIARD DE LATOUR a observé sur une femme atteinte d'une fistule trachéale permettant de mettre sa trachée en rapport avec un manomètre que l'émission des sons de moyenne hauteur provoquait la mise en jeu d'une pression de l'air expiré égale à 100 millimètres d'eau, et que celle des sons élevés faisait monter le manomètre à 200 millimètres.

D'après ce que nous avons dit des expériences d'IMBERT, le muscle thyro-aryténoïdien interne joue un certain rôle dans l'intensité des sons vocaux, en supprimant les lignes nodales qui sans lui se formeraient sur les rubans vocaux et qui auraient pour conséquence de diminuer l'intensité des sons émis.

L'intensité de la voix diminue lorsqu'on s'élève à une certaine altitude : la voix devient bien moins forte qu'elle ne l'était dans la plaine, avant l'ascension. Cette diminution de l'intensité des sons vocaux ne tient pas à une modification de l'amplitude des cordes vocales, mais à une diminution de la densité du milieu ambiant. La force vive des mouvements vibratoires qui arrivent à l'oreille est plus petite qu'au pied de la montagne, puisque le facteur m de l'expression $\frac{1}{2} mv^2$ a diminué.

§ 3. — VOIX DE POITRINE ET VOIX DE FAUSSET

Lorsqu'un chanteur passe du registre grave au registre élevé, il peut ou bien continuer à donner aux sons vocaux la même intensité que celle des sons graves (voix de poitrine), ou bien émettre ces notes élevées avec une intensité plus faible correspondant à une dépense d'énergie beaucoup moins grande (voix de fausset ou voix de tête). Le mécanisme de la production des voix de poitrine et de fausset a été très discuté : les diverses opinions se rangent en trois théories principales.

1° Théorie de Donders. — Dans cette théorie, c'est le thyro-aryténoïdien dont la contraction donnerait à la voix de poitrine son caractère particulier : ce même muscle serait au contraire relâché dans la voix de tête ; en sorte que, dans cette dernière voix, le mouvement vibratoire serait localisé aux bords des cordes vocales qui, ayant ainsi un poids moindre que lorsque le muscle participe aux vibrations, correspondraient à un son de hauteur plus grande.

Cette théorie a pour elle d'être d'accord avec le sentiment de *détente* éprouvé par un chanteur, au moment où il passe de la voix de poitrine à la voix de fausset, par suite du relâchement du muscle thyro-aryténoïdien.

D'après IMBERT, lorsque à une membrane en vibration, on ajoute un corps pesant, la hauteur change, mais la modification tonale produite est réglée par le nouveau système de nodales qui se forme. Or, le muscle thyro-aryténoïdien contracté agit de cette manière, c'est-à-dire en modifiant le système des nodales de la muqueuse du larynx. En outre, si le passage de la voix de poitrine à la voix de fausset est dû à la suppression du muscle thyro-aryténoïdien, il devrait y avoir un ronflement temporaire correspondant à la transition brusque entre les deux registres, au lieu de la continuité observée même sur une note de hauteur constante.

2° Théorie de Vacher. — En examinant ses propres cordes vocales par l'auto-laryngoscope, cet auteur a émis l'hypothèse que la voix de fausset est le résultat d'un raccourcissement de la partie vibrante des cordes. Dans la voix de poitrine, ces cordes vibreraient dans toute la longueur, tandis que dans la voix de tête, leurs bords s'accoleraient et il n'y aurait que les parties antérieures qui vibreraient.

Bien qu'on ne voie que les parties antérieures vibrer pendant la voix de fausset, les parties postérieures peuvent, elles aussi, être en vibration sans que leur mouvement puisse être vu par l'œil, si l'amplitude de ce mouvement est très faible.

Un simple accolement des parties postérieures ne permet pas de comprendre comment les parties seraient suffisamment immobilisées pour résister à la pression du courant d'air expiré.

3° Théorie d'Œrtel. — Œrtel a constaté, pendant la voix de fausset, la production d'une ligne nodale parallèle au bord de chaque corde vocale et à une faible distance de ce bord. L'existence de cette vocale, confirmée par Koschlakoff, est importante, ainsi que le fait remarquer Imbert : la modification de l'intensité des sons laryngiens correspondant aux deux voix peut s'expliquer par les formes différentes de l'ouverture glottique, suivant que la nodale existe ou n'existe pas. Dans la voix de poitrine, rien ne s'oppose, comme l'a indiqué Donders, à ce que le muscle thyro-aryténoïdien soit contracté et dur, mais alors il empêche la formation de la nodale d'Œrtel. Quand il est relâché, au contraire, il ne peut plus entrer en vibration et il n'y a plus que le bord libre des cordes qui vibre ; une nodale se produit alors au niveau du contact de la partie vibrante et de la masse inerte constituée par le muscle relâché. Cette nodale s'accuse de plus en plus, à mesure que le muscle se décontracte pour entrer au repos, et l'on comprend alors qu'il n'y ait pas de roulement dans la voix, au moment du passage de l'une des voix à l'autre. La hauteur plus grande des sons émis dans la voix de tête s'explique par la subdivision de la partie vibrante des cordes au moyen de la nodale ; si l'intensité de ces sons est plus faible cela tient à la diminution de la force vive du mouvement vibratoire, diminution qui résulte de la masse plus petite du corps vibrant pendant la voix de fausset.

Cette théorie est donc celle qui rend le mieux compte du mécanisme de la production des voix de poitrine et de fausset.

§ 4. — TIMBRE DES SONS VOCAUX

Le timbre de ces sons résulte de la complexité des vibrations aériennes engendrées par la succession des ouvertures et des fermetures de la glotte et du renforcement de certains harmoniques du son vocal fondamental par les cavités buccale et nasale.

Le mouvement vibratoire des sons aériens n'a pas nécessairement la même forme que celui des cordes vocales ; c'est aussi ce qui a lieu pour les tuyaux à anche : HELMHOLTZ a pu constater qu'alors que le mouvement de l'anche est pendulaire et correspond à un son simple, le son émis par un de ces tuyaux est riche en harmoniques, ce qui prouve que le son aérien est complexe, contrairement à celui rendu par l'anche.

La complexité des sons émis par le larynx humain est démontrée par l'analyse, au moyen des méthodes générales utilisées pour le timbre d'un son quelconque.

1° Timbre des voyelles. — Contrairement à ce qu'on observe pour les sons émis par les instruments ordinaires, l'intensité des harmoniques qui accompagnent un son vocal n'est pas d'autant plus faible que le rang de cet harmonique est plus élevé. D'après HELMHOLTZ, certains harmoniques de rang variable d'une voyelle à l'autre, ont une intensité plus grande que celle des harmoniques plus graves. C'est ce qui caractérise le timbre particulier de la voix humaine et principalement le timbre des différentes voyelles.

On appelle *voyelle*, le timbre spécial, communiqué au chant ou à la parole, par un son de hauteur déterminée correspondant à la forme de la bouche pour l'émission de la voix. Il faut tenir compte, pour comprendre le mécanisme du timbre des sons vocaux, du tuyau de résonance placé au-dessus des cordes vocales ; pour un même état vibratoire des cordes, il y a une infinité de modifications qui peuvent être apportées à ce tuyau de résonance.

Les voyelles constituent des sons particuliers dont le type se retrouve dans toutes les langues et qui sont nettement différenciés des autres sons.

Le nombre des voyelles varie suivant les auteurs ; pour HELMHOLTZ, il y a huit voyelles dont l'origine, au point de vue des modifications apportées dans la cavité buccale par la position de la langue, est la voyelle A.

Ces voyelles sont :

$$A \begin{cases} AI, & E, & I \\ EU, & U \\ O, & OU \end{cases}$$

En partant de l'A, on arrive, par une modification progressive et à peine sensible de la langue et de l'ouverture buccale, à prononcer les voyelles AI, EU, O. Pour l'A, la bouche est ouverte, la langue est aplatie, des dents inférieures au pharynx ; de A à AI, la langue se relève vers le palais. En exagérant un peu la nouvelle position de la langue, on arrive à prononcer E et I ; pour l'émission de cette dernière voyelle, la langue presse fortement le palais dans sa partie médiane, tandis que sa pointe est abaissée ; la bouche a alors la forme d'une bouteille à goulot étroit, la panse se trouvant dans le pharynx. De A à EU, la langue s'élève et la bouche se ferme, en constituant en avant une sorte de tube dont le fond est représenté par les incisives ; cette forme est encore plus exagérée pour U. De A à O et OU, la langue se retire vers le pharynx, et la cavité buccale devient plus grande.

MULLER a reconnu que lorsque la bouche est conformée pour la prononciation d'une voyelle, il n'est pas nécessaire que les cordes vocales entrent en vibration pour que le son de cette voyelle, avec son timbre particulier, soit émis ; l'air chassé des poumons suffit, en frôlant les parois de la cavité buccale, à produire le son correspondant. Une voyelle prononcée à *voix chuchotée* est en effet parfaitement reconnaissable.

KRATZENSTEIN, de Saint-Pétesbourg, a mis le même fait en évidence en faisant entrer l'air provenant d'une soufflerie dans des ajutages de formes diverses (fig. 256) construits avec des planchettes de bois. Pour l'A, c'est un cône dont la base est percée d'un orifice ; pour l'E, c'est un double tronc de cône dont les grandes bases coïncident, etc.

Il résulte des faits précédents que la forme et la grandeur de la cavité buccale ont une grande influence dans la production des sons-voyelles et de leur timbre.

Toutes les notions certaines que l'on possède sur les phénomènes acoustiques datent d'Helmholtz et de Donders : Helmholtz a montré que le son d'un diapason peut être renforcé par la masse aérienne contenue dans la bouche, au moment où celle-ci va prononcer une voyelle donnée ; il suffit de trouver le diapason convenable qui est accordé pour la cavité buccale.

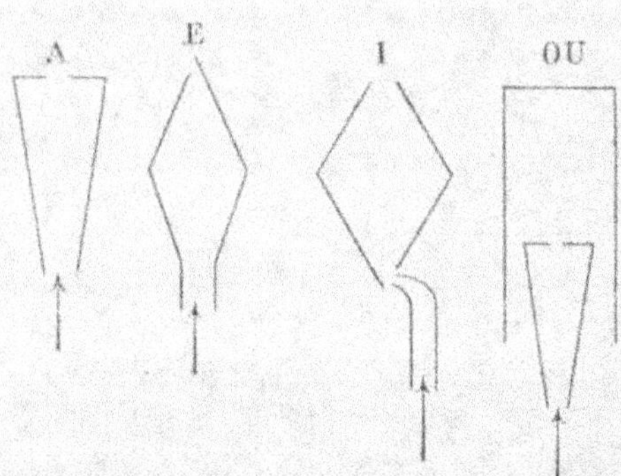

Fig. 256.

Appareils de Kratzenstein.

2° Vocables des voyelles. — On donne le nom de *vocable* d'une voyelle au son correspondant au diapason qui, placé devant la bouche adaptée pour la prononciation de cette voyelle, est renforcé par l'air de la cavité buccale.

Kœnig, après Helmholtz, a déterminé les vocables des différentes voyelles à l'aide d'une série complète de diapasons ; il a ainsi trouvé

$$Si_2 b4 \quad 70 \text{ v. s. pour la voyelle OU}$$
$$Si_3 b \quad 940 \quad — \quad — \quad O$$
$$Si_4 b \quad 1880 \quad — \quad — \quad A$$
$$Si_5 b \quad 3760 \quad — \quad — \quad E$$
$$Si_6 b \quad 7520 \quad — \quad — \quad I$$

Monoyer a pu déterminer les vocables des voyelles *chuchotées* ; d'après cet auteur, il existe quinze voyelles dans la langue française qui peuvent être classées en : 1° voyelles fondamentales ; 2° voyelles fermées ; 3° voyelles ouvertes ; 4° voyelles nasales.

Les vocables des trois voyelles fondamentales *ŏ* (ou), *u*, *i* sont respectivement *si bémol*₃, *si bémol*₂, *si bémol*₃. Quant aux vocables des voyelles fermées et ouvertes, elles diffèrent seulement d'un demi-ton ; ainsi, la voyelle *o* fermée comme dans *anatomie*, a pour vocable *ré*₄ ; si elle est ouverte, comme dans *apôtre*, sa vocable devient *ré dièse*₄. Les voyelles nasales ont deux vocables : 1° celle correspondant à la voyelle ouverte et une autre caractérisée par la note constante *si bémol*₄ due à la résonance de l'air des fosses nasales.

Voici d'ailleurs le tableau des vocables d'après MONOYER.

VOYELLES FONDAMENTALES	VOYELLES FERMÉES	VOYELLES OUVERTES	VOYELLES NASALES	
ŏ (ou), *si bémol*₃	o, *ré*₄	ò, *ré* dièse₄	ō (on)	*ré* dièse₄ / *si* bémol₄
	a, *fa*₄	à, *fa* dièse₅	ā (an)	*fa* dièse₅ / *si* bémol₄
u, *si bémol*₂	e, *ré*₂	è, *ré* dièse₃	ŭ (un)	*ré* dièse₅ / *si* bémol₄
	é. *fa*₅	ē. *fa* dièse₃	ī (in)	*fa* dièse₅ / *si* bémol₄
i. *si bémol*₃				

MARAGE a repris l'étude physique des voyelles en se servant des flammes manométriques à acétylène qu'il a pu photographier. Pour cela, l'image de la flamme se forme sur un papier sensible qui est animé d'un mouvement de translation. Dans ces expériences, une deuxième flamme manométrique servait de chronomètre ; elle était produite par une capsule de KŒNIG en relation avec un tambour de MAREY sur la membrane duquel venait presser une branche de diapason effectuant 54 vibrations par seconde. Chaque dent de la photographie correspond donc à $\frac{1}{54}$ de seconde.

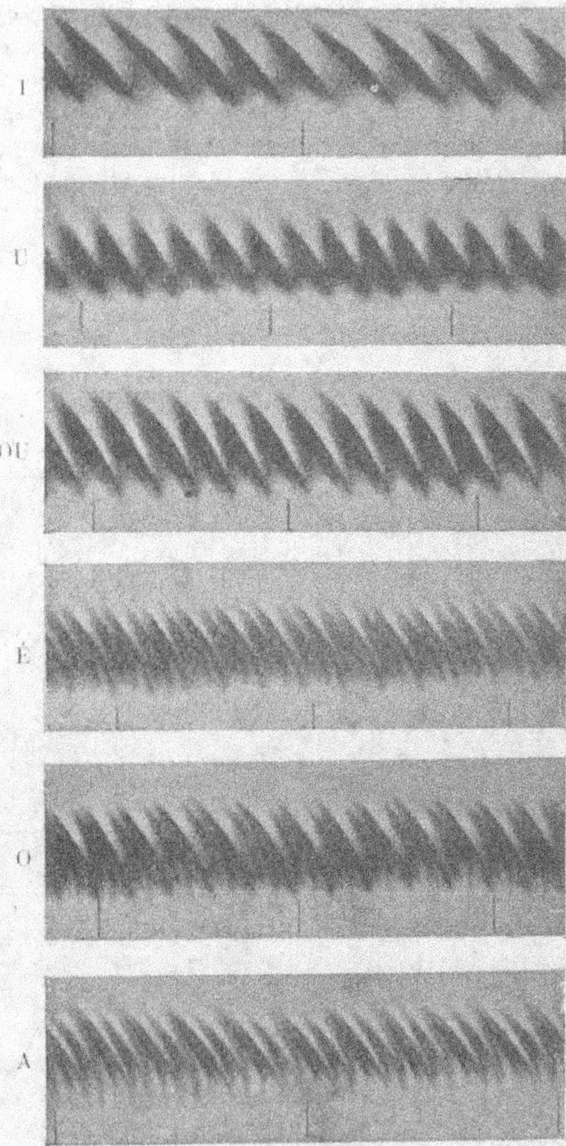

Fig. 257.

Flammes manométriques photographiées (MARAGE).

Les sept voyelles étudiées par MARAGE sont I, U, OU ; É, EU, O ; A. On doit distinguer les voyelles parlées des voyelles chantées ; les premières sont dues aux cavités naso-bucco-pharyngiennes ; les secondes sont le résultat des vibrations des cordes vocales et en même temps de celles de l'air de ces cavités. MARAGE a constaté que chaque voyelle est caractérisée par un même groupe de flammes ; ainsi pour les voyelles OU, U, I (fig. 237), il y a une seule flamme ; pour É, EU, U, on constate des groupes de deux flammes ; enfin pour A, les groupes sont de trois flammes.

Pour déterminer les vocables des voyelles, MARAGE fixait à l'extrémité du tube devant lequel étaient prononcées les voyelles, les résonnateurs correspondant aux vocables déterminées par les auteurs (HELMHOLTZ, DONDERS, KŒNIG). Il trouva ainsi que certains résonnateurs rendaient les flammes plus nettes et plus marquées ; ces résonnateurs qui font connaître la vocable de chaque voyelle sont :

$$\text{OU, U, I} \quad fa_3$$
$$\text{É, O,} \quad si_4 b$$
$$\text{A,} \quad si_4 b$$

Quand les voyelles sont *chantées*, les phénomènes acoustiques ne ressemblent plus aux précédents ; les flammes deviennent égales entre elles et également distantes. Il serait donc illusoire, d'après MARAGE, de vouloir déterminer les vocables quand les voyelles sont chantées, puisque la vocable n'est plus perceptible et que la voyelle est transformée. C'est ce qui explique d'ailleurs que les voyelles chantées sont bien moins comprises que les voyelles parlées.

ARTICLE III

ÉTUDE DES PHONÈMES

Lorsque les sons vocaux, au lieu d'être émis, comme nous l'avons supposé jusqu'à présent, à la façon de ceux qui sont produits par un tuyau sonore, sont au contraire *articulés*, ils prennent le nom de *phonèmes* ou de *phénomènes phonétiques*.

Un premier élément à considérer dans l'étude des phonèmes, c'est le tuyau de résonance placé au-dessus des cordes vocales : grâce à lui, les sons musicaux des cordes vocales se transforment en *voix parlée* ou *parole*.

Ce tuyau de résonance est formé de pièces, les unes fixes, les autres mobiles. Au-dessus des cordes vocales, la direction des ondes sonores est modifiée par l'épiglotte; la partie postérieure du tuyau est fixe, tandis qu'en avant existe une partie mobile formée par la base de la langue : le tuyau se bifurque alors dans deux directions : la bouche et les fosses nasales; ces deux cavités peuvent être introduites, ensemble ou successivement, sur le trajet des ondes sonores. La bouche est fermée par l'abaissement du voile du palais et l'élévation de la langue. Au contraire, les fosses nasales sont obturées par le relèvement du voile qui, de vertical, devient horizontal. Enfin, les extrémités des tuyaux de résonance sont constituées par les dents, les joues et les lèvres, toutes parties qui peuvent se modifier.

§ 1. — DIVISION DES PHONÈMES

L'influence de ce tuyau et de ses modifications sur les sons laryngiens est très importante, puisque la *voix articulée* ou *parole à voix haute* est le résultat de ces dernières. Si la glotte est au repos vocal, l'air s'écoule en donnant naissance à un bruit variable, suivant la disposition des cavités buccale et nasale : c'est la *voix basse articulée* ou *voix chuchotée*.

Lorsque la glotte vocale est en activité, et que la hauteur des sons vocaux émis est variable, on peut avoir soit le *fredonnement*, soit la *parole chantée*, suivant que le tuyau de résonance ne subit pas ou subit des modifications pendant l'émission des sons.

Les différents phénomènes peuvent se résumer comme suit :

Glotte vocale :		*Tuyau de résonance :*	*Phonèmes :*
Au repos.		Variable.	Voix chuchotée.
En activité.	Hauteur constante.	Variable.	Voix parlée.
	Hauteur variable.	Invariable.	Voix fredonnée.
	Hauteur variable.	Variable.	Voix chantée.

Quand la glotte vocale est au repos, il y a donc production d'un seul phonème ; quand elle est en mouvement, de trois phonèmes.

§ 2. — INSCRIPTION DES PHONÈMES

Les actes physiques et physiologiques de la parole sont difficiles à saisir : cependant l'application de la méthode graphique a permis de pousser assez loin l'étude des phénomènes phonétiques. Cette étude a été faite, soit par des méthodes directes, soit par des méthodes indirectes :

1° Méthodes directes. — Nous examinerons les six méthodes suivantes :

a. *Procédé de Marey et Rosapelly*. — MAREY et ROSAPELLY ont

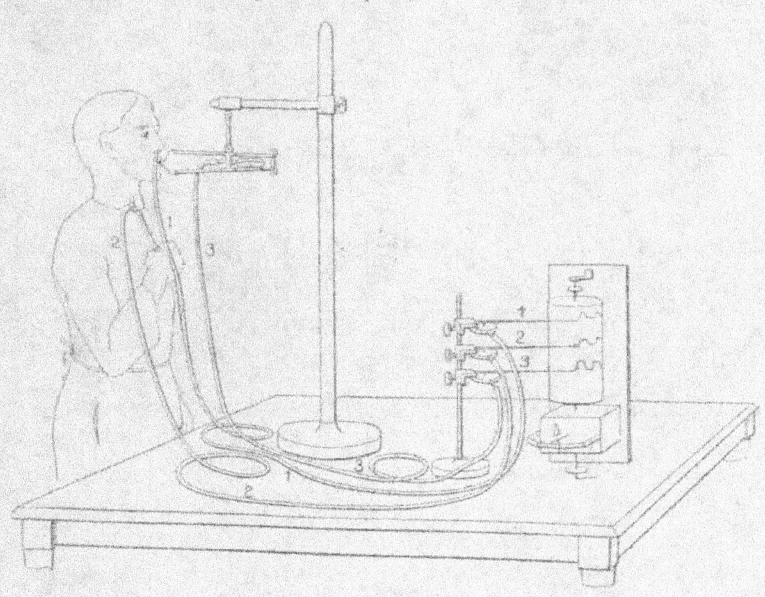

Fig. 258.
Procédé de MAREY et ROSAPELLY.

pu inscrire simultanément trois actes de la voie parlée : l'émission de l'air par les narines, les vibrations du larynx et les mouvements des lèvres. Pour l'émission de l'air par le nez, un tube de caoutchouc (1, fig. 258) était introduit dans une narine et communiquait à un tambour inscripteur. Les vibrations du larynx étaient enregistrées au moyen d'un appareil électromagnétique 2 appliqué sur le larynx, et des fermetures et ouvertures du courant mettaient en mouvement le style d'un second tambour. Enfin, pour les mouvements des lèvres, les branches d'un explorateur spécial 3 saisies entre les lèvres se rapprochaient ou s'écartaient en actionnant un tambour conjugué avec un troisième tambour inscripteur.

b. *Photophone de Démeny*. — La chronophotographie a été appliquée par DÉMENY pour l'exploration du mouvement des

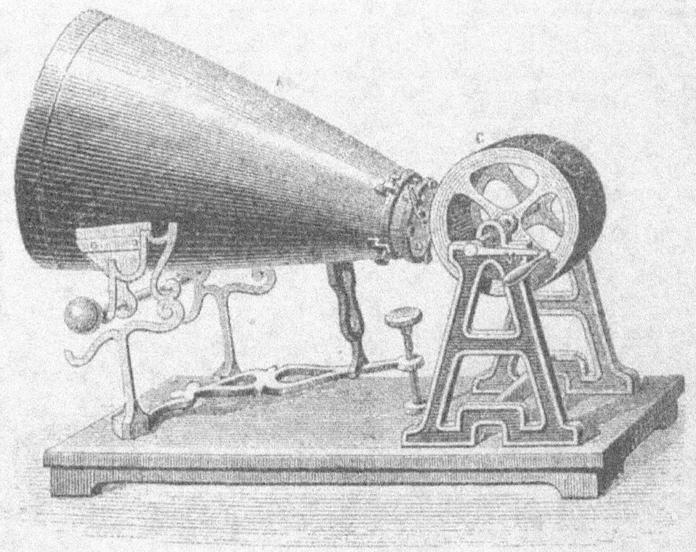

Fig. 259.
Phonautographe de SCOTT.

lèvres : l'appareil dont cet expérimentateur s'est servi est le *photophone* ; il permet d'obtenir une série d'images du parleur disposées à intervalles égaux. Ces images vues dans un phénakisticope ou praxinoscope peuvent rendre des services pour l'éducation des sourds-muets.

Ces deux méthodes analysent les actes physiologiques de la parole, mais on a pu donner une forme objective aux vibrations aériennes elles-mêmes en les inscrivant.

c. *Phonautographe de Scott*. — La première tentative dans ce sens date de 1858. Scott imagina un appareil, le *phonautographe* (fig. 259) formé d'une cloche paraboloïde A dont le fond était percé d'une ouverture fermée par une mince membrane au centre de laquelle était collé un léger style qui se terminait par une barbule de plume : il vibrait sous l'influence de la voix et sa pointe, frottant à la surface d'un cylindre C enduit de noir de fumée, y traçait des sinuosités qui ne pouvaient d'ailleurs pas renseigner sur les paroles prononcées. Kœnig perfectionna le phonautographe en inscrivant en même temps les vibrations d'un diapason de hauteur connue : par comparaison, on peut déterminer la tonalité et la durée des différents sons.

Barlow remplaça le style léger de Scott par un style rigide ne pouvant osciller que dans un plan perpendiculaire à la membrane. Ce style était formé d'un petit levier en aluminium fixé par l'une de ses extrémités au bord de la membrane et relié par sa partie moyenne au centre de cette membrane : au bout de ce levier un petit pinceau chargé de couleur traçait les vibrations de la parole.

Schneebeli d'une part et Hensen de l'autre ont perfectionné cette méthode d'inscription de la parole.

d. *Flammes manométriques*. — L'inconvénient des méthodes précédentes, c'est l'inertie du style et de la membrane. Aussi, l'emploi des flammes manométriques de Kœnig constitue-t-il un progrès sensible dans l'étude des phonèmes. On se sert d'une capsule manométrique (fig. 260) communiquant avec un cornet acoustique devant lequel on parle. Les vibrations de la membrane de la capsule font varier la pression du gaz qui produit la flamme, si bien que si l'image de cette flamme est vue dans un miroir tournant, la dissociation des flammes de différentes hauteurs a lieu et les bords apparaissent sous forme d'un ruban sinueux à bords déchiquetés. Malheureusement ces images sont fugitives et difficiles à observer. Donders a pu cependant les photographier, mais c'est surtout MARAGE qui a obtenu,

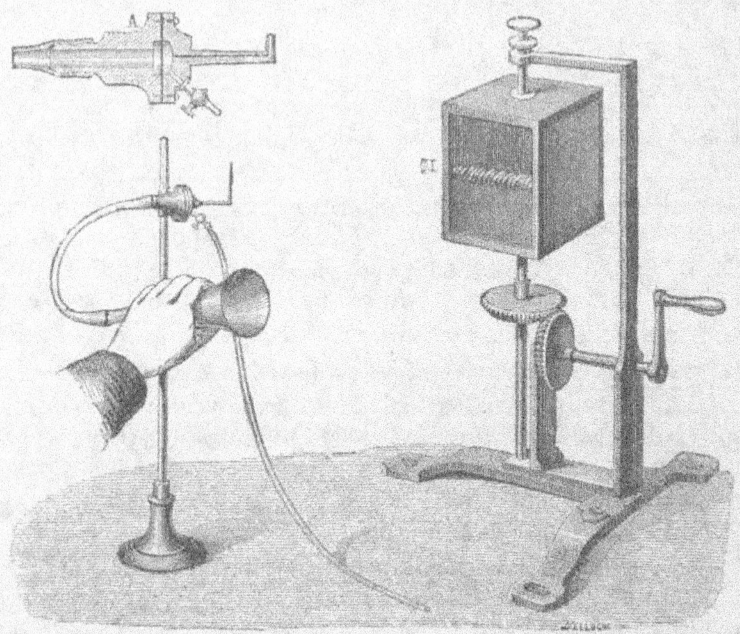

Fig. 260.
Procédé des flammes manométriques.

les meilleurs résultats en employant la flamme de l'acétylène comme nous l'avons déjà vu à propos des voyelles.

e. *Miroir de Blake.* — On a utilisé aussi la réflexion de la lumière sur un miroir, ce qui permet d'avoir un levier sans poids et aussi long qu'on le désire : BLAKE employait une plaque métallique munie d'un crochet qui s'adaptait près du centre d'un petit miroir plan très léger : on faisait tomber un faisceau de lumière parallèle qui se réfléchissait et allait impressionner une plaque sensible en mouvement. Avec un ton de voix ordinaire, l'amplitude des tracés atteint 25 millimètres ; celle des vibrations du miroir n'était que de $0^{mm},125$.

RIGOLLOT et CHAVANON ont appliqué la même méthode avec un appareil appelé *capsule palmoptique.*

HERMANN s'est servi d'une disposition du même genre pour l'étude des voyelles : les tracés qu'il a obtenus sont très nets.

f. *Appareil de Rops*. — Le phénomène des interférences lumineuses (fig. 261) a été utilisé par ROPS pour l'analyse des phonèmes ; cet appareil est formé de deux glaces épaisses de JAMIN entre lesquelles se trouve un tube de 15 centimètres

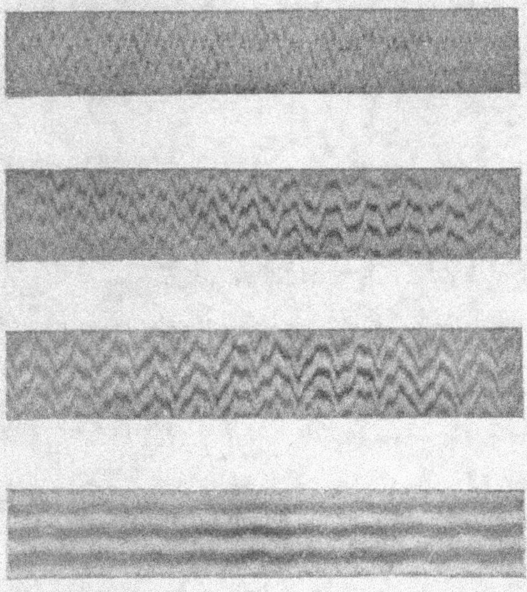

Fig. 261.
Procédé de Rops.

de longueur à parois métalliques épaisses et terminé par des glaces de verre. A 4 ou 5 centimètres du tube, s'ouvre un porte-voix dans lequel les phonèmes sont émis. L'air ambiant est ainsi agité, tandis que l'air du tube est tranquille. Les deux faisceaux se réunissent après avoir été amenés à l'interférence et sont projetés dans une fente perpendiculaire à la direction des franges ; en arrière d'elle, est un papier sensible qui se déroule perpendiculairement à la fente.

Cette méthode est d'une grande sensibilité, car elle ne nécessite l'emploi d'aucun organe vibrant capable d'altérer par son inertie la forme des courbes inscrites.

2° Méthodes indirectes. — Ces méthodes sont basées sur les empreintes du phonographe.

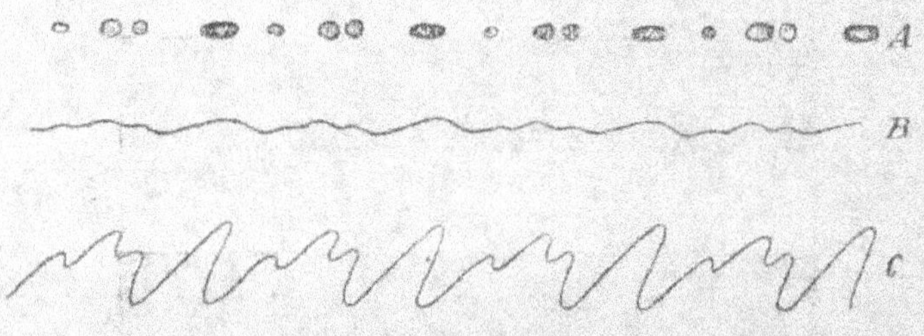

Fig. 262.
Procédé de MAYER.

a. *Phonographe*. — Dès la première apparition du phonographe, A.-M. MAYER chercha la forme des ondes sonores inscrites sur le cylindre ; il transforma les empreintes gravées (A, fig. 262) en courbes graphiques B, en utilisant un levier coudé dont la petite branche munie d'une pointe mousse suivait le sillon des empreintes phonographiques ; la grande branche munie d'un style très fin traçait sur une plaque de verre des courbes dont les inflexions correspondaient au profil des empreintes du phonographe. On voit dans la figure 262 en A l'aspect des empreintes sur la feuille d'étain du phonographe, en B la courbe de ces empreintes, en C le profil donné par les

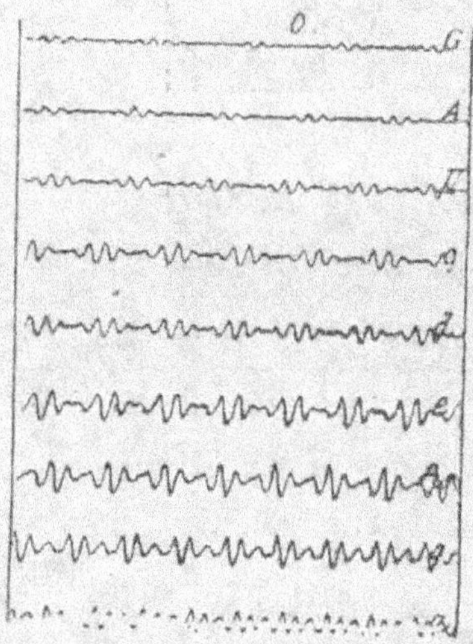

Fig. 263.
Courbes de HERMANN.

flammes de Kœnig : les trois représentations correspondent à la voyelle A chantée.

b. *Courbes de Hermann*. — HERMANN, en combinant l'emploi du miroir et la rotation très ralentie du cylindre, a obtenu des courbes très nettes (fig. 263) sur la fidélité desquelles on peut compter d'une manière absolue.

§ 3. — ÉLÉMENTS DE LA PAROLE

La voix parlée est composée de deux éléments : les *voyelles* et les *consonnes*.

1° Voyelles. — Nous avons déjà étudié les voyelles dans le paragraphe consacré au timbre des sons vocaux (voy. p. 580). Nous ne saurions revenir sur cette question sans tomber dans des redites.

2° Consonnes. — Les consonnes résultent du passage brusque de l'air expiré dans un espace étroit limité par les parois buccales. On peut classer les consonnes de la façon suivante :

a. *Consonnes explosives*. — Elles sont caractérisées par un changement brusque des parties buccales et durent par conséquent un instant très court. Ce sont les consonnes *b*, *d*, *g*, *p*, *t*, *k*. Dans la prononciation de *d* et de *t* la pointe de la langue est appliquée sur les dents supérieures ; dans celle de *k*, la base de la langue se met en contact avec le voile du palais ; pour *b* les vibrations laryngiennes existent pendant l'articulation de cette consonne.

b. *Consonnes soutenues*. — Au nombre de deux seulement, *l* et *r*, ces consonnes sont le résultat d'un tremblement particulier de certaines parties de la bouche ; pour *l*, l'air passe de chaque côté de la langue, les joues étant écartées. Pour la consonne *r* étudiée par DONDERS, il se produit un frémissement rythmique qui a pour siège, soit les lèvres, soit la pointe de la langue, soit la luette, soit enfin les cordes vocales : il y a donc en réalité quatre consonnes *r*.

c. *Consonnes sifflantes*. — Ces consonnes, *f*, *v*, *s*, *z*, *j*, sont caractérisées par ce fait qu'elles peuvent être prononcées jusqu'à l'épuisement de l'air des poumons : pour *f*, la lèvre inférieure est appliquée contre les dents. Ces consonnes agissent énergiquement sur les flammes sensibles : ces flammes, qu'il ne faut pas confondre avec les flammes manométriques, s'obtiennent en faisant écouler du gaz d'éclairage sous une pression assez forte par un orifice étroit ; au moment où une de ces consonnes est prononcée dans le voisinage d'une telle flamme, celle-ci, de très longue qu'elle était, s'abaisse et prend la forme d'un panache.

d. *Consonnes nasales*. — Il y en a deux, *m* et *n* ; leur prononciation résulte de la fermeture de la bouche et, à partir de ce moment-là, l'air passe par les fosses nasales.

CHAPITRE IV

DES BRUITS DE L'ORGANISME

Les bruits les plus importants pour le médecin sont évidemment ceux qui prennent naissance dans l'organisme, à l'état physiologique et à l'état pathologique. Nous étudierons successivement les bruits de la respiration et ceux de la circulation ; puis nous indiquerons par quelles méthodes acoustiques on explore ces bruits.

ARTICLE PREMIER

BRUITS DE LA RESPIRATION

Il y a lieu de distinguer deux catégories de bruits : ceux qu'on observe à l'état physiologique, et ceux qui résultent de certains états pathologiques : étudions-les successivement.

§ 1. — BRUIT PHYSIOLOGIQUE : MURMURE VÉSICULAIRE

À l'état sain, l'oreille appliquée sur les parois thoraciques ne perçoit qu'un bruit respiratoire auquel on donne le nom de *murmure vésiculaire*. Ce bruit ressemble à celui qu'on perçoit avec un soufflet sur lequel on presse modérément, ou qu'on ouvre lentement. Le murmure vésiculaire ne peut pas être constaté à distance : on le perçoit pendant toute la durée de l'inspiration, et pendant le premier tiers seulement de l'expiration. Il est très intense chez l'enfant nouveau-né, et diminue à mesure qu'on avance en âge. Ce n'est que vers la vingtième année qu'il acquiert la régularité et la douceur qui le caractérisent. A l'approche de la vieillesse et dans la vieillesse, la transmission du murmure vésiculaire n'est plus aussi bonne, par suite des affections plus ou moins graves que les poumons ont subies pendant la vie, en sorte que le murmure vésiculaire est altéré profondément.

Le mécanisme de la production du murmure vésiculaire a été discuté par les différents auteurs ; la théorie qui paraît la plus acceptable est celle de Woillez ; pour cet auteur, l'ébranlement produit dans le mouvement moléculaire de l'air, soit par la subdivision incessante de sa colonne dans les conduits bronchiques, de plus en plus nombreux, soit par son brisement au niveau des éperons bronchiques, au niveau des subdivisions, ne peut se faire sans engendrer un bruit ou plutôt une multitude de bruits, qui est le murmure vésiculaire. Pour Woillez la présence du sang dans le parenchyme serait nécessaire à sa production.

§ 2. — Bruits pathologiques

Nous examinerons successivement les souffles, les râles et les bruits de frottement.

1° Souffles. — Ce qui domine les caractères physiques des souffles, c'est la modification de la hauteur du mouvement vibratoire qui correspond à la production de ces bruits de l'organisme à l'état pathologique. Par rapport au murmure vésiculaire, le souffle a une hauteur plus élevée ; cette hauteur devient de plus en plus grande à mesure que le souffle augmente, et elle se constate d'abord pendant l'expiration, pour se manifester ensuite dans l'inspiration.

Suivant le *timbre* du bruit de souffle, c'est-à-dire suivant la complexité du mouvement vibratoire qui constitue un souffle, on a différentes catégories de bruits de souffle, qui prennent les noms de souffles *bronchique, tubaire, pleurétique, cavitaire.*

2° Râles. — Laënnec avait donné ce nom à l'ensemble

des bruits produits par le passage de l'air à travers les liquides contenus dans les bronches ou dans le tissu pulmonaire.

Mais c'est plutôt aux mucosités exsudées dans l'intérieur des bronches ou des excavations pulmonaires, que les bruits de râles se rapportent. Les râles se divisent en deux groupes : les *râles secs* et les *râles humides*.

A. RÂLES SECS. — Ils se différencient des râles humides par leur caractère musical.

a. *Râles ronflants.* — Cette catégorie de râles secs peut se rapprocher du bruit produit par les machines soufflantes des hauts fourneaux quand on les entend à distance.

b. *Râles sibilants.* — Ils donnent à l'oreille la sensation d'une sorte de coup de vent qui balaierait les bronches, comme cela se produit sous les portes par les temps de tempêtes (CASSAET). C'est ce râle qu'on peut entendre sur soi-même au début d'un coryza, par suite de la bronchite spasmodique produite par voie réflexe.

B. RÂLES HUMIDES OU MUQUEUX. — Ces râles ressemblent au bruit qu'on produit en soufflant dans une masse liquide, à l'aide d'une paille fine. Ils se manifestent à l'oreille par une sensation d'adhérence visqueuse suivie de détachements successifs.

Les râles humides seraient dus, pour quelques auteurs, à l'éclatement, dans la masse des mucosités, de bulles d'air que l'inspiration ou l'expiration y chasserait avec une certaine peine ; pour d'autres, ce serait le détachement, suivi de projections, de mucosités ayant presque la consistance de fausses membranes, tant elles sont visqueuses, qui produirait les râles humides. C'est, en tout cas, le brassage des mucosités par les courants d'air bronchiques, qui engendre cette catégorie de râles. Les râles muqueux se divisent en plusieurs variétés, appelées : *craquements, râles crépitants, râles sous-crépitants, et râles cavitaires.*

3º Bruits de frottement. — Ces bruits sont engendrés par l'ébranlement mécanique de la paroi thoracique qui semble secouée par une série de petites ondulations successives ; cet ébranlement est perceptible non seulement à l'oreille, mais encore à la main. Lorsque l'oreille est appliquée sur la poitrine et que le bruit de frottement existe, l'observateur a la sensation d'un bruit superficiel, tellement superficiel qu'il semble quelquefois extérieur à la cage thoracique (CASSAET).

Il faut savoir que le froissement de la soie rappelle ce bruit et que, par conséquent, on doit avoir soin de ne pas interposer une étoffe de soie entre la poitrine du malade et l'oreille.

Suivant les caractères acoustiques du frottement, on lui donne les noms de *crépitation neigeuse*, ou de *bruit de cuir neuf*.

ARTICLE II

BRUITS DE LA CIRCULATION

Nous étudierons d'abord les bruits de la circulation à l'état physiologique, dans le cœur et dans les vaisseaux, puis les bruits dus aux états pathologiques.

§ I. — BRUITS DU CŒUR A L'ÉTAT PHYSIOLOGIQUE

Une révolution cardiaque correspond exactement : 1º à la systole simultanée du ventricule droit et du ventricule gauche ; 2º à la diastole simultanée des deux ventricules ; 3º à la systole simultanée de deux oreillettes, qu'on observe au moment où les ventricules sont encore au repos.

Si l'on applique l'oreille sur la région du cœur, on constate l'existence de deux bruits : un bruit *sourd*, et un bruit *clair*. Le premier dure plus longtemps que le second. Entre le premier et le second bruit, il s'écoule un certain temps, auquel on a donné le nom de *petit silence* ; quant à l'intervalle qui sépare le second bruit, bref et clair, du bruit sourd suivant, on l'appelle le *grand silence*.

1° Mécanisme des bruits du cœur. — Il y a lieu d'examiner successivement les deux bruits du cœur.

a. *Premier bruit.* — Le mécanisme du premier bruit s'explique par la contraction des valvules auriculo-ventriculaires. Si l'on introduit, comme l'ont fait CHAUVEAU et FAIVRE, un corps volumineux entre les valvules dont la coaptation est empêchée, on fait disparaître le premier bruit, malgré la persistance de la contraction ventriculaire. Le premier bruit est donc provoqué par le redressement brusque et la tension des valvules auriculo-ventriculaires. Mais une autre cause s'ajoute à celle-ci pour donner au premier bruit ses caractères acoustiques complets : c'est la contraction de la fibre cardiaque. Comme nous le verrons, un muscle qui se contracte donne naissance à un bruit caractéristique connu sous le nom de *bruit rotatoire*, et qui est un bruit de roulement ; pendant la systole ventriculaire, le bruit musculaire s'ajoute au claquement valvulaire, c'est ce qui fait que le premier bruit est sourd et plus long que le second.

Il convient de mentionner encore un autre élément dans le mécanisme de la production du premier bruit : c'est le frottement du cœur contre la paroi thoracique ; ce bruit est solidien et s'ajoute aux deux autres pour compléter ses propriétés acoustiques.

b. *Deuxième bruit.* — Pour le deuxième bruit, il n'y a aucun doute : il est dû aux vibrations des valvules sigmoïdes, au moment de la systole artérielle qui correspond à la diastole ventriculaire. La poussée du sang refoule ces valvules, et les déploie : elles claquent sous cette influence, d'où production d'un bruit qui a été reproduit expérimentalement par ROUANET.

2° Inscription des mouvements vibratoires correspondant aux bruits du cœur. — Les mouvements vibratoires qui engendrent les bruits du cœur, sont perceptibles par l'oreille, mais pas directement par l'œil. Plusieurs procédés ont été imaginés pour inscrire les vibrations cardiaques

a. *Procédé de Hurthle.* — Dans le dispositif de HURTHLE,

on applique un microphone sur la région précordiale, et on ferme le circuit d'une pile sur ce microphone et sur un électro-aimant : en face de celui-ci, est disposé la membrane d'un tambour de MAREY à laquelle est accolée extérieurement une lame de fer; les variations de l'intensité du courant produites par les trépidations communiquées au microphone, font osciller la membrane du tambour qui est relié à un tambour enregistreur et dont le stylet inscrit les vibrations des deux bruits du cœur.

b. *Procédé d'Holowinski.* — Récemment, HOLOWINSKI a pu photographier les modifications apportées dans les anneaux colorés de NEWTON par les mouvements vibratoires correspondant aux deux bruits du cœur. Son dispositif comprend un microphone très sensible appliqué sur la région précordiale, dont le circuit comprend un téléphone optique ; le diaphragme de celui-ci est formé d'un appareil producteur d'anneaux colorés. Ces anneaux sont photographiés sur du papier très sensible qui se déplace derrière une fente verticale.

Pour produire les anneaux de NEWTON, HOLOWINSKI munit le diaphragme du téléphone d'une fine aiguille terminée par un chapeau qui est collé sur une mince lame de verre de 0 mm. 1 d'épaisseur; cette lame est placée à une petite distance sous une autre lame plus épaisse. La couche d'air comprise entre les deux lames donne naissance aux anneaux colorés dont les diamètres se resserrent ou s'élargissent sous l'influence des mouvements ascendants ou descendants du diaphragme téléphonique. A chaque ébranlement produit par les bruits du cœur, la résistance électrique du microphone est augmentée, et son effet se traduit par un mouvement total brusque et descendant du diaphragme, qui est synchrone avec les vibrations sonores. Le diaphragme est éclairé par une flamme de magnésium qui traverse deux verres violets. L'image des anneaux est agrandie à l'aide d'un objectif dont le grossissement est égal à 1.600.

En inscrivant en même temps, à l'aide d'un cardiographe, les pulsations cardiaques, HOLWINSKI a constaté que le premier bruit est toujours en *avance* sur le commencement de l'anacrote principale des cardiogrammes, et *précède* le sommet du petit monticule attribué théoriquement à la systole des oreillettes. Les valvules auriculo-ventriculaires sont donc déjà fermées avant l'instant du contact immédiat entre la pointe du cœur et le thorax (3 à 11 centièmes de seconde).

§ 2. — BRUITS DU CŒUR A L'ÉTAT PATHOLOGIQUE

A l'état pathologique, les bruits du cœur peuvent être modifiés, soit dans leur nombre, soit dans leur nature ; dans ce dernier cas, ils sont souvent accompagnés de bruits de souffle.

1° Modifications du nombre des bruits du cœur. — Dans certaines affections cardiaques, on constate l'existence, non pas de deux, mais de *trois bruits* pendant une révolution cardiaque. On donne au rythme qui en résulte le nom de *bruit de galop* et de *bruit de rappel*.

a. *Bruit de galop*. — Le bruit de galop représente exactement à l'oreille la cadence du bruit que fait un cheval au galop ; les trois bruits ont une durée égale. Suivant la région où ce bruit de galop acquiert son intensité maxima, on lui donne le nom de *bruit de galop gauche* ou de *bruit de galop droit*.

b. *Bruit de rappel*. — Le bruit de rappel est constitué par une sensation acoustique qui ressemble exactement au chant de la caille qui *rappelle*, d'où son nom. Il est dû non pas à un bruit surajouté, comme le précédent, mais au dédoublement du second bruit ; c'est, par suite, à la base du cœur que ce bruit est entendu le plus nettement. Dans ce rythme cardiaque, le troisième bruit est immédiatement consécutif au second bruit.

2° Bruits de souffle. — Ces bruits sont le résultat des vibrations des fluides en mouvement ; mais il faut, pour qu'ils se produisent, l'existence d'un changement de calibre du conduit, et le passage du liquide d'un endroit rétréci dans un endroit dilaté.

a. *Mécanisme des bruits de souffle.* — Quand le sang, ou tout autre liquide, passe d'une partie rétrécie dans une partie relativement dilatée, la production du souffle qui prend naissance s'explique par la formation à ce point d'une veine fluide qui traverse le liquide primitivement contenu dans la dilatation ; dans ces conditions, la veine liquide est composée de particules qui entrent en vibration, et le mouvement vibratoire se propage aux parois du cœur et aux organes voisins, en provoquant des sensations auditives appelées *bruit de souffle,* et des sensations tactiles ou *frémissement.*

CHAUVEAU a démontré que ces phénomènes physiques sont bien la cause des bruits de souffle ; pour cela, il a passé un fil autour de l'artère pulmonaire d'un cheval, de manière à pouvoir serrer le vaisseau à son origine, à un moment donné. Il introduisit son doigt dans l'artère par une petite ouverture faite à ce vaisseau, et constata que le doigt n'avait pas la sensation du cours du sang ; mais s'il exerçait une constriction sur l'artère pulmonaire au moyen du fil, son doigt percevait nettement les vibrations de la veine fluide qui prenait naissance au niveau de l'étranglement.

Pour que les vibrations de la veine liquide se produisent, il faut que le courant liquide soit assez rapide et qu'il s'effectue sous une pression assez forte, d'environ 5 millimètres de mercure (MAREY) ; mais cette dernière condition n'est pas indispensable, car elle peut être compensée par la vitesse du mouvement liquide. D'après BERGEON, les différentes sections vasculaires qui peuvent être le siège d'un bruit de souffle, sont celles de la figure 264.

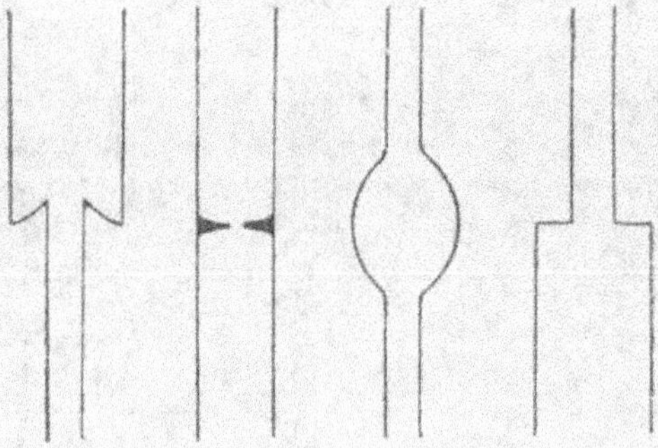

Fig. 264.

Différentes formes vasculaires produisant des bruits de souffle (CASSAET).

être le siège d'un bruit de souffle, sont celles de la figure 264.

Dans le premier cas, le liquide passe d'un canal de faible

diamètre, dans un autre de plus gros calibre ; dans le deuxième cas, le liquide pénètre dans une ampoule ; dans le troisième cas, un diaphragme est placé en travers d'un canal de diamètre uniforme ; enfin dans le quatrième cas, le liquide passe d'un canal large dans un autre plus étroit, mais celui-ci pénètre dans celui-là, de manière à former autour de son abouchement un cul de sac circulaire. C'est le cas qui se présente dans l'insuffisance mitrale qui est accompagnée d'un bruit de souffle systolique.

b. *Caractères des bruits de souffles cardiaques.* — Un des premiers caractères est constitué par le moment de leur apparition pendant la révolution cardiaque ; ils peuvent être *présystoliques, systoliques* ou *diastoliques.* Un autre élément important en clinique c'est le siège de constatation de ces bruits de souffle. Tous les souffles n'ont pas la même hauteur ; celle-ci dépend de la vitesse d'écoulement du sang et de la grandeur de l'orifice où se produit le souffle ; plus la section de cet orifice est grande, plus le souffle est grave.

Le timbre des bruits de souffle se rapproche de celui d'un bruit de soufflet ; Bouillaud a nommés *souffles aspiratifs* ceux qui sont produits pendant le reflux du sang dans le ventricule gauche, et venant du tronc aortique. Ces souffles aspiratifs sont doux et légèrement prolongés. Le timbre des bruits de souffle peut aussi ressembler à celui d'un *jet de vapeur,* ou à celui d'un bruit de *râpe* ; mais ces timbres sont souvent surajoutés au véritable bruit de souffle, et n'ont pas sa fixité.

§ 3. — Bruits vasculaires

Les bruits vasculaires peuvent se développer dans les artères et dans les veines ; ils peuvent être dus, soit à l'occlusion ou à des lésions des valvules, soit à une lésion de leur paroi ou à une altération de la composition du sang.

1° Bruits artériels. — Ces bruits peuvent être systoliques ou diastoliques. Les premiers sont des bruits de souffle rude, dur, râpeux et quelquefois musical, les seconds sont des souffles de tonalité élevée, doux, aspiratifs, en jet de vapeur.

Parmi les bruits de souffle vasculaire, il en est un que Duroziez a appellé *double souffle intermittent crural*, qui est caractérisé par l'existence d'un souffle systolique et diastolique perceptible surtout au niveau de l'artère fémorale, quand on applique sur elle un stéthoscope rigide. Ce souffle est dû au ren-

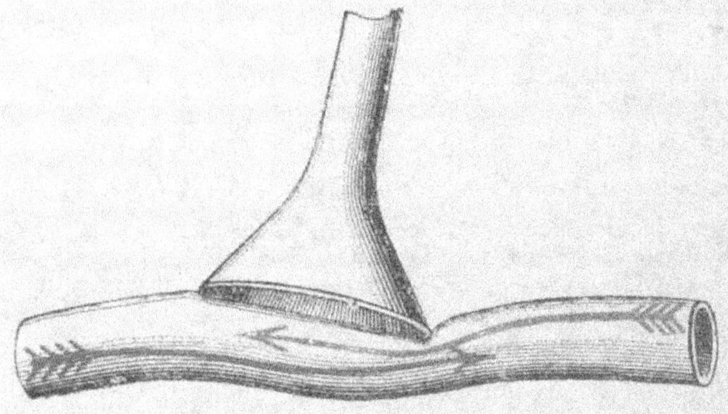

Fig. 265.
Mécanisme du double souffle crural (CASSAET).

versement du courant, que provoque la lésion dans laquelle on l'observe, c'est-à-dire l'insuffisance aortique. CASSAET représente le mode de production de ce souffle par le schéma (fig. 265) : si l'on considère la systole, ce bruit de souffle est marqué surtout par la partie de l'instrument qui se trouve dans la direction de la périphérie artérielle, parce qu'après la compression subie par le vaisseau, l'ondée sanguine se développe plus à l'aise dans son calibre normal ; si, au contraire, on considère la diastole, la disposition est inverse, et le souffle s'entend du côté du cœur, à cause du changement de sens du courant.

2° Bruits veineux. — Ces bruits sont moins importants que les précédents ; ils peuvent être dus à une lésion éloignée et cardiaque, ou se développer sur place. S'ils sont plus rares que les bruits artériels, c'est que la paroi des veines est peu résistante : elle s'affaisse par le fait de la compression par le stéthoscope. De plus, la direction du courant sanguin est peu favorable à la transmission d'un bruit cardiaque.

ARTICLE III

BRUITS DE LA CONTRACTION MUSCULAIRE

Quand on applique l'oreille sur un muscle contracté, on entend, en se plaçant dans de bonnes conditions, un bruit sourd qui ressemble au bruit produit par le roulement lointain d'une voiture sur le pavé. On lui a donné le nom de *bruit rotatoire*. On peut le percevoir nettement la nuit, quand tout est silencieux, en contractant énergiquement les muscles masticateurs. Un bon procédé consiste à appliquer l'éminence thénar contre la conque, et à faire contracter énergiquement les petits muscles de cette région.

Le bruit musculaire est le résultat de 18 à 20 vibrations par seconde ; elles correspondent aux secousses successives dont se compose la contraction ; ce qui le prouve, c'est qu'on peut augmenter la hauteur de ce bruit en augmentant successivement le nombre des excitations, et par suite le nombre des secousses musculaires. On avait d'abord assigné au bruit rotatoire des muscles contractés 30 à 40 vibrations par seconde ; mais HELMHOLTZ montra que si l'on entend en effet ce nombre de vibrations, c'est à cause de la résonance propre de l'oreille qui renforce le premier harmonique du son fondamental trop grave pour être entendu par

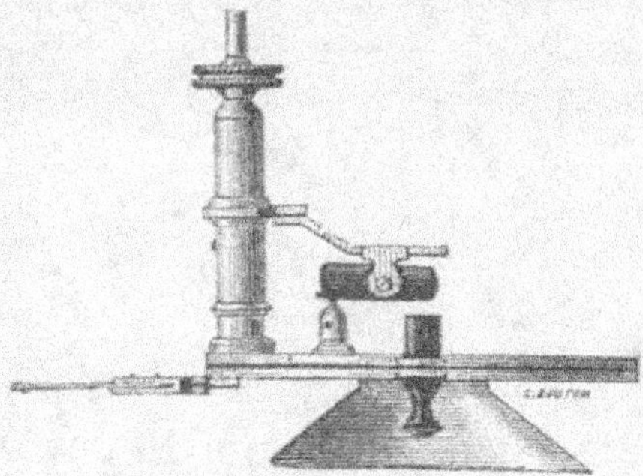

Fig. 266.

Appareil de BOUDET DE PARIS.

l'oreille. Lorsque la contraction d'un muscle augmente d'énergie, la hauteur du bruit rotatoire s'élève (MAREY).

BOUDET DE PARIS a imaginé un appareil, le *myophone*, pour l'étude du bruit musculaire : il se compose d'un bouton explorateur qui est réuni à une tige terminée par un charbon et traversant une membrane de parchemin fortement tendue. Un charbon muni d'un ressort en papier est fixé à une lame qu'une vis permet d'élever ou d'abaisser ; on a ainsi en réalité un microphone que l'on relie à une pile et à un téléphone sensible. Lorsqu'on applique le myophone sur un muscle au repos, on entend dans le téléphone un son qui est dû au tonus normal ; mais si le muscle entre en contraction, la hauteur et l'intensité du son téléphonique augmentent sensiblement.

CHAPITRE V

AUSCULTATION

Les différents bruits qui se manifestent dans l'organisme peuvent être plus ou moins bien perçus par l'oreille suivant que celle-ci est placée dans des conditions plus ou moins favorables par rapport aux ondes sonores qui émanent du point au niveau duquel le bruit considéré prend naissance. On peut définir *l'auscultation* un mode d'exploration médicale ayant pour but de faire entendre les sons et les bruits physiologiques ou pathologiques engendrés dans l'organisme, et de les apprécier au point de vue du diagnostic.

Les phénomènes acoustiques de l'organisme peuvent être perçus de deux manières : 1° l'oreille étant appliquée directement sur la peau, c'est *l'auscultation immédiate*; 2° l'oreille étant appliquée indirectement, c'est *l'auscultation médiate*.

§ I. — Auscultation immédiate

Nous avons peu de chose à dire ici de ce mode d'auscultation ; le médecin doit chercher à se placer dans les conditions les meilleures pour qu'aucun bruit étranger à celui qu'il s'agit d'écouter ne vienne troubler l'auscultation ; il doit par conséquent empêcher qu'une partie de son vêtement ne vienne toucher le malade, car sous l'influence des mouvements respiratoires il peut se produire des frottements rythmés dont le bruit, transmis par le corps du malade jusqu'à l'oreille du médecin, pourrait ressembler à certains bruits pathologiques.

L'oreille est appliquée sur la région à ausculter, son contact avec la peau ne doit pas être trop intime, car il pourrait alors y avoir compression de l'air du conduit auditif externe, et refoulement de la membrane du tympan, condition qui, nous le savons, diminue la mobilité de la chaîne des osselets et, par suite, l'acuité auditive. Le médecin doit éviter aussi de pencher trop fortement la tête en avant, de façon à ne pas en amener la congestion qui aurait pour conséquence de produire des battements carotidiens dans l'oreille et de nuire beaucoup à la netteté de l'auscultation.

§ 2. — AUSCULTATION MÉDIATE

Ce mode d'auscultation se pratique en interposant entre la région à explorer et l'oreille, un instrument appelé *stéthoscope*.

1° Stéthoscopes en général. — L'auscultation médiate et par suite le stéthoscope, ont été imaginés par LAËNNEC. Ayant à examiner une personne sur laquelle il ne voulut pas, en raison de son âge, de son sexe et de son embonpoint, appliquer directement son oreille, il pensa à utiliser la bonne conductibilité des solides pour le son, et à percevoir les bruits de la poitrine de cette personne par l'intermédiaire du cylindre solide : « Je pris, dit-il, un cahier de papier; j'en formai un rouleau fortement serré dont j'appliquai une extrémité sur la région précordiale, et posant l'oreille à l'autre bout je fus aussi surpris que satisfait d'entendre les battements du cœur d'une manière beaucoup plus nette et plus distincte que je ne l'avais fait par l'application immédiate de l'oreille. »

Le premier stéthoscope fut donc un rouleau de papier très fortement serré, ayant seize lignes de diamètre et un pied de longueur. Aujourd'hui les modèles des stéthoscopes sont fort nombreux; on peut les diviser en deux classes : les *stéthoscopes rigides*, et les *stéthoscopes flexibles*.

2° Stéthoscopes rigides. — Ils sont au nombre de deux : le stéthoscope de LAËNNEC, et le stéthoscope de PIORRY.

    a. *Stéthoscope de Laënnec.* — LAËNNEC substitua à son rouleau de papier un cylindre en bois, percé suivant son axe

d'un tube de trois lignes de diamètre ; ce stéthoscope pouvait
se diviser en deux segments, de façon à être plus portatif ; l'une
des extrémités était évasée, suivant une profondeur d'environ

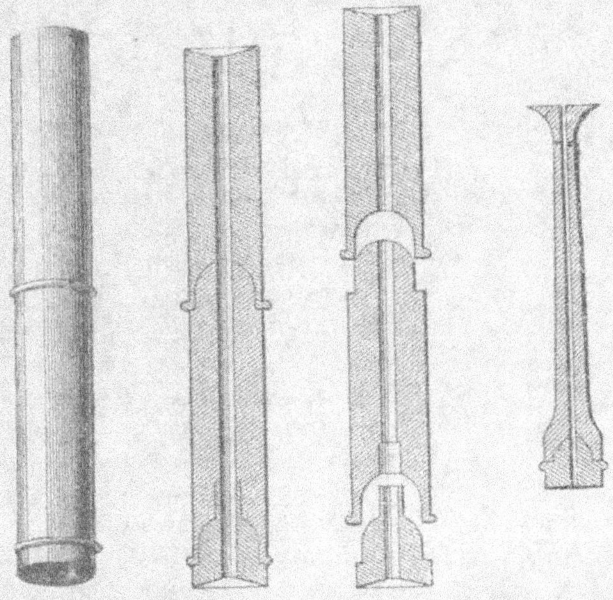

Fig. 267.
Stéthoscopes de Laënnec.

1 pouce 1/2, en forme d'entonnoir : pour l'auscultation du
cœur, cette excavation était comblée à l'aide d'un embout qui
le convertissait en un cylindre parfait. Les trop grandes dimensions de ce stéthoscope l'ont fait abandonner.

b. *Stéthoscope de Piorry.* — Piorry a donné au stéthoscope
une forme qui est devenue classique : le modèle de Piorry
(fig. 268) se compose d'un cylindre en bois, percé suivant l'axe
d'un conduit aérien, mais le diamètre extérieur du cylindre
est beaucoup plus petit que dans le modèle de Laënnec ; de
plus, le conduit s'évase vers une extrémité appelée *pavillon*,
tandis qu'à l'autre extrémité est fixée une plaque circulaire
contre laquelle s'applique l'oreille : c'est la *plaque auriculaire*.

Les dimensions ordinaires de ce stéthoscope sont : longueur 12 à 15 centimètres ; diamètre du pavillon conique à la base, 3 à 4 centimètres ; diamètre du conduit aérien, au niveau de la plaque auriculaire, 6 millimètres.

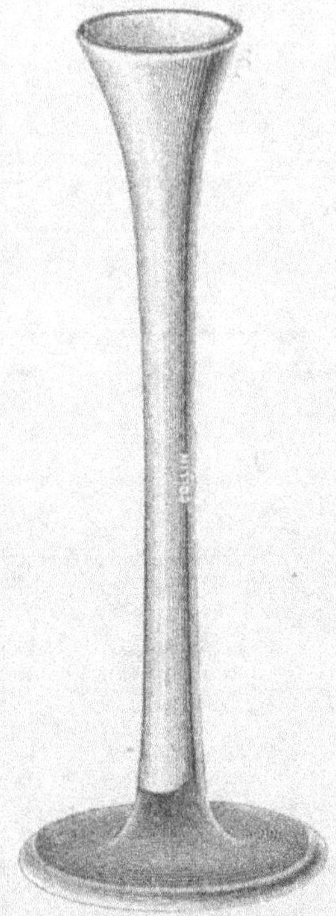

Fig. 268.
Stéthoscope de PIORRY.

3° Théorie physique des stéthoscopes rigides.

— Il y a lieu de se demander comment se fait la transmission des ondes sonores ; dans le stéthoscope. Les opinions sont partagées : pour les uns, ce serait le conduit central, par lequel se ferait cette transmission, pour les autres, au contraire, ce serait par le bois ; pour d'autres enfin, les parois rigides serviraient à transmettre la plupart des bruits, et l'air du conduit à transmettre la pectoriloquie et le retentissement caverneux de la voix. D'après LABOULBÈNE, un stéthoscope plein transmet mieux les vibrations sonores, qu'un stéthoscope creux de même diamètre et d'égale longueur.

La *longueur* a été aussi le sujet de certaines discussions : on a prétendu qu'un stéthoscope de 25 centimètres donnait le maximum d'audition, mais c'est là une conclusion inexacte.

L'influence de la substance dont le stéthoscope est formé ne serait pas très grande, d'après LABOULBÈNE ; c'est encore une opinion erronée. LAËNNEC avait bien remarqué que les substances de densité moyenne, bois léger, acacia, jonc à canne, donnaient les meilleurs résultats. Cette étude a été reprise par SIGALAS et CASSAET qui ont fait construire un stéthoscope en aluminium de densité égale à 2,6, pour lequel ils ont calculé la vitesse de propagation des mouvements

sonores. Cette vitesse est, comme on sait, donnée par la formule.

$$V = \sqrt{\frac{g \cdot \varepsilon}{d}}$$

ε étant le coefficient d'élasticité de traction du solide, d sa densité et g l'accélération de la pesanteur égale à 981 pour Paris.
Le coefficient ε est, pour l'aluminium, égal à 605.000.000
grammes par centimètre carré de section : on obtient, en
remplaçant les lettres par leurs valeurs respectives,

$$V = \sqrt{\frac{981 \times 605\,000\,000}{2,6}} = 4777^{m},81$$

Si on fait le même calcul pour différents métaux, on trouve
pour le plomb 1.228 mètres par seconde, pour le platine
2.686 mètres.

Avec les bois de sapin et d'acacia, le calcul montre que
cette vitesse de propagation des sons se rapproche beaucoup
de celle trouvée pour l'aluminium : elle est de 4.638 mètres
pour le sapin et de 4.714 mètres pour l'acacia. Or, les expériences faites par Sigalas et Cassaet ont prouvé qu'avec le
stéthoscope en aluminium les divers bruits de la respiration ou
du cœur sont entendus aussi nettement qu'avec un stéthoscope en bois léger. La qualité de la matière dont est fait un
stéthoscope est donc très importante, comme l'avait indiqué
Laennec.

4° **Stéthoscopes flexibles**. — Ces stéthoscopes sont de
véritables tubes acoustiques : ils se composent, en général,
d'un pavillon plus ou moins compliqué auquel fait suite un
tube de caoutchouc. La matière du tube ne transmet rien
directement, car l'appareil reste silencieux, lorsqu'on remplace
le tube par un cylindre plein, ou bien en introduisant à frottement dans le tube un petit bouchon de liège, ou encore en
comprimant le tube entre les doigts. Les stéthoscopes flexibles
ont les avantages et aussi les inconvénients des tubes acoustiques : l'un des plus sérieux parmi ces derniers est l'affai-

blissement du son ; théoriquement, il ne devrait pas y avoir diminution, mais la perte provient du frottement et d'une certaine portion de mouvement cédée aux parois. Les avantages consistent à permettre au médecin de prendre une position moins fatigante et de ne pas changer cette position quand on déplace le pavillon sur le malade ; ces stéthoscopes peuvent-autre avantage, être bi-auriculaires.

a. *Stéthoscope de Constantin Paul.* — Le stéthoscope de CONSTANTIN PAUL se compose d'un pavillon cylindro-conique conte,

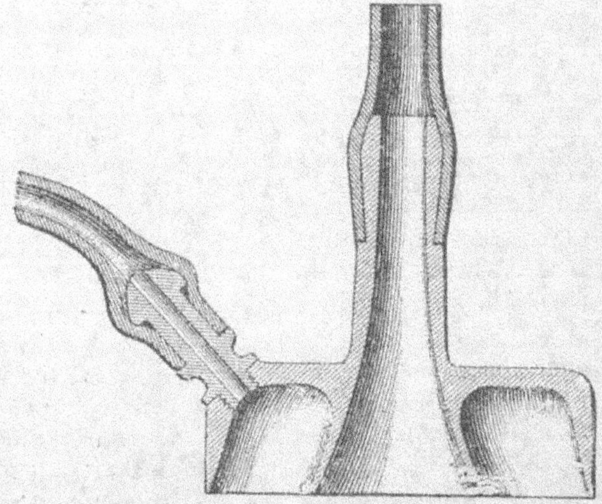

Fig. 269.
Base du stéthoscope de CONSTANTIN PAUL.

nant une chambre à air que l'on applique sur la partie à explorer, au moyen d'une ventouse annulaire dans laquelle on produit un vide partiel à l'aide d'une poire en caoutchouc. La pression atmosphérique fixe alors le pavillon, pourvu que la région soit plane et dépourvue de poils. A l'extrémité du pavillon se fixe un ajutage, à une ou plusieurs branches auxquelles correspondent des tubes de caoutchouc terminés par des embouts que l'on place dans le méat du conduit auditif externe. C'est un excellent instrument pour l'auscultation des dédoublements et des bruits de souffle légers.

b. *Stéthoscope de Boudet de Paris.* — Boudet de Paris avait imaginé un stéthoscope flexible composé d'un pavillon auquel est fixé le même ajutage que dans le stéthoscope précédent ; ce pavillon est constitué de la façon suivante (fig. 270) : à un centimètre et demi de sa base est placé un diaphragme de caoutchouc fortement tendu portant à son centre un bouton explorateur, comme celui du cardiographe de Marey. Ce bouton est destiné à recevoir les vibrations ou les chocs cardiaques et à les transmettre à la masse d'air du stéthoscope. Il y a même, dans certains cas, amplification de l'intensité sonore.

L'inconvénient de ce stéthoscope c'est sa fragilité et la modification moléculaire qui se produit après un certain temps dans la membrane.

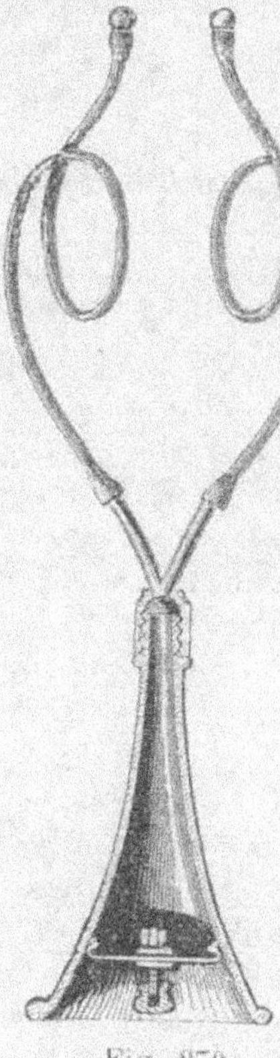

5e Remarques générales sur les stéthoscopes. — Quelle que soit la forme d'un stéthoscope, qu'il soit rigide ou flexible, plein ou creux, son rôle acoustique se réduit à une simple transmission passive du son par voie de conductibilité. Il est tout à fait inexact d'en faire un instrument de résonance ; c'est un instrument de conductibilité pure et simple, et dans les modèles aujourd'hui universellement adoptés, cette conductibilité est double ; elle se fait à la fois par la colonne d'air intérieure et par les parois de l'appareil.

Il serait intéressant de perfectionner le stéthoscope, de manière à en faire un instrument de renforcement, de résonance. Les principes à appliquer pour atteindre ce but peuvent être résumés comme suit : d'une manière générale, toutes les

Fig. 270.

Stéthoscope flexible de
Boudet de Paris.

fois qu'un corps vibre en produisant par lui-même un son trop faible pour être facilement perceptible, si, dans le voisinage de ce corps, en contact avec lui ou à distance, il s'en trouve un second capable d'exécuter le même mouvement vibratoire, celui-ci, en recevant, soit directement, soit par l'intermédiaire de l'air les mouvements du premier, les répète avec la fidélité la plus parfaite, sans leur faire subir aucune altération, et ces deux systèmes de vibrations, celui des vibrations primitives et des vibrations communiquées, ajoutant leurs effets, il en résulte un accroissement d'intensité qui peut quelquefois atteindre des proportions considérables. C'est là le principe général de la résonance qu'on peut obtenir de deux manières : 1° par communication ; 2° par influence.

Dans le premier procédé, le corps sonore est directement mis en contact avec des corps solides affectant la forme de lames larges et minces, de véritables tables d'harmonie, jouissant de la remarquable propriété de vibrer toujours à l'unisson des corps en contact avec elles et transmettant par leurs larges surfaces le mouvement vibratoire qu'elles ont reçu à un grand nombre de molécules d'air.

Dans le deuxième procédé, on dispose dans le voisinage du corps sonore d'autres corps de configuration telle qu'ils puissent vibrer synchroniquement avec le corps primitivement ébranlé, dont ils reçoivent le mouvement à distance, mouvement qu'ils répètent en le renforçant. Dans la plupart des cas, les corps résonnants sont des masses d'air de forme et de volume déterminés, mais des masses liquides et des corps solides peuvent aussi donner lieu à des effets de résonance très prononcés.

On augmentera encore le renforcement des sons faibles en utilisant les deux procédés à la fois. Telles sont les considérations qui pourront peut-être un jour être mises en œuvre pour le perfectionnement du stéthoscope qui devrait être un instrument remplissant pour l'oreille le même rôle que le microscope pour l'œil.

CHAPITRE VI

PERCUSSION

Les principes qui viennent d'être exposés à propos de la résonance trouvent une application médicale dans l'une des méthodes d'investigation clinique les plus importantes, la percussion.

On peut définir la percussion, un mode d'exploration clinique qui a pour but de percevoir et d'apprécier, au point de vue du diagnostic médical, l'état physique, et par suite l'état sain ou pathologique des organes, d'après leur résonance sous les chocs qui les frappent et aussi d'après certaines sensations tactiles.

1° Données physiques de la percussion. — Les données physiques sur lesquelles repose la percussion sont les suivantes : à tel état physique des parois d'un récipient et des substances qu'il contient correspond tel son : donc, de la nature du son, on peut conclure à tel état physique des parois et du contenu. La résonance des corps varie en raison de leurs densités ; pour des récipients, elle dépend de leur plénitude ou de leur vacuité.

Percuter, c'est frapper de petits coups secs sur les différentes parties du corps pour les faire vibrer : le médecin recueille ces vibrations par les sens du tact et de l'ouïe, et les sensations obtenues lui font connaître l'état physique et consécutivement l'état anatomique normal ou pathologique des organes.

Deux procédés peuvent être employés à cet effet : 1° la *percussion immédiate* telle qu'elle a été pratiquée par Avenbrugger et Corvisart ; 2° la *percussion médiate*.

Nous ne nous occuperons que de cette dernière.

2° Percussion médiate. — PIORRY, sur le conseil de LAENNEC, la pratiqua d'abord au moyen d'une sorte de tambour, mais son insuccès fut complet. Il essaya ensuite l'emploi d'une pièce de monnaie, mais celle-ci était d'une application difficile sur la paroi thoracique ; alors il eut recours à la *percussion digitale* ; puis il y renonça et revint à la percussion sur corps rigide.

3° Plessimètre. — Il se servit d'abord d'une planchette de sapin qu'il remplaça enfin par une plaque d'ivoire, préférable à cause de sa dureté et de sa sonorité sans résonance métal-

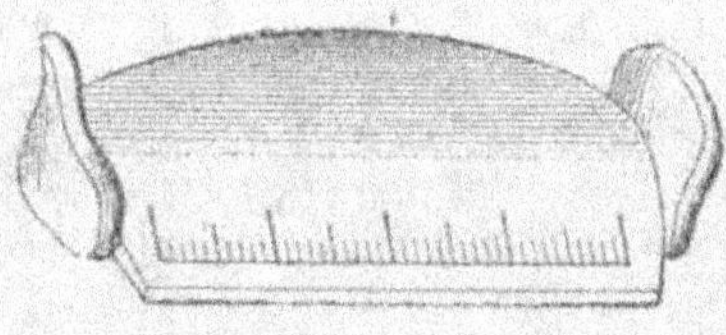

Fig. 271.
Plessimètre.

lique : il donna à cette plaque le nom de *plessimètre*. Ce plessimètre rend par la percussion un son très bref et sans caractère musical, qui est modifié par la résonance des parties sous-jacentes. Quand il repose sur des organes solides et élastiques, ceux-ci vibrent par influence dans toute leur masse. Si une cavité pleine d'air se trouve sous le point percuté, elle fait l'office de caisse de résonance et renforce dans le son rendu par le plessimètre la note qu'elle est apte à donner.

Mais le plus simple et le plus naturel des plessimètres est le doigt ; si le doigt n'est pas homogène, il a exactement la même composition que celle de la région percutée et, sous ce rapport, c'est l'instrument le plus convenable ; il offre l'avantage de la percussion immédiate et médiate ; il est essentiellement tactile, il se moule sur les parties sous-jacentes mieux qu'une plaque inerte.

Le plessimètre donne des sons plus nets permettant de mieux limiter les organes, mais le doigt a l'avantage de faire pratiquer la palpation en même temps que la percussion. On peut employer, pour produire les chocs de percussion, un *marteau percuteur* (fig. 272) : c'est une baguette mince d'ébène terminée par une olive en bois, en os, en métal ou en ivoire ; mais aucun ne vaut *le doigt* ou *les doigts*. On peut percuter avec un, deux ou trois doigts; il faut avoir soin de relever le doigt percuteur aussitôt après le choc, car il éteindrait le son. La percussion pratiquée en employant un doigt d'une main comme plessimètre et un, deux ou trois doigts de l'autre main, comme marteau percuteur, porte le nom de *percussion digito-digitale*.

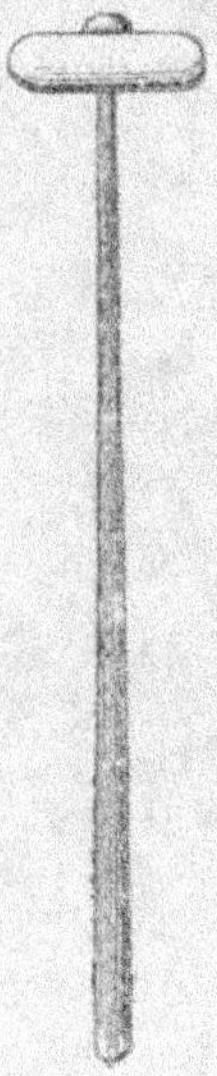

4° Sons de percussion. — On distingue un grand nombre de sons de percussion, mais pour se rendre compte des nuances, il faudrait d'abord déterminer toutes les variétés de sons de percussion, déterminer ensuite les conditions qui correspondent à chaque variété et chercher à faire concorder ces variétés avec les lois de l'acoustique.

En esquissant les faits à grands traits, on peut réduire tous les cas à deux principaux : 1° les parties percutées sont-elles solides ou liquides, leur masse tout entière se met à vibrer par communication; 2° si, sous le point percuté, se trouve une masse d'air, elle fait avec son enveloppe l'office d'une caisse de résonance et renforce dans le son du plessimètre la note qu'elle est suscep-tible de donner.

Fig. 272.
Marteau per-
cuteur.

a. *Son mat*. — Dans la percussion des grandes masses solides musculaires ou des cavités remplies de liquide, on obtient un *son mat* court; c'est un son faible, à timbre non sonore, à tona-lité indécise.

Quand le son mat devient grave, il s'appelle *son obscur;* s'il devient aigu, il se nomme *son creux* ou *vide*.

b. *Son clair*. — Dans la percussion des cavités à parois à peu près rigides avec masse d'air intérieure, telle que la cavité tho-racique avec la masse d'air des poumons, on obtient un *son clair*; c'est un son intense, long, à timbre sonore et à caractère musical.

Quand le son clair devient plus grave, il s'appelle *son plein;* le son d'une cavité gazeuse est d'autant plus grave que les dimensions de cette cavité sont plus considérables.

c. *Son tympanique*. — Le son tympanique est le son clair dans les conditions plus favorables à la résonance ; il prend naissance lorsqu'il existe sous l'endroit percuté une masse gazeuse limitée par des parois lisses et convenablement tendues ; il ne faut pas que la tension soit trop considérable, sinon les vibrations sonores sont étouffées et le son devient mat. Si la tension diminue, le son perd de sa clarté et de sa gravité.

d. *Son métallique*. — Le son métallique est celui d'une masse gazeuse longtemps entretenue en vibrations ; il est produit par des vibrations fondamentales et secondaires, toutes inharmoniques entre elles, et caractérisées par leur continuité et leur rapidité, de manière à donner un son aigu et prolongé.

CHAPITRE VII

APPLICATIONS DE L'ACOUSTIQUE
A LA THÉRAPEUTIQUE

L'exploration physique de la fonction auditive est d'une grande importance pour éclairer et pour établir le diagnostic d'un grand nombre d'affections de l'oreille.

§ 1. — SIGNES TIRÉS DE L'EXPLORATION
DE LA PERCEPTION CRANIENNE

La diminution ou la suppression de la perception par les os du crâne n'exclut pas la présence d'un obstacle à la transmission du son; ce symptôme se présente au contraire très fréquemment dans les affections adhésives chroniques de l'oreille moyenne, où la motilité diminuée des osselets suffit déjà seule à affaiblir un peu la perception cranienne.

Une *diminution légère* de la perception des sons par les os de la tête ne doit donc pas être considérée comme un symptôme d'une maladie du nerf acoustique. Toutefois, si la source sonore avec laquelle on fait l'exploration de la transmission cranienne a une intensité assez grande et si le son n'est pas perçu, ou est faiblement perçu, on est autorisé à admettre une maladie de l'appareil nerveux, sans pour cela pouvoir affirmer que l'affection du nerf acoustique est primitive ou combinée avec une affection de l'oreille moyenne.

1° Diapason placé sur la ligne médiane. — La source sonore qui sert le plus habituellement pour l'exploration de la transmission cranienne est un diapason : lorsque le diapason est placé sur la ligne médiane du crâne, le son est généralement perçu plus fortement par l'oreille affectée *dans les cas d'obstacles à la transmission des ondes sonores*, tandis que dans les maladies du nerf acoustique non accompagnées d'une affection de l'oreille moyenne, la perception est plus forte du côté de l'oreille non malade.

L'absence de perception du diapason par l'oreille affectée présente une grande importance au point de vue du diagnostic.

2° Signes tirés de l'exploration cranienne et aérienne. — Il y a deux expériences que nous devons signaler et qui peuvent rendre de grands services pour établir le diagnostic des affections des organes de transmission ; ce sont les expériences de Rinne et de Gellé.

a. *Expérience de Rinne.* — Cette expérience consiste à laisser vibrer un diapason *placé sur le crâne* ou contre l'apophyse mastoïde, jusqu'à ce que le son ne soit plus entendu ; si alors on approche aussitôt les branches du diapason de l'oreille, sans l'exciter de nouveau, le son sera encore entendu, si l'oreille est saine.

Dans les cas où le résultat de l'expérience de Rinne est négatif, c'est-à-dire où le diapason transporté des os de la tête au-devant de l'oreille n'est plus entendu, on est autorisé à penser qu'il s'agit d'une altération de l'appareil de transmission des ondes sonores.

b. *Expérience de Gellé.* — Cette expérience permet de faire le diagnostic différentiel entre une affection de l'oreille moyenne et une affection du labyrinthe.

L'expérience de Gellé est basée sur le fait suivant signalé par Lucæ : si l'on comprime l'air du conduit auditif externe, la perception des sons par la voie cranienne est diminuée. La compression de l'air dans le conduit auditif externe peut se faire à l'aide d'un petit ballon en caoutchouc relié à un tube de caoutchouc de 30 centimètres de long dont l'extrémité libre est munie d'un ajutage en forme d'olive s'adaptant exactement dans le méat. Si on comprime ainsi de l'air dans le conduit auditif, le son d'un diapason mis en contact avec le tube ou avec les os du crâne est notablement diminué. S'il y a un obstacle au passage du son, par exemple une ankylose de l'étrier, le son n'est pas modifié pendant l'expérience. Mais si le labyrinthe est affecté et l'étrier mobile, à chaque compression de l'air il y a production d'une sensation de vertige et de bourdonnements d'oreille.

3° **Exploration par les sons musicaux**. — L'exploration par les sons musicaux de diverses hauteurs possède encore une signification diagnostique, parce qu'elle permet de constater la présence de *lacunes partielles* dans la perception des sons : Moos a observé chez un maître de chapelle, à la suite d'une compression de l'air dans les deux oreilles, une surdité subite pour les sons graves. Schwartze, chez un musicien, constata la perte de la perception des sons aigus à la suite d'un sifflement de locomotive.

La suppression de certains sons dans le registre moyen est rare : il s'agit le plus souvent, dans ces cas, d'une diminution de la perception de la note.

§ 2. — Instruments acoustiques pour les cas où l'acuité auditive est diminuée

Ces instruments ont pour but de recueillir les ondes sonores, de les concentrer dans le conduit auditif externe vers la membrane du tympan et de faciliter ainsi les relations avec le milieu extérieur.

1° **Tube acoustique**. — Un appareil qui peut rendre des services dans la conversation est constitué simplement par un tube de 0^m,60 à 1 mètre de long formé par un fil de fer enroulé en hélice dont le pas est égal au diamètre du fil et dont la surface externe est recouverte d'un filet serré (fig. 273) : le bout en forme d'olive destiné à être introduit dans le méat est droit ou recourbé. L'autre extrémité est terminée par un cône dans

lequel on parle. La personne qui parle dans ce pavillon conique
ne doit pas élever trop la voix qui serait alors mal supportée,

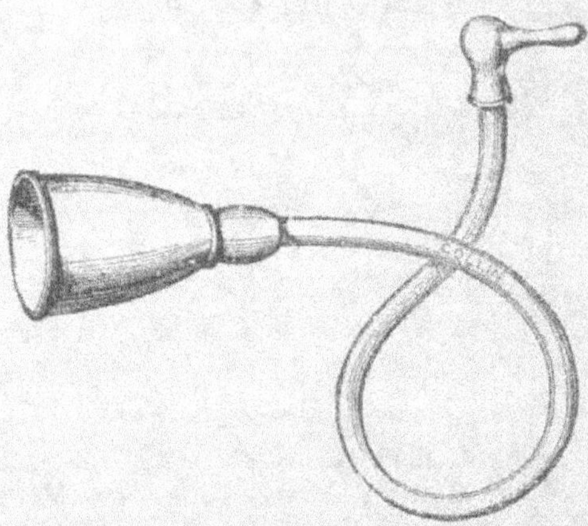

Fig. 273.
Tube acoustique.

à cause de l'hyperesthésie acoustique qui existe généralement
en même temps.

2° Cornet acoustique. — Les *cornets acoustiques* métalliques conviennent moins pour la con-
versation de près à cause de la résonance métallique de la voix. Il est préférable d'employer l'ébonite qui
permet de construire le cornet en
plusieurs pièces et de rendre l'appareil
transportable.

Pour l'audition à distance, on se
sert de tubes acoustiques en forme de
trompette à embouchure large dirigée
en avant, ou encore de cornets acoustiques paraboliques. Ces derniers sont
formés par un pavillon paraboloïde

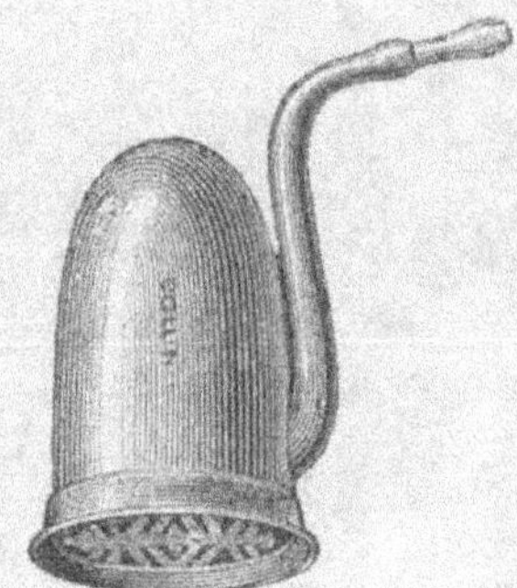

Fig. 274.
Cornet acoustique.

qui rassemble les ondes sonores au foyer ; celles-ci pénètrent
dans un deuxième récepteur placé dans le premier et communiquant avec l'ajutage à introduire dans l'oreille.

Un modèle de cornet acoustique moins volumineux que le précédent est constitué (fig. 275) par deux pavillons paraboliques situés en face l'un de l'autre et par un long ajutage pour l'oreille.

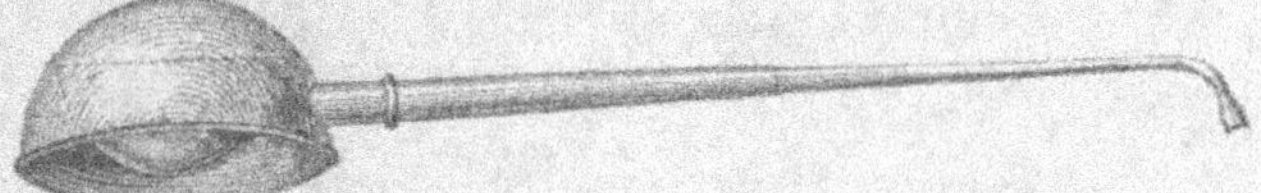

Fig. 275.
Cornet acoustique pour l'audition à distance.

On a cherché à construire des instruments acoustiques très petits pour éviter aux malades l'ennui d'être remarqués. Ces

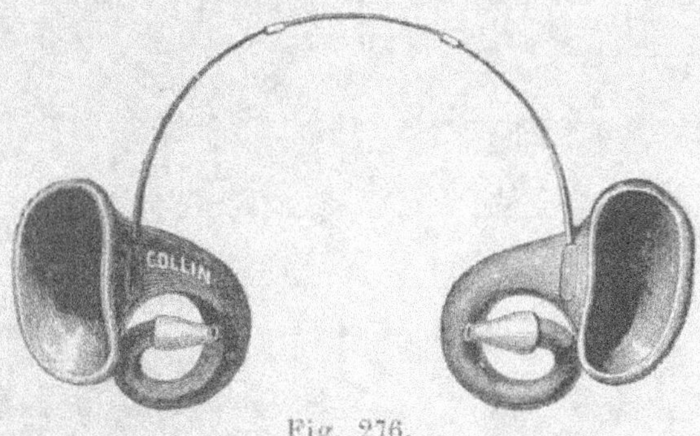

Fig. 276.
Abraham double.

appareils auxquels on a donné le nom d'*abrahams* consistent en un petit tube en argent, portant un appendice plat en forme d'entonnoir qui empêche l'instrument de pénétrer dans le conduit auditif osseux ; mais ces appareils ne rendent aucun service quand le méat a ses dimensions normales.

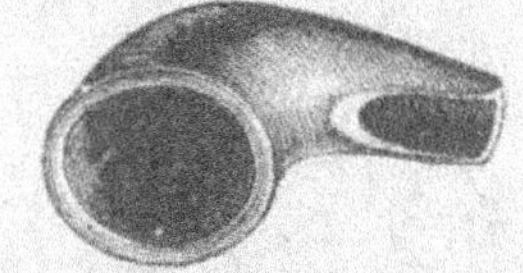

Fig. 277.
Appareil de Politzer.

On a aussi cherché à ajouter à ces tubes un microphone très peu volumineux, mais la question est encore à l'ordre du jour.

3° Appareil de Politzer. — Politzer a proposé l'usage d'un

petit instrument (fig. 277) qui a produit dans certains cas une
amélioration notable de l'acuité auditive : le principe de cet
appareil repose sur ce fait que le son perçu par une oreille est
renforcé si la surface du tragus est agrandie en
appliquant derrière une petite plaque solide.
Cet instrument se compose d'un pavillon dont
l'extrémité interne plus petite est placée dans
le conduit auditif externe, de manière à ce que
l'ouverture soit dirigée directement en arrière
vers la conque.

4° Canne acoustique. — Enfin, nous signalerons un instrument dont l'action bienfaisante
pour l'ouïe repose sur un renforcement de la
transmission du son par les os de la tête, c'est la
canne acoustique de G. PALADINO ; elle consiste
(fig. 278) en une tige droite, flexible ou rigide de
$0^m,50$ à $0^m,60$ de long, dont l'une des extrémités *l* est reliée à une bande métallique mince,
en forme de demi-cercle, tandis que l'autre
extrémité porte une petite lame métallique
légèrement concave. Si l'axe métallique est placé
contre le larynx de la personne qui parle et la
petite lame métallique contre les dents ou
l'oreille du malade, les vibrations des sons
laryngiens sont transmises par la tige aux os de
la tête et de là à l'oreille interne.

La canne acoustique peut être employée
avec avantage par les malades qui ne perçoivent
pas les sons vocaux avec le tube acoustique et
qui, sans tube acoustique, peuvent comprendre
les mots prononcés à *haute voix* dans le voisinage *immédiat* de l'oreille.

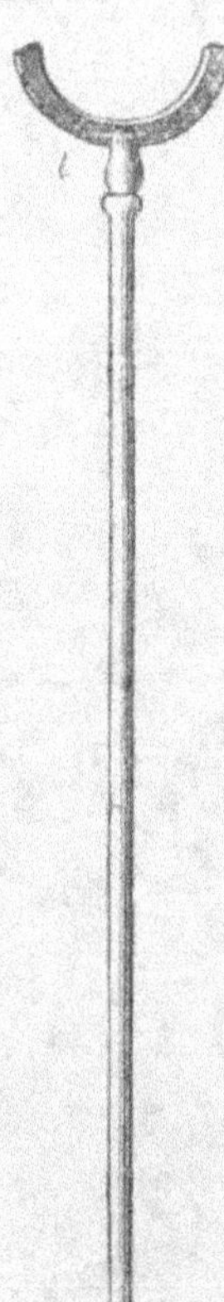

Fig. 278.
Canne acous-
tique.

INDEX ALPHABÉTIQUE

Aberration chromatique de l'œil — 493
Abraham double — 620
Absorption des radiations — 482
Accidents causés par l'électricité — 351
Accommodation — 386
Accumulateurs — 362
Acoumètres — 554
Acuité auditive — 552
Acuité visuelle — 409
Adhérence des surfaces articulaires — 13
Adhésion — 11
Aiguilles thermo-électriques — 166
Air complémentaire — 132
Air de réserve — 133
Air résiduel — 133
Amétropies sphériques — 441
Amplitude de la convergence — 437
Analyse du pas — 98
Analyseur chromatique — 504
Anémo-calorimètre — 195
Angle α — 432
Angle d'appui — 97
Angle de lever — 97
Angle métrique — 438
Animaux hibernants — 149
Anse électro-thermique — 358
Appareil de Boudet de Paris — 603
Appareil de Kratzenstein — 580
Appareil de Niels Finsen — 626
Appareil de Politzer — 621
Appareil de Rops — 589
Appareils inscripteurs — 91
Applications des rayons X — 347
Articulations — 64
Astigmatisme — 467
Astigmomètre de Javal et Schiötz — 47

Atmosphères adhérentes — 37
Attitudes anormales — 83
Audiomètres — 554
Auscultation — 605
Auto-conduction — 288

Bain électro-statique — 220
Bande de Stockes — 500
Bobine de Ruhmkorff — 337
Boîte d'essai — 448
Boussole de Wiedemann-d'Arsonval — 315
Bruits de la contraction musculaire — 603
Bruits de l'organisme — 593
Bruits du cœur — 596
Bruits vasculaires — 601

Calcul du travail cardiaque — 125
Calorimètre à bains — 186
Calorimètre à circulation — 188
Calorimètre à convection — 195
Calorimètre à distillation — 193
Calorimètre à rayonnement de d'Arsonval — 198
Calorimètre à rayonnement de Richet — 200
Calorimètre de Despretz — 185
Calorimètre de Dulong — 185
Calorimètre de Lavoisier et Laplace — 183
Calorimètre de Sigalas — 191
Calotte de Bitot — 250
Campimètre de de Wecker — 422
Canne acoustique — 622
Cautérisation — 243
Centre de gravité du corps humain — 74
Cercles de diffusion — 387
Chaîne des osselets — 543

Chaleur spécifique des tissus de l'organisme	201
Champ de vision nulle	430
Champ visuel	420
Champ visuel coloré	429
Chapelets capillaires	26
Classification des voix	571
Chaussure exploratrice	93
Choc d'induction	274
Chromatoptomètre	490
Chronographe	268
Chronophotographie	97
Colorimétrie	509
Comparateur	157
Compensation tubo-tympanique	544
Condensateur de Fizeau	365
Conducteur vivant	298
Conductibilité calorifique des tissus	232
Conditions de l'hémostase	360
Consonnes	591
Contraction musculaire	18
Convergence	436
Coordonnées statiques du corps de l'homme	43
Cordes vocales	567
Cornet acoustique	620
Corpulence	52
Correction des amétropies	532
Couleur des corps	483
Courants de haute fréquence	283
Courant faradique	364
Courant galvanique	362
Courants industriels	353
Courbe de comparaison d'un thermomètre	159
Courbe de Donders	400
Course	105
Cristallin	396
Cyphose	87
Déformations osseuses	64
Densité moyenne du corps	46
Diamètre de la pupille	413
Diapason chronographe	92
Diaphanoscopie	512
Diarthroses	65
Dioptres convergents	372
Dioptrie	379
Diplopie	434
Dispositif pour courants de haute fréquence	284
Disques optométriques de Javal	471
Distances focales des dioptres	375
Durée du pas	103
Dynamique de la marche	107
Dynamographe	81
Dyschromatopsie	487
Echauffement du muscle	226
Echelles d'acuité	411
Echelle de Bordier	412
Echelle de Monoyer	412
Echelle de Snellen	411
Ecoulement dans les tuyaux	113
Ecran fluorescent	343
Effet Crookes	333
Effets d'équilibre	68
Effets électrolytiques dans les tissus	256
Effets de force	60
Effets de mouvement	72
Effets des leviers	68
Effet Geissler	332
Effet Lippmann	327
Effets tertiaires de l'électrolyse	259
Elasticité	2
Elascité des artères	119
Elasticité du caoutchouc	3
Elasticité du muscle	4
Electricité atmosphérique	351
Electricité statique	290
Electrodes impolarisables	317
Electrodes non métalliques	254
Electrodes solubles	262
Electrogenèse animale	315
Electrolyse	238
Electromètre capillaire	317
Empreintes des pieds	104
Equilibre osmotique	35
Equivalence du travail et de la chaleur	229
Eruptions cutanées	497
Etalonnage d'un thermomètre	132
Etat permanent du courant	254
Etincelles	292
Evolution de l'énergie	223
Excursion des globes oculaires	433
Expérience de Béclard	223
Expériences de Broca	496
Expériences de Chauveau	215
Expériences de Coulier	239
Expériences de Hirn	218
Expérience de Rinne	618

Flammes manométriques. 587
Force absolue du muscle. 57
Force élastique 2
Force électromotrice de polarisa-
  tion. 257
Force motrice du cœur. 122
Force spécifique du muscle. 57
Forme de l'état variable du courant 265
Forme du courant galvanique . . . 281

Galvanocautère 356
Globules sanguins. 38
Grossissement. 522

Hauteur des sons vocaux 569
Hématine. 501
Hématoscope d'Hénocque 512
Hématospectroscope 505
Hémoglobine réduite. 500
Homéothermes 169
Horoptre 434
Hypermétropie 444

Images catoptriques de l'œil . . . 391
Images consécutives 494
Images de Purkinje 392
Images disparates. 435
Images d'un objet dans un dioptre. 377
Image ophtalmoscopique. 518
Image renversée. 319
Inscription des phonèmes 385
Intensité des sons vocaux 574
Intensité du courant. 266
Interrupteur de Vebuelt 338
Isotonie. 31

Kératoscopie 457

Lampe sans flamme 241
Larynx artificiel. 570
Lecture d'un thermomètre 153
Lentille de Cusco 389
Leptophile 141
Locomotion de l'homme 89
Locomotion sur bicyclette 110
Loi de Newton. 204
Loi d'Ohm 301
Lois de Poiseuille 25
Longueur des pas 103
Loupe 527

Machine statique 366

Maintien des têtes osseuses articu-
  laires. 67
Mal des montagnes 137
Manifestations électriques des tis-
  sus à l'état d'activité. 323
Marche. 97
Marteau percuteur. 615
Mécanique de la respiration . . . 128
Membrane hémiperméable 29
Mesure de l'acuité visuelle . . . 408
Mesure des forces électromotrices. 270
Mesure des températures. 149
Mesure de la pression osmotique. 30
Mesure d'une différence de tempé-
  rature 44
Mesure du travail musculaire. . . 140
Mesure du volume du corps . . . 45
Méthémoglobine. 501
Méthode bipolaire. 261
Méthode chronophotographique . 94
Méthode cryoscopique 33
Méthode de Bergonié 308
Méthode de Bouchard 48
Méthode de de Vries. 32
Méthode de Donders. 447
Méthode de Hamburger 32
Méthode de Kohlrausch 303
Méthode de Weiss. 301
Méthode du pont de Wheatstone . 303
Méthode graphique 89
Méthode monopolaire 260
Microscopes. 521
Microscope composé 523
Milliampéremètres. 370
Minimum separabile. 407
Mouvements des bras 102
Mouvements du tronc 101
Murmure vésiculaire. 593
Muscles constricteurs de la glotte. 565
Muscles dilatateurs de la glotte . 566
Muscle du larynx 564
Muscle schématique 329
Muscles tenseurs des cordes vo-
  cales. 564
Myographe 368
Myopie 442

Œil réduit 383
Œil schématique. 381
Ombre pupillaire 457
Onde induite de fermeture. . . . 276
Onde induite de rupture 274

Ophtalmoscope 453
Ophtalmoscopes à réfraction . . . 456
Optimum de température. 205
Optique de l'œil. 473
Optomètre de Badal 449
Oreille externe 541
Oreille interne 545
Oreille moyenne. 543
Os. 63
Oscillations du corps. 78
Oscillation négative 324
Osmose. 21
Osmose des gaz. 39
Osmomètre 22
Oxyhémoglobine 499

Paratonnerre 352
Pas 97
Pavillon 541
Perception cranienne 617
Perception des couleurs 484
Percussion 613
Périmètre de Landolt 423
Périodes variables du courant . . 273
Pesée. 51
Phakomètre de Badal 534
Phakomètre de Guilloz. 536
Phénomènes capillaires 24
Phonautographe de Scott 587
Phonèmes 583
Phonographe 520
Photophone de Démeny 586
Pile Bergonié 363
Plessimètre. 614
Pneumographe de Marey. 130
Poids du corps 40
Poïkilothermes 171
Point acoptique 402
Points identiques 434
Pompe thoracique 132
Position primaire des yeux. . . . 432
Pouvoir accommodatif. 398
Pouvoir amplifiant. 522
Pouvoir émissif des vêtements . . 241
Presbytie 402
Pression atmosphérique 135
Pression latérale 125
Pression osmotique 29
Principe de Carnot 221
Principe de l'équivalence 210
Prisme de Wollaston 474
Procédé de l'image droite 454

Procédé des opticiens 533
Procédé d'Holowinski 598
Production d'électricité par l'homme 313
Proximum de la convergence . . . 436
Puissance dioptrique 379
Pulvérisateur de Richardson . . . 251

Radiations 480
Radiographie 343
Radioscopie 342
Radiothérapie 532
Râles 594
Rayons cathodiques 332
Rayons X 335
Réactions chimiques dans le muscle 224
Réfrigération générale 247
Réfrigération locale 249
Rendement du moteur animé . . . 222
Remotum de la convergence . . . 437
Représentation graphique du champ
   visuel 424
Résistance de l'organisme 177
Résistance électrique des tissus . 290
Rhéostats médicaux 367
Rôle de la fourrure 170

Scoliose 87
Secousse musculaire 267
Segment anthropométrique . . . 53
Sensations erronées 150
Sifflet de Galton 563
Signal de Marcel Deprez 92
Soins à donner aux victimes d'ac-
   cidents électriques 354
Sondes thermo-électriques 167
Sons de percussion 615
Souffle électrique 280
Spectroscope 498
Spiromètre de Hutchinson 134
Spirométrie 131
Stabilité du corps humain 76
Station assise 80
Station droite 77
Station hanchée 80
Stéthoscope de C. Paul 611
Stéthoscope de Piorry 607
Stéthoscopes flexibles 505
Strabisme 440
Succession rapide des périodes va-
   riables 270
Surface du corps 47
Systèmes centrés 379

Taille 43
Tambour de Marey 93
Technique spectroscopique 508
Téguments 207
Température 149
Température après la mort 173
Température de l'homme 174
Temps de suspension 105
Tension de l'oxygène 125
Tension osmotique 99
Tension superficielle 16
Théorie de l'accommodation . . . 395
Théorie de l'audition 546
Théorie de Chauveau 224
Théorie de Mergel 41
Thermocautère 244
Thermodynamique 210
Thermomètres 151
Thermomètres à température locale 161
Thermomètres cliniques 154
Thermomètre enregistreur 163
Timbre des sons vocaux 578
Transport des ions 253
Travail d'une force 53
Travail du muscle 55
Travail du muscle cardiaque . . . 123
Travail intérieur du muscle . . . 61
Travail statique du muscle . . . 60
Travaux partiels de la marche . . 108
Tube acoustique 619
Tube de Colardeau 339

Tube de Crookes 336
Tube de Lénard 334
Tube focus 337
Tube osmo-régulateur de Villard 341
Tuyaux coudés 116
Tuyaux de diamètre variable . . 115
Tuyaux ramifiés 117
Tympan 542

Unité d'acuité auditive 553
Unité d'acuité visuelle 408
Unité de puissance dioptrique . . 379

Variation de l'acuité visuelle avec
    l'âge 416
Variation du poids du corps . . . 31
Variation de la taille 44
Variation négative 324
Variations nycthémérales 180
Verres correcteurs de l'astigma-
    tisme 538
Verres correcteurs de la presbytie 539
Vêtements 238
Vitesse du sang 124
Vocables des voyelles 581
Voix de poitrine et voix de fausset 575
Voix humaine 570
Volume du corps 44
Voyelles 578

Yeux artificiels 515

TABLE DES MATIÈRES

PRÉFACE 1

LIVRE PREMIER
ACTIONS MOLÉCULAIRES

CHAPITRE I. — ACTIONS MOLÉCULAIRES DANS LES SO-
LIDES DE L'ORGANISME 1

 § 1. Élasticité 2
 § 2. Phénomènes d'adhésion 14

CHAPITRE II. — ACTIONS MOLÉCULAIRES DANS LES LI-
QUIDES DE L'ORGANISME 16

 § 1. Tension superficielle 16
 § 2. Osmose 21

CHAPITRE III. — ACTIONS MOLÉCULAIRES ENTRE SOLIDES
ET LIQUIDES 24

 § 1. Phénomènes capillaires 24
 § 2. Pression osmotique des liquides de l'organisme 29
 § 3. Isotonie 31

CHAPITRE IV. — ACTIONS MOLÉCULAIRES ENTRE LES SO-
LIDES ET LES GAZ DE L'ORGANISME 37

CHAPITRE V. — ACTIONS MOLÉCULAIRES DANS LES GAZ
DE L'ORGANISME 39

LIVRE II

MÉCANIQUE ANIMALE

CHAPITRE I. — LES COORDONNÉES STATIQUES DU CORPS DE L'HOMME 43

§ 1. Taille 43
§ 2. Volume du corps 44
§ 3. Densité moyenne du corps 46
§ 4. Surface du corps 47
§ 5. Poids de corps 49
§ 6. Corpulence 52

CHAPITRE II. — TRAVAIL DU MUSCLE 55

CHAPITRE III. — SQUELETTE ET ARTICULATIONS . . . 63

§ 1. Des os en général 63
§ 2. Des articulations 64

CHAPITRE IV. — EFFETS DES LÉSIONS DE L'ORGANISME . 68

CHAPITRE V. — STATIQUE DU CORPS HUMAIN 74

§ 1. Centre de gravité du corps 74
§ 2. Conditions de stabilité du corps 76
§ 3. Différentes attitudes de l'homme 77
§ 4. Pression exercée dans les diverses stations 81
§ 5. Passage d'une attitude donnée à une autre 82
§ 6. Attitudes anormales 85

CHAPITRE VI. — LOCOMOTION DE L'HOMME 89

ARTICLE I. — Etude cinématique 89

§ 1. Méthodes expérimentales 89
§ 2. Marche 97
§ 3. Course 105

ARTICLE II. — Etude dynamique de la locomotion 106

§ 1. Marche 106
§ 2. Course 109
§ 3. Locomotion sur bicyclette 110

CHAPITRE VII. — **MÉCANIQUE DE LA CIRCULATION**. . . .   113
  § 1. Cinématique.   113
  § 2. Dynamique   122

CHAPITRE VIII. — **MÉCANIQUE DE LA RESPIRATION**. . . .   128
  § 1. Rôle mécanique des poumons   128
  § 2. Pneumographie   130
  § 3. Spirométrie   131
  § 4. Effets des variations de la pression atmosphérique. .   135

CHAPITRE IX. — **APPLICATIONS DE LA MÉCANIQUE A LA
THÉRAPEUTIQUE**.   140
  § 1. Travail musculaire effectué dans un but thérapeutique   140
  § 2. Troubles pathologiques de la marche.   143

LIVRE III

CHALEUR

CHAPITRE I. — **THERMOMÉTRIE**.   146

ARTICLE I. — **Mesure des températures**   149

ARTICLE II. — **Appareils thermométriques**   151
  § 1. Thermomètres.   151
    A) Principes généraux de thermométrie.   152
    B) Thermomètres cliniques.   154
    C) Thermomètres à température locale   160
  § 2. Thermographes   162
  § 3. Appareils thermo-électriques   163

ARTICLE III. — **Résultats thermométriques**   169
  § 1. Homéothermes   103
  § 2. Poïkilothermes   171

ARTICLE IV. — **Étude de la température de l'homme**   174

CHAPITRE II. — **CALORIMÉTRIE ANIMALE**   182
  § 1. Méthodes applicables aux sources vivantes   183
  § 2. Méthodes calorimétriques récentes.   185
    A) Calorimètres à liquides.   186
    B) Calorimètres à gaz   195

§ 3. Chaleur spécifique des tissus de l'organisme 201
§ 4. Résultats calorimétriques 204

CHAPITRE III. — **THERMODYNAMIQUE ANIMALE** 210

ARTICLE I. — Relations entre la chaleur et le travail mécanique 210

ARTICLE II. — Le moteur animé est-il un moteur thermique. 220
§ 1. Principe de Carnot 221
§ 2. Théorie de Chauveau 224

ARTICLE III. — Rapport entre le travail effectué par le muscle et la quantité de chaleur 229

CHAPITRE IV. — **PROPAGATION DE LA CHALEUR A TRAVERS LES TISSUS DE L'ORGANISME** 231

CHAPITRE V. — **ÉTUDE PHYSIQUE DES VÊTEMENTS** . . . 238

CHAPITRE VI. — **APPLICATION DE LA CHALEUR A LA THÉRAPEUTIQUE** 243
§ 1. Cautérisation 243
§ 2. Réfrigération 246

LIVRE IV

ÉLECTRICITÉ

CHAPITRE I. — **EFFETS PHYSIOLOGIQUES DU COURANT ÉLECTRIQUE** 253

ARTICLE I. — Etat permanent du courant 254
§ 1. Effets dus au passage du courant appliqué avec des électrodes non métalliques 254
§ 2. Effets dus au passage du courant appliqué avec des électrodes métalliques 258

ARTICLE II. — Etats variables du courant électrique . . . 264
§ 1. Action physiologique des périodes variables produites isolément 264
§ 2. Action physiologique de deux périodes se succédant immédiatement 272

§ 3. Action physiologique d'une série de périodes variables. 277
§ 4. Effets physiologiques des courants de haute fréquence. 286

ARTICLE III. — **Effets physiologiques de l'électricité statique.** 290

§ 1. Bain électrostatique. 290
§ 2. Souffle électrique. 291
§ 3. Étincelles. 322

CHAPITRE II. — **RÉSISTANCE ÉLECTRIQUE DES TISSUS DU CORPS HUMAIN.** 296

§ 1. Considérations critiques. 296
§ 2. Méthodes de mesure de la résistance électrique des tissus 301
§ 3. Résultats expérimentaux 311

CHAPITRE III. — **PRODUCTION D'ÉLECTRICITÉ PAR LES ANIMAUX.** 312

§ 1. Production d'électricité par l'homme à l'état physiologique 343
§ 2. Production d'électricité dans les tissus. 313
   A) Manifestations de repos 314
   B) Manifestations électriques dans les tissus à l'état d'activité. 323
§ 3. Cause des courants d'action, théorie de l'oscillation négative 326

CHAPITRE IV. — **DÉCHARGES ÉLECTRIQUES DANS LES GAZ RARÉFIÉS.** 332

§ 1. Rayons cathodiques 332
§ 2. Rayons de Röntgen. 335
§ 3. Méthodes d'exploration par les rayons X 342
§ 4. Applications des rayons X aux sciences médicales. . 347

CHAPITRE V. — **ACCIDENTS CAUSÉS PAR L'ÉLECTRICITÉ** 351

§ 1. Accidents dus à l'électricité atmosphérique. . . . 351
§ 2. Accidents dus aux courants industriels 353
§ 3. Causes de la mort par les décharges électriques . . 354
§ 4. Soins à donner aux victimes des accidents électriques. 354

CHAPITRE VI. — **APPLICATION DE L'ÉLECTRICITÉ A LA THÉRAPEUTIQUE** 356

§ 1. Galvanocautères et anse électrothermique 356

634 TABLE DES MATIÈRES

§ 2. Utilisation directe du courant électrique dans un but
thérapeutique 361
   A) Sources médicales d'électricité 362
   B) Graduation du courant, rhéostats médicaux 367
   C) Mesure des courants en électricité médicale. . . . 370

LIVRE V

OPTIQUE

CHAPITRE PREMIER. — OPTIQUE DE L'ŒIL 373
   § 1. Dioptres convergents 374
   § 2. Systèmes centrés 379
   § 3. Œil schématique 381
   § 4. Œil réduit. 383

CHAPITRE II. — DE L'ACCOMMODATION 386
   § 1. Formation des images dans l'œil 386
   § 2. Modification de la puissance dioptrique de l'œil . . 388
   § 3. Mécanisme de l'accommodation 392
   § 4. Théories du mécanisme de l'accommodation 395
   § 5. Pouvoir accommodatif. 398

CHAPITRE III. — ACUITÉ VISUELLE 406
   § 1. Notions générales sur l'acuité visuelle. 406
   § 2. Mesure de l'acuité visuelle 408
   § 3. Echelles d'acuité 411
   § 4. Variation de l'acuité avec le diamètre de la pupille. . 413
   § 5. Variations de l'acuité avec l'âge. 416

CHAPITRE IV. — CHAMPS DE VISION. 419
   § 1. Champ de vision distincte. 419
   § 2. Champ de vision proprement dit 420
   § 3. Champ de vision nulle 430

CHAPITRE V. — MOUVEMENTS DES YEUX 432

CHAPITRE VI. — ANOMALIES DE LA VISION 441
   ARTICLE I. — Amétropies sphériques 441
      § 1. Définition des amétropies sphériques. 441

§ 2. Diagnostic et mesure des amétropies sphériques. . .   446
   A) Méthodes subjectives.   447
   B) Méthodes objectives.   453

ARTICLE II. — **Amétropie non sphérique, astigmatisme** . .   463

§ 1. Définition de l'astigmatisme   463
§ 2. Nature de l'astigmatisme   466
§ 3. Diagnostic et mesure de l'astigmatisme   467
   A) Méthodes subjectives.   467
   B) Méthodes objectives   472

ARTICLE III. — **Pouvoir accommodatif des yeux amétropes.**   476

§ 1. Variation du pouvoir accommodatif avec l'état de
   refraction statique.   477
§ 2. Variations du punctum remotum avec l'âge.   478

CHAPITRE VII. — **RADIATIONS**   481

§ 1. Action des radiations sur les êtres vivants.   481
§ 2. Absorption des radiations nuisibles à la fonction
   visuelle   482
§ 3. De la couleur des corps.   483
§ 4. Perception des couleurs.   484
§ 5. Anomalies dans la perception des couleurs.   487
§ 6. Images consécutives.   491
§ 7. Aberration chromatique de l'œil.   493

CHAPITRE VIII. — **ANALYSE DES RADIATIONS LUMI-
NEUSES.**   496

§ 1. Renseignements fournis par l'œil seul.   496
§ 2. Spectroscopie biologique.   498
§ 3. Spectres d'absorption de l'hémoglobine.   499
§ 4. Spectroscopes cliniques.   502
§ 5. Durée de réduction de l'oxyhémoglobine   502
§ 6. Activité de réduction.   503
§ 7. Dosage clinique de l'oxyhémoglobine dans les tissus.   504
§ 8. Colorimétrie   509
§ 9. Diaphonoscopie   512

CHAPITRE IX. — **INSTRUMENTS D'OPTIQUE**   515

§ 1. Yeux artificiels.   515
§ 2. Ophtalmoscope.   517
§ 3. Microscopes   521

636   TABLE DES MATIÈRES

CHAPITRE X. — **APPLICATIONS DE L'OPTIQUE A LA THÉRAPEUTIQUE**. 529

  § 1. Utilisation des radiations comme moyen bactéricide. 529
  § 2. Emploi thérapeutique des radiations de Röntgen. . . 530
  § 3. Correction des amétropies. 530

LIVRE VI

ACOUSTIQUE

CHAPITRE I. — **PHÉNOMÈNES PHYSIQUES DE L'AUDITION**

  § 1. Rôle de l'oreille externe. 541
  § 2. Rôle de l'oreille moyenne. 543
  § 3. Rôle de l'oreille interne. 545

CHAPITRE II. — **ACUITÉ AUDITIVE**. 552

  § 1. Méthodes d'exploration. 552
  § 2. Remarques sur les mesures d'acuité auditive. 561
  § 3. Limites des sons perceptibles. 562

CHAPITRE III. — **ÉTUDE PHYSIQUE DE LA PHONATION**. . 564

  ARTICLE I. — **Mécanique de la phonation**. 564
    § 1. Action des muscles du larynx. 564
    § 2. Organe producteur des sons vocaux. 567

  ARTICLE II. — **Étude physique des sons vocaux**. 569
    § 1. Hauteur des sons vocaux. 569
    § 2. Intensité des sons vocaux. 574
    § 3. Voix de poitrine et voix de fausset. 575
    § 4. Timbre des sons vocaux. 578

  ARTICLE III. — **Étude des phonèmes**. 583
    § 1. Division des phonèmes. 584
    § 2. Inscription des phonèmes. 585
    § 3. Éléments de la parole. 591

CHAPITRE IV. — **DES BRUITS DE L'ORGANISME**. 593

  ARTICLE I. — **Bruits de la respiration**. 593
    § 1. Bruit physiologique : murmure vésiculaire. 593
    § 2. Bruits pathologiques. 594

Article II. — **Bruits de la circulation**. 596

  § 1. Bruits du cœur à l'état physiologique. 596
  § 2. Bruits du cœur à l'état pathologique. 599
  § 3. Bruits vasculaires. 601

Article III. — **Bruits de la contraction musculaire** . . . 603

CHAPITRE V. — **AUSCULTATION**. 605

  § 1. Auscultation immédiate. 605
  § 2. Auscultation médiate. 606

CHAPITRE VI. — **PERCUSSION**. 613

CHAPITRE VII. — **APPLICATIONS DE L'ACOUSTIQUE A LA THÉRAPEUTIQUE**. 613

  § 1. Signes tirés de l'exploration de la perception cranienne. 613
  § 2. Instruments acoustiques pour les cas où l'acuité auditive est diminuée. 619

Index alphabétique. 623

ÉVREUX, IMPRIMERIE DE CHARLES HÉRISSEY

www.ingramcontent.com/pod-product-compliance
Lightning Source LLC
LaVergne TN
LVHW020933050726
842519LV00001B/33